人体解剖与系统生理工程学
Human Anatomy and System Physiological Engineering

刘尚明　李玮　主编

山东大学出版社
SHANDONG UNIVERSITY PRESS
·济南·

图书在版编目(CIP)数据

人体解剖与系统生理工程学 / 刘尚明,李玮主编. —济南：山东大学出版社,2025.1
ISBN 978-7-5607-7505-0

Ⅰ.①人… Ⅱ.①刘…②李… Ⅲ.①人体解剖学②人体生理学 Ⅳ.①R322 ②R33

中国版本图书馆 CIP 数据核字(2022)第 078147 号

策划编辑　唐　棣
责任编辑　李昭辉
封面设计　张　荔

人体解剖与系统生理工程学
RENTI JIEPOU YU XITONG SHENGLI GONGCHENGXUE

出版发行	山东大学出版社
社　　址	山东省济南市山大南路 20 号
邮政编码	250100
发行热线	(0531)88363008
经　　销	新华书店
印　　刷	济南巨丰印刷有限公司
规　　格	787 毫米×1092 毫米　1/16
	25.75 印张　611 千字
版　　次	2025 年 1 月第 1 版
印　　次	2025 年 1 月第 1 次印刷
定　　价	98.00 元

版权所有 侵权必究

《人体解剖与系统生理工程学》编委会

主　编　刘尚明　李　玮

副主编　刘　真　王双连　王富武　杨　帆
　　　　高　帅

编　委（按姓氏笔画排序）
　　　　王双连　王立言　王婧婧　王富武
　　　　刘　真　刘尚明　李　玮　李春阳
　　　　杨　帆　张艳敏　赵世斗　郝爱军
　　　　高　帅　郭雨霁

前言 PREFACE

　　智能医学工程致力于将先进的人工智能技术、大数据分析与传统医学深度融合，为现代医疗带来全新的变革与突破。而这一切的基础，都离不开对人体自身的深入了解。《人体解剖与系统生理工程学》详细阐述了人体的正常形态结构以及各器官系统的功能活动规律，这不仅为学生后续学习智能医学相关课程提供了必不可少的知识储备，更是连接智能技术与医学应用的关键纽带，有助于学生从人体结构与生理功能的角度出发，运用智能技术解决实际医疗问题。

　　在内容编排上，本教材秉承"结构决定功能，功能反映结构"的学科核心思想，系统整合了解剖学、组织学与胚胎学、生理学的知识体系。在阐述构成人体的基本组织类型之后，以器官系统为章节，逐一解析了运动、循环、呼吸、生殖等系统的器官构造与生理活动机制。

　　本书编写团队汇聚了一批长期奋战在解剖学、组织学与胚胎学、生理学教学一线的资深教师以及经验丰富的临床专家。编写团队成员充分发挥各自的专业优势，积极交流，集思广益，对每一个章节的内容都进行了字斟句酌的反复推敲与精心打磨，力求在我们能力范围内呈现给读者最优质、最准确的知识内容。同时，我们也要诚挚感谢山东大学出版社对本书出版及插图绘制工作给予的大力支持与帮助。

　　尽管编写团队全力以赴，但由于编写时间有限，书中难免存在一些疏漏与不足之处。在此，我们诚恳地希望广大师生以及各界读者能够不吝赐教，提出宝贵的批评意见与建议，以便我们在后续再版时进行完善与改正。

刘尚明　李玮
2024 年 10 月

目录 CONTENTS

第一章　绪　论 ……………………………………………………………………… 1
　　第一节　人体解剖与系统生理工程学概述 ……………………………………… 1
　　第二节　人体结构基本术语 ……………………………………………………… 2
　　第三节　生命活动特征及功能调节 ……………………………………………… 4

第二章　基本组织 ……………………………………………………………………… 8
　　第一节　上皮组织 ………………………………………………………………… 8
　　第二节　结缔组织 ………………………………………………………………… 13
　　第三节　肌组织 …………………………………………………………………… 21
　　第四节　神经组织 ………………………………………………………………… 28

第三章　运动系统 ……………………………………………………………………… 38
　　第一节　骨 ………………………………………………………………………… 38
　　第二节　骨连结 …………………………………………………………………… 48
　　第三节　骨骼肌 …………………………………………………………………… 55

第四章　神经和肌肉生理 …………………………………………………………… 64
　　第一节　神经和肌肉的兴奋性 …………………………………………………… 64
　　第二节　神经和肌肉的生物电现象 ……………………………………………… 66
　　第三节　肌肉的兴奋与收缩 ……………………………………………………… 71

第五章　血　液 ……………………………………………………………………… 76
　　第一节　血液概述 ………………………………………………………………… 76
　　第二节　血浆 ……………………………………………………………………… 77
　　第三节　血细胞 …………………………………………………………………… 78

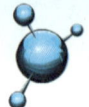

| 第四节 | 生理性止血 | 84 |
| 第五节 | 血型与输血 | 88 |

第六章　循环系统 … 91

第一节	循环系统概述	92
第二节	循环系统的结构	93
第三节	心脏生理	103
第四节	血管生理	116
第五节	心血管活动的调节	125

第七章　免疫系统 … 134

第一节	免疫系统与免疫细胞	134
第二节	淋巴组织与淋巴器官	136
第三节	免疫应答	144
第四节	免疫防治	149

第八章　消化系统 … 154

第一节	消化系统概述	154
第二节	消化器官的形态与结构	155
第三节	食物的消化	171
第四节	营养物质的吸收	183
第五节	消化器官活动的调节	187

第九章　呼吸系统 … 190

第一节	呼吸系统概述	190
第二节	呼吸系统的结构与功能	191
第三节	肺通气	198
第四节	呼吸气体的交换与运输	204
第五节	呼吸运动的调节	210

第十章　皮肤、能量代谢及体温 … 214

第一节	皮肤概述	214
第二节	能量代谢	218
第三节	体温及其调节	225

第十一章　泌尿系统 … 231

| 第一节 | 肾脏的结构 | 232 |

第二节　尿的生成过程及原理 ··· 236
　　第三节　尿液的浓缩和稀释 ·· 246
　　第四节　肾泌尿功能的调节 ·· 249
　　第五节　排尿活动及其调节 ·· 252
　　第六节　肾在维持内环境相对稳定中的作用 ······································ 254

第十二章　神经系统 ··· 257
　　第一节　神经系统概述 ·· 257
　　第二节　中枢神经系统 ·· 258
　　第三节　周围神经系统 ·· 281
　　第四节　神经系统功能活动的基本原理 ··· 289
　　第五节　神经系统的感觉功能 ··· 300
　　第六节　神经系统对躯体运动的调节 ··· 306
　　第七节　神经系统对内脏运动机能的调节 ·· 313
　　第八节　脑电活动及睡眠与觉醒 ··· 322
　　第九节　脑的高级机能 ·· 325

第十三章　感觉器 ··· 330
　　第一节　视觉器官 ·· 330
　　第二节　前庭蜗器——耳 ·· 339

第十四章　内分泌系统 ·· 348
　　第一节　内分泌概述 ··· 348
　　第二节　下丘脑和垂体 ·· 353
　　第三节　甲状腺和甲状旁腺 ·· 358
　　第四节　肾上腺 ··· 365
　　第五节　胰岛及其分泌的激素 ··· 370
　　第六节　其他内分泌激素 ··· 374

第十五章　生殖系统 ·· 379
　　第一节　男性生殖系统 ·· 379
　　第二节　女性生殖系统 ·· 386
　　第三节　生殖过程 ·· 396

参考文献 ··· 402

第一章 绪 论

第一节 人体解剖与系统生理工程学概述

人体解剖与系统生理工程学是医工交叉背景下形成的一门课程,是一门主要研究人体各部分正常形态结构和生命活动规律的科学。该门课程主要涵盖人体解剖学和系统生理工程学两部分内容。

一、人体解剖与系统生理工程学的研究内容

人体解剖学是研究人体各器官、系统正常形态结构的科学,又分为大体解剖学和人体组织学(显微解剖学)。大体解剖学是借助解剖手术器械切割尸体,用肉眼观察各器官的形态和构造。人体组织学则是借助显微镜研究各器官、组织及细胞的微细结构。人体的结构十分复杂,细胞是人体的基本组成单位,由细胞构成组织,不同的组织有机组合形成器官。结构和功能相近的器官协调配合,构成系统,完成特定的生理功能,如循环系统、呼吸系统、消化系统、生殖系统等。

人体生理学是研究人体正常生命活动及其规律的科学,其研究内容大致可分为三个不同水平:①细胞分子水平:主要揭示细胞以及组成细胞的生物大分子的功能和生物学特性,它有助于让人们认识相关器官生理功能的产生机制;②器官系统水平:研究各个器官及系统生理活动的规律及其影响因素;③整体水平:研究完整机体各个系统之间的相互关系以及完整机体与内外环境间的平衡。人体是一个有机的整体,构成这一整体的各器官系统相互协调、相互配合、相互制约,从而保障生命活动的正常进行。

二、人体解剖与系统生理工程学的研究方法

(一)解剖学的研究方法

解剖学经典研究方法以肉眼观察为主。随着放射性核素、电子计算机断层扫描(computed tomography,CT)、磁共振成像(magnetic resonance imaging,MRI)等新技术在医学上的应用,在无损条件下观察、研究活体器官的形态结构成为可能。光学显微镜的发明将对人体结构的观察推进到细胞水平,电镜的出现又将对人体结构的观察深入到细

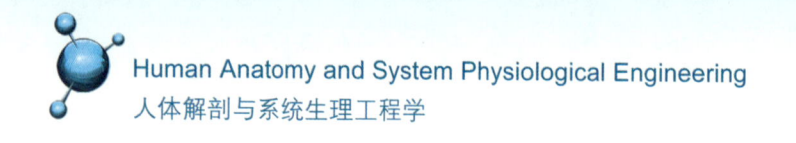

胞内部各种细胞器(超微结构)水平,分子生物学技术的发展进一步将对人体结构的观察推进至分子水平。

(二)生理学的研究方法

生理学的研究方法包括观察测定和实验研究。一些反映功能活动的生理指标可以通过观察测定而获得,如心率、体温、呼吸频率等。关于人体的大量生理学知识是通过实验研究获取的。实验研究是在人工控制的条件下,通过观察记录研究对象的生理指标变化,从而分析其产生机制及影响因素。实验可分为人体实验和动物实验。

1.人体实验

人体实验以人作为研究对象,检测人体各器官系统的生理功能,分析其机制,前提条件是不能损害人体健康,所用的方法必须符合伦理要求。常见的无创人体功能学研究方法包括心电、脑电、血压、肺通气功能测定等。然而,能够直接观察人体生理活动的人体实验机会有限,许多器官、组织、细胞的生理活动数据、作用原理等受到研究技术的限制,目前还无法直接测量,只能通过动物实验间接研究。常用的实验动物往往选用进化上与人类比较接近的哺乳动物,也选用一些低等脊椎动物(如两栖类)。例如,研究心脏的活动规律及原理常以蟾蜍或青蛙的离体心脏为实验材料。

2.动物实验

动物实验可以大致分为离体实验和在体实验两类。

(1)离体实验。离体实验的方法是把动物的某一组织或器官取出,然后按照特定的目的,在人工环境下进行实验。该方法的优点在于可以排除无关因素的影响,便于研究某一组织或器官固有的功能及其调节机制。例如,为研究某种药物对心脏收缩功能的影响,可从蛙身上取出蛙心,用近似其血浆成分的液体灌流,使蛙心继续跳动,然后在灌流液中加入药物,再观察心脏收缩的变化。

(2)在体实验。在体实验可分为急性实验和慢性实验。急性实验一般在动物麻醉的情况下,手术暴露欲观察的器官或组织,并行人为干预,然后再观察其生理功能的改变。例如,观察迷走神经对动脉血压的作用时,可以先分离颈总动脉并插管记录血压,然后用电刺激迷走神经,观察血压变化。慢性实验则以清醒的动物为研究对象,在与外界环境尽量保持自然的条件下,对某一项功能进行研究。例如,研究唾液分泌规律时,可预先把狗的一侧腮腺导管开口移植到面部表面,便于收集唾液。待创伤愈合后,观察在环境变化时唾液分泌量的变化。

第二节 人体结构基本术语

一、人体的解剖方位

为了正确地描述人体结构的形态,解剖学上常采用一些公认的统一标准和描述用语。人体方位的确定是基于标准姿势,即身体直立,面部向前,两眼向正前方平视,双足并立,足尖向前,上肢下垂于躯干两侧,手掌向前(见图 1-1A)。无论研究的对象处于何种体位,对人体任何结构的描述均需以标准姿势为基准。常用于描述方位的术语包括以下几种。

(1)上和下:上和下是对部位高低关系的描述。头部在上,双足在下,故近头侧为上,远离头侧者为下,如眼位于鼻之上,而口则位于鼻之下。对动物和胚胎而言,可用颅侧、尾侧作为对应名词。

(2)前(腹侧)和后(背侧):凡距身体腹面近者为前,距背面近者为后,如乳房在胸壁前,脊柱在消化道后。

(3)内侧和外侧:内侧和外侧是描述人体各局部或器官、结构与人体正中矢状面相对距离远近的术语,如眼位于鼻的外侧、耳的内侧。

(4)内和外:内和外是描述与空腔相互关系的术语,近内腔者为内,离内腔远者为外,如胸腔内、外,腹腔内、外等。注意,内、外与内侧、外侧是有显著区别的。

(5)浅和深:浅和深是对与皮肤表面相对距离关系的描述,离皮肤表面近者为浅,远离皮肤而距人体内部中心近者为深。

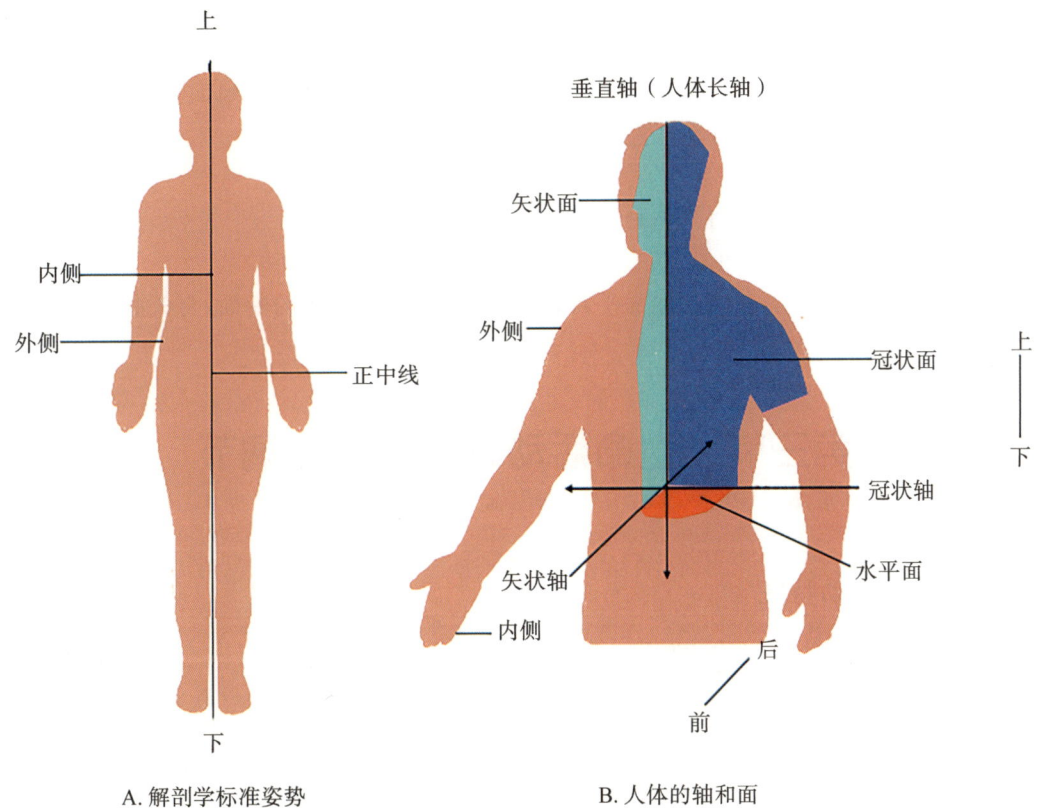

图 1-1 解剖学标准姿势及人体的轴和面

二、人体的轴和面

轴和面是描述人体器官形态时常用的术语。人体可设计相互垂直的三个轴,即垂直轴、矢状轴和冠状轴;依据这三个轴,还可设计出互相垂直的三个面,即矢状面、冠状面和水平面(见图 1-1B)。

(一)轴

1. 垂直轴

垂直轴为上、下方向,与人体长轴一致,垂直于水平面的轴。

2. 矢状轴

矢状轴为前、后方向,与人体长轴垂直的轴。

3. 冠状轴

冠状轴为左、右方向,与前两个轴相垂直的轴。

(二)面

1. 矢状面

矢状面是指前后方向,将人体分成左右两部的纵切面,该切面与地面垂直。其中,正中的称为正中矢状面,将人体分成左右相等的两半。

2. 冠状面

冠状面是指左右方向,将人体分为前后两部的切面。

3. 水平面

水平面也称横切面,是指与地面平行,将人体分为上下两部的断面,与矢状面和冠状面相互垂直。

第三节 生命活动特征及功能调节

一、生命活动特征

生命活动都有三个基本生理特征:新陈代谢、兴奋性和生殖。

(一)新陈代谢

生物体与环境之间不断进行物质交换和能量交换,以实现自我更新的过程称为新陈代谢。它包括合成代谢和分解代谢两个方面。合成代谢是指机体从外界环境中摄取营养物质,合成机体自身的结构成分或更新衰老的组织结构并贮存能量的过程(也称同化作用);分解代谢是指机体分解自身物质,同时释放能量的过程(也称异化作用)。在分解代谢中释放的能量有 50% 以上迅速转化为热能,用于维持体温;其余不足 50% 的能量以高能磷酸键的形式贮存,为合成代谢、循环、呼吸等基本生命活动以及机体的对外做功提供能量。机体只有在与环境进行物质与能量交换的基础上,才能不断地自我更新。新陈代谢一旦停止，生命也就随之终结。

（二）兴奋性

机体受到周围环境发生改变的刺激时具有作出反应的能力，称为兴奋性。能引起机体或其组织细胞作出反应的环境变化称为刺激，刺激引起机体或其组织细胞的代谢改变及其活动变化称为反应。反应可分为两种：一种是由相对静止变为活动状态，或者活动由弱变强，称为兴奋；另一种是由活动变为相对静止状态，或者活动由强变弱，称为抑制。刺激引起的反应是兴奋还是抑制，取决于刺激的质和量以及机体当时所处的机能状态。刺激的种类很多，按性质可分为物理性刺激（如电、声、光、机械、温度、射线等）、化学性刺激（如酸、碱、离子、药物等）、生物性刺激（如细菌、病毒、支原体等）、社会-心理性刺激（如情绪波动、社会变革等）。

当机体受到刺激时，可将感受到的刺激转变为生物电信号，传入中枢神经系统，经过整合后引发特有的功能活动。例如，神经细胞以动作电位在细胞膜传播形成的神经冲动作为活动的特征；肌细胞通过兴奋-收缩耦联，表现为肌纤维收缩与舒张；腺体组织通过兴奋-分泌耦联引起腺体分泌。生物体受刺激能产生生物电反应的组织称为可兴奋组织。组织兴奋的标志是动作电位的产生。

周围环境经常发生改变，但并不是任何变化都能引起机体或其组织细胞发生反应。能引起反应的刺激一般要具备三个条件，即一定的强度、一定的持续时间和一定的时间变化率。这三个条件的参数不是固定不变的，三者可以相互影响，即三者中有一个或两个的数值发生改变，其余的数值必将发生相应的变化。

刺激有电刺激、机械刺激、温度刺激、化学刺激等。其中，电刺激的强度、持续时间和变化率易于控制，而且电刺激对组织的损伤比较小，能够重复进行，所以实验中常采用电刺激。当使用方波电刺激时，其时间变化率是特定的，这时可以观察到在一定范围内引起组织兴奋的强度和持续时间之间呈反相关关系，即刺激强度加大时，所需持续时间就缩短。一般将引起组织发生反应的最小刺激强度（具有足够的、恒定的持续时间）称为阈强度或强度阈值。阈值的大小能反映组织兴奋性的高低：组织兴奋性高则阈值低，组织兴奋性低则阈值高。对一种特定的组织细胞来讲，刺激可分为适宜刺激和非适宜刺激，采用适宜刺激时阈值就低，采用非适宜刺激时阈值就高。机体对环境变化作出适当的反应，是机体生存的必要条件，所以兴奋性也是基本生理特征。

（三）生殖

机体具有产生与自己相似子代的功能，称为生殖。任何机体的寿命都是有限的，都要通过繁殖子代来延续种系，所以生殖也是基本生理特征。高等动物以及人类的生殖过程比较复杂，一般包括生殖细胞的形成、交配、受精、胚胎发育、分娩等主要环节。父系与母系的遗传信息分别由各自生殖细胞中的脱氧核糖核酸（DNA）带到子代细胞，它控制子代细胞的各种生物分子的合成，使子代细胞与亲代细胞具有同样的结构和功能。

二、内环境与稳态

机体生存的外界环境称为外环境，包括自然环境和社会环境。人体绝大部分细胞存在于细胞外液中,不与外环境发生接触。细胞外液主要包括组织液、血浆、淋巴、脑脊液等。细胞通过细胞外液与外界环境进行物质交换,以获取新陈代谢所需的营养物质并排放代谢产物。因此,细胞外液构成体内细胞直接接触并赖以生存的环境,称为内环境。

内环境的理化性质如温度、酸碱度、渗透压等保持相对恒定的状态,称为内环境的稳态,简称稳态。如体温维持在 37 ℃左右,血浆 pH 值维持在 7.35～7.45 等。内环境的稳态不是固定不变的静止状态,而是处于动态平衡状态。稳态是细胞维持正常生理功能、机体维持正常生命活动的必要条件。内环境稳态的维持有赖于各器官功能状态的稳定和机体各种调节机制的正常发挥。内环境稳态失衡可导致疾病,甚至危及生命。

三、功能调节

当机体内、外环境发生改变时,体内某些器官和组织的功能活动也会发生相应的变化,使得机体能够适应各种不同的内、外环境的变化,也可以使被扰乱的内环境重新恢复正常,这一生理过程称为人体的功能调节。人体的功能调节有三种方式:神经调节、体液调节和自身调节。

(一)神经调节

神经调节是指通过神经系统的活动对机体功能进行调节。神经调节的特点是反应迅速、起作用快、调节精确。神经调节的基本方式是反射,反射是指机体在中枢神经系统参与下,对刺激所作出的规律性应答。

反射可分为非条件反射与条件反射两类。非条件反射是先天具有的,是生物体在长期进化过程中形成的一种初级的神经反射活动,如吸吮反射、吞咽反射、眨眼反射、排尿反射等。条件反射是在非条件反射的基础上,经过后天学习和训练建立起来的高级神经反射活动。条件反射具有预见性、灵活性,极大地提高了机体适应环境变化的能力。

(二)体液调节

体液调节是指通过体液中激素或其他化学物质作用而影响生理功能的调节方式。组织细胞产生的激素或其他化学物质经过血液循环或组织液的局部扩散到达全身各处的靶细胞,发挥相应的调节作用。体液调节的特点是起效慢,但作用广泛而持久。体液调节可分为远距离分泌调节和旁分泌调节。

远距离分泌调节是指激素经血液循环运送至身体各处,实现对某些器官、组织、细胞的功能调节。它是体液调节的主要方式。旁分泌调节是指某些组织细胞产生的代谢产物(如二氧化碳、氢离子、乳酸等)或特殊的化学物质(如细胞因子等),经组织液在局部扩散,实现对邻近组织、细胞的功能调节。

体液调节主要影响机体的代谢、生长和发育、生殖等生理过程,在调节新陈代谢和维持机体内环境稳态中起重要作用。

(三)自身调节

自身调节是指环境条件变化时,组织、细胞在不依赖神经或体液调节的情况下,自身对刺激产生适应性的反应过程。例如,肾小球血流的自身调节能维持肾小球滤过率的相对稳定。自身调节的特点是作用范围比较局限,调节幅度小,灵敏度较低,但是对维持某些组织、细胞功能的相对稳定具有一定的意义。

(四)人体内的自动控制系统

人体生理功能的调节过程与自动控制系统的工作原理相似,运用控制论原理分析人体功能的调节活动时,可将其分为非自动控制系统、反馈控制系统、前馈控制系统三类。非自动控制系统是一个开环系统,其控制部分的活动不受受控部分活动的影响,这种控制系统在体内并不多见。下面简单介绍反馈控制系统和前馈控制系统。

1.反馈控制系统

反馈控制系统的特点是控制部分与受控部分之间存在着双向信息联系,形成"闭环"系统。通常将反射中枢和内分泌腺等看作控制部分,将效应器和靶器官、靶细胞等看作受控部分。由控制部分发出的信息称为控制信息,由受控部分返回到控制部分的信息称为反馈信息。反馈信息的作用是调整和修正控制部分的活动,从而实现自动、精确的调节。受控部分发出的反馈信息影响控制部分活动的过程称为反馈。根据反馈信息对控制部分的作用,反馈可分为负反馈和正反馈两类。

(1)负反馈。反馈作用与原效应作用相反,即反馈后的效应向原效应的相反方向转化的反馈称负反馈,其主要作用是维持机体生理功能的相对稳定。例如,当血压降低时,反馈信息通过增强心血管中枢(控制部分)的活动,使血压升高;相反,当血压升高时,反馈信息通过一定途径抑制心血管中枢的活动,使血压降低。负反馈在人体内大量存在,机体的内环境稳态、体温、呼吸、激素水平等各种重要生理功能的调节都是通过负反馈来实现的。

(2)正反馈。反馈作用与原效应作用相同,起到促进或加强原效应作用的反馈称正反馈。例如,在分娩过程中,子宫收缩,胎儿头部下降并刺激宫颈,宫颈受到牵张可进一步加强子宫收缩,转而使宫颈进一步受到牵张,如此反复,直至胎儿娩出。正反馈的生理意义在于使某项生理过程逐步加强并尽快完成。正反馈在体内主要作用于排尿、排便、分娩与血液凝固等生理过程。

2.前馈控制系统

前馈控制系统是指控制部分发出控制信息使受控部分进行某一活动,同时又通过快捷途径向受控部分发出前馈信息,在引起反馈调节前,就能及时调整受控部分活动的一种控制形式。例如,条件反射就是一种前馈调节,食物的信号(外观、气味等)在食物进入口腔之前就可以引起唾液、胃液分泌等消化活动。再比如,人在参加赛跑前,尽管发令枪还没响起,但通过前馈调节,参赛者已出现心率加快、心排血量增加、肾上腺分泌增加等一系列反应,以提前适应赛跑时机体对血供及氧供增加的需求。前馈控制具有预见性且快速、准确,更有适应性意义。

(刘尚明)

第二章 基本组织

组织是由形态和功能相同或相似的细胞群以及细胞外基质构成的。根据其结构和功能的不同,人体组织可分为四种基本类型,即上皮组织、结缔组织、肌组织和神经组织。

第一节 上皮组织

上皮组织(epithelial tissue)由密集排列的上皮细胞和少量细胞间质组成。大部分上皮组织覆盖于人体外表面或衬贴在体内各种管、腔、囊的内表面。上皮细胞有明显的极性(polarity),朝向身体表面或管腔的一面称为游离面;与其相对的一面称为基底面,借基膜与深部结缔组织相连接,两个面在形态结构和功能上都有明显的差异。上皮组织中没有血管,所需营养依靠深部结缔组织内的血管提供。上皮组织内有丰富的感觉神经末梢,故上皮感觉敏锐。

按其功能,上皮组织分为被覆上皮和腺上皮两大类。被覆上皮覆盖人体外表面或衬贴于有腔器官的腔面,具有保护、吸收、分泌和排泄等作用。腺上皮是组成腺体的主要成分,具有分泌功能。另外,人体内还有少量特化的上皮,如感觉上皮、肌上皮和生殖上皮等。

一、被覆上皮

被覆上皮根据其构成细胞的层数和细胞(或表层细胞)的形态进行分类和命名(见表2-1)。

表2-1 被覆上皮的分类和主要分布

上皮类型		主要分布
单层上皮	单层扁平上皮	内皮:心脏、血管和淋巴管腔面 间皮:胸膜、腹膜和心包膜 其他:肺泡和肾小囊壁层等处
	单层立方上皮	肾小管、甲状腺滤泡等
	单层柱状上皮	胃、肠、胆囊和子宫等腔面
	假复层纤毛柱状上皮	呼吸道的腔面

续表

	上皮类型	主要分布
复层上皮	复层扁平上皮	角化复层上皮：皮肤的表皮 未角化复层上皮：口腔、食管和阴道等腔面
	复层柱状上皮	眼睑结膜、男性尿道等
	变移上皮	泌尿管道的腔面

(一) 单层扁平上皮

单层扁平上皮仅由一层扁平细胞构成，非常薄。从上皮表面观察，细胞呈不规则形或多边形，边缘呈锯齿状，彼此紧密嵌合，核居中，呈扁圆形（见图2-1）。从垂直切面观察，细胞质很少，扁薄，仅含核处略厚（见图2-2）。衬贴在心脏、血管和淋巴管腔面的单层扁平上皮特称内皮（endothelium），其游离面非常光滑，有利于血液和淋巴的流动；分布在胸膜、腹膜和心包膜表面的单层扁平上皮特称间皮（mesothelium），间皮可分泌少量浆液，表面湿润光滑，有利于内脏器官的运动。

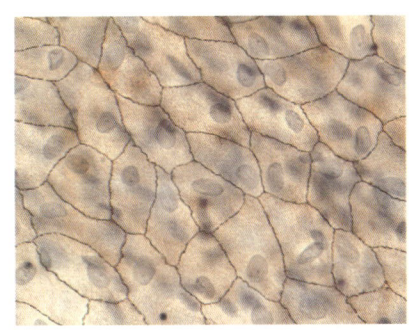

图2-1 肠系膜单层扁平上皮（镀银染色）

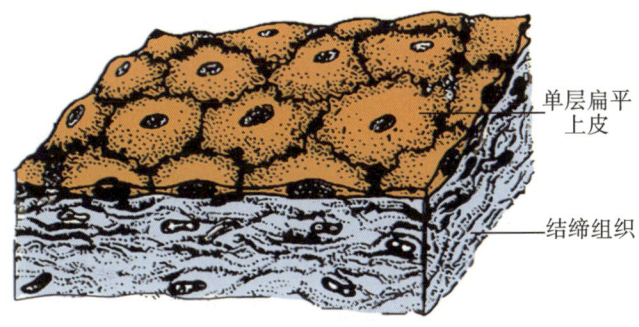

图2-2 单层扁平上皮

(二) 单层立方上皮

单层立方上皮由一层近似立方形的细胞组成（见图2-3）。从上皮表面观察，细胞呈多角形；从垂直切面观察，细胞呈立方形，核圆、居中（见图2-4）。单层立方上皮主要分布于肾小管、甲状腺滤泡等处，有吸收和分泌功能。

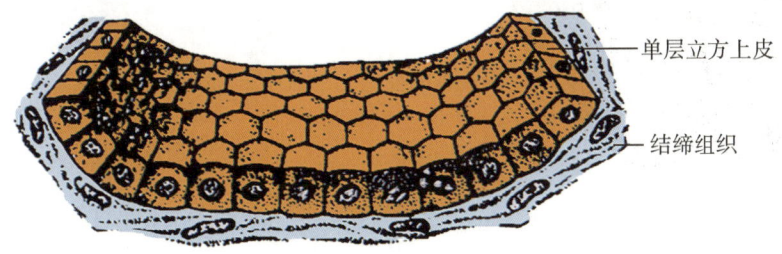

图2-3 单层立方上皮

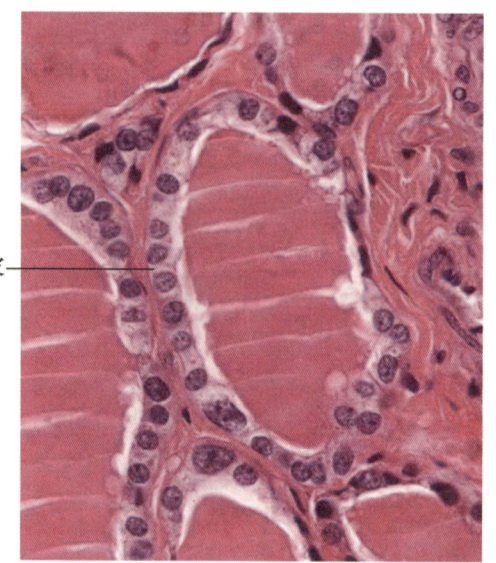

图 2-4　甲状腺滤泡单层立方上皮（HE 染色）

（三）单层柱状上皮

单层柱状上皮由一层棱柱状细胞组成。从上皮表面观察，细胞呈多角形（见图 2-5）；从垂直切面观察，细胞为柱状，核呈椭圆形，常位于细胞近基底部，其长轴多与细胞长轴平行（见图 2-6）。单层柱状上皮主要分布在胃、肠、胆囊、子宫和输卵管等器官的腔面，具有分泌和吸收功能。在肠道的单层柱状上皮细胞之间，散在分布着许多杯状细胞（goblet cell），可分泌黏液，起润滑和保护作用。在子宫和输卵管等器官的腔面，单层柱状上皮细胞游离面有纤毛，称单层纤毛柱状上皮细胞。

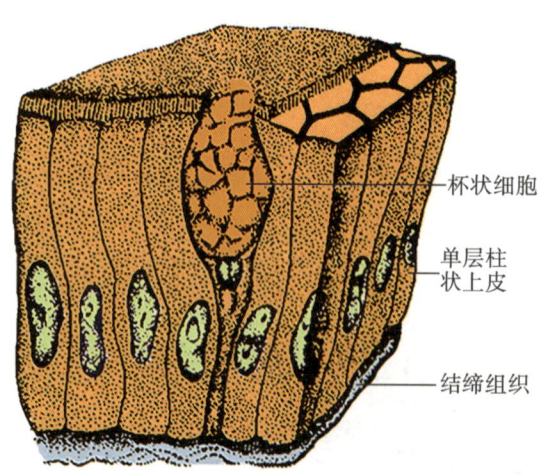

图 2-5　单层柱状上皮

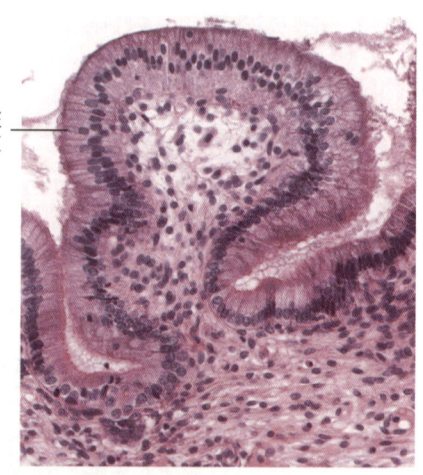

图 2-6　胆囊单层柱状上皮（HE 染色）

(四)假复层纤毛柱状上皮

假复层纤毛柱状上皮由形态不同、高矮不等的一层细胞组成,上皮中有柱状、杯状、梭形和锥形细胞。其中,柱状细胞最多,柱状细胞的游离面上有纤毛,只有柱状细胞和杯状细胞到达上皮的游离面(见图 2-7)。这些细胞的基底部均与基膜相连,但核的位置不在同一平面上,因此,在 HE 染色切片中,光镜下看貌似复层,实际为单层上皮(见图 2-8)。假复层纤毛柱状上皮主要分布在呼吸道腔面。上皮内的杯状细胞分泌的黏液能黏附空气中的灰尘,柱状细胞的纤毛规律性摆动,将黏液推向咽部。

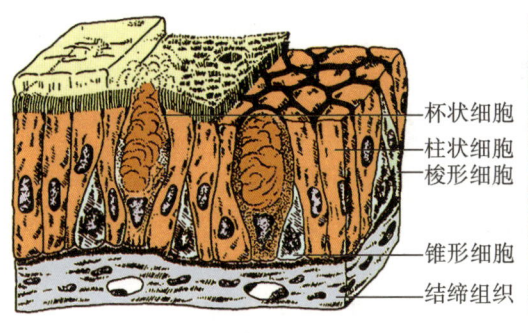 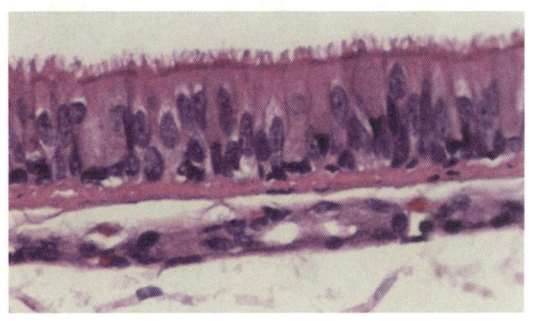

图 2-7　假复层纤毛柱状上皮　　　图 2-8　气管假复层纤毛柱状上皮(HE 染色)

(五)复层扁平上皮

复层扁平上皮由多层细胞组成,基底层细胞紧贴基膜,呈立方形或矮柱状,具有旺盛的分裂增殖能力,新生的细胞渐向浅层推移。基底层以上为数层多边形细胞,再往上是梭形细胞,表层为几层扁平细胞(见图 2-9)。上皮基底面与结缔组织的连接处凹凸不平,扩大了两者的连接面积。

按上皮的浅层细胞是否角化,又可将其分为角化的复层扁平上皮和未角化的复层扁平上皮。角化的复层扁平上皮位于皮肤的表皮,浅层细胞的核消失,胞质内充满角蛋白,细胞干硬,并不断脱落。未角化的复层扁平上皮衬贴在口腔、食管和阴道等腔面,浅层细胞有核,表面湿润,含角蛋白少(见图 2-10)。复层扁平上皮有耐摩擦和阻止异物侵入等作用,受损后有很强的再生修复能力。

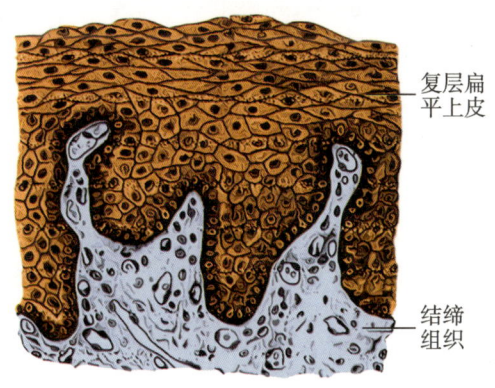 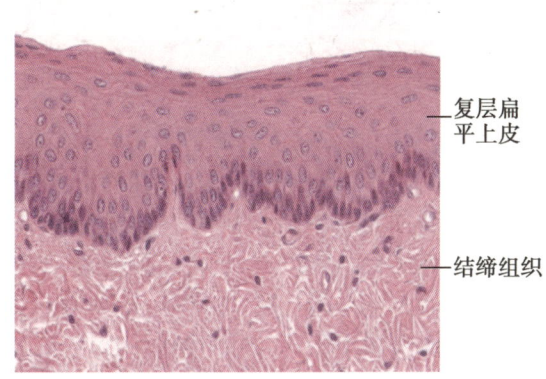

图 2-9　复层扁平上皮　　　图 2-10　食管复层扁平上皮(HE 染色)

（六）复层柱状上皮

复层柱状上皮的深层为一层矮柱状或立方形细胞,中层为多边形细胞,浅层为一层排列较整齐的柱状细胞(见图2-11)。复层柱状上皮分布于眼睑结膜和男性尿道等处。

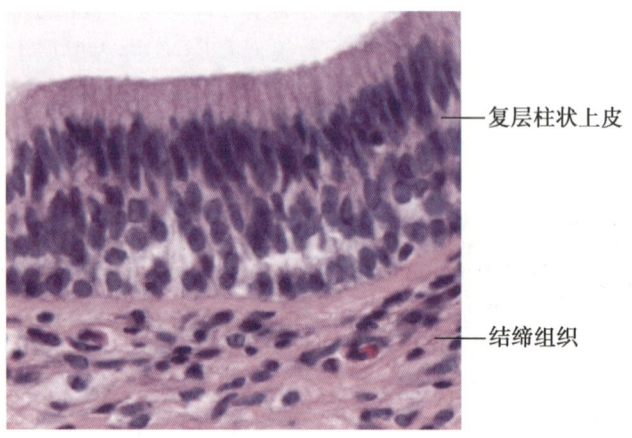

图 2-11　男性尿道复层柱状上皮(HE染色)

（七）变移上皮

变移上皮分布于泌尿管道腔面,其主要特点是细胞形状和层数可随器官的收缩与扩张状态的改变而改变。当膀胱空虚时,上皮增厚,细胞层数变多,达5～10层,表层细胞呈立方形,细胞较大,有的含有两个核,称为盖细胞(facet cell),一个盖细胞可覆盖深面几个细胞;中间层细胞大部分呈多边形;基底细胞呈矮柱状或立方形。当膀胱充盈时,上皮变薄,细胞层数减少,往往只有2～3层,表层细胞呈扁梭形(见图2-12和图2-13)。

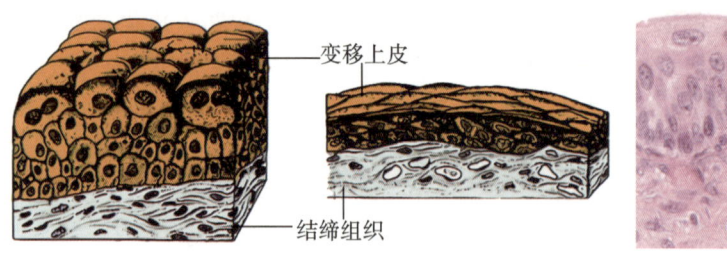

图 2-12　变移上皮

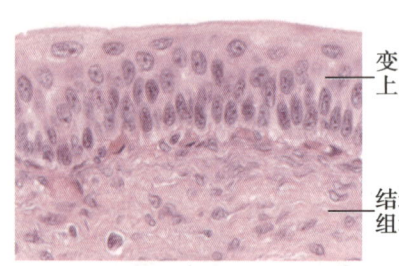

图 2-13　膀胱变移上皮(HE染色)

二、腺上皮

腺上皮(glandular epithelium)是以分泌功能为主的上皮,以腺上皮为主构成的器官称为腺(gland)。有的腺体分泌物直接经导管排到体外或器官表面,称为外分泌腺(exocrine gland),如汗腺、唾液腺、乳腺等;有的腺体分泌物释放入细胞间质并随血液到达全身,称为内分泌腺(endocrine gland),如甲状腺、肾上腺、垂体等。

(郭雨霁)

第二节 结缔组织

结缔组织(connective tissue)是人体内分布最广泛的一类组织,具有连接、支持、营养、保护等功能。结缔组织由细胞和大量细胞外基质(extracellular matrix)组成,其特点是细胞种类多、数量少、无极性、排列稀疏,细胞外基质相对较多,细胞的类型和数量随结缔组织的类型不同而有差异。细胞外基质由细胞产生,包括纤维、基质以及基质内的组织液,参与构成细胞生存的微环境。

广义的结缔组织包括固有结缔组织(proper connective tissue)、软骨组织、骨组织和血液。固有结缔组织按其结构和功能的不同,又可分为疏松结缔组织、致密结缔组织、脂肪组织和网状组织。

一、疏松结缔组织

疏松结缔组织(loose connective tissue)又称蜂窝组织(areolar tissue),广泛分布于器官之间、组织之间以及细胞之间,起连接、支持、营养和保护等作用。构成疏松结缔组织的细胞种类多,数量较少,纤维也较少,散在分布于大量基质内(见图2-14和图2-15)。

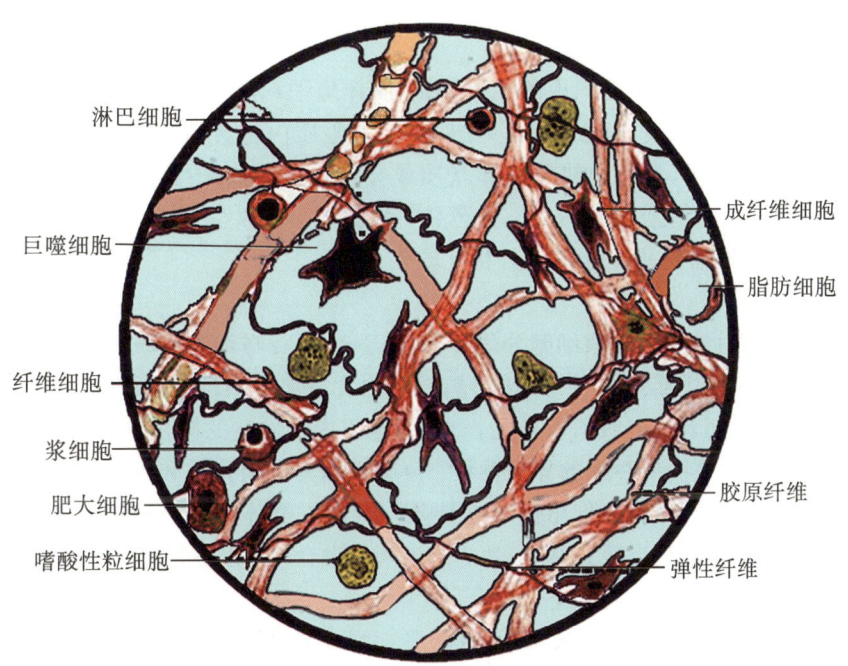

图2-14 疏松结缔组织铺片

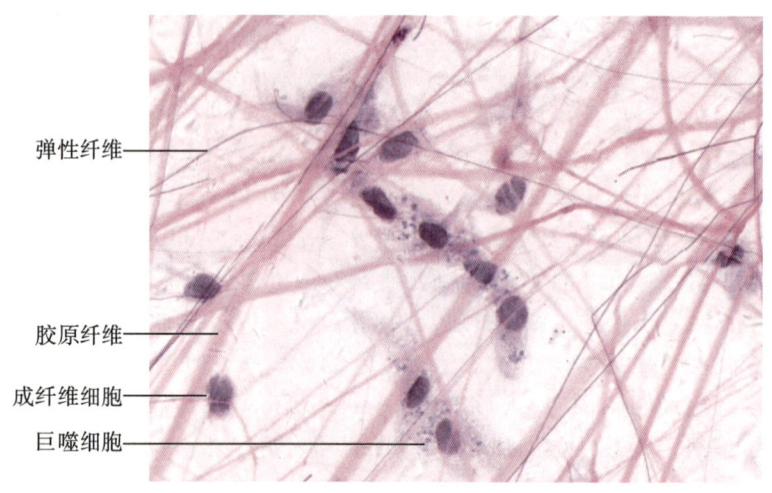

图 2-15 疏松结缔组织铺片（腹腔注射台盼蓝，醛复红染色）

（一）细胞

疏松结缔组织的细胞包括成纤维细胞（fibroblast）、巨噬细胞（macrophage）、浆细胞（plasma cell）、肥大细胞（mast cell）、脂肪细胞（fat cell）和未分化的间充质细胞（undifferentiated mesenchymal cell）。

1. 成纤维细胞

成纤维细胞是疏松结缔组织内的主要细胞，胞体扁平，有突起，胞质着色浅，呈弱嗜碱性，核较大，卵圆形，着色浅，核仁明显（见图 2-14）。胞质内富含粗面内质网、游离核糖体和发达的高尔基复合体，具有合成纤维和基质成分的功能。成纤维细胞功能处于静止状态时，细胞变小，呈长梭形，胞核小，着色深，细胞质少，常呈嗜酸性，称为纤维细胞（fibrocyte）。成纤维细胞和纤维细胞可相互转化。

2. 巨噬细胞

巨噬细胞是由血液中的单核细胞分化而来，属于单核-吞噬细胞系统中的一员。巨噬细胞形态不规则，有一些短而钝的突起，胞质嗜酸性，内含空泡或颗粒状物质，核较小，染色深。电镜下，可见细胞表面有许多皱褶及伪足样突起，胞质内含发达的高尔基复合体、丰富的溶酶体、微丝和微管，以及一些吞噬的异物颗粒。巨噬细胞具有趋化性和吞噬能力。巨噬细胞能游走到释放趋化因子的部位，伸出伪足包围病原微生物、异体大分子物质和自身衰老凋亡的细胞，将它们摄入胞体后形成吞噬体，然后与溶酶体融合，吞噬物被溶酶体酶消化分解。

3. 浆细胞

B 淋巴细胞接受抗原刺激后被激活，成为浆细胞。浆细胞呈圆形或椭圆形，胞质嗜碱性，核周胞质着色浅，形成一淡染区；核偏向细胞的一侧，异染色质呈块状聚集在核膜内面，呈辐射状排列，核仁明显。电镜下，可见浆细胞的胞质内有大量平行排列的粗面内质网和发达的高尔基复合体。浆细胞具有合成和分泌抗体及多种细胞因子的功能。

4. 肥大细胞

肥大细胞较大，呈圆形或椭圆形，胞质内充满粗大的水溶性、嗜碱性和异染性颗粒。

肥大细胞的胞质内含有白三烯，颗粒内含有组胺、肝素和嗜酸性粒细胞趋化因子等物质。其中，白三烯和组胺可引起毛细血管扩张和通透性增加，小支气管黏膜水肿和平滑肌收缩等，从而引起局部或全身的过敏反应，如哮喘、过敏性鼻炎、荨麻疹等；肝素具有抗凝血作用；嗜酸性粒细胞趋化因子可吸引血液内的嗜酸性粒细胞向过敏反应部位集结，减轻过敏反应。

5.脂肪细胞

脂肪细胞常沿血管单个或成群分布。脂肪细胞体积较大，呈圆形或椭圆形，胞质内含有一个大脂滴，细胞质和细胞核被脂滴推挤到细胞周缘。脂肪细胞可合成和储存脂肪，参与脂质代谢。

6.未分化的间充质细胞

在成体的结缔组织内还保留有一些未分化的间充质细胞，它们保持着间充质细胞的分化潜能，在炎症和创伤修复时可增殖和分化为成纤维细胞、脂肪细胞及平滑肌细胞等。

(二)纤维

疏松结缔组织的纤维成分包括胶原纤维(collagenous fiber)、弹性纤维(elastic fiber)和网状纤维(reticular fiber)。

1.胶原纤维

新鲜的胶原纤维肉眼观呈白色，故又称为白纤维。在 HE 染色的标本中，胶原纤维被染成粉红色，粗细不等，直径 1~20 μm，成束分布，呈波浪状并交织成网。胶原纤维的韧性大，抗拉力强。

2.弹性纤维

新鲜的弹性纤维肉眼观呈黄色，故又称为黄纤维。在 HE 染色的标本中，弹性纤维也呈粉红色，但折光性比胶原纤维强，两者不易鉴别，若用特殊染色则能清晰地显示弹性纤维，如地衣红染色的弹性纤维呈紫色或深棕红色。弹性纤维较细，直径 0.2~1.0 μm，交织排列成网。弹性纤维具有良好的弹性。

弹性纤维和胶原纤维交织在一起，使疏松结缔组织既有弹性又有韧性，有利于所在器官和组织保持形态及位置的相对稳定，又有一定的可变性。

3.网状纤维

网状纤维较细，直径 0.2~1.0 μm，分支交织成网。网状纤维具有嗜银性，经银染法可染成黑色，又称嗜银纤维。网状纤维多分布在结缔组织与其他组织的交界处、造血器官和内分泌腺中，构成微细的支架。

(三)基质

疏松结缔组织的基质为无定形的凝胶状，填充在细胞和纤维之间，其主要化学成分为蛋白多糖(proteoglycan)和糖蛋白(glycoprotein)，此外基质中还有组织液(tissue fluid)。

1.蛋白多糖

蛋白多糖是由蛋白质和糖胺多糖(glycosaminoglycan, GSG)结合而成的生物大分子物质，以多糖为主。糖胺多糖包括透明质酸、硫酸软骨素、硫酸角质素、硫酸乙酰肝素和肝素等。一个蛋白分子上连接四种糖胺多糖，构成蛋白多糖亚单位。蛋白多糖亚单位连接在透明质酸分子主干上,形成有许多微细孔隙的大分子蛋白多糖聚合体,称为分子筛(见图 2-16)。分子筛只允许小于其微孔的物质通过,对大于其微孔的颗粒状物质(如细菌等)则具有屏障作用。癌细胞和溶血性链球菌分泌的透明质酸酶能分解透明质酸,使分子筛的结构遭到破坏,屏障作用丧失,致使癌细胞和细菌等能向四周扩散。

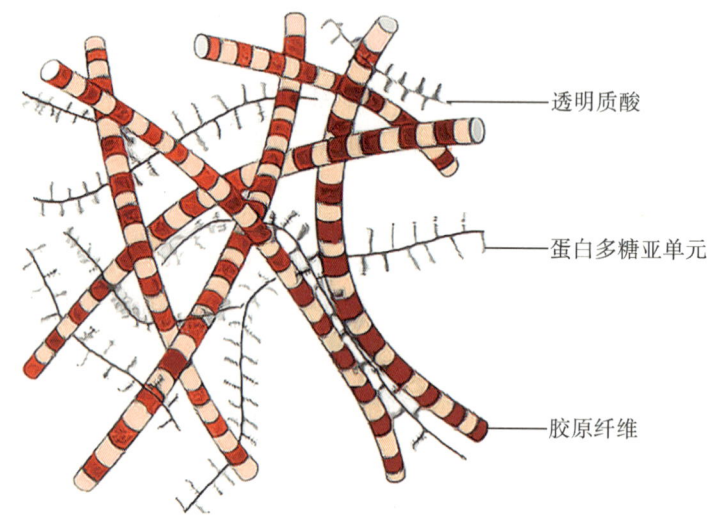

图 2-16 分子筛结构

2. 糖蛋白

糖蛋白主要包括纤维粘连蛋白、层粘连蛋白、腱蛋白和软骨粘连蛋白等,其在构成上以蛋白质为主。糖蛋白除了参与基质分子筛的构成外,在细胞识别、黏附、迁移和增殖中也起着重要作用。

3. 组织液

组织液由从毛细血管动脉端渗出的水和一些小分子物质(氨基酸、葡萄糖和电解质等)所组成,是细胞生存的内环境。正常情况下,组织液不断地生成,又不断地被吸收,始终保持动态平衡。一旦组织液形成的动态平衡遭到破坏,基质中的组织液含量就会增多或减少,导致组织水肿或组织脱水。

二、致密结缔组织

致密结缔组织是一种以纤维成分为主的固有结缔组织,纤维粗大,排列紧密,以支持和连接功能为主。根据纤维性质和排列方式的不同,可将致密结缔组织分为规则致密结缔组织(dense regular connective tissue)和不规则致密结缔组织(dense irregular connective tissue)两种。

1. 规则致密结缔组织

规则致密结缔组织的胶原纤维顺着受力方向平行排列成束,束间有形态特殊的成纤维细胞,称为腱细胞,胞体伸出多个薄翼状突起插入纤维束之间,主要构成肌腱、韧带和腱膜,在纤维长轴方向上有很强的抗拉力性。

2. 不规则致密结缔组织

不规则致密结缔组织中,粗大的胶原纤维交织成致密的板层样结构,纤维之间有少量基质和成纤维细胞,主要见于真皮、硬脑膜、巩膜和内脏器官的被膜等处。这种组织在各个方向上都有很强的韧性。

除上述外,弹性组织(elastic tissue)是以弹性纤维为主构成的致密结缔组织,主要见于项韧带、黄韧带、大动脉的中膜。这种组织有很强的弹性。

三、脂肪组织

脂肪组织(adipose tissue)主要由大量密集的脂肪细胞构成。按其形态结构和功能的不同,脂肪组织可以分为两种类型:一种呈黄色(在某些哺乳动物呈白色),称为黄(白)色脂肪组织;另一种呈棕色,称为棕色脂肪组织。黄色脂肪组织的脂肪细胞大多只含一个大脂滴,主要分布于皮下、大网膜、肠系膜、肾和肾上腺周围、子宫周围和骨髓腔等处,是体内的"能量储存库"。棕色脂肪组织的脂肪细胞内有许多散在的小脂滴,可迅速分解、氧化,产生大量热量,主要见于新生儿及冬眠动物。

四、网状组织

网状组织由网状细胞(reticular cells)和网状纤维构成(见图2-17)。网状细胞呈星状,多突起,相邻细胞的突起相互交织成网;胞核较大,圆形或卵圆形,着色浅,核仁明显。网状纤维由网状细胞产生,有分支,相互交织成网。网状组织参与构成造血组织和淋巴组织,为血细胞的发生和淋巴细胞的发育提供适宜的微环境。

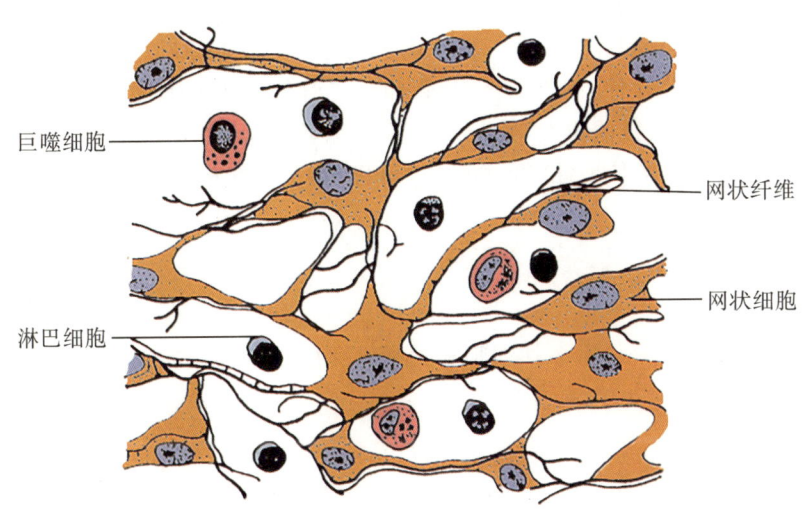

图 2-17　网状组织

五、软骨组织

软骨组织(cartilage tissue)由软骨细胞和细胞外基质构成。软骨组织的细胞外基质称为软骨基质(cartilage matrix),由无定形基质和包埋在基质内的纤维构成。软骨细胞包埋在软骨基质中,所在的部位为软骨基质内的一小腔,称为软骨陷窝。在软骨组织的周边部,软骨细胞较小,呈扁圆形,常单个分布,较幼稚。从周边向中央,软骨细胞逐渐长大成熟,体积变大,呈圆形,胞质呈弱嗜碱性,核圆形,着色浅,核仁明显。软骨细胞多2～8个聚集成群,它们是由一个幼稚的软骨细胞分裂增殖而来的,称为同源细胞群(isogenous group,见图2-18)。软骨基质也形成分子筛样结构,呈嗜碱性,软骨陷窝周围的基质含硫酸软骨素较多,嗜碱性强,着色深,称为软骨囊。软骨组织中没有血管、淋巴管和神经。

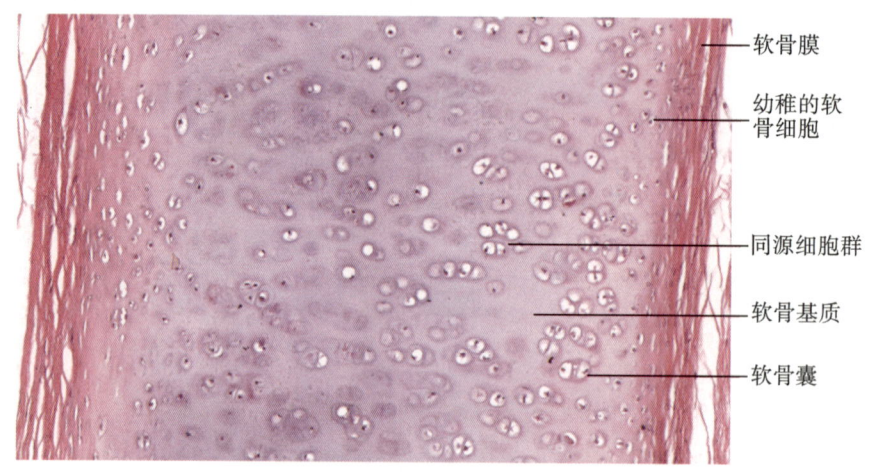

图 2-18 透明软骨(HE 染色)

软骨组织周围覆有薄层致密结缔组织,称为软骨膜。软骨的营养来自软骨膜内的血管。软骨组织及其周围的软骨膜构成软骨。根据软骨基质内所含纤维的不同,可将软骨分为透明软骨、弹性软骨和纤维软骨三种。透明软骨内为胶原原纤维,呈半透明状,较脆,易折断,分布较广,如肋软骨、关节软骨、气管和支气管软骨等。弹性软骨内为弹性纤维,呈不透明的黄色,具有较强的弹性,分布于耳郭、外耳道、会厌等处。纤维软骨内为胶原纤维,呈乳白色,具有较大的伸展性,可对抗压力和摩擦,分布于椎间盘、关节盘、耻骨联合等部位。

六、骨组织

骨组织(osseous tissue)由多种细胞和大量钙化的细胞外基质构成,钙化的细胞外基质称为骨基质(bone matrix)。

(一)骨基质

骨基质由有机质和无机质构成。有机质包括大量骨胶纤维(bone collagen fiber)和少量凝胶状的基质。骨胶纤维即骨组织中的胶原纤维,占有机质的90%,主要由Ⅰ型胶原蛋白组成。无机质又称骨盐(bone mineral),约占骨组织干重的65%,主要含有钙、磷、镁等。骨盐主要以羟基磷灰石[$Ca_{10}(PO_4)_6(OH)_2$]结晶的形式存在,呈细针状,长10～20 nm,沿骨胶纤维长轴规则排列,构成骨板(bone lamella),使骨基质既坚硬又有韧性。同一层骨板内的纤维相互平行,相邻两层骨板内的纤维相互垂直。骨基质中的小腔称骨陷窝,其中含有骨细胞;由骨陷窝发出许多小管,称骨小管,其中含骨细胞的突起。

分布于长骨骨干和骨骺外表面的骨板排列规则紧密,称为骨密质(compact bone);分布于长骨两端骨骺部位的骨板排列不规则,形成针状、片状的骨小梁,交错排列呈海绵状结构,称为骨松质(spongy bone)。

(二)骨组织的细胞

骨组织的细胞有骨祖细胞(osteoprogenitor cell)、成骨细胞(osteoblast)、骨细胞(osteocyte)和破骨细胞(osteoclast)四种。其中骨细胞最多,位于骨基质内的骨陷窝(bone lacuna)中,其他三种细胞均位于骨组织的边缘(见图2-19)。

1.骨祖细胞

骨祖细胞位于骨组织表面,细胞小,呈梭形,细胞核椭圆形,胞质弱嗜碱性,仅含少量核糖和线粒体。骨祖细胞是一种干细胞,可分化为成软骨细胞或成骨细胞。当骨组织生长改建或骨折愈合时,骨祖细胞分裂活跃,并分化为成骨细胞。

2.成骨细胞

成骨细胞位于成骨活跃的骨组织表面,常排成一层,胞体较大,呈立方形或矮柱状。成骨细胞表面有许多细小突起,可与邻近成骨细胞或骨细胞的突起形成缝隙连接。细胞核位于远离骨组织的一端,大而圆,染色浅淡,核仁明显;细胞质呈嗜碱性。成骨细胞的功能是合成和分泌骨胶纤维及有机基质,形成类骨质。当成骨细胞被类骨质包埋后,便成为骨细胞。

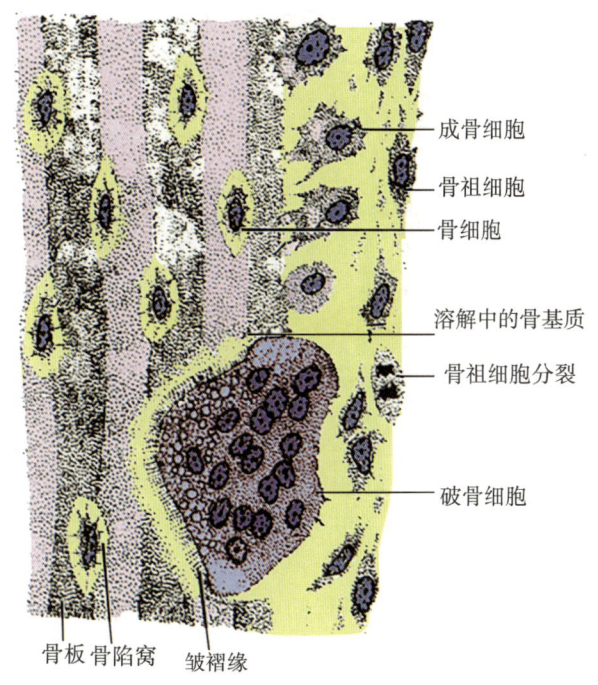

图2-19 骨组织的细胞

3.骨细胞

骨细胞位于骨板之间或骨板之内,胞体位于骨陷窝内,是一种多突起的细胞,其突起位于骨小管内,相邻骨细胞的突起形成缝隙连接。骨细胞有一定的成骨和溶骨作用,对骨基质的更新和维持有重要作用。

4.破骨细胞

破骨细胞位于骨组织表面被吸收形成的小凹陷内,是由多个单核细胞融合而成的。破骨细胞是一种多核巨细胞,直径30~100 μm,含2~100个细胞核。光镜下,破骨细胞的胞质呈泡沫状,多为嗜酸性。功能活跃的破骨细胞具有明显的极性,贴近骨基质的一侧有许多不规则的指状突起,称为皱褶缘(ruffled border);其基部胞质内含有大量溶酶体,是溶解和吸收骨基质的关键部位。破骨细胞有溶解和吸收骨基质的作用。

(三)长骨的骨组织

骨密质中的骨板排列规则,按排列方式可分为环骨板(circumferential lamella)、骨单位(osteon)和间骨板(interstitial lamella)(见图2-20)。

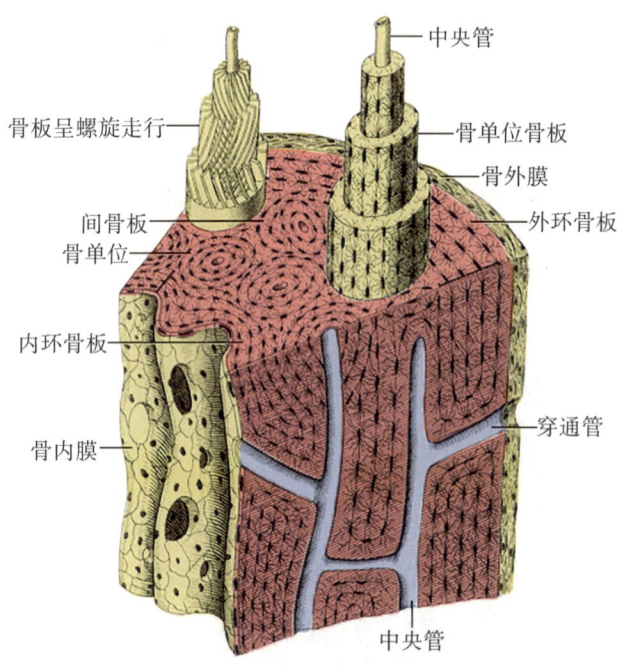

图2-20 长骨骨干结构

1. 环骨板

环骨板是环绕骨干外表面和内表面的骨板,分别称为外环骨板和内环骨板。外环骨板较厚,数层到十多层,较整齐地环绕骨干平行排列;内环骨板较薄,仅由几层骨板组成,不如外环骨板平整,与骨髓腔面一致(见图2-20)。横向穿越外环骨板和内环骨板的小管称为穿通管(perforating canal)。穿通管与纵向走行的中央管相通,它们都是小血管和神经的通道。

2. 骨单位

骨单位位于内、外环骨板之间,又称为哈弗系统,是骨密质的主要结构单位。骨单位呈圆筒状,长 0.6~2.5 mm,直径 30~70 μm,中轴为纵行的中央管,周围为 4~20 层同心圆状排列的骨板(见图2-21),其内的胶原纤维呈螺旋走行,相邻两层骨板的胶原纤维相互交叉。

3. 间骨板

间骨板是原有的骨单位或内、外环骨板被吸收后残留的部分,填充于骨单位之间或骨单位与环骨板之间,呈扇形或不规则形,其中无血管通道(见图2-21)。

(四)长骨的骨膜

除关节面以外,骨的外表面均覆以骨外膜,较厚,由致密结缔组织构成;在骨髓腔面、骨小梁的表面、穿通管和中央管的内表面均覆以骨内膜,较薄。骨组织及其周围的骨膜共同构成骨。

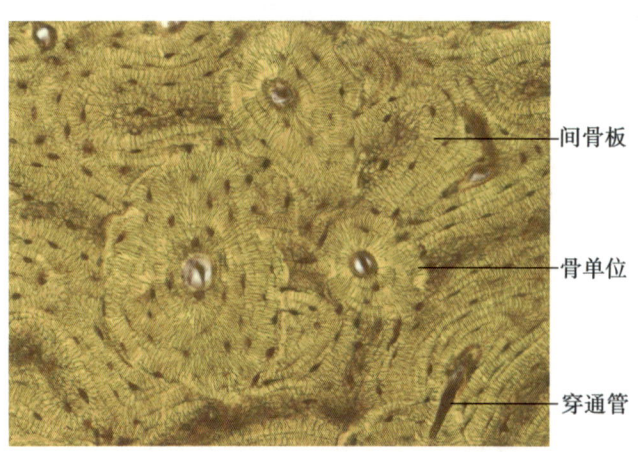

图2-21 骨磨片(硫瑾染色)

(郭雨霁)

第三节　肌组织

肌组织（muscle tissue）主要由肌细胞构成，细胞间含有少量结缔组织、血管、淋巴管及神经等。肌细胞呈细长纤维状，又称肌纤维，其细胞膜称为肌膜，细胞质称为肌浆。根据结构和功能特点，肌组织可分为骨骼肌、心肌和平滑肌三类。骨骼肌和心肌在显微镜下可见横纹，称为横纹肌（见图 2-22）。骨骼肌的收缩受躯体运动神经支配，为随意肌；心肌与平滑肌受自主神经支配，为不随意肌。

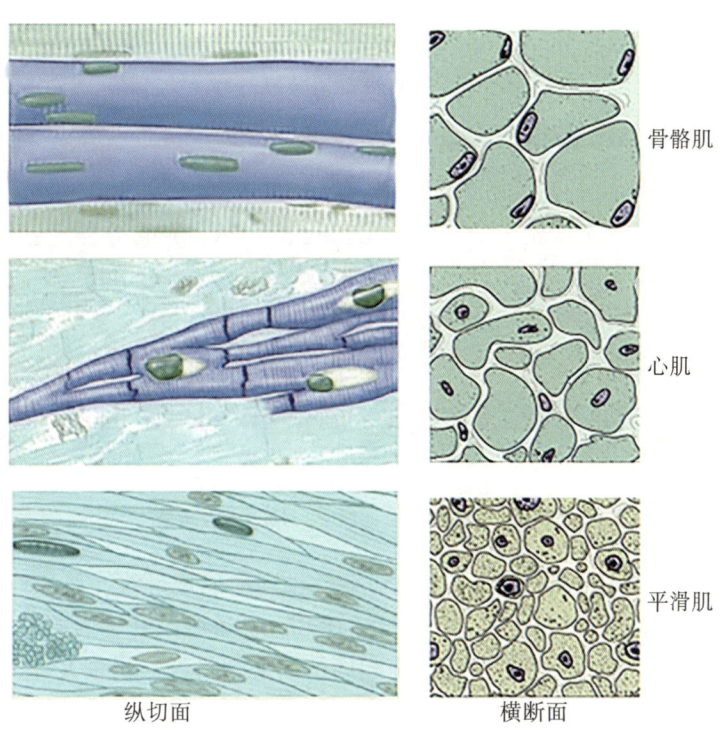

图 2-22　三种肌组织的比较

一、骨骼肌

骨骼肌（skeletal muscle）一般通过肌腱附着于骨骼，每块骨骼肌由大量平行排列的骨骼肌纤维组成，周围包裹着结缔组织。包在整块肌肉外面的一层致密结缔组织称为肌外膜，即解剖学上的深筋膜。肌外膜的结缔组织分支伸入肌组织内，将其分隔为大小不等的肌束，形成肌束膜。包绕在每条肌纤维周围的少量结缔组织称为肌内膜（见图 2-23）。

（一）骨骼肌纤维的光镜结构

骨骼肌纤维呈细长圆柱状，为多核细胞，一条肌纤维内含有几十个甚至数百个细胞核，细胞核位于肌浆周边，靠近肌膜下方，呈扁椭圆形（见图 2-24）。

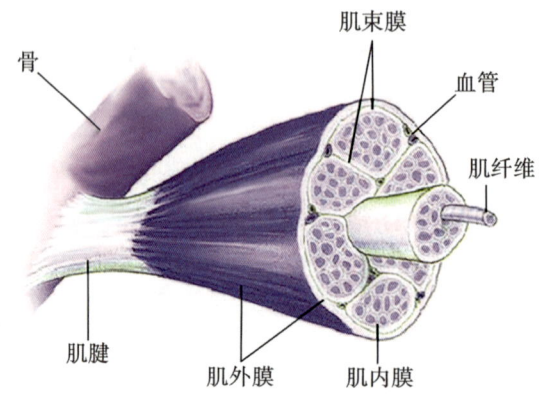

图 2-23　骨骼肌结构

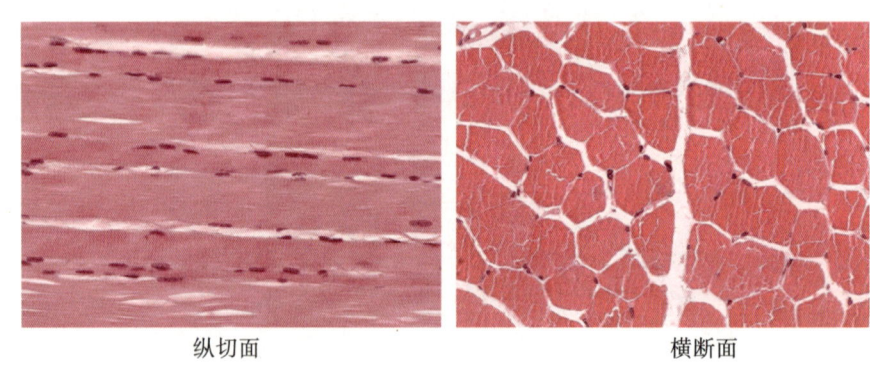

图 2-24　骨骼肌光镜下所见（HE 染色，高倍）

骨骼肌纤维的肌浆中含有大量与其长轴平行排列的肌原纤维。肌原纤维呈细丝状，直径 1～2 μm。每条肌原纤维上都有明暗相间的带，各条肌原纤维的明带和暗带都排列在同一平面上，所以纵切的肌纤维呈现明暗相间的周期性横纹。明带又称为 I 带，暗带又称为 A 带。电镜下，暗带中央有一条浅色的窄带，称为 H 带，H 带中央有一条深色的暗线，称为 M 线。明带中央有一条深色的细线，称为 Z 线。两条相邻 Z 线之间的一段肌原纤维称为肌节，每个肌节由 1/2 个 I 带＋1 个 A 带＋1/2 个 I 带组成（见图 2-25）。肌节是肌纤维结构和功能的基本单位，肌节的长度随肌纤维的收缩或舒张而改变。

（二）骨骼肌纤维的超微结构及分子结构

1.肌原纤维

肌原纤维由粗、细两种肌丝沿肌纤维长轴规则平行排列而成，明、暗带就是这两种肌丝规律性排列的结果。粗肌丝位于肌节的中部，贯穿 A 带全长，中央有 M 线固定，两端游离；细肌丝的一端附着在 Z 线上，另一端伸到粗肌丝之间，达 H 带外缘。所以 I 带只含细肌丝，H 带只含粗肌丝，H 带以外的暗带部分是由粗、细两种肌丝组成的。在横断面上，可见一条细肌丝周围有 3 条粗肌丝，而一条粗肌丝周围有 6 条细肌丝（见图 2-25 和图 2-26）。

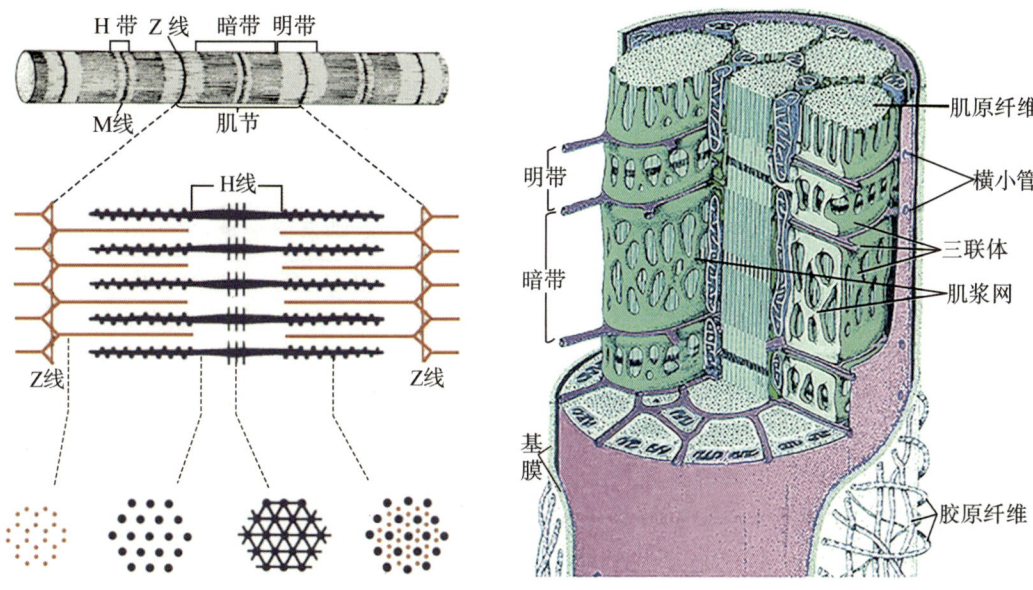

图 2-25　骨骼肌纤维结构模式图　　　　图 2-26　骨骼肌纤维超微结构

粗肌丝由肌球蛋白分子有序排列而成。肌球蛋白分子形似豆芽，分头和杆两部分。肌球蛋白分子的杆部朝向 M 线，头部朝向粗肌丝的两端并露于表面，形成横桥（见图 2-27）。肌球蛋白分子头部具有 ATP 酶活性，能与 ATP 结合。当肌球蛋白分子头部与细肌丝的肌动蛋白接触时，ATP 酶被激活，分解 ATP 释放能量，可引起横桥发生屈伸运动。

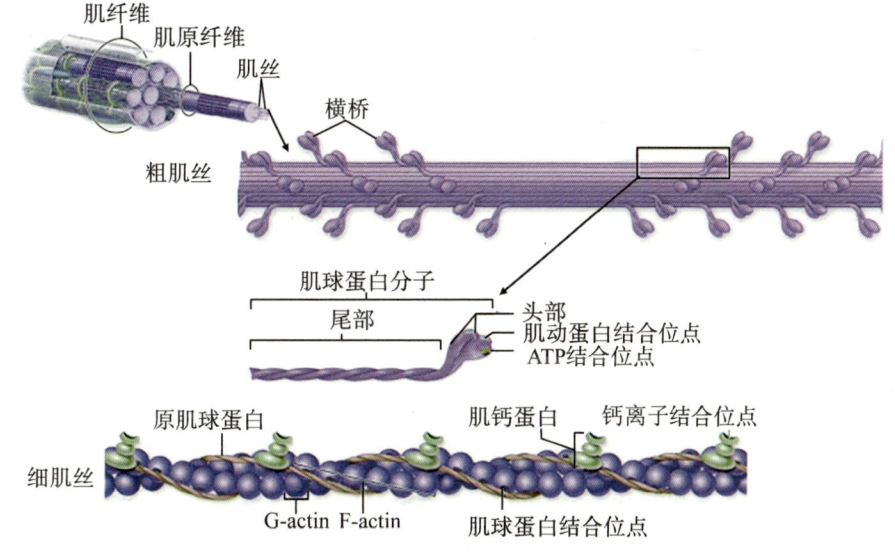

图 2-27　粗肌丝及细肌丝分子结构

细肌丝由肌动蛋白、原肌球蛋白和肌钙蛋白组成（见图 2-27）。肌动蛋白是由许多球形结构的肌动蛋白单体（G-actin）互相连接而成。两条肌动蛋白链呈双螺旋状绞合，形成纤维型肌动蛋白(F-actin)，构成细肌丝的主要部分。每个球形结构的肌动蛋白单体上都有一个可与粗肌丝肌球蛋白头部相结合的位点。原肌球蛋白是由两条多肽链形成的双股螺旋的丝状结构，嵌于肌动蛋白的双螺旋链的浅沟内，其构象发生变化后称为肌球蛋白。肌钙蛋白由三个球状亚单位构成，能与钙离子结合。

2.横小管

横小管由肌膜向肌浆内凹陷形成，走行方向与肌纤维长轴方向垂直，位于 A 带与 I 带交界处，同一水平的横小管分支相互吻合并环绕在每条肌原纤维周围（见图 2-26）。横小管可将肌膜的兴奋迅速传到肌纤维内。

3.肌浆网

肌浆网是肌纤维内特化的滑面内质网，位于横小管之间，纵行包绕在每条肌原纤维周围，故又称纵小管。纵小管末端膨大形成与横小管平行并紧密相贴的扁囊，称为终池。每条横小管与其两侧的终池共同组成三联体（见图 2-26）。通过三联体，可将兴奋从肌膜传递到肌浆网膜。肌浆网膜上含有钙泵和钙离子通道，钙泵可以逆浓度差将钙离子从肌浆泵入肌浆网储存。当肌浆网接到兴奋信号后，钙离子通道开放，大量钙离子从肌浆网中涌入肌浆。

此外，肌浆内还含有肌红蛋白、大量线粒体、大量糖原颗粒和少量脂滴。线粒体分布于肌膜下方、肌原纤维之间以及细胞核周围。线粒体产生 ATP，为肌肉收缩提供能量。

（三）骨骼肌的收缩机制

骨骼肌的收缩机制是肌丝滑动原理，其过程可归结为：①神经冲动传递至肌膜，肌膜的兴奋经横小管传至肌浆网；②肌浆网膜上的钙离子通道开放，钙离子涌入肌浆；③钙离子与肌钙蛋白结合，导致原肌球蛋白的构象发生变化，暴露肌动蛋白上与肌球蛋白头部结合的位点，二者迅速结合；④肌球蛋白分子头部的 ATP 酶被激活，分解 ATP 释放能量，横桥屈曲，随之将细肌丝向 M 线方向牵引，肌节缩短，肌纤维收缩。

二、心肌

心肌（cardiac muscle）分布于心脏和邻近心脏的大血管根部，其收缩具有自律性，缓慢而持久。

（一）心肌纤维的光镜结构

心肌纤维呈短圆柱状，有分支并互相连接成网，相连处称为闰盘，在 HE 染色的标本中呈着色较深的阶梯状粗线。心肌纤维的核呈卵圆形，位于中央，多为单核，少数细胞含有双核。纵切面上，心肌纤维也有明暗相间的横纹，但不如骨骼肌明显（见图 2-28）。

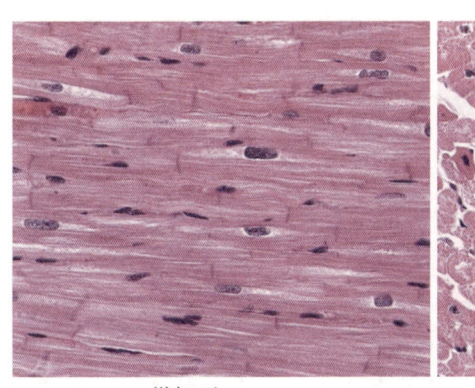
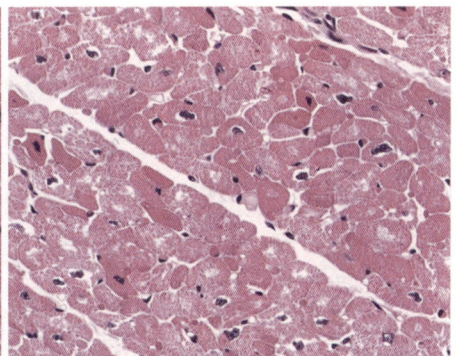

纵切面　　　　　　　　　　　　横断面

图 2-28　心肌光镜像（HE 染色，高倍）

（二）心肌纤维的超微结构

心肌纤维的超微结构（见图 2-29）与骨骼肌相似，也有规则排列的粗肌丝和细肌丝形成肌节，但有以下特点：①肌原纤维不如骨骼肌规则、明显，肌丝被大量纵行排列的线粒体分隔成粗细不均的肌丝束。②横小管位于 Z 线水平，管径较粗。③纵小管不如骨骼肌发达，其末端略膨大形成不典型的终池，横小管两侧的终池往往不同时存在，常是一侧膨大的盲端与横小管相贴形成二联体。④闰盘位于 Z 线水平，在闰盘部位，相邻心肌细胞的两端嵌合相接，切面上呈阶梯状。在横位相接处有中间连接和桥粒，起牢固的连接作用；在纵位相接处有缝隙连接，便于细胞间化学信息的交流及电冲动的传导，这对心肌纤维的同步收缩十分重要（见图 2-30）。⑤心房肌纤维除有收缩功能外，还具有内分泌功能。电镜下可见膜被颗粒，颗粒中含有心房利钠因子，又称心钠素，具有排钠利尿、扩张血管和降低血压等作用。

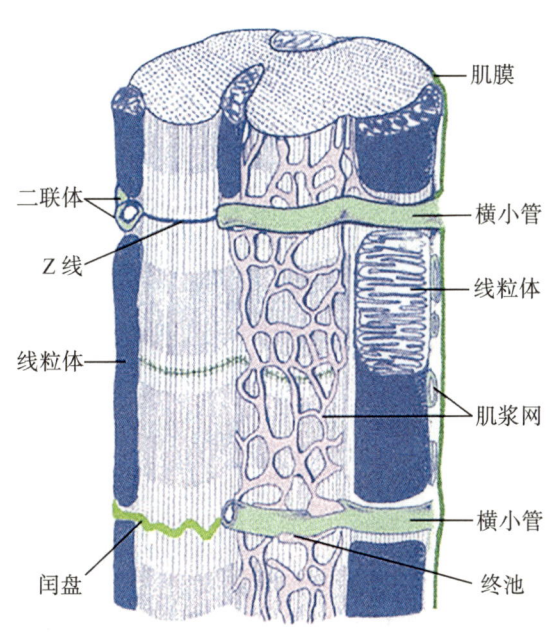

图 2-29　心肌超微结构

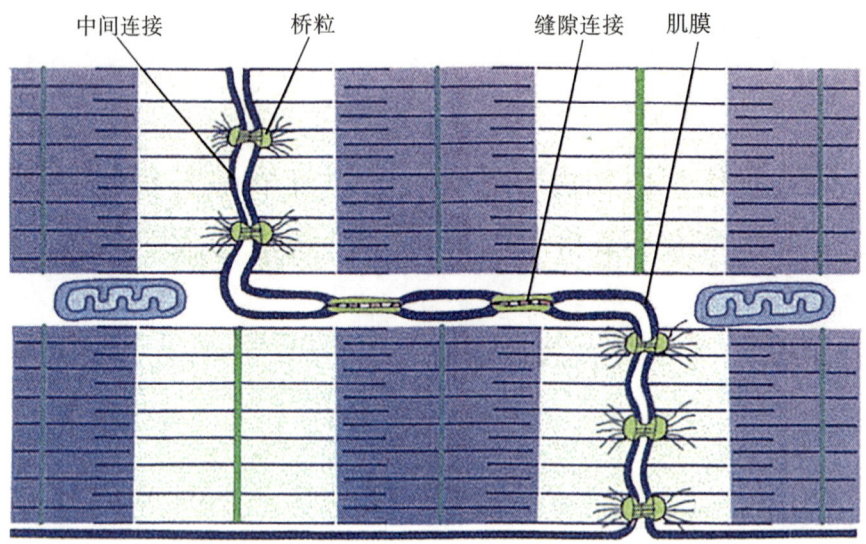

图 2-30　闰盘超微结构

三、平滑肌

平滑肌(smooth muscle)广泛分布于血管壁、消化道、呼吸道等中空器官的管壁,收缩缓慢而持久。平滑肌又称内脏肌。

(一)平滑肌纤维的光镜结构

平滑肌纤维呈长梭形,平均长度约 200 μm,妊娠子宫的平滑肌可长达 500 μm,小血管壁的平滑肌可短至 20 μm。平滑肌纤维内含有一个杆状或长椭圆形的细胞核,位于肌纤维中央;胞质嗜酸性,无横纹(见图 2-31)。

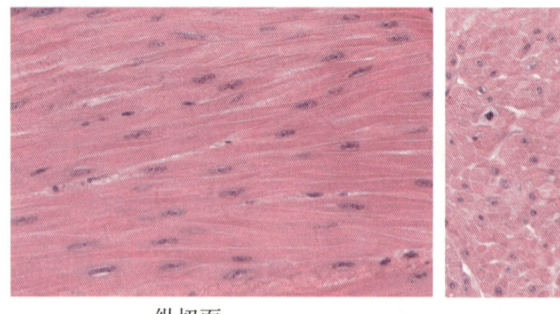
纵切面

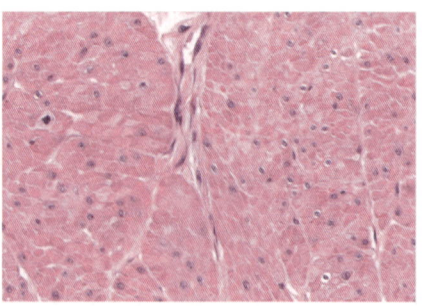
横断面

图 2-31　平滑肌光镜像（HE 染色,高倍）

(二)平滑肌纤维的超微结构

电镜下,平滑肌肌膜内陷形成小凹,相当于骨骼肌的横小管。在平滑肌肌膜内面有许多电子密度高的斑块,称为密斑,相当于骨骼肌的 Z 线,上有肌丝附着。在胞质内有高电

第二章 基本组织

子密度的不规则小体,称为密体(见图2-32)。从密斑到密体之间有中间丝附着,构成具有一定几何形状的细胞骨架。肌浆网稀疏,核两端的肌浆中可见线粒体及较多的游离核糖体。

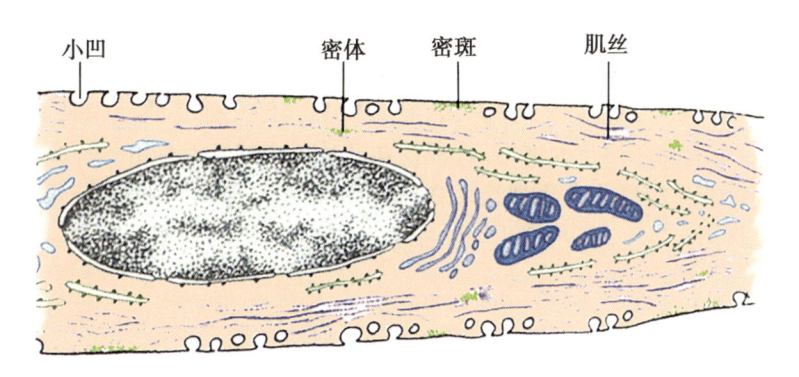

图 2-32 平滑肌电镜模式图

平滑肌纤维内虽有细肌丝和粗肌丝,但不形成肌原纤维。细肌丝主要由肌动蛋白组成,粗肌丝由肌球蛋白构成,细肌丝呈花瓣状环绕在粗肌丝周围,与肌纤维长轴平行排列,一端连在密斑上,另一端游离。平滑肌纤维没有肌节,若干粗肌丝和细肌丝聚集形成肌丝单位,又称收缩单位。肌纤维收缩时呈螺旋形扭曲,肌纤维增粗并缩短(见图2-33)。

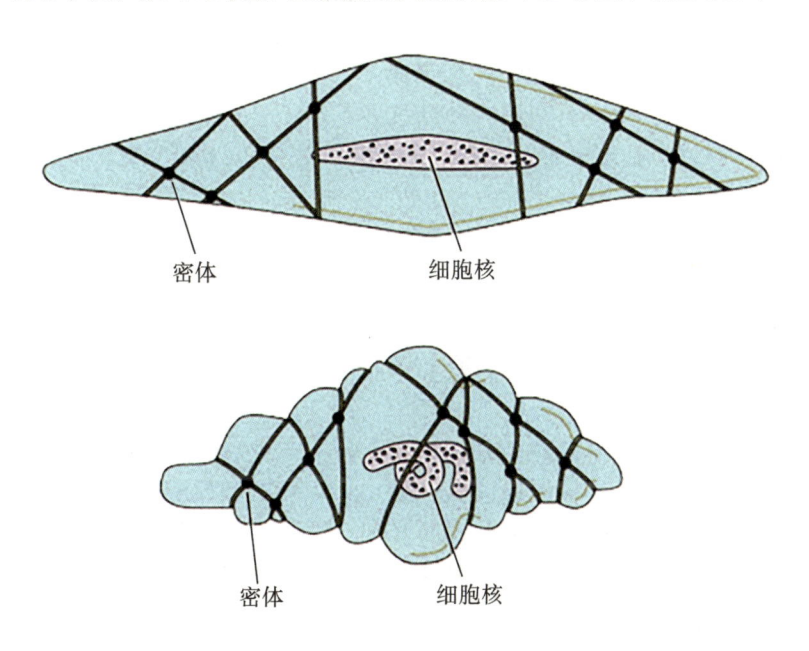

图 2-33 舒张的平滑肌细胞(上)和收缩的平滑肌细胞(下)

(刘尚明)

第四节 神经组织

神经组织(nerve tissue)主要由神经元(神经细胞)和神经胶质细胞组成。神经元是神经系统的结构和功能单位,具有感受刺激、整合信息和传导神经冲动的能力,并且能通过突触彼此联系,形成复杂的神经网络,将神经冲动从一个神经元传给另一个神经元或其他效应细胞。神经胶质细胞分布于神经元之间,数量远多于神经元,对神经元起支持、保护、分隔和营养等作用。

一、神经元

神经元的形态多样,大小不一,但都有突起,突起又分树突和轴突两种。通常一个神经元可有一个或多个树突,但轴突只有一条。

(一)神经元的结构

1. 胞体

神经元的胞体表面有细胞膜,内为细胞质和细胞核(见图2-34)。胞体是神经元的营养和代谢中心,位于脑皮质、脊髓灰质及神经节内。细胞膜是可兴奋性单位膜,具有接受刺激、产生和传导神经冲动的功能。神经元的细胞核大而圆,位于胞体中央,核内异染色质少,故着色浅,核仁大而明显。

神经元细胞质又称核周质,除含一般细胞器和发达的高尔基复合体外,还有丰富的尼氏体(Nissl body)和神经原纤维。尼氏体嗜碱性,呈斑块状或颗粒状分布于胞质内(见图2-35A)。电镜下,尼氏体由许多平行排列的粗面内质网和游离核糖体构成。在银染切片中,神经元胞质内可见很多染成棕黑色的交错成网的细丝,并伸入树突和轴突,称神经原纤维(见图2-35B)。电镜下,神经原纤维由神经丝和微管构成。神经丝除构成神经元的细胞骨架外,还参与细胞内的物质转运。神经元胞体内还含有线粒体、高尔基复合体、溶酶体等细胞器。随着年龄的增长,棕黄色的脂褐素颗粒也逐渐增多。

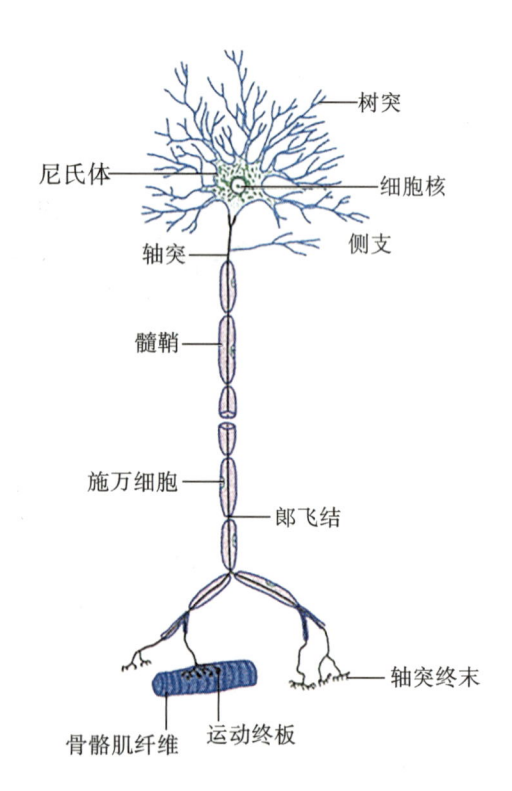

图2-34 运动神经元的组成

A. HE染色　　　　　　　　　　　　　　　B.银染

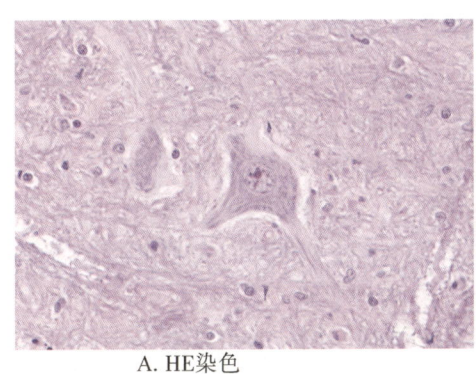

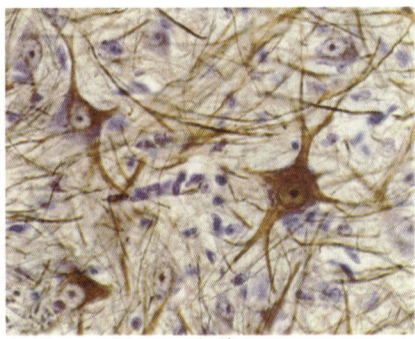

图 2-35　脊髓运动神经元光镜图

2.树突

神经元有一个或多个树突,树突内的结构与核周质基本相似。在树突分支表面有许多棘状的小突起,称树突棘(见图 2-36)。树突的功能主要是接受刺激,树突分支及树突棘增加了神经元的接受面积。

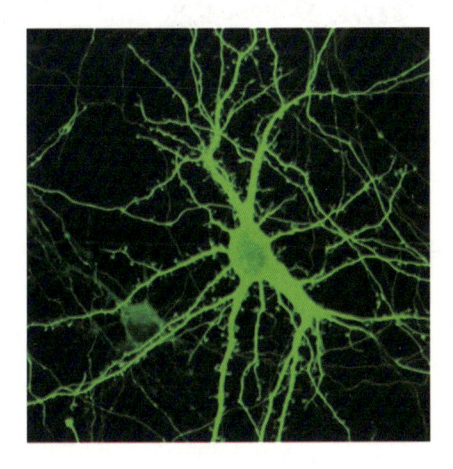

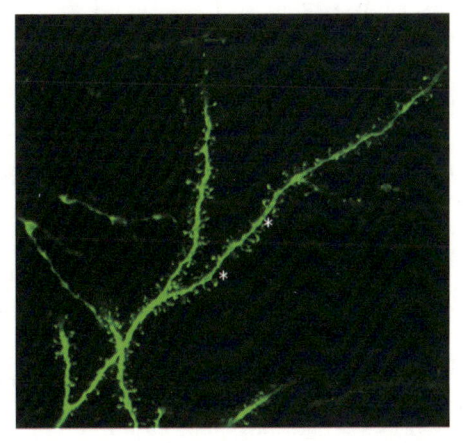

图 2-36　多极神经元免疫荧光染色示树突棘(注:右侧为放大后的树突,＊示树突棘)

3.轴突

轴突的长短不一,长的可达 1 m 以上,短的仅数微米,侧支呈直角分出,末端的分支较多,形成轴突终末。轴突内有许多与其长轴平行的微管和神经丝,此外还有微丝、线粒体、滑面内质网和一些小泡等。胞体发出轴突的部位称轴丘,呈圆锥形,光镜下此区无尼氏体,染色淡。轴突内无粗面内质网和游离核糖体,故不能合成蛋白质,轴突所需的蛋白质是在胞体内合成后输送到轴突及其终末的。轴突的主要功能是传导神经冲动,轴突起始段电兴奋阈较胞体或树突低,常是神经元产生神经冲动的起始部位,神经冲动形成后沿轴膜向终末传递。神经元的轴突是胞体的延续,两者间存在持续的双向物质运输,称为轴突运输。

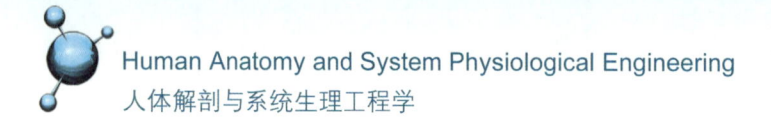

(二)神经元的分类

根据突起的多少可将神经元分为三种:①多极神经元:这种神经元有一个轴突和多个树突,如脊髓前角的运动神经元。②双极神经元:这种神经元有两个突起,一个是树突,另一个是轴突。③假单极神经元:这种神经元从胞体发出一个突起,突起在距胞体不远处又呈"T"形分为两支,一支分布到外周的其他组织和器官,称周围突;另一支进入中枢神经系统,称中枢突。按功能也可将神经元分为三种:①感觉神经元:这种神经元又称传入神经元,多为假单极神经元,可接受刺激,并将信息传向中枢;②运动神经元:这种神经元又称传出神经元,一般为多极神经元,负责把神经冲动传递给肌细胞或腺细胞,产生效应;③中间神经元:这种神经元又称联络神经元,主要为多极神经元,位于前两种神经元之间,起信息加工和传递作用。神经元的分类如图 2-37 所示。

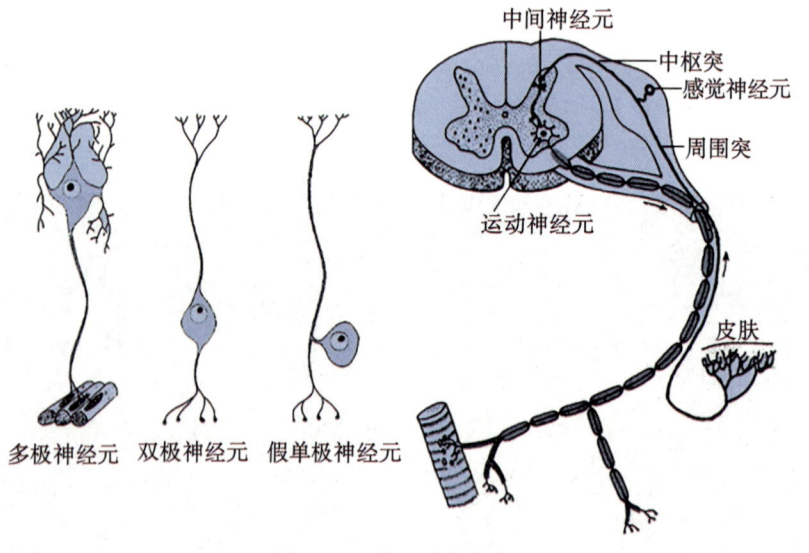

图 2-37　神经元的分类

二、突触

突触(synapse)是神经元之间或神经元与效应细胞之间的一种特化的细胞连接,是传递神经信息的功能结构。突触可分为化学突触和电突触两大类,前者以神经递质作为传递信息的媒介,后者即缝隙连接。通常所说的突触是指化学突触。在化学突触中,最常见的是一个神经元的轴突终末与另一个神经元的树突、树突棘或胞体连接,分别构成轴-树突触、轴-棘突触和轴-体突触。此外,轴突与轴突可形成轴-轴突触(见图 2-38)。

电镜下,突触由突触前成分、突触间隙和突触后成分三部分组成。突触前成分和突触后成分彼此相对的细胞膜分别称为突触前膜和突触后膜,两者之间的狭窄间隙为突触间隙。突触前成分通常是神经元的轴突终末,呈球状膨大,在银染标本中呈扣状附着在另一神经元的胞体或树突上,称突触扣结。电镜下,突触前成分胞质内含许多突触小泡,还有少量线粒体、滑面内质网、微管和微丝等。突触小泡内含神经递质。突触后膜上有特异性的神经递质受体以及离子通道(见图2-39)。

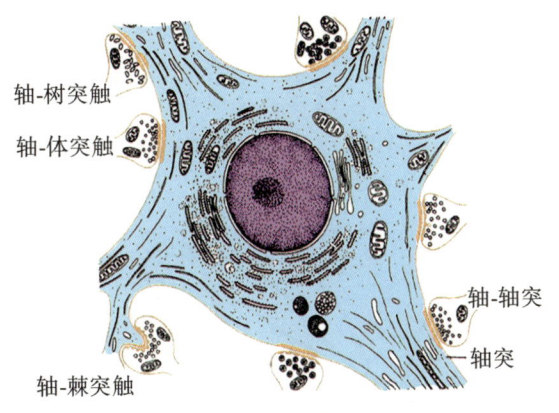

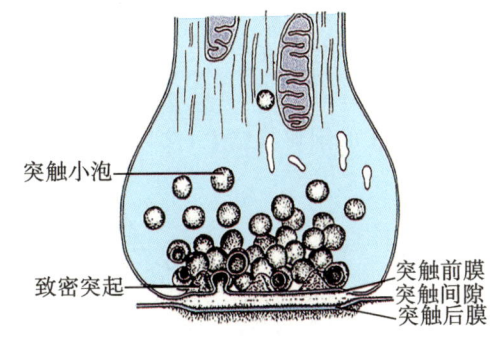

图2-38　多极神经元及其突触超微结构

图2-39　化学突触超微结构

当神经冲动沿轴膜传至轴突终末时,突触前膜上的钙通道开放,钙离子由细胞外进入,促使突触小泡移附至突触前膜并释放神经递质到突触间隙,神经递质与突触后膜上相应的受体结合,引起与受体耦联的离子通道开放,进而引起突触后神经元或效应细胞的相应活动。使突触后膜发生兴奋的突触称兴奋性突触,使突触后膜发生抑制的突触称抑制性突触。

三、神经胶质细胞

神经胶质细胞广泛分布于中枢神经系统和周围神经系统。胶质细胞与神经元一样具有突起,但不分树突和轴突,亦没有传导神经冲动的功能。

(一)中枢神经系统的胶质细胞(见图2-40)

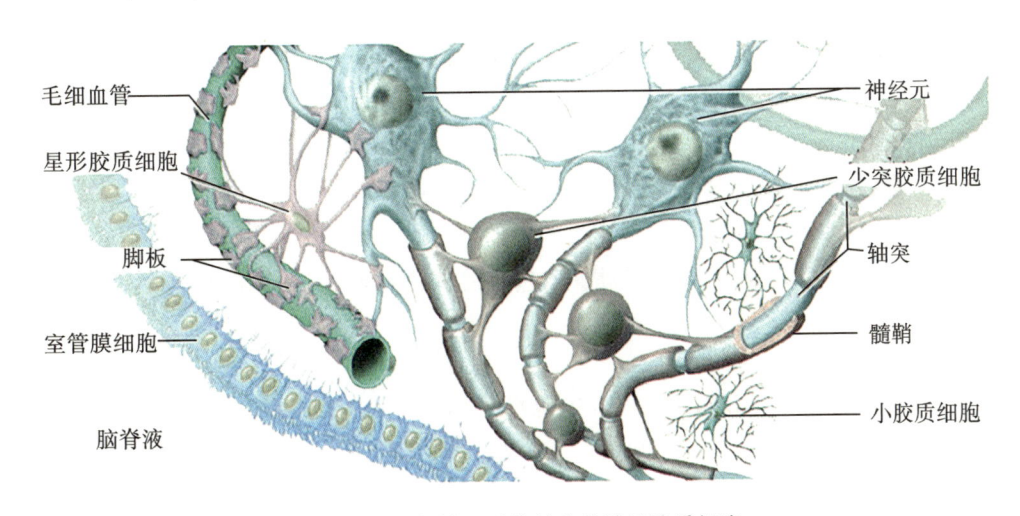

图2-40　中枢神经系统的几种神经胶质细胞

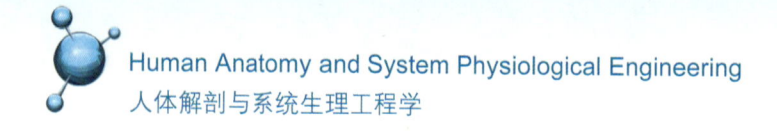

1.星形胶质细胞(astrocyte)

星形胶质细胞是神经胶质细胞中体积最大、数量最多的一种。星形胶质细胞可分两种：①原浆性星形胶质细胞，多分布在灰质，细胞的突起较短粗，分支较多。②纤维性星形胶质细胞，多分布在白质，细胞呈星形，突起细长，分支较少。星形胶质细胞的突起伸展充填在神经元细胞体及其突起之间，起支持和分隔神经元的作用。有些突起末端膨大形成脚板，附在毛细血管壁上，参与血-脑屏障的组成(见图 2-41)。

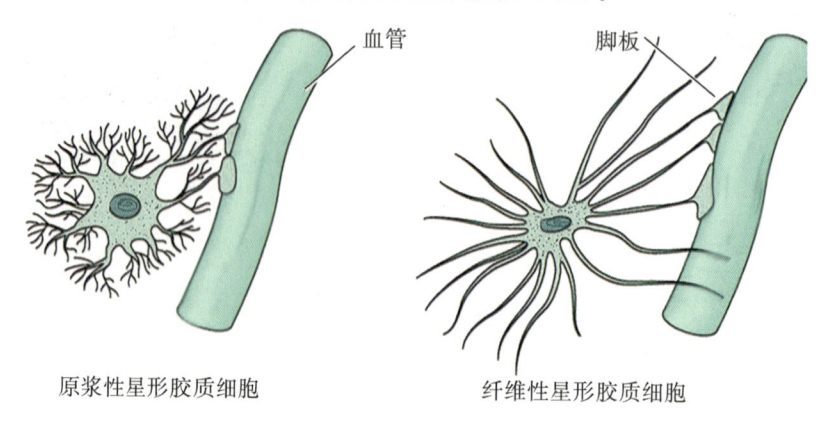

图 2-41　原浆性星形胶质细胞及纤维性星形胶质细胞

2.少突胶质细胞(oligodendrocyte)

少突胶质细胞是中枢神经系统的髓鞘形成细胞。在银染色标本中，少突胶质细胞的突起较少，常呈串珠状，但用特异性的免疫细胞化学染色则可见少突胶质细胞的突起并不算少，而且分支也多(见图 2-40)。

3.小胶质细胞(microglia)

小胶质细胞是神经胶质细胞中最小的一种，胞体细长或呈椭圆形，细胞的突起细长有分支，表面有许多小棘突；核小，染色深(见图 2-40)。中枢神经系统损伤时，小胶质细胞可转变为巨噬细胞，吞噬细胞碎屑及退化变性的髓鞘。

4.室管膜细胞(ependymal cell)

室管膜细胞呈立方形或柱状，分布在脑室及脊髓中央管的腔面(见图 2-40)。

(二)周围神经系统的胶质细胞

1.施万细胞(Schwann cell)

施万细胞又称神经膜细胞，排列成串，包裹着周围神经纤维的轴突，是周围神经系统的髓鞘形成细胞。

2.卫星细胞(satellite cell)

卫星细胞又称被囊细胞，是神经节内包裹神经元细胞体的一层扁平或立方形细胞，核圆形或卵圆形，染色深，具有营养和保护神经元的功能。

四、神经纤维和神经

(一)神经纤维(nerve fiber)

神经纤维由神经元的长轴突外包神经胶质细胞组成。根据神经胶质细胞是否形成髓鞘(myelin sheath),神经纤维可分为有髓神经纤维和无髓神经纤维。

1. 有髓神经纤维

有髓神经纤维多分布在周围神经系统,施万细胞包绕轴突形成髓鞘(见图2-34),髓鞘分成许多节段,各节段间的缩窄部称郎飞结(Ranvier node),相邻两个郎飞结之间的一段神经纤维称结间体。每一结间体的髓鞘是由一个施万细胞呈同心圆状包卷轴突形成的,电镜下呈明暗相间的同心板层状结构(见图2-42)。髓鞘的化学成分主要是髓磷脂(myelin),包括类脂和蛋白质,新鲜髓鞘呈闪亮的白色,但在常规染色标本上,因类脂被溶解,仅见残留的网状蛋白质(见图2-43)。施万细胞核呈长卵圆形,其长轴与轴突平行。

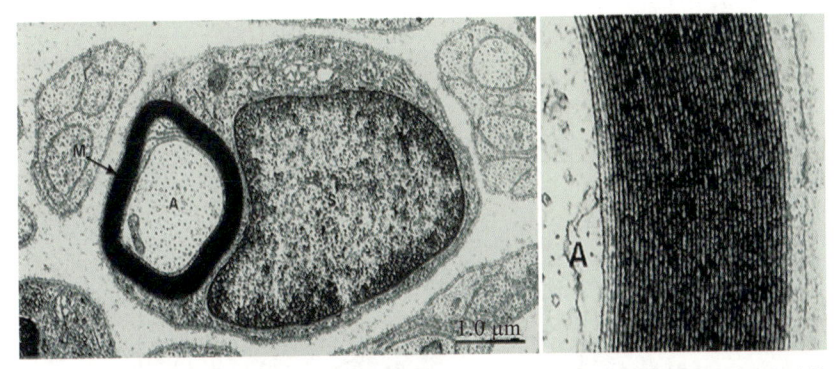

图2-42 有髓神经纤维髓鞘电镜图(注:A示轴突,M示髓鞘;右图为放大后的髓鞘)

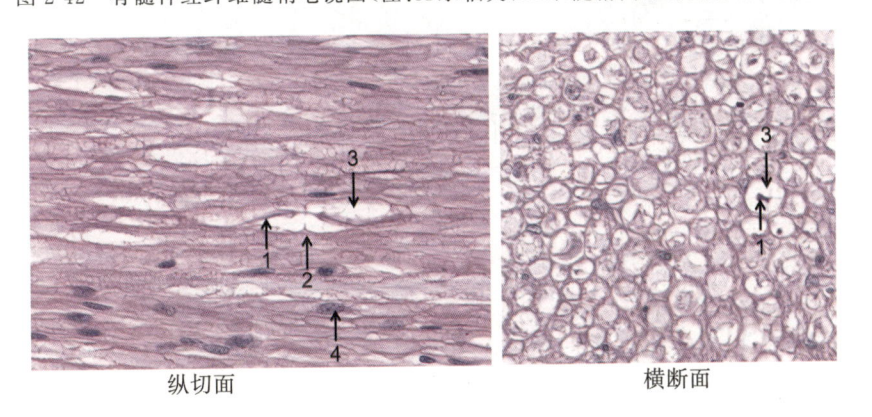

1.轴突;2.郎飞结;3.髓鞘;4.施万细胞核

图2-43 有髓神经纤维髓鞘光镜图

中枢神经系统的有髓神经纤维在结构上与周围神经系统的有髓神经纤维相似,不同之处在于其髓鞘由少突胶质细胞突起末端的脚板包卷轴突而形成。一个少突胶质细胞有多个突起,可分别包卷多个轴突,其胞体位于神经纤维之间(见图2-40)。

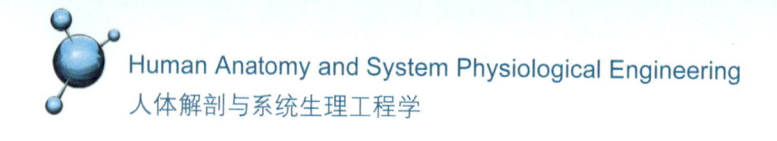

有髓神经纤维的轴膜兴奋呈跳跃式传导,即从一个郎飞结跳到下一个郎飞结,故传导速度快。结间体越长,跳跃的距离也越大,传导速度也就越快。

2.无髓神经纤维

周围神经系统内的无髓神经纤维由神经元的突起和包在其外面的施万细胞组成,一个施万细胞可包裹多条突起,不形成髓鞘。中枢神经系统内的无髓神经纤维外面没有任何鞘膜,是裸露的轴突。无髓神经纤维因无髓鞘和郎飞结,神经冲动沿细胞膜连续传导,故其传导速度比有髓神经纤维慢得多。

(二)神经

周围神经系统中功能相关的神经纤维集合在一起,外包致密结缔组织,称为神经(nerve)。在结构上,多数神经同时含有髓和无髓两种神经纤维。包裹在神经外面的一层致密结缔组织称神经外膜。神经内的神经纤维又被结缔组织分隔成大小不等的神经纤维束,包裹神经纤维束的结缔组织称神经束膜。神经纤维束内的每条神经纤维又有薄层疏松结缔组织包裹,称神经内膜(见图2-44)。

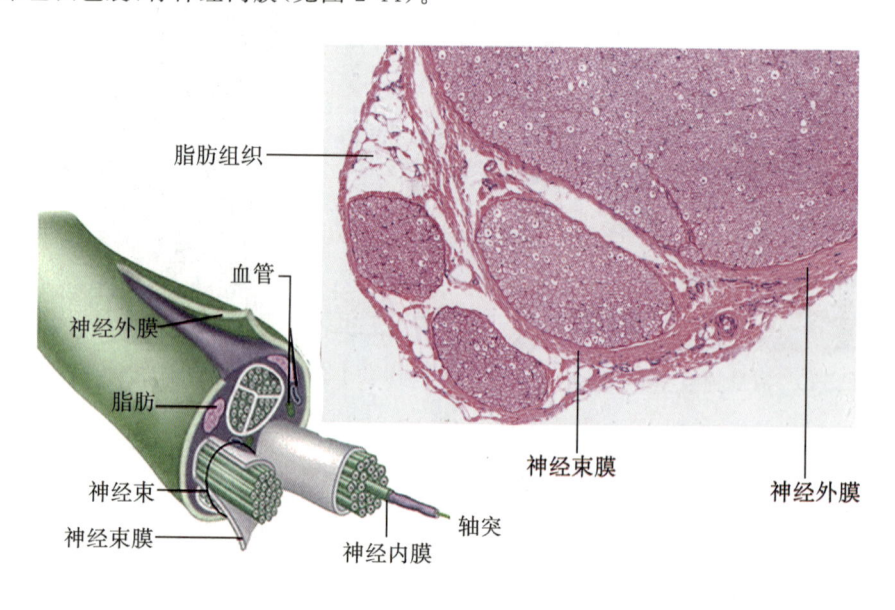

图2-44 神经横切模式图及光镜图

五、神经末梢

周围神经纤维的终末部分终止于全身各种组织或器官内,形成各式各样的神经末梢,按其功能可分为感觉神经末梢和运动神经末梢两大类。

(一)感觉神经末梢

感觉神经末梢是指感觉神经元周围突的终末部分。感觉神经末梢能接受各种刺激,并将刺激传向中枢,产生感觉。感觉神经末梢按其结构可分为游离神经末梢和有被囊神经末梢两类。

1.游离神经末梢(free nerve ending)

游离神经末梢结构简单,由神经纤维的终末反复分支形成,广泛分布在表皮、角膜和毛囊的上皮细胞间,或分布在骨膜、脑膜和牙髓等处,能感受冷、热、痛和轻触刺激(见图2-45)。

2.有被囊神经末梢(encapsulated nerve ending)

有被囊神经末梢外面都包裹有结缔组织被囊,常见的有如下几种。

(1)触觉小体。触觉小体又称麦斯纳(Meissner)小体,分布在皮肤真皮乳头内,以手指、足趾掌侧的皮肤居多,主要功能是感受精细触觉。触觉小体呈卵圆形,长轴与皮肤表面垂直,外包结缔组织囊,内有许多横向排列的扁平细胞。有髓神经纤维进入触觉小体时失去髓鞘,分成细支盘绕在扁平细胞间(见图2-46)。

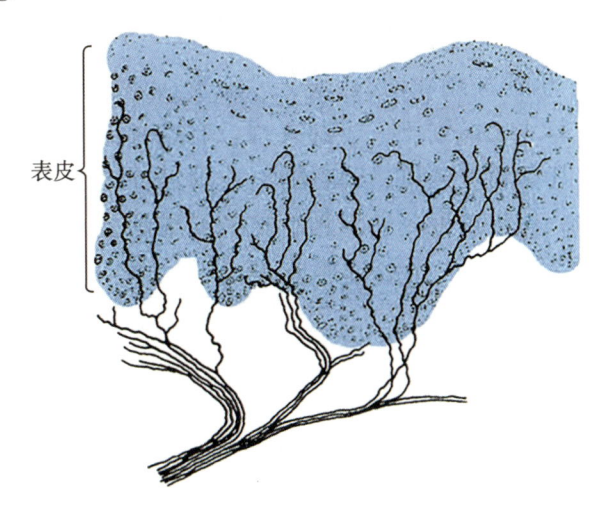

图2-45 表皮内的游离神经末梢

(2)环层小体。环层小体又称帕西尼(Pacinian)小体,一般呈卵圆形,广泛分布在皮下组织、肠系膜、韧带和关节囊等处,感受压力觉和振动觉。环层小体的被囊由数十层呈同心圆排列的扁平细胞组成,小体中央有一条均质状的圆柱体。有髓神经纤维进入环层小体时失去髓鞘,轴突终末穿行于小体中央的圆柱体内(见图2-47)。

(3)肌梭。肌梭是分布在骨骼肌内的梭形小体,外有结缔组织被囊,内含若干条细小的骨骼肌纤维,称梭内肌纤维。感觉神经纤维进入肌梭时失去髓鞘,裸露的终末细支呈环状包绕梭内肌纤维的中段,或呈花枝样附着于梭内肌纤维上(见图2-48)。肌梭是一种本体感受器,在调节骨骼肌的活动中起重要作用。

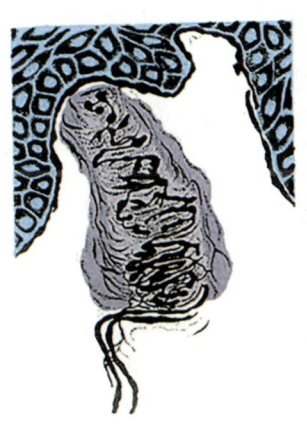

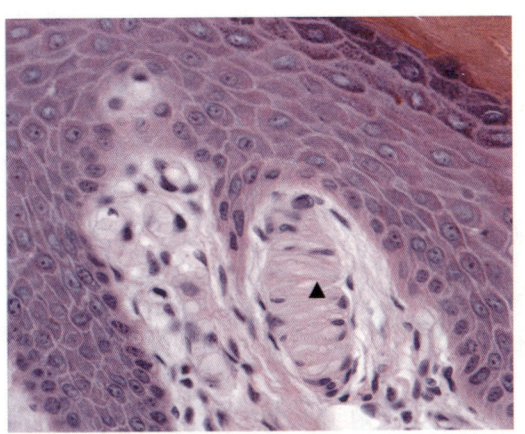

A.模式图　　　B.HE染色切片图,▲示触觉小体

图2-46 触觉小体

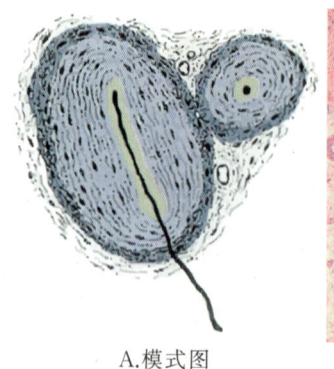

A. 模式图　　　　　　　　B. HE 染色切片图

图 2-47　环层小体

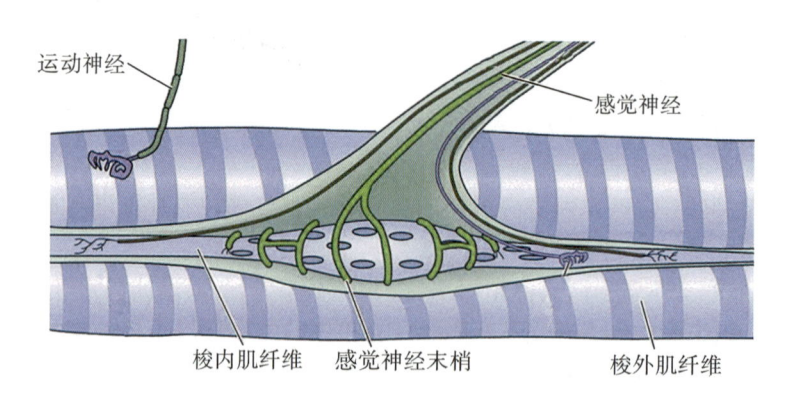

图 2-48　肌梭模式图

（二）运动神经末梢

运动神经末梢是运动神经元传出神经纤维的终末，终止于肌组织和腺体内，支配肌纤维的收缩和腺体的分泌。运动神经末梢又分躯体运动神经末梢和内脏运动神经末梢两类。

1. 躯体运动神经末梢

躯体运动神经末梢分布于骨骼肌内，运动神经元的轴突终末在抵达骨骼肌时髓鞘消失，反复分支，形成纽扣状膨大并与骨骼肌纤维建立突触连接，称运动终板（motor end plate）或神经-肌肉连接（见图 2-49）。

电镜下，运动终板处的肌膜凹陷成浅槽，轴突终末嵌入浅槽，此处的轴膜为突触前膜（见图 2-50）。与突触前膜相对的肌膜为突触后膜，二者之间的间隙为突触间隙。轴突终末内有大量含乙酰胆碱的

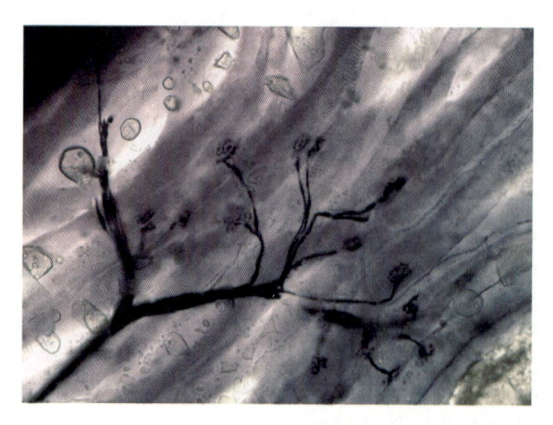

图 2-49　运动终板光镜图

圆形突触小泡,突触后膜上有乙酰胆碱受体。当神经冲动到达运动终板时,突触小泡移附于突触前膜,以出胞方式释放其内的乙酰胆碱到突触间隙。乙酰胆碱与突触后膜上相应的受体结合后使肌膜兴奋,从而引起肌纤维的收缩。

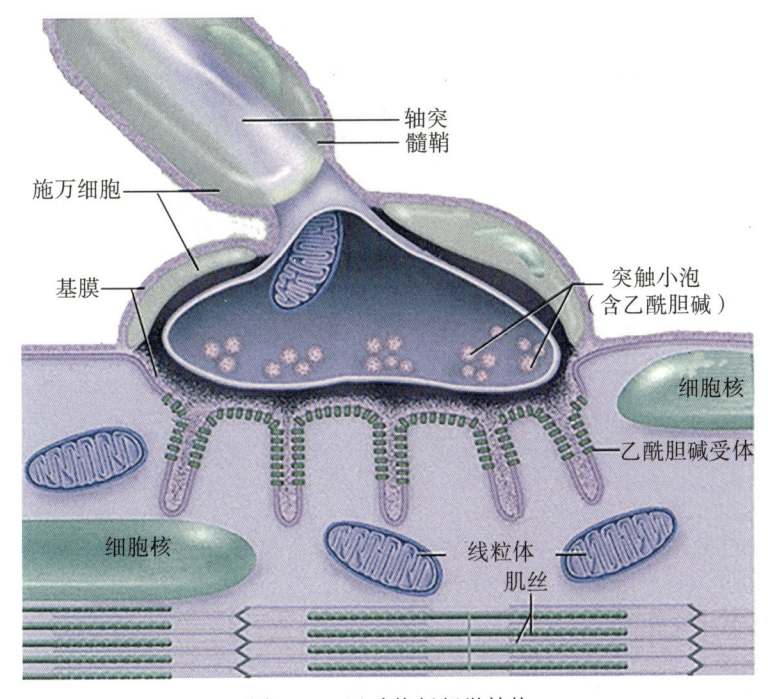

图 2-50　运动终板超微结构

2. 内脏运动神经末梢

内脏运动神经末梢分布于内脏平滑肌、血管平滑肌、心肌和腺上皮细胞等处。这类神经纤维较细,无髓鞘,轴突终末分支常形成串珠样膨体,附着于平滑肌纤维或穿行于腺细胞间。膨体内有许多圆形或颗粒状突触小泡,内含神经递质(见图 2-51)。当神经冲动传至末梢时,神经递质释放,作用于效应细胞膜上的相应受体,引起肌肉收缩和腺体分泌。

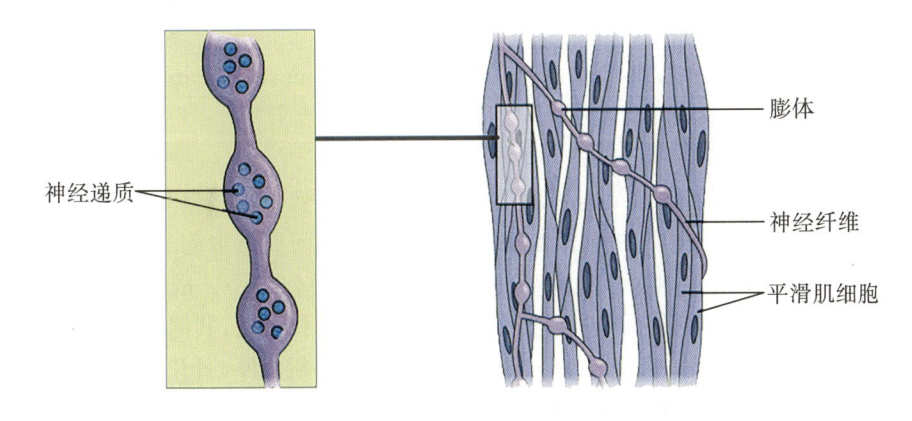

图 2-51　内脏运动神经纤维及其末梢

(刘尚明)

第三章 运动系统

运动系统由骨、骨连结和骨骼肌三部分构成,约占成人体重的60%。全身各骨以不同形式连接构成人体的支架,赋予人体基本形态,支持体重,保护内脏。

第一节 骨

骨是人体的重要器官之一,具有一定的结构、形态和功能特点。

一、骨的发生、生长和再生

(一)骨的发生

骨是在胚胎时期发生的,来源于间充质。骨发生和生长过程中既有骨组织的形成,也有骨组织的吸收。骨组织的发生开始时,骨祖细胞增殖分化为成骨细胞,成骨细胞产生类骨质,并被其包埋后转变为骨细胞,继而类骨质钙化成骨质,形成骨组织。骨组织形成的同时,原有骨组织的某些部位又可被吸收。骨组织的吸收主要是破骨细胞的作用,骨组织被侵蚀溶解。骨组织的形成和吸收同时存在,处于动态平衡。成骨细胞与破骨细胞通过相互调控、共同协作,使骨形成各种特定的形态,保证骨的生长发育与个体的生长发育相适应。

骨的发生有两种方式,即膜内成骨(intramembranous ossification)和软骨内成骨(endochondral ossification)。

1.膜内成骨

膜内成骨是指在原始的结缔组织内直接成骨,一些扁骨和不规则骨以此种方式发生。在将要形成骨的部位,间充质细胞增殖、密集成膜状,部分间充质细胞分化为骨祖细胞,进而分化为成骨细胞。成骨细胞形成最早的骨组织,称为骨化中心。成骨过程是由骨化中心向四周扩展,逐渐形成初级骨小梁,连接成网,构成初级骨松质,其周围的间充质分化为骨膜(见图3-1)。骨膜下的成骨细胞不断产生新骨使骨不断加厚,骨化点边缘不断产生新骨质使骨不断加宽。同时,破骨细胞破坏与吸收已形成的骨质,成骨细胞再将其改造和重建,如此不断进行,最终塑造成体骨的形态。

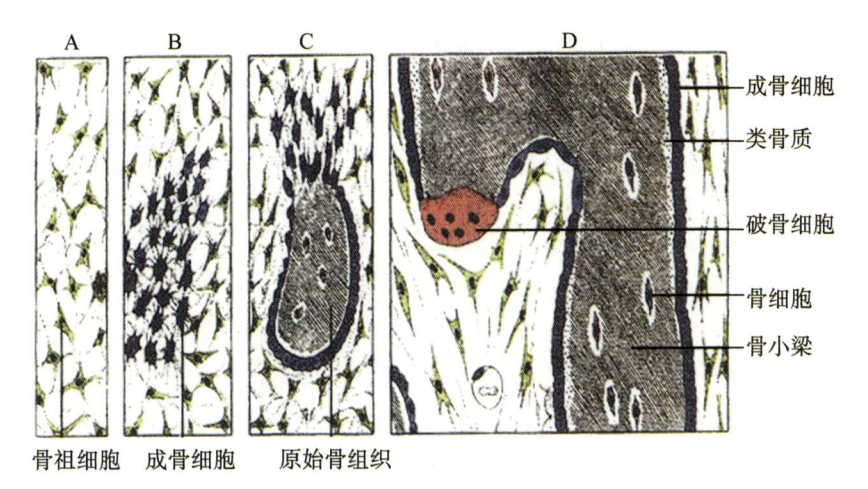

A.未分化间充质细胞阶段,含骨祖细胞;B.骨祖细胞分化为成骨细胞;
C.成骨细胞形成原始骨组织;D.原始骨组织生长改建,形成骨小梁

图 3-1　膜内成骨过程

2.软骨内成骨

软骨内成骨是指在预先形成的软骨雏形的基础上,将软骨逐步替换成骨。人体的大多数骨,如四肢骨、躯干骨和部分颅底骨等以此方式发生。现以长骨的发生为例简述如下(见图3-2)。

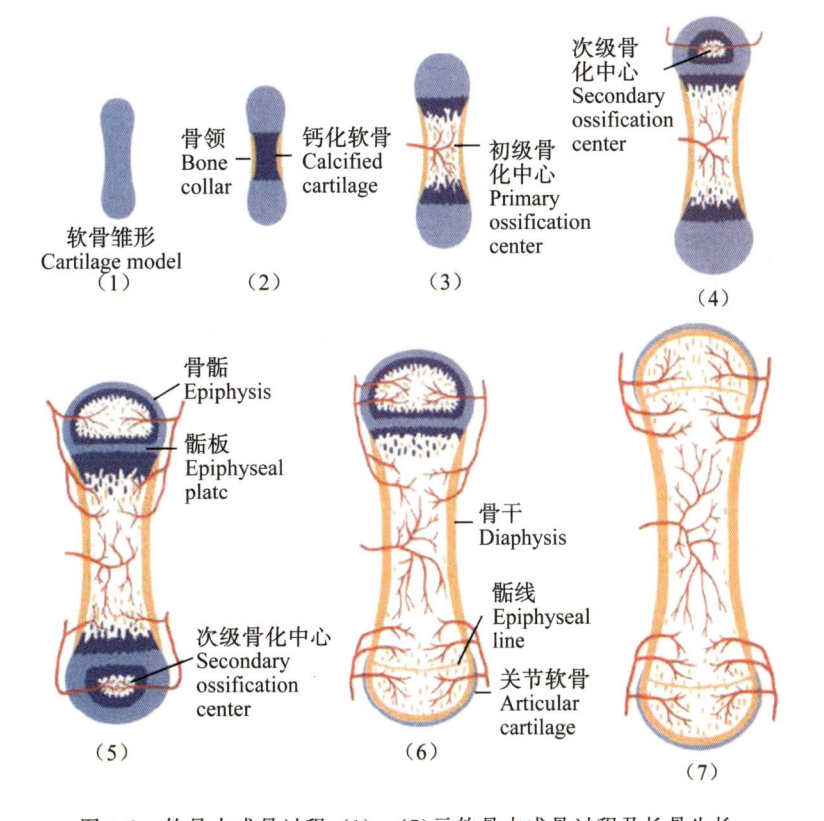

图 3-2　软骨内成骨过程,(1)~(7)示软骨内成骨过程及长骨生长

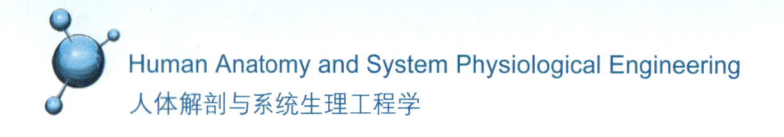

第一步,软骨雏形的形成:在将要成骨的部位,间充质细胞密集,分化为骨祖细胞,进而分化为软骨细胞,分泌软骨基质,形成软骨。因其外形与将要形成的长骨相似,故称为软骨雏形。软骨周围的间充质分化形成软骨膜。

第二步,骨领的形成:在软骨雏形的中段,软骨膜内层的骨祖细胞增殖分化为成骨细胞,成骨细胞在软骨表面形成薄层骨组织,呈领圈状包绕软骨雏形中段,故名骨领。骨领出现后,其表面的软骨膜改称骨外膜。

第三步,初级骨化中心与骨髓腔的形成:软骨雏形中央的软骨细胞停止分裂,变大并分泌碱性磷酸酶,使软骨基质钙化,软骨细胞退化死亡。骨外膜的血管连同间充质及骨祖细胞、破骨细胞等穿过骨领,进入钙化的软骨区,形成以钙化软骨基质为中轴、表面附以骨组织的过渡型骨小梁,出现过渡型骨小梁的部位称为初级骨化中心(primary ossification center)。过渡型骨小梁之间的腔隙为初级骨髓腔,间充质细胞在此分化形成网状细胞,造血干细胞迁入,增殖分化形成骨髓。过渡型骨小梁被破骨细胞溶解吸收后,初级骨髓腔融合形成次级骨髓腔。

第四步,次级骨化中心的出现与骨骺的形成:次级骨化中心(secondary ossification center)出现在长骨两端的软骨中央,出现的时间因骨而异,大多在出生后数月至数年,少数在出生前。次级骨化中心的形成过程与初级骨化中心相似,但骨化从中央呈辐射状向四周进行,最后由骨组织取代软骨,形成骨骺。骨骺表面始终保留薄层软骨,即关节软骨。骨骺和骨干之间也保留一层软骨,称骺板或生长板,是长骨继续生长的结构基础。

(二)骨的生长

在骨的发生过程中和发生后,骨仍不断生长,具体表现在加长和增粗两个方面。

1.加长

加长是通过骺板的不断生长并替换成骨组织而实现的。这种替换过程与初级骨化中心的形成过程类似,但变化的顺序性和区域性更明显。从骨骺端到骨髓腔,骺板依次分为软骨贮备区、软骨增生区、软骨成熟区、软骨钙化区和成骨区。各区的变化连续进行,软骨的增生、退化及成骨在速率上保持平衡。到17~20岁时,骺板停止生长并被骨组织取代,可见一条骨化的骺板痕迹,称为骺线。此后,骨不能继续纵向生长。

2.增粗

增粗是指骨外膜中的骨祖细胞分化为成骨细胞,在骨干表面添加骨组织,使骨干变粗;而在骨干的内表面,破骨细胞吸收骨小梁,使骨髓腔横向扩大。骨干外表面的新骨形成速度略快于骨干内部的吸收速度,这样骨干的密质骨适当增厚。到30岁左右,长骨便不再增粗。

(三)骨的再生

骨组织的再生能力较强,骨折后如能及时正确处理,一般都可完全愈合,经过炎症期、修复期和重建期,最后恢复骨的原有模式。骨折后,折断处有骨痂形成。骨折愈合的初期,骨痂颇不规则,经过一定时间的吸收和改建,骨可基本恢复原有形态和结构。骨的重建约需数年。

二、骨的形态和构造

(一)骨的形态

骨具有一定的形态,全身的骨形态多样,按形态可分为长骨、短骨、扁骨和不规则骨。

1.长骨

长骨呈长管状,分布于四肢,分为一体两端。体又称骨干,内有空腔称髓腔,容纳骨髓;两端膨大称骺,有一光滑的关节面,与相邻关节面构成关节。骨干与骺相邻的部分称干骺端,幼年时保留一片软骨,称骺软骨。成年后,骺软骨骨化,骨干与骺融为一体,其间遗留一骺线。

2.短骨

短骨形似立方体,多成群分布于连结牢固且较灵活的部位,如腕骨和跗骨。

3.扁骨

扁骨呈板状,主要构成颅腔、胸腔和盆腔的壁,起保护作用,如颅盖骨和肋骨。

4.不规则骨

不规则骨形状不规则,如椎骨。有些不规则骨内有腔洞,称含气骨,如上颌骨。

骨的表面因受肌的牵拉、血管、神经的走行和贯通及与周围脏器毗邻而产生一定的形态。骨面突然高起的称突,较尖锐的小突起称棘,基底较大的突起称隆起,隆起粗糙的称粗隆,圆形的隆起称结节或小结节,细长的锐缘称嵴,低而粗涩的嵴称线;骨面大的凹陷称窝,小的称凹或小凹,长形的凹称沟,浅的凹称压迹;骨内的腔洞称腔、窦或房,小的称小房,长形的称管或道;腔或管的开口形称口或孔,不整齐的口称裂孔;骨端较圆的膨大者称头或小头,头下略细的部分称颈,椭圆形的膨大称髁,髁上的突出部分称上髁;平滑的骨面称面,骨的边缘称缘,边缘的缺口称切迹。

(二)骨的构造

骨由骨质、骨膜和骨髓构成。

1.骨质

骨质由骨组织构成,分骨密质(compact bone)和骨松质(spongy bone)。骨密质质地致密,耐压性强,分布于骨的表面。骨松质呈海绵状,由相互交织的骨小梁排列而成,配布于骨的内部。颅盖骨表层为骨密质,分别称外板和内板;内板和外板之间为骨松质,称板障。

2.骨膜

骨膜主要由纤维结缔组织构成,除关节面的部分外,新鲜骨的表面都覆有骨膜。骨膜含有丰富的血管和神经,对骨的营养、再生和感觉有重要作用。骨膜可分为内、外两层,外层致密,内层疏松。骨膜具有产生新骨质、破坏原骨质和重塑骨的功能。衬在骨髓腔内面和骨松质间隙内的骨膜称骨内膜,是一层菲薄的结缔组织,也含有成骨细胞和破骨细胞,有造骨和破骨的功能。

3.骨髓

骨髓充填于骨髓腔和骨松质间隙内。胎儿和幼儿的骨髓内含不同发育阶段的红细胞和某些白细胞,呈红色,称红骨髓,有造血功能。5岁以后,长骨骨干内的红骨髓逐渐被脂肪组织代替,呈黄色,称黄骨髓,失去造血能力。但在慢性失血过多或重度贫血时,黄骨髓能转化为红骨髓,恢复造血功能。

三、人体骨的组成及主要特征

成人有206块骨,按部位可分为颅骨、躯干骨和附肢骨,前两者又称中轴骨(见图3-3)。

(一)躯干骨

躯干骨包括24块椎骨、1块骶骨、1块尾骨、1块胸骨和12对肋骨。

1.椎骨(vertebrae)

幼年时椎骨为32或33块,包括颈椎7块,胸椎12块,腰椎5块,骶椎5块,尾椎3~4块。成年后5块骶椎融合成1块骶骨,3~4块尾椎融合成1块尾骨。

椎骨由前方的椎体和后方的椎弓组成。椎体后面与椎弓共同围成椎孔。各椎孔贯通,构成容纳脊髓的椎管。椎弓连接椎体的缩窄部分称椎弓根,椎弓根的上、下缘各有一切迹,分别称为椎上切迹和椎下切迹。相邻椎骨的椎上切迹和椎下切迹共同围成椎间孔,有脊神经和血管通过。两侧椎弓根向后内扩展变宽的部分称椎弓板。由椎弓发出7个突起,包括1个棘突、1对横突、1对上关节突和1对下关节突(见图3-4)。

不同的椎骨有各自的特征。例如,颈椎椎体较小,横断面呈椭圆形,上、下关节突的关节面几乎呈水平位;横突有孔,称横突孔。第1颈椎又名寰椎,呈环状,无椎体、棘突和关节突。第2颈椎又名枢椎,椎体向上伸出齿突。第2~6颈椎的棘突较短,末端分叉。第7颈椎又名隆椎,棘突很长,末端不分叉,在体表易触及。胸椎横断面呈心形,关节突的关节面

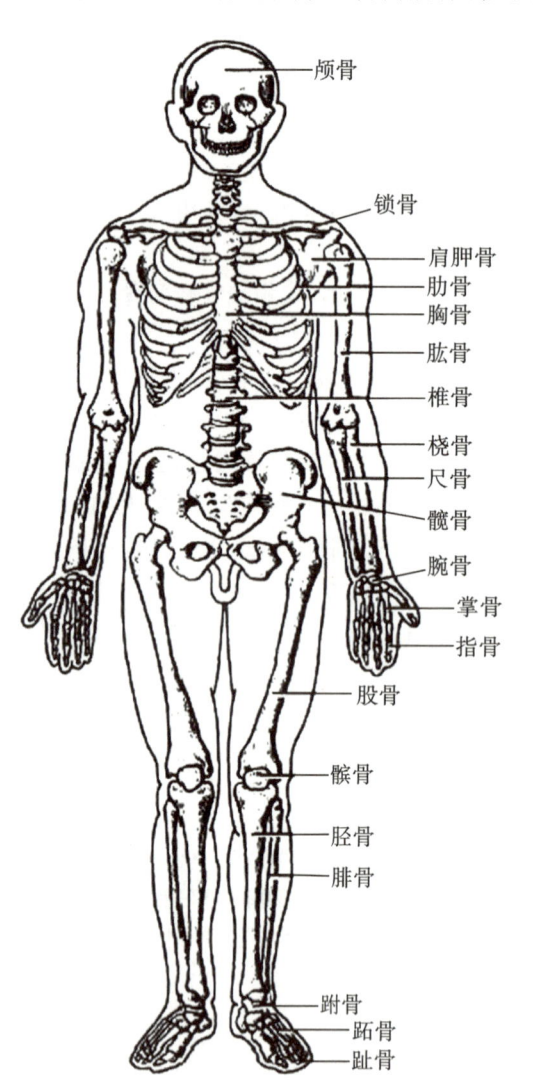

图3-3 全身骨骼

几乎呈冠状位,棘突较长,向后下方倾斜,呈叠瓦状排列。胸椎椎体上有肋凹,横突末端有横突肋凹,与肋骨形成关节。腰椎椎体粗壮,横断面呈肾形,关节突的关节面几乎呈矢状位,棘突宽而短,呈板状,水平伸向后方。

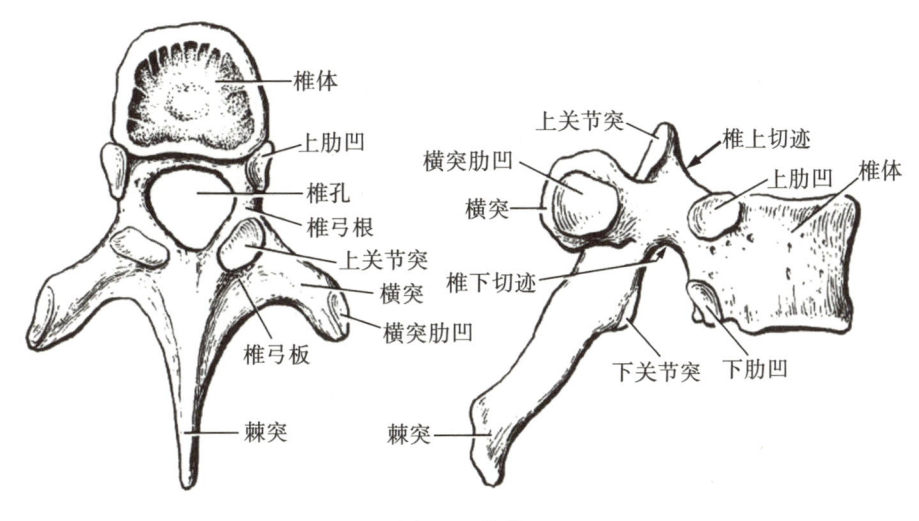

图 3-4 胸椎

2. 骶骨(sacrum)

骶骨呈三角形,底在上,尖向下,前面凹陷,有 4 对骶前孔,上缘中分并向前隆凸,称岬。背面粗糙隆凸,有 4 对骶后孔。骶前孔与骶后孔均与骶管相通,分别有骶神经前支和后支通过。骶管由骶椎的椎孔融合而成,它上通椎管,下端的裂孔称骶管裂孔,裂孔两侧有向下突出的骶角(见图 3-5)。

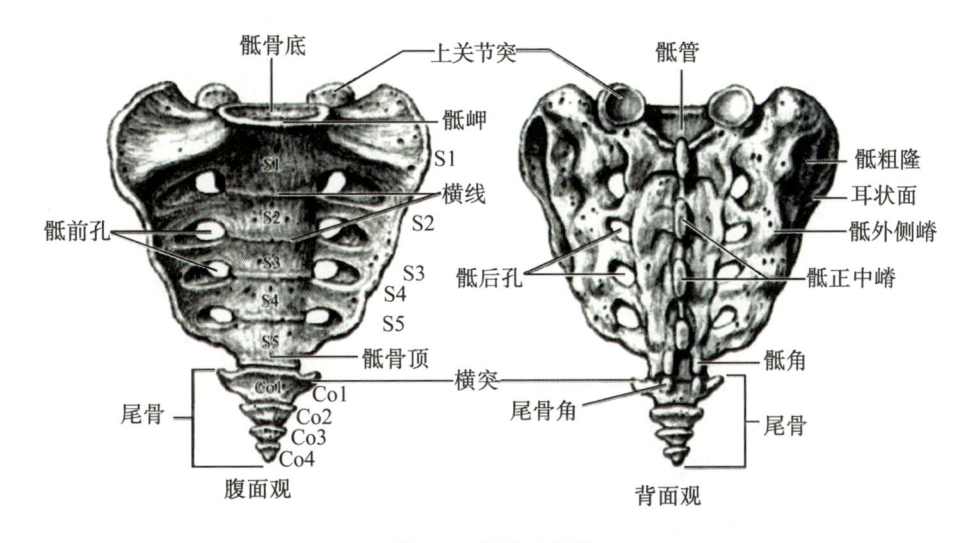

图 3-5 骶骨和尾骨

3. 尾骨(coccyx)

尾骨上接骶骨,下端游离为尾骨尖(见图 3-5)。

4. 胸骨(sternum)

胸骨位于胸前壁正中,自上而下分为胸骨柄、胸骨体和剑突三部分。胸骨柄和胸骨体连接处微向前凸,称胸骨角,可在体表扪及,向后平对第 4 胸椎体下缘,两侧与第 2 肋软骨

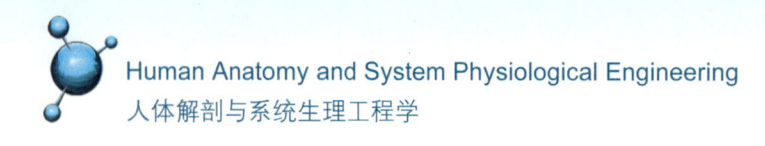

相连接,是计数肋的重要标志。

5.肋(ribs)

肋由肋骨(costal bone)和肋软骨(costal cartilage)组成,共 12 对。第 1～7 对肋前端直接与胸骨连接,称真肋;第 8～12 对肋不直接与胸骨相连,称假肋,其中第 8～10 对肋前端借肋软骨连于上位肋软骨形成肋弓,第 11～12 对肋前端游离于腹壁肌层中,称浮肋。肋骨分为体和前、后两端,后端膨大,称肋头;肋头外侧稍细,称肋颈,肋颈外侧的粗糙突起称肋结节。肋体分内、外两面和上、下两缘,内面近下缘处有肋沟,肋间神经和血管走行其中。肋体的后部急转处称肋角。肋软骨位于各肋骨的前端,由透明软骨构成,终生不骨化。

(二)颅骨

1.组成

颅骨有 23 块(中耳的 3 对听小骨未计入),除下颌骨和舌骨以外,其他各骨借缝或软骨牢固连结,形成颅骨,保护和支持脑及感觉器。颅骨分为后上部的脑颅骨和前下部的面颅骨,二者以眶上缘、外耳门上缘和枕外隆凸的连线为界。

脑颅骨有 8 块,其中包括不成对的额骨、筛骨、蝶骨、枕骨和成对的颞骨、顶骨,它们共同构成颅腔。面颅骨有 15 块,包括成对的上颌骨、腭骨、颧骨、鼻骨、泪骨、下鼻甲和不成对的犁骨、下颌骨、舌骨。面颅骨围成眶腔、鼻腔和口腔。

2.颅的整体观

(1)颅顶面观:颅顶面呈卵圆形,光滑隆凸。额骨与两侧顶骨连接构成冠状缝,两侧顶骨连接构成矢状缝,两侧顶骨与枕骨连接构成人字缝。

(2)颅后面观:颅后面可见人字缝和枕骨后部中央的隆起,称枕外隆凸。

(3)颅盖内面观:颅盖内面凹陷,有许多与脑沟和脑回对应的压迹与骨嵴,正中线上有一条浅沟为上矢状窦沟。

(4)颅底内面观:颅底内面高低不平,自前向后有呈阶梯状加深的窝,分别称颅前、中、后窝(见图 3-6)。

颅前窝沿正中线由前至后有额嵴、盲孔、鸡冠等结构,中央为筛骨的筛板,上面有许多筛孔通鼻腔。

颅中窝中央是蝶骨体,上面有垂体窝,窝前外侧有视神经管通入眶,管口外侧有突向后方的前床突。垂体窝前方圆形的骨隆起称鞍结节,后方横位的骨隆起称鞍背,鞍背两侧角向上突起为后床突。垂体窝和鞍背统称蝶鞍,其两侧浅沟为颈动脉沟,沟后端有破裂孔,破裂孔的后外

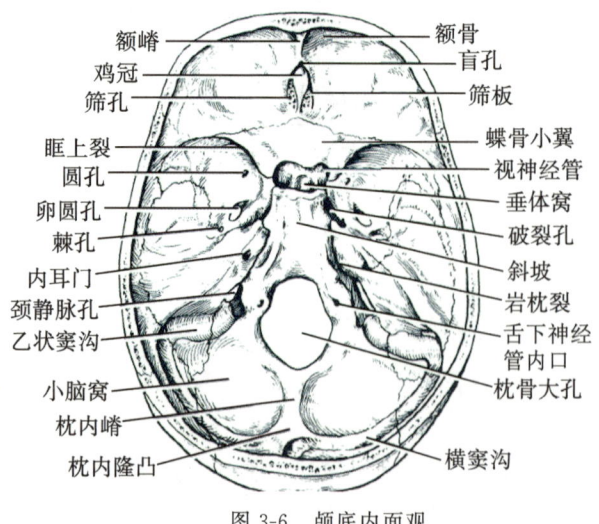

图 3-6 颅底内面观

侧壁有颈动脉管内口。蝶鞍两侧由前内向后外依次有圆孔、卵圆孔和棘孔。脑膜中动脉沟自棘孔向外上方走行。

颅后窝中央有枕骨大孔,孔前外侧缘有舌下神经管内口,孔后上方有呈十字形的隆起,其交会处称枕内隆凸。由此向上的浅沟称上矢状窦沟,该沟向下续于枕内嵴,向两侧续于横窦沟。横窦沟继续转向前下内走行,改称乙状窦沟,末端终于颈静脉孔。颞骨岩部后面有内耳门,通内耳道。

(5)颅底外面观:颅底外面高低不平,神经、血管通过的孔裂甚多。颅底中央由前向后可见牙槽弓、骨腭、鼻后孔、枕骨大孔等,枕骨大孔两侧有椭圆形关节面,称枕髁,枕髁前外侧稍上有舌下神经管外口。枕髁外侧,枕骨与颞骨岩部交界处有一不规则的颈静脉孔,其前方为颈动脉管外口。颈静脉孔的后外侧有细长的茎突,茎突根部后方有茎乳孔。

(6)颅侧面观:颅侧面中部有外耳门,外耳门后方为乳突,前方是颧弓,二者在体表均可摸到。颧弓将颅侧面分为上方的颞窝和下方的颞下窝。颞窝前下部较薄,额、顶、颞、蝶骨会合处常构成"H"形的缝,此处最为薄弱,称翼点(见图3-7)。

(7)颅前面观:颅前面分为额区、眶、骨性鼻腔和骨性口腔。额区为眶以上的部分。眶为底朝前外、尖向后内的一对四棱锥形深腔,容纳眼球及其附属结构。骨性鼻腔位于面颅中央,介于两眶和上颌骨之间,由犁骨和筛骨垂直板构成的骨性鼻中隔将其分为左、右两半。鼻腔外侧壁由上而下有3个向下弯曲的骨片,分别称上、中、下鼻甲,每个鼻甲下方为相应的鼻道,分别称上、中、下鼻道。在鼻腔周围有额窦、筛窦、蝶窦、上颌窦4个鼻旁窦,开口于鼻腔。骨性口腔由上颌骨、腭骨及下颌骨围成。

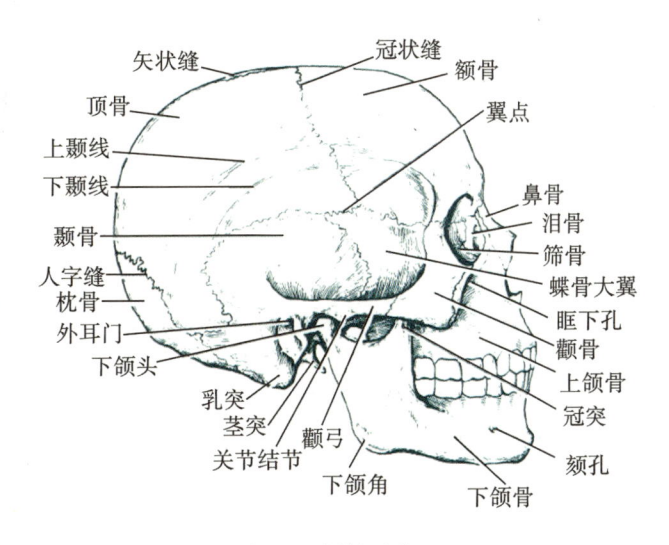

图3-7 颅侧面观

(8)新生儿颅的特征:新生儿面颅占全颅的1/8,而成人为1/4。新生儿颅顶各骨尚未完全发育,骨缝间充满纤维组织膜,在多骨交接处,间隙的膜较大,称颅囟,主要有前囟(额囟)、后囟(枕囟)、蝶囟和乳突囟。前囟在生后1~2岁时闭合,其余各囟都在生后不久闭合。

(三)附肢骨

附肢骨包括上肢骨和下肢骨。上、下肢骨均由肢带骨和自由肢骨组成。

1.上肢骨

上肢带骨包括锁骨(clavicle)和肩胛骨(scapula),自由上肢骨包括肱骨(humerus)、桡骨(radius)、尺骨(ulna)和手骨(见图3-8)。

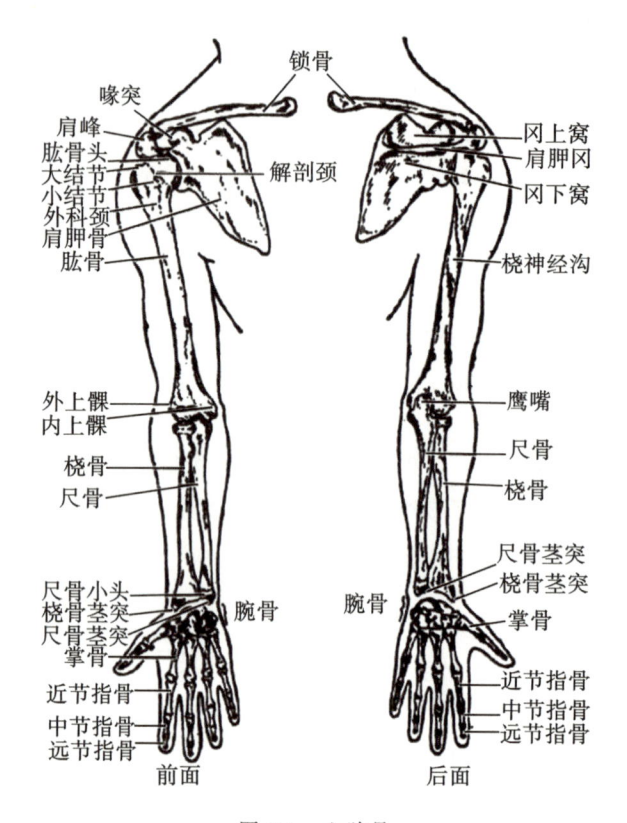

图 3-8 上肢骨

(1) 锁骨：锁骨位于胸廓前上方，呈"～"形弯曲，内侧 2/3 凸向前，外侧 1/3 凸向后。锁骨将肩胛骨支撑于胸廓之外，以保证上肢的灵活运动。

(2) 肩胛骨：肩胛骨为三角形扁骨，贴于胸廓后外面，介于第 2～7 肋骨之间，可分两面、三缘和三个角。背侧面有一横嵴，称肩胛冈，肩胛冈向外侧延伸的扁平突起称肩峰。外侧角为朝向外侧方的梨形浅窝，称关节盂，与肱骨头形成关节。

(3) 肱骨：肱骨分一体及上、下两端。上端有半球形的肱骨头，与肩胛骨的关节盂形成关节。肱骨头周围的环状浅沟称解剖颈。肱骨头的外侧和前方分别有隆起的大结节和小结节，它们向下各延伸一嵴，称大结节嵴和小结节嵴。肱骨上端与肱骨体交界处稍细，称外科颈，较易发生骨折。肱骨体中部外侧面有粗糙的三角肌粗隆，后面中部有一自内上斜向外下的浅沟，称桡神经沟。肱骨下端内侧和外侧各有一突起，分别称内上髁和外上髁，内上髁后方有一浅沟，称尺神经沟。外侧部前面有半球状的肱骨小头，与桡骨形成关节；内侧部有滑车状的肱骨滑车，与尺骨形成关节。

(4) 桡骨：桡骨位于前臂外侧部，分一体两端。上端膨大称桡骨头，头下方略细，称桡骨颈，颈的内下方有一突起称桡骨粗隆；下端前凹后凸，外侧向下突出，称茎突。

(5) 尺骨：尺骨位于前臂内侧部，分一体两端。上端粗大，前面有一半圆形深凹，称滑车切迹，与肱骨滑车形成关节。切迹后上方的突起称鹰嘴，前下方的突起称冠突。尺骨下端为尺骨头，尺骨头后内侧的突起称尺骨茎突。

(6) 手骨：手骨包括腕骨(carpal bones)、掌骨(metacarpal bones)和指骨(phalanges of

fingers)。腕骨有8块,排成近、远两列。由桡侧向尺侧,近侧列为手舟骨、月骨、三角骨和豌豆骨,远侧列为大多角骨、小多角骨、头状骨和钩骨。8块腕骨连接形成一掌面凹陷的腕骨沟。掌骨有5块,由桡侧向尺侧依次为第1～5掌骨。掌骨近端为底,接腕骨;远端为头,接指骨;中间部为体。指骨共14块,拇指有两节,分别为近节指骨和远节指骨;其余各指为三节,分别为近节指骨、中节指骨和远节指骨。

2.下肢骨

下肢带骨为髋骨(hip bone),自由下肢骨包括股骨(femur)、髌骨(patella)、胫骨(tibia)、腓骨(fibula)和足骨(见图3-9)。

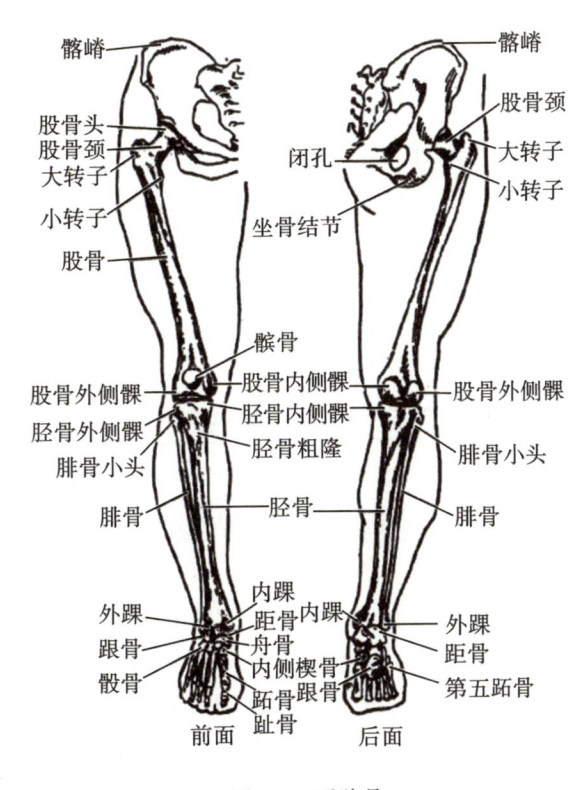

图3-9 下肢骨

(1)髋骨:髋骨是不规则骨,上部扁阔,中部窄厚,有朝向下外的深窝,称髋臼,下部有一大孔,称闭孔。髋骨由髂骨、耻骨和坐骨组成,三骨会合于髋臼,16岁左右完全融合。髂骨构成髋骨上部,上缘肥厚,形成弓形的髂嵴。髂嵴前端为髂前上棘,后端为髂后上棘。在髂前上棘和髂后上棘的下方各有一薄锐突起,分别称髂前下棘和髂后下棘。髂后下棘下方有深陷的坐骨大切迹。坐骨构成髋骨下部,分坐骨体和坐骨支,后缘有尖形的坐骨棘,坐骨棘下方有坐骨小切迹,坐骨棘与髂后下棘之间为坐骨大切迹。坐骨最低部的粗糙隆起为坐骨结节。耻骨构成髋骨前下部,分耻骨体和上、下两支。耻骨上支向前终于耻骨结节,耻骨结节到中线的粗钝上缘为耻骨嵴,耻骨上、下支相互移行处内侧的椭圆形粗糙面称耻骨联合面。耻骨下支伸向后下外,与坐骨支结合,这样,耻骨与坐骨共同围成闭孔。

(2) 股骨：股骨是人体最长、最结实的长骨，长度约为身高的 1/4，分一体两端。股骨上端有朝向内上前的股骨头，与髋臼形成关节。股骨头下外侧的狭细部称股骨颈。股骨颈与股骨体连接处上外侧和内下方的隆起分别称大转子和小转子。大、小转子之间，前面有转子间线，后面有转子间嵴。股骨下端有两个向后突出的膨大，为内侧髁和外侧髁，两髁侧面最突起处分别为内上髁和外上髁；两髁前方的关节面彼此相连，形成髌面，与髌骨相接。

(3) 髌骨：髌骨是人体最大的籽骨，位于股骨下端前面，在股四头肌腱内，上宽下尖，前面粗糙，后面为关节面，与股骨髌面形成关节。

(4) 胫骨：胫骨位于小腿内侧部，是粗大的长骨。胫骨上端膨大，向两侧突出，形成内侧髁和外侧髁，与股骨髁形成关节。胫骨上端前面的隆起称胫骨粗隆。胫骨下端稍膨大，其内下方有一突起，称内踝。

(5) 腓骨：腓骨位于小腿外侧部，胫骨外后方，为细长的长骨。腓骨上端稍膨大，称腓骨头；腓骨头下方缩窄，称腓骨颈。腓骨下端膨大，形成外踝。

(6) 足骨：足骨包括跗骨（tarsal bones）、跖骨（metatarsal bones）和趾骨（phalanges of toes）。跗骨有 7 块，分前、中、后三列，后列包括上方的距骨和下方的跟骨，中列为位于距骨前方的足舟骨，前列为内侧楔骨、中间楔骨、外侧楔骨及跟骨前方的骰骨。跖骨有 5 块，由内侧向外侧依次为第 1~5 跖骨，近端为底，中间为体，远端称头。趾骨共 14 块，拇趾为 2 节，其余各趾为 3 节。

第二节　骨连结

骨与骨之间通过纤维结缔组织、软骨或骨相连，形成骨连结。

一、软骨的发生、生长和再生

软骨来源于胚胎期的间充质。软骨发生从人胚发育的第 5 周开始，在将要形成软骨的部位，间充质细胞密集成团，称软骨形成中心，其中央的间充质细胞分裂分化成为软骨细胞。软骨形成中心周围的间充质分化为软骨膜。

软骨的继续生长有外加生长和间质生长两种同时并存的方式。外加生长又称软骨膜下生长，是通过软骨膜内层骨祖细胞的分裂分化，向软骨组织表面添加新的软骨细胞，并产生基质和纤维，使软骨从表面向外扩大。间质生长又称软骨内生长，是通过已有软骨细胞的生长和分裂增殖，不断产生新的软骨细胞和基质，使软骨从内部向周围扩大。

软骨的再生能力较弱，软骨损伤或部分切除后，一般没有直接的软骨再生。有时在一定机械力的作用下，损伤处形成的肉芽组织中的成纤维细胞可以分化为成软骨细胞，并进一步转变为软骨细胞，分泌软骨基质，形成新的软骨，但多为纤维软骨。

二、骨连结的分类及主要特征

（一）骨连结的分类

按骨连结方式的不同，可将其分为直接连结和间接连结两大类。

1.直接连结

直接连结是指骨与骨通过纤维结缔组织或软骨直接连结,较牢固,不活动或少许活动。直接连结可分为纤维连结、软骨连结和骨性结合三类。

2.间接连结

间接连结又称为关节(articulation)或滑膜关节(synovial joint),一般具有较大的活动性。关节运动基本上是沿三个互相垂直的轴,主要包括以下方式:

(1)移动:移动是最简单的关节运动,即一个骨关节面在另一个骨关节面上滑动。

(2)屈和伸:屈和伸通常是指关节沿冠状轴进行的运动。运动时,形成关节的两骨之间角度变小称为屈;反之,角度增大称为伸。

(3)收和展:收和展是关节沿矢状轴进行的运动。运动时,骨向正中矢状面靠拢称为收;反之,远离正中矢状面称为展。

(4)旋转:旋转是关节沿垂直轴进行的运动。绕垂直轴向前内侧旋转称旋内,向后外侧旋转称旋外。前臂桡骨对尺骨的旋转运动则是围绕桡骨头中心到尺骨茎突基底部的轴线旋转,将手背转向前方的运动称旋前,将手掌恢复到向前而手背转向后方的运动称旋后。

(5)环转:环转是指骨的上端在原位转动,下端则做圆周运动,运动时全骨描绘出一圆锥形轨迹。能沿两轴以上运动的关节均可做环转运动,这种运动实际上是屈、展、伸、收依次结合的连续动作。

关节有多种分类方式,按构成关节的骨的数目可分成单关节和复关节,单关节由两块骨构成,复关节由两块以上的骨构成;按一个或多个关节同时运动的方式可分成单动关节(如肘关节、肩关节等)和联动关节(如两侧的颞下颌关节等)。常用的关节分类则按关节运动轴的数目和关节面的形态,将关节分为单轴关节、双轴关节和多轴关节。单轴关节只能绕一个运动轴做一组运动;双轴关节能绕两个互相垂直的运动轴做两组运动,也可做环转运动;多轴关节具有两个以上的运动轴,可做多方向的运动。

(二)关节的基本构造

关节的基本构造包括关节面(articular surface)、关节囊(articular capsule)和关节腔(articular cavity),如图3-10所示。

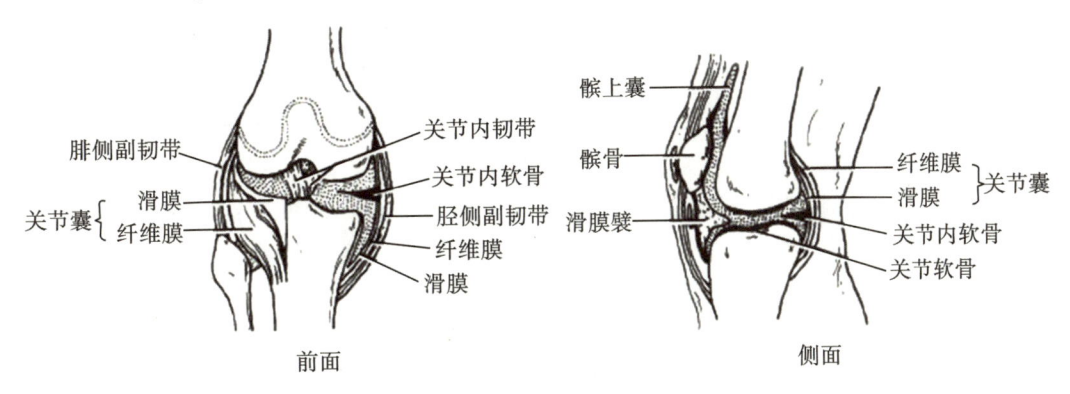

图3-10 滑膜关节的构造

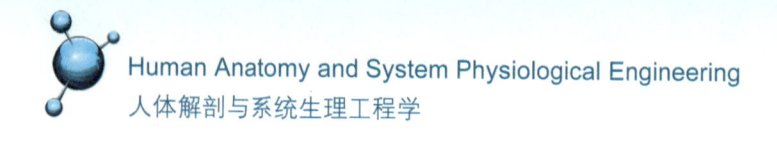

1. 关节面

关节面是参与组成关节的各相关骨的接触面,一般为一凸一凹,凸者称为关节头,凹者称为关节窝。关节面上被覆有关节软骨。

2. 关节囊

关节囊是由纤维结缔组织膜构成的囊,附着于关节周围,封闭关节腔。关节囊可分为内、外两层,外层为纤维膜,厚而坚韧,由致密结缔组织构成,含有丰富的血管和神经;内层为滑膜,由薄而柔润的疏松结缔组织膜构成,衬贴于纤维膜的内面,其边缘附着于关节软骨的周缘,能产生滑液。

3. 关节腔

关节腔为关节囊滑膜和关节面共同围成的密闭腔隙,腔内含有少量滑液。关节腔内呈负压,对维持关节稳固有一定作用。

除了上述基本结构外,一些关节为适应其功能还形成了特殊的辅助结构,对于增加关节的灵活性或稳固性都有重要作用。这些结构有韧带、关节盘和关节唇、滑膜襞和滑膜囊。

韧带是连于相邻两骨之间的致密结缔组织纤维束,有增强关节的稳固性或限制其过度运动的作用。位于关节囊外的韧带称囊外韧带,位于关节囊内的韧带称囊内韧带。

关节盘和关节唇是关节内两种不同形态的纤维软骨。关节盘位于构成关节骨的关节面之间,其周缘附着于关节囊,将关节腔分成两部分。有的关节盘呈半月形,称关节半月板。关节唇是附着于关节窝周缘的纤维软骨环,它可加深关节窝,增大关节面,如髋臼唇等,增加关节的稳固性。

有些关节囊的滑膜表面积大于纤维层,滑膜重叠卷折并突入关节腔形成滑膜襞。有时此襞内含脂肪,形成滑膜脂垫。滑膜襞和滑膜脂垫在关节腔内扩大了滑膜的面积,有利于滑液的分泌和吸收。有时滑膜也可从关节囊纤维膜的薄弱或缺如处囊状膨出,充填于肌腱与骨面之间,形成滑膜囊。滑膜囊可减少肌活动时与骨面之间的摩擦。

(三)全身的主要骨连结及主要特征

1. 颅骨的连结

颅骨的连结包括纤维连结、软骨连结和滑膜关节。颅盖诸骨之间由少量纤维结缔组织相连,构成缝,属于纤维连结,随着年龄的增长可骨化为骨性结合。颅底诸骨之间是软骨连结,随着年龄的增长而骨化为骨性结合。

颅骨的滑膜关节为颞下颌关节,又称下颌关节,由下颌骨与颞骨构成。该关节的关节囊松弛,囊外有外侧韧带加强,关节腔内有纤维软骨构成的关节盘,将关节腔分为上、下两部分。关节囊的前半部分较薄弱,导致下颌关节易向前脱位。下颌关节属于联动关节,两侧必须同时运动。下颌骨可做上提、下降、前进、后退和侧方运动。

2. 躯干骨的连结

躯干骨的连接包括脊柱(vertebral column)和胸廓(thorax)。

(1)脊柱。脊柱由24块椎骨、1块骶骨和1块尾骨通过骨连结形成。椎体之间通过椎间盘及前、后纵韧带相连。椎间盘是连结相邻两个椎体的纤维软骨盘(第1~2颈椎之间除外),成人有23个椎间盘。椎间盘中央部为髓核,是柔软而富有弹性的胶状物质,为胚胎时脊索的残留物;周围部为纤维环,由多层纤维软骨环按同心圆排列组成。当纤维环破裂时,髓核容易向后外侧脱出,突入椎管或椎间孔,压迫相邻的脊髓或神经根。前纵韧带位于椎体前面,有防止脊柱过度后伸和椎间盘向前脱出的作用。后纵韧带位于椎管内椎体的后面,有限制脊柱过度前屈的作用。椎弓间的连结包括椎弓板、棘突、横突间的韧带连结和上、下关节突间的滑膜关节。连结相邻两椎弓板的韧带由黄色弹性纤维构成,称为黄韧带,有协助围成椎管并限制脊柱过度前屈的作用。相邻棘突间有棘间韧带连结,胸、腰、骶椎各棘突尖之间有棘上韧带相连,从颈椎棘突尖向后扩展成三角形板状的弹性膜层称为项韧带。相邻椎骨横突间有横突间韧带,相邻椎骨的上、下关节突之间形成关节突关节(见图3-11)。

从侧面观察脊柱,可见成人脊柱有颈、胸、腰、骶4个生理弯曲。其中,颈曲和腰曲凸向前,胸曲和骶曲凸向后。脊柱的生理弯曲增大了脊柱的弹性,对维持人体的重心稳定和减轻震荡有重要意义;胸曲和骶曲还在一定意义上扩大了胸腔和盆腔的容积。

脊柱的运动在相邻两椎骨之间是有限的,但整个脊柱的活动范围较大,可做屈、伸、侧屈、旋转和环转运动。颈、腰部活动灵活,胸椎的运动范围较小。

(2)胸廓。胸廓由12块胸椎、12对肋、1块胸骨和它们之间的连结共同构成,主要包括肋椎关节和胸肋关节。肋椎关节包括肋头与相邻胸椎肋凹构成的肋头关节和肋结节与相应椎骨横突肋凹构成的肋横突关节。胸肋关节由第2~7肋软骨与胸骨相应的肋切迹构成;第1肋与胸骨柄之间的连结是一种特殊的不动关节;第8~10肋软骨的前端不直接与胸骨相连,而是依次与上位肋软骨形成软骨间连结;第11~12肋的前端游离于腹壁肌肉之中(见图3-12)。

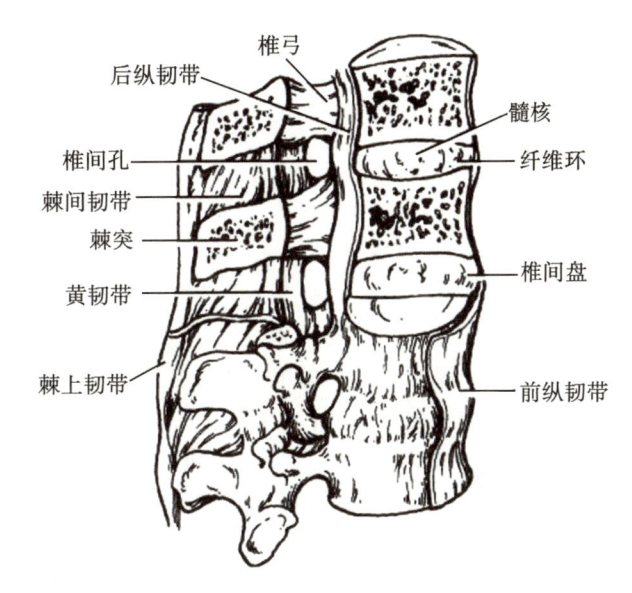

图3-11 椎骨及其连结

成人胸廓近似圆锥形,容纳胸腔脏器。胸廓有上、下两口和前、后、外侧壁。胸廓上口较小,是胸腔与颈部的通道。胸廓下口宽而不整,由膈肌封闭。胸廓前壁较短,后壁较长,外侧壁最长。相邻两肋之间称肋间隙。胸廓除有保护、支持功能外,主要参与呼吸运动。吸气时,肋上提,伴以胸骨上升,使胸腔容积增大;呼气时,胸廓做相反的运动,使胸腔容积减小。

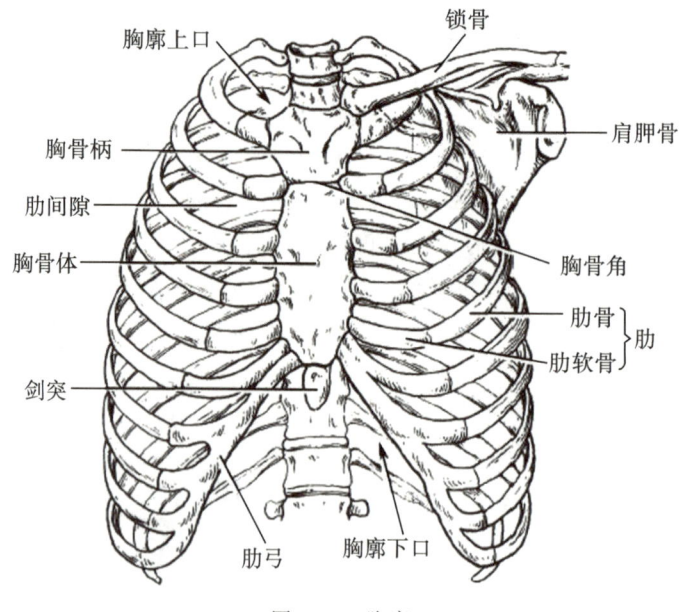

图 3-12 胸廓

3. 附肢骨的连结

四肢的主要功能是支持和运动,故附肢骨的连结以滑膜关节为主。人类由于直立,上肢获得了适于抓握和操作的很大活动度,因而上肢关节以灵活运动为主;下肢的主要功能是支持体重和运动,以及维持身体的直立姿势,所以下肢关节以运动的稳定为主。

(1) 上肢骨的连结包括上肢带骨的连结和自由上肢骨的连结。上肢带骨的连结主要包括胸锁关节、肩锁关节和喙肩韧带。胸锁关节由锁骨的胸骨端与胸骨的锁切迹及第1肋软骨的上面构成,是上肢骨与躯干骨间连结的唯一关节。胸锁关节的关节囊坚韧并有囊外韧带加强,关节腔内有纤维软骨构成的关节盘。胸锁关节的活动度虽小,但以此为支点扩大了上肢的活动范围。肩锁关节由锁骨的肩峰端与肩峰的关节面构成,是肩胛骨活动的支点。喙肩韧带连于肩胛骨的喙突与肩峰之间,与喙突、肩峰共同构成喙肩弓,架于肩关节上方,有防止肱骨头向上脱位的作用。

自由上肢骨连结包括肩关节、肘关节、桡尺连结和手关节。肩关节由肱骨头与肩胛骨关节盂构成,也称盂肱关节,是典型的球窝关节,可做三轴运动,即冠状轴上的屈和伸,矢状轴上的收和展,垂直轴上的旋内、旋外及环转运动(见图 3-13)。肘关节是由肱骨下端与尺骨、桡骨上端构成的复关节,包括肱尺关节、肱桡关节和桡尺近侧关节。此三个关节包在一个关节囊内,关节囊前、后壁薄而松弛,两侧壁厚而紧张,并有韧带加强。桡骨、尺骨借桡尺近侧关节、桡尺远侧关节和前臂骨间膜相连。前臂骨间膜是连结尺骨和桡骨的骨间缘之间的坚韧纤维膜,当前臂处于旋前或旋后位时,骨间膜松弛;当前臂处于半旋前位时,骨间膜最紧张,这也是骨间膜的最大宽度。手关节包括桡腕关节、腕骨间关节、腕掌关节、掌骨间关节、掌指关节和手指骨间关节,其中拇指腕掌关节由腕骨的大多角骨与第1掌骨底构成,属于鞍状关节,为人类及灵长目动物所特有,可做屈、伸、收、展、环转和对掌运动。对掌运动是拇指向掌心、拇指尖与其余四指尖掌侧面相接触的运动,这一运动加深了手掌的凹陷,是人类进行握持和精细操作时所必需的主要动作。

(2)下肢骨的连结包括下肢带骨的连结和自由下肢骨的连结。下肢带骨的连结主要包括骶髂关节、髋骨与脊柱间的韧带连结、耻骨联合和髋骨的固有韧带。骶髂关节由骶骨和髂骨构成,关节面凸凹不平,彼此结合十分紧密,关节囊紧张且有韧带加强。骶髂关节具有相当大的稳固性,以适应支持体重的功能。髋骨与脊柱之间的韧带主要有髂腰韧带、骶结节韧带和骶棘韧带。骶结节韧带起自骶骨和尾骨的侧缘,附着于坐骨结节内侧缘。骶棘韧带位于骶结节韧带的前方,起自骶、尾骨侧缘,止于坐骨棘。骶棘韧带与坐骨大切迹围成坐骨大孔,骶棘韧带、骶结节韧带和坐骨小切迹围成坐骨小孔,有肌肉、血管和神经等从盆腔经坐骨大孔及坐骨小孔到达臀部和会阴(见图 3-14)。耻骨联合由两侧耻骨联合面借纤维软骨构成的耻骨间盘连结构成,在其上、下方分别有韧带加强。耻骨联合的活动甚微,但在分娩过程中,耻骨间盘中的裂隙增宽。髋骨的固有韧带为闭孔膜,它封闭闭孔并为骨盆内外的肌肉提供附着。

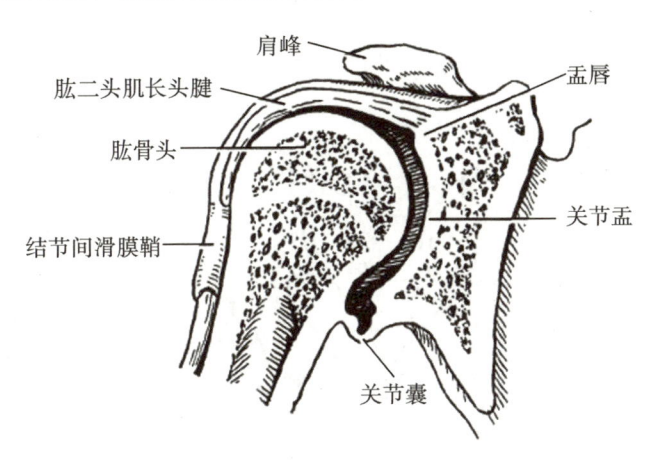

图 3-13 肩关节

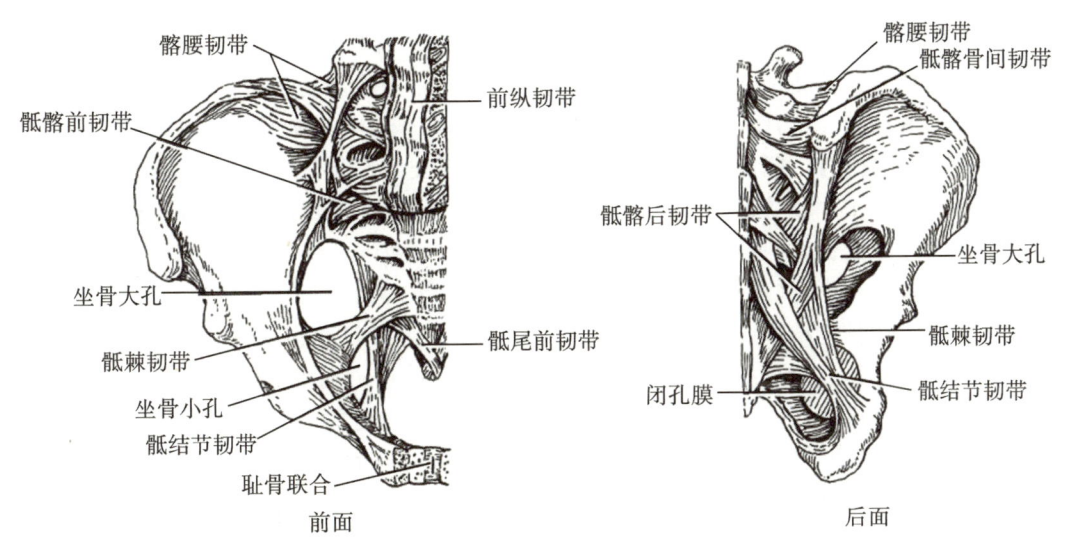

图 3-14 骨盆的韧带

骨盆(pelvis)由左髋骨、右髋骨、骶骨、尾骨以及其间的骨连结构成。人体直立时,骨盆向前倾斜。骨盆可分为上方的大骨盆和下方的小骨盆。大骨盆又称假骨盆,几乎没有前壁。小骨盆可分为骨盆上口、骨盆下口和骨盆腔。骨盆腔也称固有盆腔,腔内有直肠、膀胱和部分生殖器官。骨盆腔的中轴为骨盆轴,分娩时,胎儿循此轴娩出。骨盆是躯干与

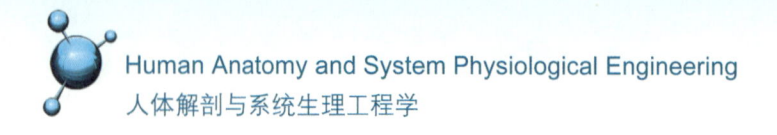

自由下肢骨之间的骨性成分,起着传导重力和支持、保护盆腔脏器的作用。在人的全身骨骼中,男女骨盆的性别差异最为显著:女性骨盆需要适合分娩,其外形短而宽,骨盆上口近似圆形,较宽大,骨盆下口和耻骨下角较大(见图3-15)。

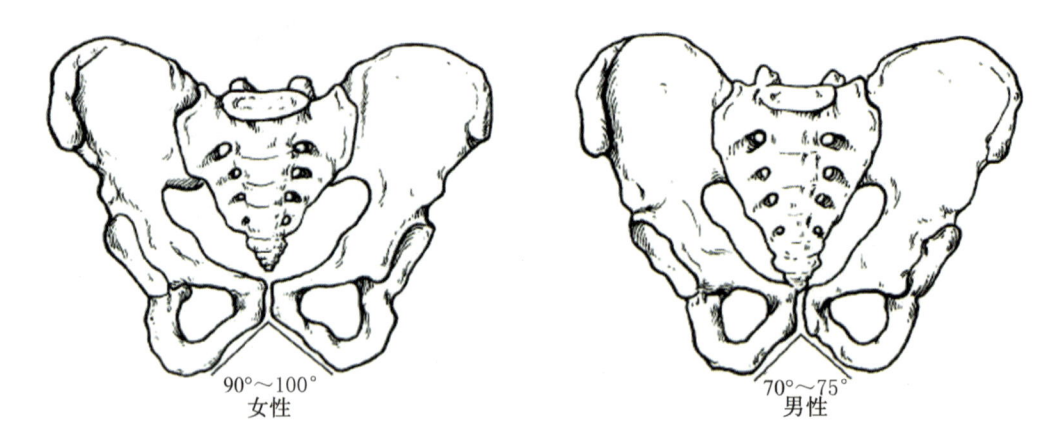

90°~100°
女性

70°~75°
男性

图3-15　骨盆的性别差异

　　自由下肢骨连结包括髋关节、膝关节、胫腓连结和膝关节。髋关节由髋臼与股骨头构成,属球窝关节,可做三轴的屈、伸、展、收、旋内、旋外以及环转运动。股骨头深藏于髋臼内,髋臼的周缘附有纤维软骨构成的髋臼唇以增加髋臼的深度,关节囊坚韧致密,周围有多条韧带加强,因此其运动幅度远不及肩关节,但具有较大的稳固性,以适应其承重和行走的功能。膝关节由股骨下端、胫骨上端和髌骨构成,是人体最大、最复杂的关节。股骨内、外侧髁与胫骨内、外侧髁关节面之间有两块半月形纤维软骨板,分别称内侧半月板和外侧半月板。半月板使关节面更为相适,也能缓冲压力,吸收震荡,起弹性垫的作用,还增大了关节窝的深度。半月板的位置随着膝关节的运动而改变。膝关节有多条韧带加强,如髌韧带、腓侧副韧带、胫侧副韧带、腘斜韧带和前、后交叉韧带(见图3-16)。膝关节囊的滑膜层是全身关节中最宽阔、最复杂的,形成了髌上囊、髌下深囊、翼状襞等结构。胫、腓两骨之间的连结紧密,两骨间的活动度甚小。

　　足关节包括距小腿(踝)关节、跗骨间关节、跗跖关节、跖骨间关节、跖趾关节和趾骨间关节。跗骨和跖骨连结形成凸向上的弓,称为足弓。在灵长目动物中,只有人类的足才基于骨骼的形态而形成明显的弓形。足弓习惯上可分为前后方向的内侧纵弓、外侧纵弓和左右方向的一个横弓。内侧纵弓比外侧纵弓高,活动性大,更具有弹性。足弓增加了足的弹性,在行走和跳跃时发挥弹性和缓冲震荡的作用。足弓还可保护足底的血管、神经免受压迫,减少地面对身体的冲击,以保护体内器官(特别是大脑)免受震荡(见图3-17)。

第三章 运动系统

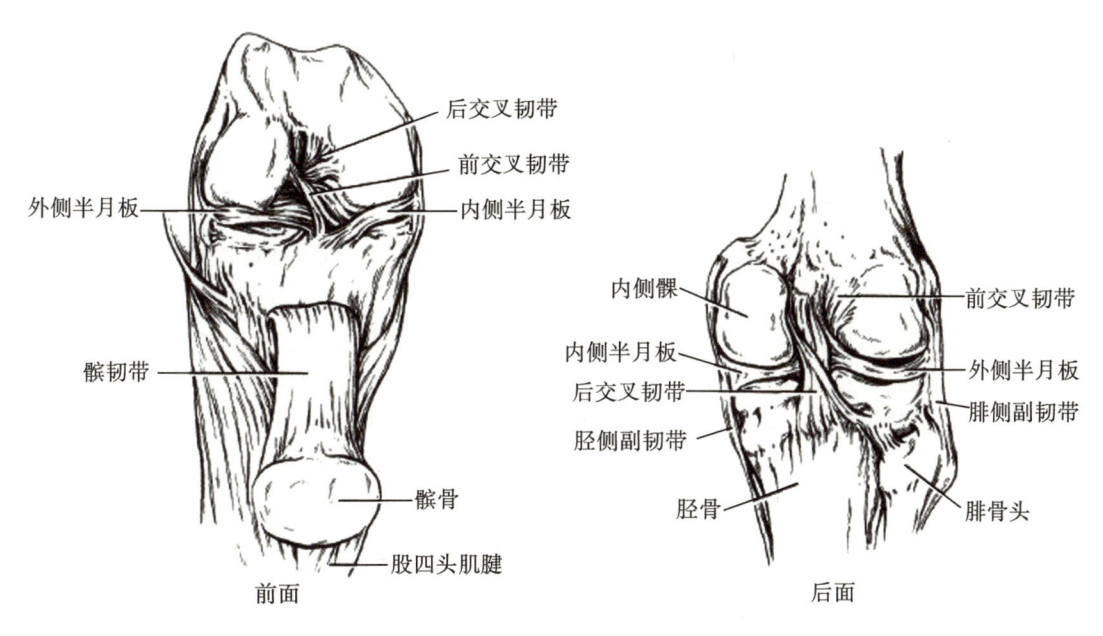

图 3-16 膝关节

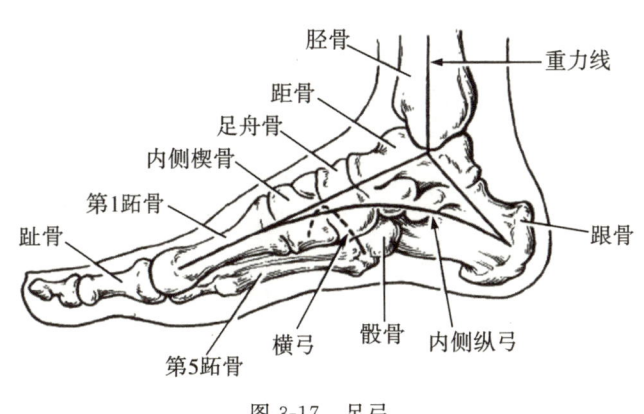

图 3-17 足弓

第三节 骨骼肌

一、骨骼肌的构造

每块骨骼肌(skeletal muscle)都包括肌腹和肌腱两部分,大多数骨骼肌借肌腱附着在骨骼上。肌腹由许多平行排列的骨骼肌纤维组成,其周围包裹着结缔组织。包在整块肌外面的结缔组织为肌外膜,是致密结缔组织膜,含有血管和神经。肌外膜的结缔组织以及血管和神经的分支伸入肌内,分隔和包围大小不等的肌束,形成肌束膜。包绕在每条肌纤

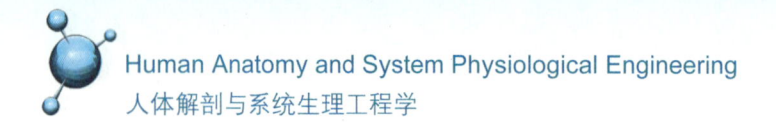

维周围的网状纤维为肌内膜,肌内膜含有丰富的毛细血管及神经分支。肌腱主要由平行致密的胶原纤维束构成,色白、强韧而无收缩功能,位于肌腹两端。扁肌的腱性部分呈薄膜状,称腱膜。

二、骨骼肌的形态分类

骨骼肌的形态多样,按其外形大致可分为长肌(long muscle)、短肌(short muscle)、扁肌(flat muscle)和轮匝肌(orbicular muscle)四种(见图 3-18)。长肌的肌束通常与肌的长轴平行,收缩时肌显著缩短,可引起大幅度的运动,多见于四肢。短肌小而短,具有明显的节段性,收缩幅度较小,多见于躯干深层。扁肌宽扁,呈薄片状,多见于胸腹壁。轮匝肌主要由环形的肌纤维构成,位于孔裂周围,收缩时可以关闭孔裂。

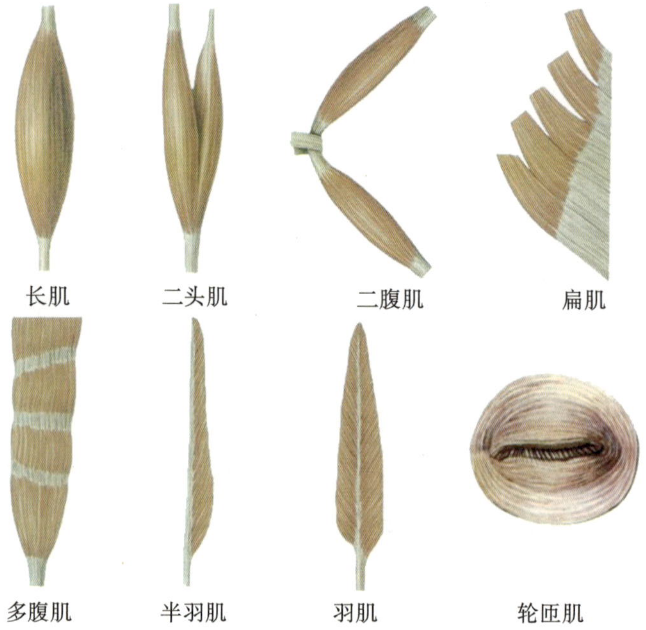

长肌　　二头肌　　二腹肌　　扁肌

多腹肌　　半羽肌　　羽肌　　轮匝肌

图 3-18　骨骼肌的形态

三、骨骼肌的辅助结构

骨骼肌周围有辅助结构来协助肌的活动,具有保持肌的位置、减少运动时的摩擦和保护等功能,包括筋膜(fascia)、滑膜囊(synovial bursa)、腱鞘(tendinous sheath)和籽骨(sesamoid bone)等。

(一)筋膜

筋膜遍布全身,分浅筋膜和深筋膜两种(见图 3-19)。浅筋膜又称皮下筋膜,位于真皮之下,包被全身各部,由疏松结缔组织构成,内富有脂肪。浅动脉、皮下静脉、皮神经、淋巴管行走于浅筋膜内,有些浅筋膜局部还可有腺体和皮肌。深筋膜又称固有筋膜,由致密结缔组织构成，位于浅筋膜的深面，它包被体壁、四肢的肌肉和血管、神经等。深筋膜可插入肌群之间，构成肌间隔。深筋膜还包绕血管、神经形成血管神经鞘。

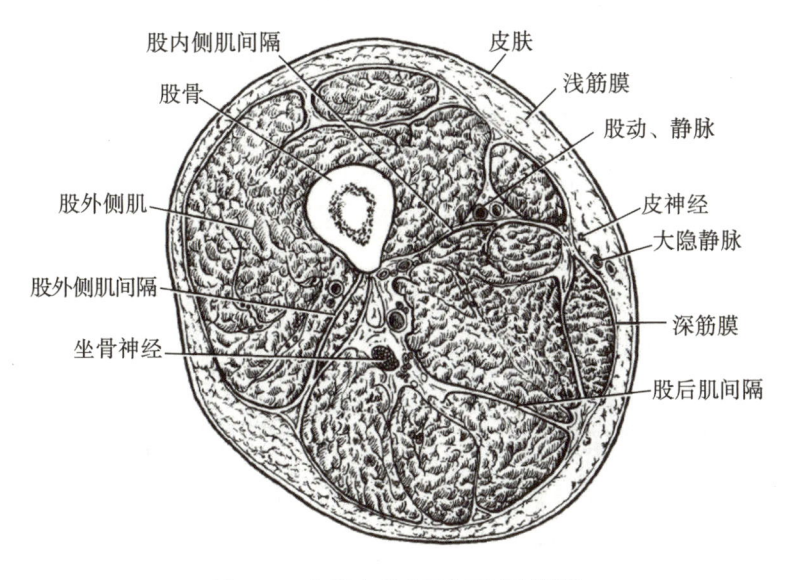

图 3-19　大腿中部水平切面(示筋膜)

(二)滑膜囊

滑膜囊为封闭的结缔组织囊，壁薄，内有滑液，多位于肌腱与骨面相接触处，以减少两者之间的摩擦。有的滑膜囊在关节附近和关节腔相通。

(三)腱鞘

腱鞘是包围在肌腱外面的鞘管(见图 3-20)，存在于活动性较大的部位，如腕、踝、手指和足趾等处。腱鞘可分为纤维层和滑膜层两部分。纤维层又称腱纤维鞘，位于外层，为深筋膜增厚所形成。滑膜层又称腱滑膜鞘，位于腱纤维鞘内，由滑膜构成，又分为内层的脏层和外层的壁层。脏、壁两层互相移行，之间为腔隙，内含少量滑液，使肌腱能在鞘内自由滑动。

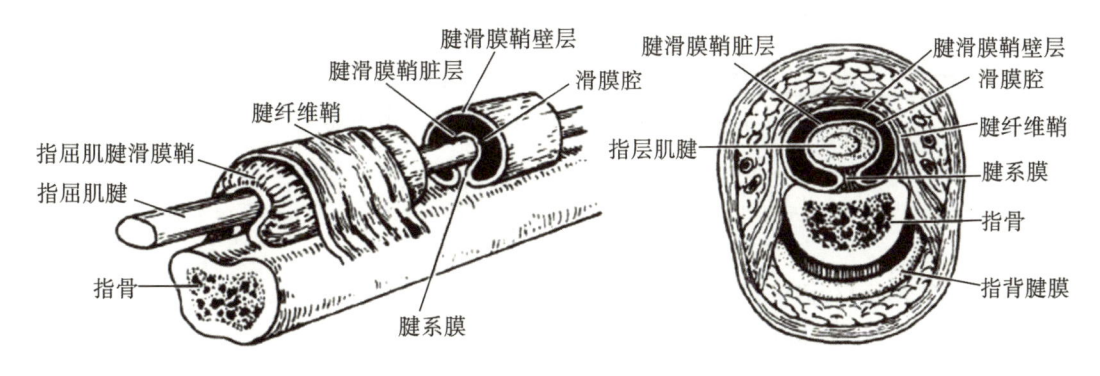

图 3-20　腱鞘模式图(左)及横切面(右)

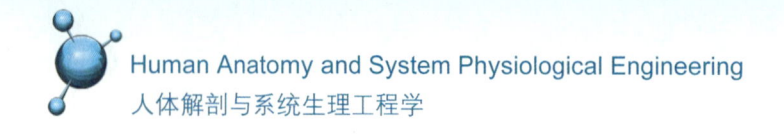

(四) 籽骨

籽骨是位于肌腱内的扁圆形小骨,髌骨是全身最大的籽骨。在运动中,籽骨可减少肌腱与骨面的摩擦,并改变骨骼肌的牵引方向。

四、骨骼肌的起止点、配布及其作用

全身骨骼肌如图 3-21 所示。

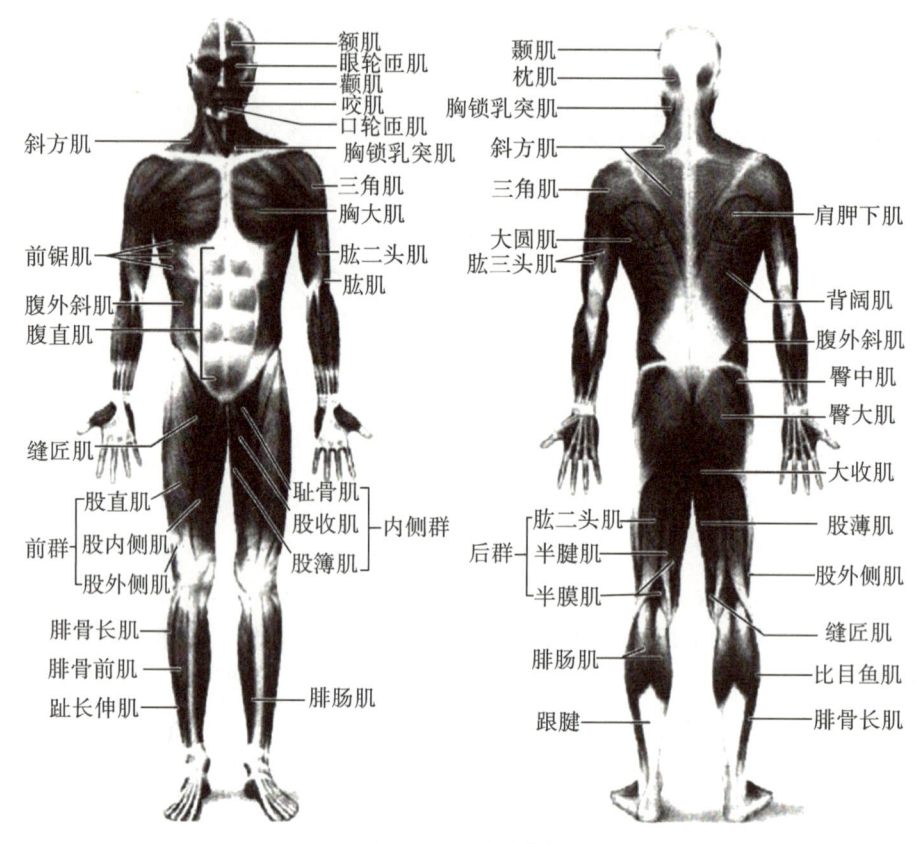

图 3-21　全身骨骼肌

肌通常以两端附着在两块或两块以上的骨面上,中间跨过一个或多个关节。肌收缩时使两骨彼此靠近或分离而产生运动。一般来说,两块骨中必定有一块骨的位置相对固定,而另一块骨相对移动。通常把接近身体正中面或四肢部近侧端的附着点看作肌的起点或定点,把另一端看作肌的止点或动点。肌的定点和动点是相对的,在一定条件下可以互换。

肌在关节周围配布的方式与关节的运动轴密切相关,在一个运动轴的相对侧至少分布有两组作用相反的肌,这些在作用上相互对抗的肌称为拮抗肌;在一个运动轴同侧分布并具有相同作用的两块或多块肌称为协同肌。

根据肌的分布部位,可分为头颈肌、躯干肌和四肢肌。

(一)头颈肌

1.头肌

头肌可分为面肌和咀嚼肌两部分(见图 3-22)。

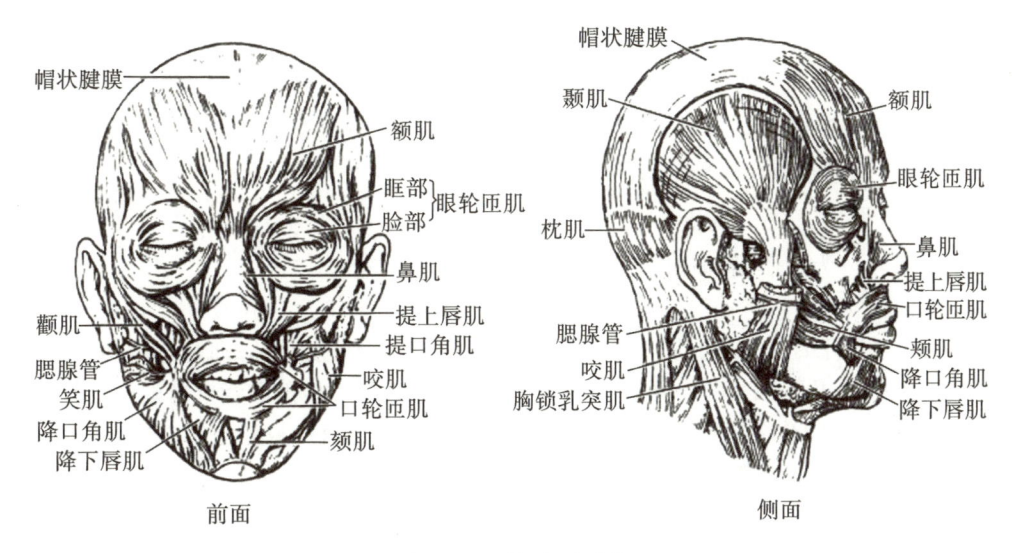

图 3-22　面肌和咀嚼肌

(1)面肌:面肌为扁薄的皮肌,主要分布于面部口、眼、鼻等孔裂周围,可分为环形肌和辐射肌两种,有闭合或开大上述孔裂的作用,同时牵动面部皮肤做出喜、怒、哀、乐等各种表情,故面肌又叫表情肌,包括颅顶肌、眼轮匝肌、口周围肌和鼻肌等。颅顶肌由左、右各一块枕额肌构成,与颅部的皮肤和皮下组织紧密结合,共同组成头皮。眼轮匝肌位于眼裂周围,可使眼裂闭合。口周围肌包括辐射状肌和环形肌。辐射状肌位于口唇的上方和下方,能上提上唇、降下唇或拉口角向上、向下、向外。口轮匝肌环绕口裂,收缩时可闭口,并使上、下唇与牙贴紧。鼻肌不发达,有开大或缩小鼻孔的作用。

(2)咀嚼肌:咀嚼肌包括咬肌、颞肌、翼外肌和翼内肌,分布于颞下颌关节周围,参加咀嚼运动。

2.颈肌

颈肌依其所在位置分为颈浅肌和颈外侧肌、颈前肌、颈深肌三群。

(1)颈浅肌和颈外侧肌:颈浅肌和颈外侧肌包括颈阔肌和胸锁乳突肌。颈阔肌位于颈部浅筋膜中,为一皮肌。胸锁乳突肌在颈部两侧皮下,大部分为颈阔肌所覆盖,在颈部形成明显的标志。一侧胸锁乳突肌收缩使头向同侧倾斜,脸转向对侧;两侧胸锁乳突肌收缩可使头后仰(见图3-23)。

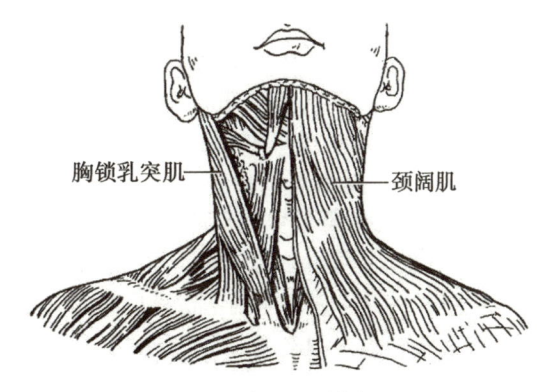

图 3-23　颈浅肌和颈外侧肌

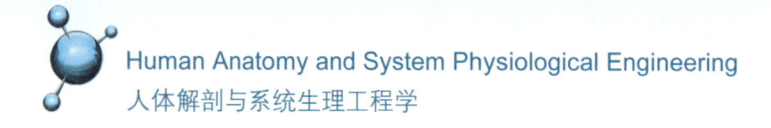

(2) 颈前肌:颈前肌包括舌骨上肌群和舌骨下肌群。舌骨上肌群在舌骨与下颌骨之间,包括二腹肌、下颌舌骨肌、茎突舌骨肌和颏舌骨肌。当舌骨固定时,舌骨上肌群可下拉下颌骨;当下颌骨固定时,舌骨上肌群收缩可上提舌骨。舌骨下肌群位于舌骨下方正中线的两侧,包括胸骨舌骨肌、肩胛舌骨肌、胸骨甲状肌和甲状舌骨肌,收缩时可下降舌骨和喉。

(3) 颈深肌:颈深肌可分成内侧和外侧两群。外侧群位于脊柱颈段两侧,有前斜角肌、中斜角肌和后斜角肌。外侧群一侧收缩可使颈侧屈,两侧同时收缩可上提第1~2肋帮助深吸气。内侧群在脊柱颈段前方,有头长肌和颈长肌等,一侧头长肌和颈长肌收缩使颈向同侧屈,两侧同时收缩使颈前屈。

(二) 躯干肌

躯干肌可分为背肌、胸肌、膈、腹肌等。

1. 背肌

背肌位于躯干背面,分为背浅肌和背深肌。背浅肌主要包括斜方肌(trapezius)、背阔肌(latissimus dorsi)及其深面的肩胛提肌和菱形肌。斜方肌位于项部和背上部的浅层,为三角形的扁肌,左右两侧合在一起呈斜方形,收缩时使肩胛骨向脊柱靠拢,上部肌束可上提肩胛骨,下部肌束可使肩胛骨下降。如果肩胛骨固定,则一侧斜方肌收缩可使颈向同侧屈,脸转向对侧,两侧同时收缩可使头后仰。背阔肌为全身最大的扁肌,位于背的下半部及胸的后外侧,收缩时使肱骨内收、旋内和后伸。当上肢上举固定时,背阔肌收缩可引体向上。背深肌在脊柱两侧排列,分为长肌和短肌。长肌位置较浅,主要有竖脊肌(erector spinae)和夹肌;短肌位于深部,种类较多而复杂。竖脊肌为背肌中最长、最大的肌,纵列于躯干背面、脊柱两侧的沟内,一侧收缩使脊柱侧屈,两侧同时收缩使脊柱后伸和仰头。

2. 胸肌

胸肌包括胸上肢肌和胸固有肌(见图3-24)。胸上肢肌位于胸壁前面及侧面浅层,止于上肢带骨或肱骨,主要包括胸大肌(pectoralis major)、胸小肌(pectoralis minor)和前锯肌(serratus anterior)。胸大肌呈扇形,覆盖胸廓前壁的大部,收缩时可使肩关节内收、旋内和前屈。如上肢固定,则胸大肌收缩可上提躯干,与背阔肌一起完成引体向上的动作,也可提肋助吸气。胸固有肌参与胸壁的构成,仍保持着节段性,包括肋间外肌(intercostales externi)、肋间内肌(intercostales interni)、肋间最内肌(intercostales intimi)和胸横肌(transverses thoracis)。肋间外肌位于各肋间隙的浅层,起自肋骨下缘,肌束斜向前下,止于下一肋骨的上缘,收缩时提肋助吸气。肋间内肌位于肋间外肌的深面,起自下位肋骨的上缘,止于上位肋骨的下缘,肌束方向与肋间外肌相反,可降肋助呼气。肋间最内肌位于肋间隙中份,肋间内肌的深面,肌束方向和作用与肋间内肌相同。

3. 膈(diaphragm)

膈为向上膨隆呈穹隆形的扁肌,位于胸腔和腹腔之间,构成胸腔的底和腹腔的顶。膈的周边是肌性部,中央为腱膜,称中心腱。膈上有三个裂孔:主动脉裂孔平第12胸椎体水平,位于左右两个膈脚与脊柱之间,有主动脉和胸导管通过;食管裂孔约平第10胸椎水平,有食管和迷走神经通过;腔静脉孔约平第8胸椎水平,有下腔静脉通过(见图3-25)。

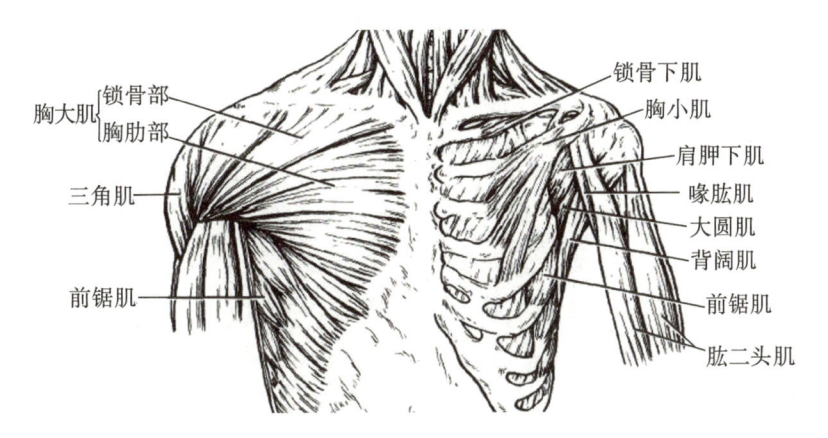

图 3-24 胸肌

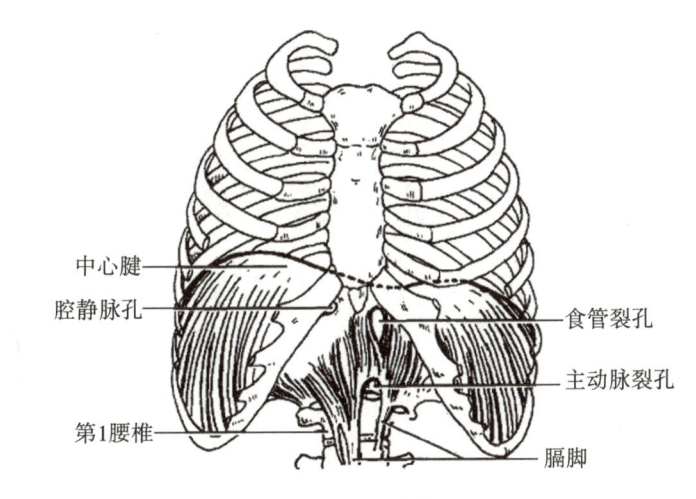

图 3-25 膈的位置

膈为主要的呼吸肌,收缩时,膈穹隆下降,胸腔容积扩大,以助吸气;松弛时,膈穹隆上升恢复原位,胸腔容积减小,以助呼气。膈与腹肌同时收缩,则能增加腹压,协助排便、呕吐、咳嗽、打喷嚏及分娩等活动。

4.腹肌

腹肌位于胸廓与骨盆之间,参与腹壁的组成,可分为前外侧群和后群两部分(见图3-26)。前外侧群构成腹腔的前外侧壁,包括腹直肌(rectus abdominis)和腹外斜肌(obliquus externus abdominis)、腹内斜肌(obliquus internus abdominis)、腹横肌(transversus abdominis)3块扁肌(见图3-26),后群有腰大肌(psoas major)和腰方肌(quadratus lumborum)。腹直肌位于腹前壁正中线的两旁,肌的全长被3~4条横行的腱划分成几块肌腹。腹前外侧壁3块扁肌的腱膜形成腹直肌鞘,包绕腹直肌。两侧3层扁肌腱膜的纤维交织,在腹前壁正中线上形成白线,为左右腹直肌鞘之间的分隔。3块扁肌由浅到深依次为腹外斜肌、腹内斜肌和腹横肌,肌纤维互相交错,与腹直肌共同形成牢固而有弹性的腹壁,保护腹腔脏器,维持腹内压。当腹肌收缩时,可增加腹内压以完成排便、分娩、呕吐

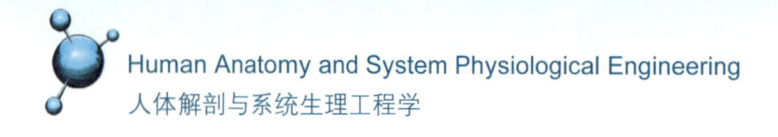

和咳嗽等生理功能；还能使脊柱前屈、侧屈与旋转，并可降肋助呼气。腹后群肌有腰大肌和腰方肌。

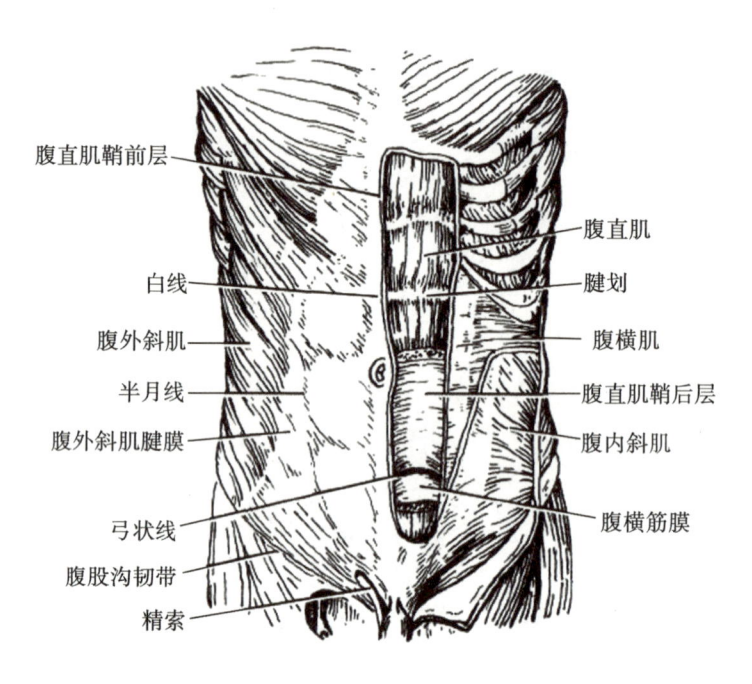

图 3-26　腹前壁肌

（三）四肢肌

四肢肌可分为上肢肌和下肢肌。

1. 上肢肌

上肢肌分为上肢带肌、臂肌、前臂肌和手肌。

（1）上肢带肌：上肢带肌分布于肩关节周围，均起自上肢带骨，止于肱骨，能运动肩关节，并能增强肩关节的稳固性。上肢带肌包括三角肌、冈上肌、冈下肌、小圆肌、大圆肌、肩胛下肌。

（2）臂肌：臂肌分为前、后两群。前群包括浅层的肱二头肌和深层的肱肌、喙肱肌，主要作用为屈肘关节。后群为肱三头肌，主要作用为伸肘关节。

（3）前臂肌：前臂肌位于尺骨、桡骨周围，分为前、后两群，主要运动腕关节、指骨间关节。前群位于前臂的前面，包括 9 块肌，分 4 层排列，由浅到深，第 1 层自桡侧向尺侧分别为肱桡肌、旋前圆肌、桡侧腕屈肌、掌长肌和尺侧腕屈肌，第 2 层为指浅屈肌，第 3 层为拇长屈肌和指深屈肌，第 4 层为旋前方肌。前群肌的主要作用是前臂旋前、屈腕、屈指。后群共 10 块肌，分浅、深两层排列。浅层自桡侧向尺侧依次为桡侧腕长伸肌、桡侧腕短伸肌、指伸肌、小指伸肌和尺侧腕伸肌，深层从上外向下内依次为旋后肌、拇长展肌、拇短伸肌、拇长伸肌和示指伸肌。后群肌的主要作用是前臂旋后、伸腕、伸指。

（4）手肌：手肌位于手的掌侧，全是短小的肌肉，其作用为运动手指。人类手指灵巧，可做屈、伸、收、展等动作和对掌运动。手肌分为外侧、中间、内侧三群，外侧群较为发达，在手掌拇指侧形成一隆起,称鱼际;内侧群在手掌小指侧形成一隆起,称小鱼际;中间群位于掌心,包括蚓状肌、骨间掌侧肌和骨间背侧肌。

2.下肢肌

下肢肌分为髋肌、大腿肌、小腿肌和足肌。由于下肢功能主要是维持直立姿势、支持体重和行走,故下肢肌比上肢肌粗壮。

(1)髋肌:髋肌又称盆带肌,主要运动髋关节,按其所在的部位和作用,可分为前、后两群。前群包括髂腰肌、腰小肌和阔筋膜张肌。后群主要位于臀部,故又称臀肌,包括臀大肌、臀中肌、臀小肌、梨状肌、闭孔内肌、股方肌和闭孔外肌。

(2)大腿肌:大腿肌分为前群、后群和内侧群。前群包括缝匠肌和股四头肌。缝匠肌是全身最长的肌,呈扁带状,主要作用是屈髋和屈膝关节。股四头肌是全身最大的肌,有四个头,即股直肌、股内侧肌、股外侧肌和股中间肌,四个头向下形成一条肌腱,包绕髌骨的前面和两侧,向下续为髌韧带,止于胫骨粗隆。股四头肌是膝关节强有力的伸肌。内侧群位于大腿内侧,均起自闭孔周围的耻骨支、坐骨支和坐骨结节等骨面,主要作用是使髋关节内收,包括耻骨肌、长收肌、股薄肌、短收肌和大收肌。后群有股二头肌、半腱肌、半膜肌,均起自坐骨结节,跨越髋、膝两个关节,常统称为腘绳肌。

(3)小腿肌:小腿肌分为前群、后群和外侧群。前群包括胫骨前肌、趾长伸肌和姆长伸肌,主要作用是使踝关节伸(背屈)、足内翻和伸趾。外侧群有腓骨长肌和腓骨短肌,主要作用是屈(跖屈)和外翻踝关节。后群分浅、深两层。浅层为小腿三头肌,包括腓肠肌和比目鱼肌,可屈踝关节和屈膝关节,在站立时能固定踝关节和膝关节,以防止身体向前倾斜。深层包括腘肌、趾长屈肌、姆长屈肌,主要作用是屈踝关节(跖屈)、足内翻和屈趾。

(4)足肌:足肌可分为足背肌和足底肌。足背肌较薄弱。足底肌的配布情况和作用与手肌相似,也分为内侧群、外侧群和中间群,但没有与拇指和小指相当的对掌肌。

(刘　真)

第四章 神经和肌肉生理

神经和肌肉生理主要研究神经纤维及其所支配的骨骼肌细胞的生理功能。在一定意义上,神经和肌肉的一般生理规律和理论基本上可以阐明机体活体组织和细胞的某些重要生理特征,具有比较普遍的意义。

第一节 神经和肌肉的兴奋性

一、刺激的定义及分类

(一)刺激

机体生存在一定的环境中,当环境发生变化时,机体会主动对环境的变化做出适宜的反应。比如,当人手接触到发烫的热水时,会马上缩回来从而避免烫伤;人的眼睛看到强光时,瞳孔会立即缩小,避免强光对眼睛的伤害。在生理学上,这种作用于机体的内外环境变化称为刺激(stimulus),其本质是一种信息。

(二)刺激的分类

在神经-肌肉标本上,用一定强度的电流刺激神经干可使肌肉产生收缩。这是因为电刺激首先引起神经纤维兴奋,兴奋传至肌肉后引起肌肉收缩。作用于神经干上的刺激对于神经干来说是直接刺激(direct stimulus),而对于肌肉来说是间接刺激(indirect stimulus)。

按照刺激性质的不同,可以将刺激分为以下四种:
(1)物理性刺激,如电、机械、温度、声、光等。
(2)化学性刺激,如酸、碱、盐、神经递质、激素等各种化学物质。
(3)生物性刺激,如细菌、病毒等微生物。
(4)社会心理性刺激,如语言刺激、社会变革等。

并不是任何组织细胞对任何能量形式的刺激都能接受。一种组织细胞一般只对某一种能量形式的刺激比较敏感,这种能量形式的刺激就属于该种组织细胞的适宜刺激(adequate stimulus),比如光刺激是视细胞的适宜刺激,其余能量形式的刺激则属于视细

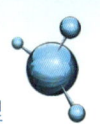

胞的非适宜刺激。

二、兴奋与兴奋性

(一)反应

由刺激引起的机体细胞、器官或整体活动状态的改变称为反应(response)。通常,机体内不同的组织细胞对刺激所产生的反应会表现为不同的形式。比如,神经细胞对刺激表现出来的反应形式是产生和传导动作电位,骨骼肌、心肌、平滑肌表现为收缩和舒张,而各种腺体则表现为分泌腺液。

事实上,任何生物组织都能对适宜的有效刺激做出反应,这种特性称为应激性(irritability)。然而,不同组织对刺激的反应速度差异很大:神经冲动和肌肉收缩是极为快速的反应,称为快反应,常常以毫秒作为计量单位;生长发育、骨髓造血等反应则是极为缓慢的生理过程,称为慢反应,常常在短期内看不出明显的效果。

(二)兴奋和抑制

机体或可兴奋组织、细胞在接受刺激产生反应时,其表现的形式主要有两种:一种是由相对静止变为显著的运动状态,或原有的活动由弱变强,称为兴奋(excitation)。由于可兴奋组织在发生反应之前都会产生动作电位的变化,因此,现代生理学也将能对刺激产生动作电位的组织或细胞相应地称为可兴奋组织(excitable tissue)或可兴奋细胞(excitable cell),例如上述的神经、肌肉和腺体都可称为可兴奋组织。另一种表现形式是由运动转为相对静止,或活动由强变弱,这称为抑制(inhibition)。

兴奋与抑制是人体功能状态的两种基本表现形式,二者互为前提、对立统一,可随条件的改变而互相转化。一般来说,人体的任何正常生理功能状态都可视为兴奋与抑制两种基本过程相互作用的结果。比如,人体正常的心率就是由使心脏兴奋的心交感神经和使心脏抑制的心迷走神经相互作用的结果,如果减弱心迷走神经对心脏的抑制作用,则心率会加快。

(三)兴奋性

活组织细胞接受刺激产生反应(动作电位)的能力称为兴奋性(excitability)。兴奋性是细胞的一种内在能力或特性,是生命活动的基本特征之一。兴奋是细胞具有兴奋性的表现,兴奋性则是细胞能够对刺激产生兴奋的前提。

兴奋性与应激性这两个概念在使用上一般不进行严格区分,但是其内在含义上还是有一定差异的。兴奋性的概念相对于应激性来说狭窄一些,应激性一词普遍用于生物学中,是指细胞对刺激以加强或减弱物质代谢来反应的特性,其所指的反应是泛指,包含兴奋和抑制;而兴奋性一词则主要用于生理学中,表示细胞对刺激产生电脉冲兴奋的特性,其所指的反应仅确指兴奋。兴奋性是应激性的一种表现,例如,神经纤维被麻醉以后仍然进行着物质代谢活动,表明其应激性仍存在,但此时神经纤维不能对刺激产生电冲动(动作电位),表明其兴奋性完全丧失。

三、刺激引起兴奋的条件及衡量兴奋性的指标

并不是所有的刺激都能引起机体的反应,刺激要引起机体的反应,通常必须具备三个条件,即足够的刺激强度、足够的刺激作用时间和适当的刺激强度-时间变化率。若固定刺激作用时间(即固定刺激波形的波宽)和刺激强度-时间变化率(可采用方波),单独改变刺激强度来刺激活组织细胞时,可观察到不同的刺激强度对活组织细胞反应的影响。通常我们将能引起活组织细胞产生最小反应的最小刺激强度称为阈强度(threshold intensity),简称阈值(threshold)。刺激强度低于阈值的刺激称为阈下刺激,刺激强度大于阈值的刺激称为阈上刺激,引起最大反应的最小刺激称为最适刺激。超过最适刺激的刺激称为强刺激或超强刺激,后者容易引起组织细胞的疲劳或损伤。

不同的组织细胞对同样刺激的反应不同,通常可以采用阈值来衡量兴奋性的高低:对于兴奋性高的组织细胞,用较小的刺激便能让其产生兴奋,即其阈值较低;对于兴奋性较低的组织细胞,用较强的刺激才能让其产生兴奋,即其阈值较高。因此,阈值的高低可反映组织细胞兴奋性的高低,两者呈反变关系,即兴奋性越高,则阈值越低。

四、细胞在一次兴奋后其兴奋性可发生周期性改变

可兴奋组织在兴奋发生后的最初一段时间内,无论给予多强的刺激均不会引起再次兴奋,这段时间称为绝对不应期(absolute refractory period)。绝对不应期之后的一段时间内,组织的兴奋性逐渐回复,但仍低于正常水平,阈刺激不能引起兴奋,必须给予阈上刺激方可引起兴奋,这一时期称为相对不应期(relative refractory period)。相对不应期过后,细胞会出现一个兴奋性强度高于正常水平的时期,称为超常期(supranormal period),此时,即使给予一个本来不引起兴奋的阈下刺激也能引起组织兴奋。最后,组织的兴奋性又下降到正常水平以下,称为低常期(subnormal period),低常期之后组织的兴奋性完全恢复正常。

第二节 神经和肌肉的生物电现象

机体细胞在进行生命活动时伴有的电现象称为生物电(bioelectricity)。临床上诊断疾病时记录的心电、脑电、肌电和胃肠电等是在器官水平上记录到的生物电,它们都以细胞水平的生物电活动为基础。由于细胞生物电的产生是带电离子跨细胞膜流动后引起膜两侧电位差改变的结果,细胞生物电的传播也是沿细胞膜进行的,故细胞生物电也称为跨膜电位(transmembrane potential),简称膜电位(membrane potential)。细胞的膜电位大体上有两种表现形式,即静息状态下细胞未受明显刺激时所具有的相对平稳的静息电位和细胞受到明显刺激时迅速发生并向远方传播的动作电位。几乎所有的活细胞都具有静息电位,神经细胞、肌细胞和腺细胞还可以产生动作电位。此外,某些细胞(如感受器细胞)还能发生性质介于静息电位和动作电位之间的局部电位。

第四章 神经和肌肉生理

一、静息电位

（一）静息电位的概念

静息情况下，细胞膜两侧存在膜内相对膜外为负值且相对稳定的电位差，称为静息电位(resting potential)。如图4-1所示，将示波器的参考电极置于细胞外液并接地，将测定用的记录微电极由胞外逐渐插入神经纤维内，可以发现当参考电极和记录电极均位于细胞外液中时，示波器荧光屏上的光点在零电位水平扫描，说明细胞膜外两点之间没有电位差；当把记录电极插入神经纤维之内时，荧光屏上的光点立即向下移动到一个较稳定的负值水平。这说明，静息情况下细胞膜两侧存在一个稳定的电位差，而且膜内侧的电位低于膜外侧。不同细胞的静息电位大小是不一样的，一般在 $-100 \sim -10$ mV，如骨骼肌细胞约为 -90 mV，神经细胞约为 -70 mV，平滑肌细胞约为 -55 mV，红细胞约为 -9 mV。

通常，人们把存在静息电位时细胞膜电位"外正内负"的状态称为极化(polarization)。绝大多数细胞的静息电位是稳定的、分布均匀的负电位。但是中枢内的某些神经细胞、具有自律性的心肌细胞和平滑肌细胞也会出现自发性的电位波动。如果静息电位差增大（如细胞内电位由 -70 mV 变为 -90 mV），表明膜内外电位差增大，膜的极化状态增强，称为超极化(hyperpolarization)；如果静息电位差减小（如细胞内电位由 -70 mV 变为 -50 mV），表明细胞倾向于消除膜内外电位差，膜的极化状态减弱，称为去极化(depolarization)。

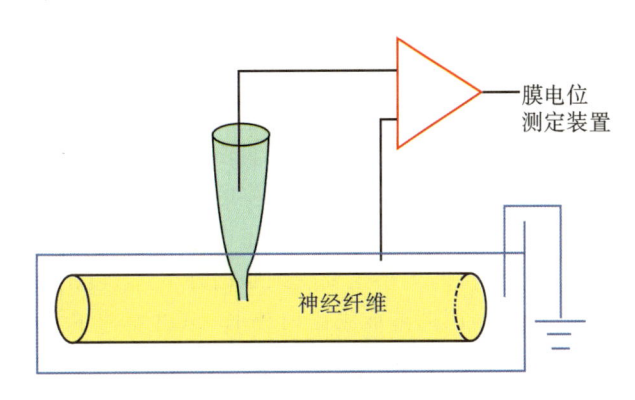

图 4-1 测定神经纤维的膜电位

（二）静息电位产生的机制

为什么细胞在静息时存在外正内负的电位差呢？目前对这一现象普遍用"离子流学说"来解释。该学说有两个基本要点：第一，由于细胞膜上存在离子泵的作用，导致静息状态下细胞内外各种离子分布不均匀；第二，由于细胞膜是一个有选择性的半透膜，导致在不同状态下它对各种离子的通透性不同。

1902年，朱丽叶斯·伯恩斯坦(Julius Bernstein)首先提出，细胞内外 K^+ 的不均衡分布和安静状态下细胞膜主要对 K^+ 有通透性，可能是使细胞能保持"外正内负"的极化状态的生理基础。已知所有正常生物细胞内液中的 K^+ 浓度比细胞外液高38倍，而细胞外液中 Na^+ 浓度比细胞内液高12倍，后者是 Na^+ 泵活动的结果。在这种情况下，K^+ 必然会有一个向膜外扩散的趋势，而 Na^+ 会有一个向膜内扩散的趋势。假定膜在安静状态下只对 K^+ 通透，那么只能有 K^+ 移出膜外，这时又由于膜内带负电荷的蛋白质大分子不能随之移出细胞，于是随着 K^+ 移出，出现膜内变负而膜外变得较正的状态。K^+ 的这种外向扩散并不能无限制地进行，这是因为移到膜外的 K^+ 造成的外正内负的电场力将对 K^+ 的继续外移起阻碍作用,而且 K^+ 移出愈多,这种阻碍作用也愈大。因此设想,当促使 K^+ 外移的膜两侧 K^+ 浓度势能差同已移出 K^+ 造成的阻碍 K^+ 外移的电势能差相等,亦即膜两侧的电-化学(浓度)势代数和为零时,将不会再有 K^+ 的跨膜净移动,而由已移出的 K^+ 形成的膜内外电位差也会稳定在某一不再增大的数值上。这一稳定的电位差在类似的人工膜物理模型中称为 K^+ 平衡电位(K^+ equilibrium potential,E_K)。伯恩斯坦根据这一原理阐述了细胞跨膜静息电位的产生机制。不难理解,K^+ 平衡电位所能达到的数值,是由膜两侧原初存在 K^+ 浓度差的大小决定的,它可根据物理化学中著名的能斯特(Nernst)公式算出:

$$E_k = \frac{RT}{ZF} \ln \frac{[K^+]_o}{[K^+]_i}$$

式中,E_k 表示 K^+ 平衡电位,R 是通用气体常数,Z 是离子价,F 是法拉第常数,T 是温度;式中只有 $[K^+]_o$ 和 $[K^+]_i$ 是变数,分别代表膜外和膜内的 K^+ 浓度。如果把有关数值代入,室温以 29.2 ℃ 计算,再把自然对数化为常用对数,E_k 的单位用 mV 表示,则得到:

$$E_k = 58 \lg \frac{[K^+]_o}{[K^+]_i}$$

哺乳动物各种可兴奋细胞膜内外 K^+ 的浓度比值为 20～50,据此可计算出 K^+ 平衡电位为 $-98 \sim -76$ mV。静息电位的实测值与计算值都很接近,但一般比计算值稍微小一些,这是因为细胞在静息时,除了 K^+ 以外还有少量其他离子也参与了跨膜流动。

静息电位的大小主要受细胞内外 K^+ 浓度的影响。在正常情况下,细胞内液的 K^+ 浓度变化较小,因此造成细胞内外 K^+ 浓度差的主要变动因素是细胞外液。实验证明,如果增高细胞外液的 K^+ 浓度,则使细胞内外的 K^+ 浓度差减小,K^+ 向细胞外扩散的动力减弱,K^+ 外流减少,最终导致静息电位减小;反之,如果降低细胞外液的 K^+ 浓度,则 K^+ 外流增多,可使静息电位增大。由此可见,静息电位主要是 K^+ 外流达到的平衡电位。换言之,膜内 K^+ 向膜外扩散是形成静息电位的主要离子基础。临床上出现高血钾可以强烈抑制心脏的兴奋和收缩功能,其原因就与高血钾引起静息电位减小(去极化)有关。高血钾时,细胞膜两侧 K^+ 浓度梯度的减小使 K^+ 平衡电位减小,静息电位随之减小。膜电位的减小可引起心肌细胞兴奋性先升高后降低和传导性降低,严重的高血钾是致命的,可引起心搏骤停。

此外,细胞膜对 K^+ 和 Na^+ 的相对通透性可影响静息电位的大小。如果膜对 K^+ 的通透性相对增大,静息电位也增大;反之,细胞膜对 Na^+ 的通透性相对增大,则静息电位减小。钠泵的正常运转是维持正常静息电位的关键因素,细胞代谢障碍是减小静息电位的重要因素。当细胞缺血、缺氧或者 H^+ 浓度增大(酸中毒)时,可导致细胞代谢障碍、能量供应不足,钠泵活动受到抑制甚至停止,K^+ 不能顺利泵回细胞内,使细胞内外 K^+ 浓度差减小。细胞死亡后,则静息电位消失为零。

二、动作电位

(一)动作电位的概念及特点

动作电位(action potential)是指细胞在静息电位基础上接受有效刺激后产生的一个

迅速的、可向远处传播的膜电位波动。以神经细胞为例,当受到一个有效刺激时,其膜电位从-70 mV逐渐去极化达到阈电位水平,此后迅速上升至+30 mV,形成动作电位的升支(去极相);随后又迅速下降至接近静息电位水平,形成动作电位的降支(复极相)。上述过程共同形成尖峰状的电位变化,称为锋电位(spike potential)。锋电位是动作电位的主要部分,被视为动作电位的标志。锋电位之后,膜电位的低幅、缓慢波动称为后电位(after potential)。后电位结束后,膜电位才恢复到稳定的静息电位水平(见图4-2)。

动作电位具有以下特点:

(1)"全或无"现象:要使细胞产生动作电位,所给的刺激必须达到一定的强度。若刺激未达到一定的强度时,动作电位就不会产生(无);当刺激达到一定的强度时,所产生的动作电位幅度便达到该细胞动作电位的最大值,不会随刺激强度的继续增强而增大(全)。这就是动作电位的"全或无"(all or none)现象。

(2)不衰减传播:动作电位产生后,并不停留在受刺激处的局部细胞膜,而是沿膜迅速向四周传播,直至传遍整个细胞,而且其幅度和波形在传播过程中始终保持不变。

(3)脉冲式发放:连续刺激所产生的多个动作电位总有一定间隔而不会融合起来,呈现一个个分离的脉冲式发放。

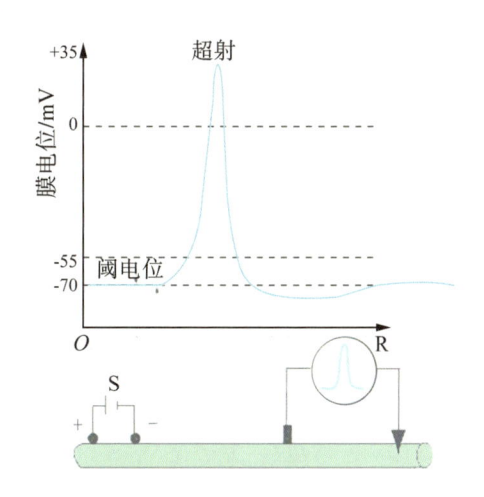

图4-2 神经纤维动作电位

(二)动作电位的产生机制

离子跨膜转运需要两个必不可少的因素:一是离子的电-化学驱动力,二是细胞膜对离子的通透性。动作电位的产生正是在静息电位基础上两者发生改变的结果。

1.电-化学驱动力及其变化

根据平衡电位的定义,当膜电位(E_m)等于某种离子的平衡电位(E_x)时,这种离子受到的电-化学驱动力等于零。因此,离子的电-化学驱动力可用膜电位与离子平衡电位的差值($E_m - E_x$)表示,差值越大,离子受到的电-化学驱动力就越大;数值前的正负号则表示离子跨膜流动的方向,正号为向外(由胞内流向胞外),负号为向内(由胞外流向胞内)。

当神经细胞处于静息状态时,根据静息电位($E_m = -70$ mV)、Na^+平衡电位($E_{Na} = +60$ mV)和K^+平衡电位($E_K = -90$ mV)的数值,可求得Na^+的电-化学驱动力为-130 mV,K^+的电-化学驱动力为$+20$ mV,即安静情况下,Na^+受到的内向驱动力明显大于K^+受到的外向驱动力。在动作电位发生期间,E_{Na}和E_K基本不变,因为每次进出细胞的离子仅占总量的几万分之一,膜两侧的离子浓度差基本不受影响;但膜电位(E_m)将随去极化和复极化发生大幅度的改变。因此,Na^+和K^+的电-化学驱动力在整个动作电位期间的每个瞬间都随膜电位的变化而变化。例如,当去极化至+30 mV的超射值水平时,Na^+的电-化学驱动力由原来静息时的-130 mV减小为-30 mV,而K^+的电-化学驱动力则由原来静息时的$+20$ mV增大到$+120$ mV。

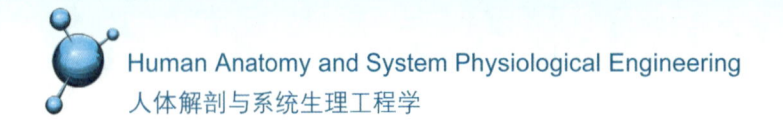

2.动作电位期间细胞膜通透性的变化

根据前述分析,细胞在安静时 Na^+ 已受到很强的内向驱动力,如果此时膜对 Na^+ 的通透性增大,将出现很强的内向电流(正离子由膜外向膜内转运时形成的电流),从而引起膜的快速去极化;细胞发生动作电位(如去极化达到超射值水平)时,K^+ 受到的外向驱动力明显增大,若此时膜对 K^+ 的通透性也增大,将出现很强的外向电流(正离子由膜内向膜外转运时形成的电流),从而引起膜的快速复极化。

国外有学者在1949年用氯化胆碱溶液逐步取代枪乌贼巨大轴突周围的人工海水,发现动作电位的去极化速度、幅度等均显著下降,并与 Na^+ 下降的程度成比例(见图4-3)。应用同位素 $^{24}Na^+$ 的定量研究证明,动作电位的去极化时相是膜对 Na^+ 的通透性增大,由 Na^+ 内流引起的。

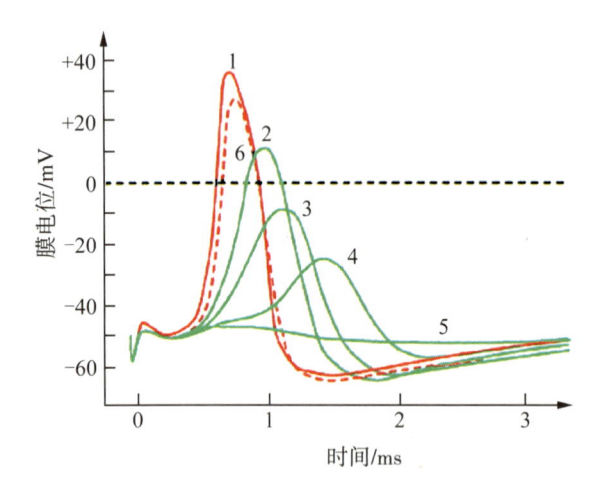

研究表明,刺激的作用是打开细胞膜上一定数量的钠通道,Na^+ 顺着浓度差流入细胞内,使细胞内电位上升、静息电位减小。当膜电位去极化到一定数值(阈电位)时,就会激活细胞膜上的电压门控钠通道并使其大量开放。此时,由于大量的钠通道开放,钠电导(G_{Na})增大,在 Na^+ 浓度差和电场力(膜内负电位)的综合作用下,细胞外的 Na^+ 快速、大量内流,导致细胞内正电荷迅速增加,电位急剧上升,形成锋电位陡峭的上升支,即去极化时相。当膜内的正电位增大到足以制止 Na^+ 内流,即达到 Na^+ 平衡电位时,锋电位的上升支上升到最高点。此时,大量钠通道迅速关闭、失活,

曲线1为正常(人工海水中)的动作电位,曲线2~5为氯化胆碱溶液逐渐取代人工海水时动作电位的变化,曲线6为又回到人工海水中的动作电位。

图4-3 动作电位幅度与钠离子浓度的关系

Na^+ 内流停止;而钾通道则被激活而开放,钾电导(G_K)增大,K^+ 快速外流,使细胞内电位迅速下降,重新恢复负电位状态,形成锋电位的下降支,即复极化时相。

由上述可见,锋电位的上升支主要是由于 Na^+ 大量、快速内流并达到 Na^+ 平衡电位,而下降支主要是 K^+ 快速外流的结果。锋电位之后,细胞膜的膜电位虽然基本上恢复,但是离子的分布状态与兴奋前大不相同:此时,细胞内的高 Na^+ 状态和细胞外的高 K^+ 状态激活了细胞膜上的钠钾泵,钠钾泵消耗ATP并将去极化时相中进入细胞的 Na^+ 泵出,将复极化时相中流出细胞的 K^+ 泵入,迅速恢复并维持兴奋前细胞膜内外的离子不均匀分布状态,为下一次兴奋做准备。钠钾泵活动对细胞内电位的影响很小,可能是形成后电位的原因之一。

第三节 肌肉的兴奋与收缩

骨骼肌的收缩活动需要在中枢神经系统的控制下完成,并依赖神经-肌肉接头处的兴奋传递、兴奋-收缩耦联、收缩蛋白的横桥周期等多个亚细胞生物网络系统的协调活动。

一、神经-肌肉接头的兴奋传递

运动神经纤维末梢与肌纤维之间在功能上的联系是通过神经-肌肉接头(neuromuscular junction)来进行的,神经-肌肉接头是一种突触。兴奋在细胞之间的传播过程称为传递(transmission)。

(一)神经-肌肉接头的结构

骨骼肌的神经-肌肉接头是运动神经末梢与其所支配的骨骼肌细胞之间的特化结构,由接头前膜(prejunctional membrane)、接头后膜(postjunctional membrane)和接头间隙(junctional-cleft)构成。接头前膜是运动神经轴突末梢膜的一部分。接头后膜是与接头前膜相对的骨骼肌细胞膜,也称为终板膜(end-plate-membrane),呈向内凹陷的浅槽状。运动神经纤维在到达末梢处失去髓鞘,以裸露的轴突末梢嵌入终板膜浅槽中。槽底部终板膜又向内凹陷,形成许多皱褶以增大其表面积。接头间隙是接头前膜与接头后膜之间 20~30 nm 的间隔,充满细胞外液。接头前膜内侧的轴浆中约含 3×10^5 个突触囊泡(synaptic vesicle)或突触小泡,每个囊泡内约含 10^4 个乙酰胆碱(acetylcholine,ACh)分子。接头后膜上含有 N_2 型 ACh 受体阳离子通道(N_2-ACh receptor cation channel),集中分布于皱褶的开口处(见图 4-4 和图 4-5)。在接头后膜外表面还分布有乙酰胆碱酯酶(acetylcholinesterase),它可将 ACh 分解为胆碱和乙酸。

(二)骨骼肌神经-肌肉接头的兴奋传递过程

骨骼肌神经-肌肉接头的兴奋传递过程如图 4-5 所示,具有电-化学-电传递的特点,即先由运动神经纤维传到轴突末梢的动作电位(电信号)触发接头前膜 Ca^{2+} 依赖性突触囊泡出胞,释放 ACh 至接头间隙(化学信号),再由 ACh 激活终板膜中 N_2 型 ACh 受体阳离子通道而产生膜电位变化(电信号)。N_2 型 ACh 受体阳离子通道直径约 0.65 nm,可允许 Na^+、K^+ 和 Ca^{2+} 跨膜移动,但主要是 Na^+ 内流和 K^+ 外流;在静息状态下,Na^+ 内向驱动力大于 K^+ 外向驱动力,故以 Na^+ 内流为主,其速度最高可达每毫秒 3×10^4 个 Na^+。Na^+ 的净内流使终板膜发生去极化反应,称为终板电位(end-plate potential,EPP),其幅度可达 50~75 mV。EPP 属于局部电位,可以电紧张的方式向周围扩布,刺激临近的普通肌膜(非终板膜)中的电压门控钠通道开放,引起 Na^+ 内流和普通肌膜的去极化;当去极化达到阈电位水平时即可爆发动作电位,并传导至整个肌细胞膜。在 ACh 释放后几毫秒内,ACh 即被终板膜外侧的乙酰胆碱酯酶迅速分解而消除其作用,使终板膜恢复接受新兴奋传递的状态。

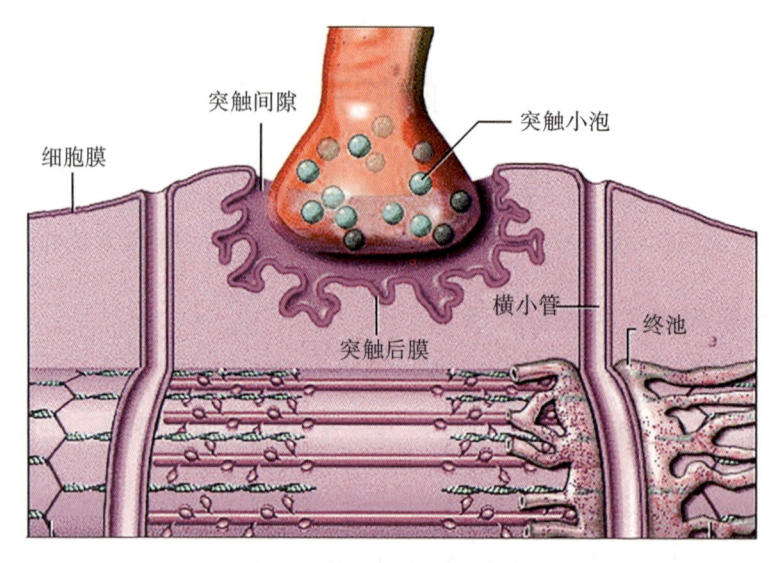

图 4-4 神经-肌肉接头的结构

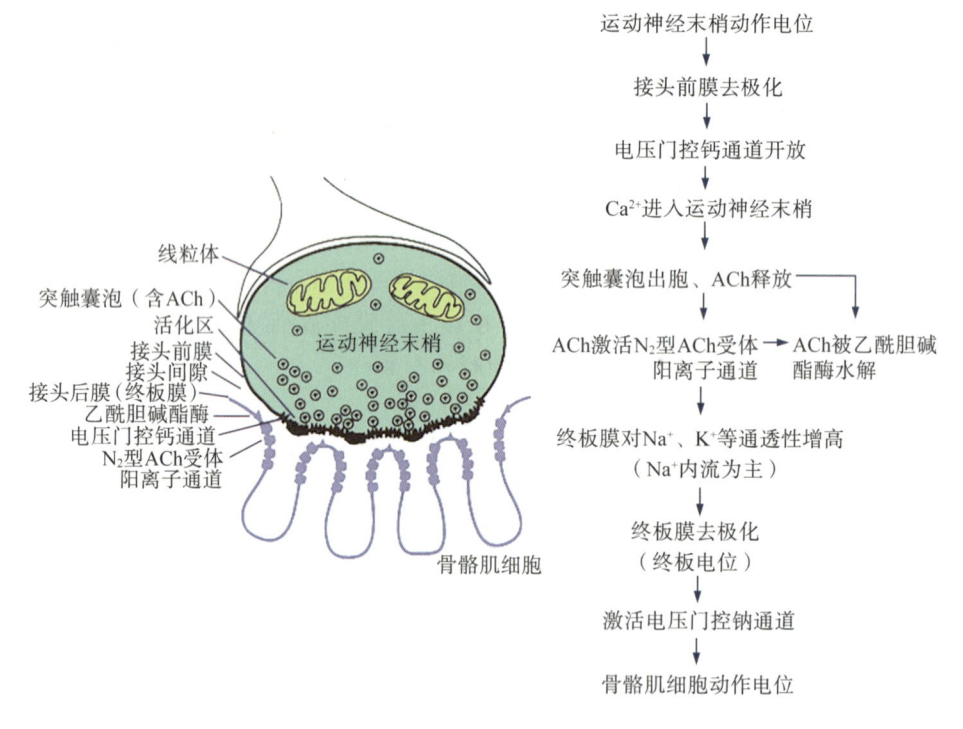

图 4-5 神经-肌肉接头的结构(左)与化学传递过程(右)

二、骨骼肌细胞的收缩机制

1954 年提出的滑行学说（sliding theory）可用于解释肌肉的收缩机制。该学说认为，骨骼肌细胞收缩时，肌原纤维缩短并不是肌丝本身的卷曲和缩短，而是通过细肌丝在肌小节内滑行的结果。滑行学说最有力的证据是，当肌细胞收缩变短时，可见到肌小节长度缩

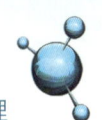

短,Z线互相靠近,明带和 H 带变短甚至消失,暗带的长度始终保持不变,但是暗带中粗、细肌丝重叠的部分却增加了(见图 4-6)。因此,这种现象只能用细肌丝在粗肌丝之间向 M 线方向滑行才能得到合理的解释。细肌丝为什么能在粗肌丝之间滑行呢?这与组成肌丝的蛋白分子特性有密切关系。

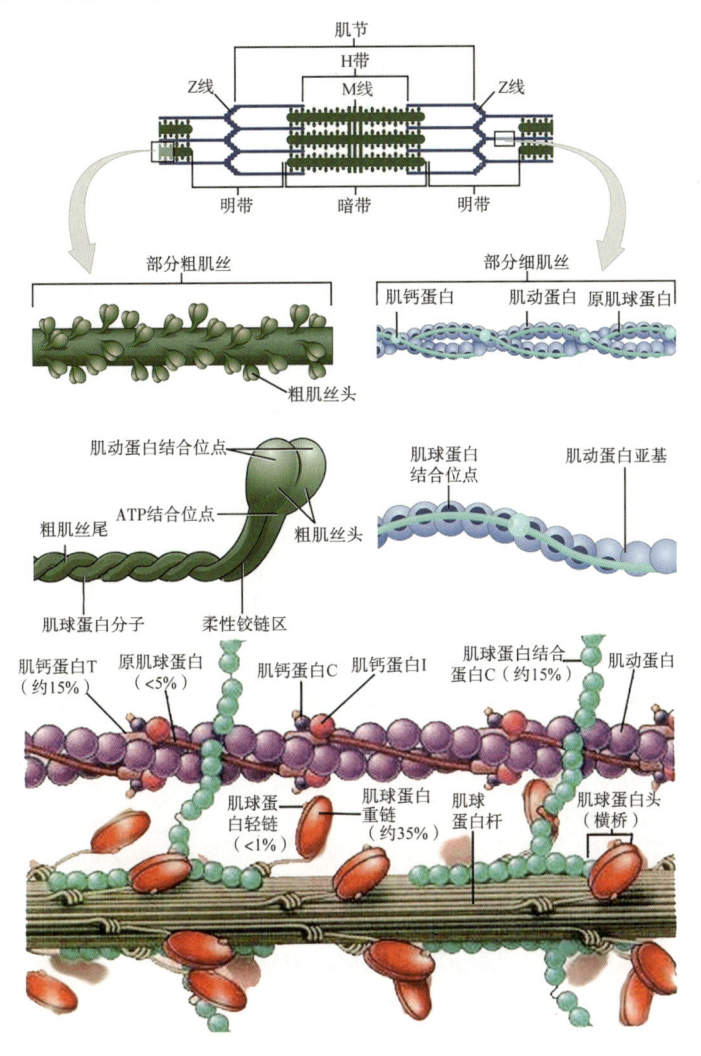

图 4-6 粗肌丝上横桥与横桥之间的位置关系

(一)肌丝蛋白分子的结构和特性

如图 4-6 所示,粗肌丝是由肌球蛋白(myosin)分子构成的。肌凝蛋白分子由 6 条肽链构成,包括 2 条重链和 4 条轻链,总体呈杆状;2 条重链组成杆状部,每条重链的头端各结合 2 条轻链而构成头部,头部连同与它相连的一小段称为"桥臂"的杆状部从肌丝中向外伸出而形成横桥(cross-bridge)。在粗肌丝中,肌凝蛋白杆状部集合在一起,且都以尾端朝向暗带中央的 M 线排列,形成粗肌丝的主干。横桥具有 ATP 酶活性,并能与肌动蛋白结合。横桥被激活后可向 M 线方向扭动,成为肌丝滑行的动力来源。

细肌丝由三种蛋白构成,即肌动蛋白(肌纤蛋白,actin)、原肌球蛋白(tropomyosin)和肌钙蛋白(troponin),它们在细肌丝中的比例为 7∶1∶1。肌动蛋白分子呈球形,聚集成两条链并互相缠绕成螺旋状,构成细肌丝的主干。原肌球蛋白分子呈长杆状,是由两条肽链形成的双螺旋分子,相当于 7 个肌动蛋白单体的长度。在细肌丝中,原肌球蛋白分子首尾相连,走行在肌动蛋白双螺旋的浅沟旁,其作用是在肌细胞静止时阻止肌动蛋白与横桥头部结合,调节肌肉的收缩活动。一旦原肌球蛋白的这种阻止作用被解除,横桥头部即能与肌动蛋白结合产生扭动。在每个原肌球蛋白分子上还结合有肌钙蛋白,肌钙蛋白是由 3 个亚单位组成的球形分子,对 Ca^{2+} 有很强的亲和力。当肌浆内 Ca^{2+} 增多时,每分子的肌钙蛋白可结合 4 个 Ca^{2+},并通过其构象的改变启动肌肉收缩。因此,原肌球蛋白和肌钙蛋白虽不能直接参与肌细胞的收缩,但它们对收缩过程起着重要的调控作用,故合称调节蛋白(regulatory protein);而肌球蛋白和肌动蛋白直接参与肌肉收缩,称为收缩蛋白(contractile protein)。

(二)骨骼肌收缩的过程

粗肌丝与细肌丝间的相互滑行是通过横桥周期(cross-bridge cycling)完成的(见图 4-7)。横桥周期是指肌球蛋白的横桥与肌动蛋白结合、扭动、复位的过程,如图 4-7 所示。

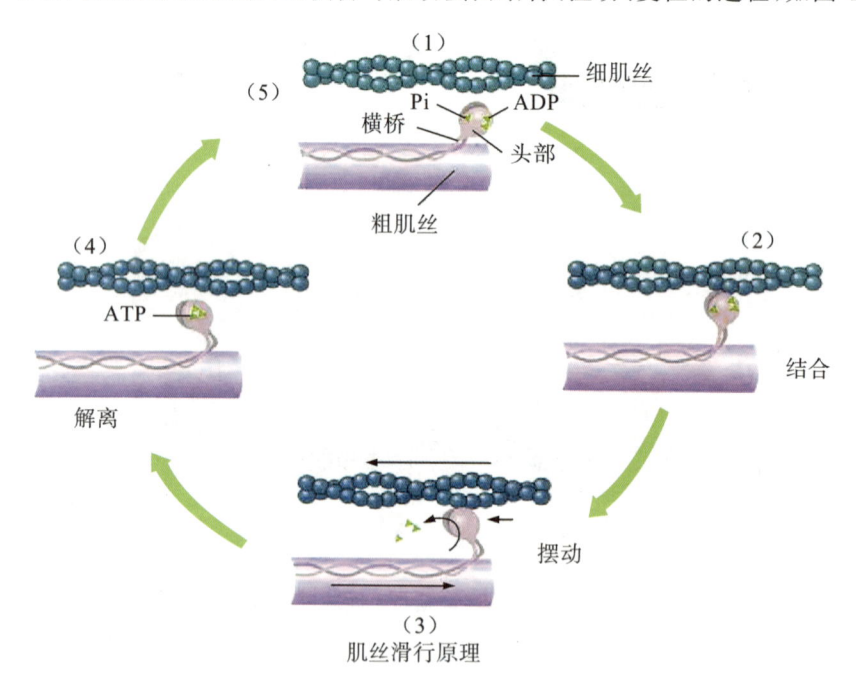

图 4-7 横桥周期

(1)在舒张状态下,横桥的 ATP 酶分解与之结合的 ATP 产生能量,使上次扭动过的横桥复位,横桥同时与 ADP 和磷酸结合而处于高势能和高亲和力状态。

(2)胞质中浓度升高的 Ca^{2+} 触发横桥与肌动蛋白结合。

(3)横桥构象改变,使其头部向桥臂方向扭动 45°,产生"棘齿作用"而拖动细肌丝向 M 线方向滑行,横桥储存的势能转变为克服负荷的张力和(或)肌小节长度的缩短,同时与横桥结合的 ADP 和无机磷酸被解离。

(4)横桥再与 ATP 结合导致亲和力降低而与肌动蛋白分离,重复上述过程。

一个横桥周期所需时间为 20~200 ms,其中横桥与肌动蛋白结合的时间约占一半。若胞质中的 Ca^{2+} 浓度降低则横桥周期停止。

(三)骨骼肌的兴奋-收缩耦联

将横纹肌细胞产生动作电位的电兴奋过程与肌丝滑行的机械收缩联系起来的中介机制,称为兴奋-收缩耦联(excitation-contraction coupling)。Ca^{2+} 是重要的耦联因子,兴奋-收缩耦联的发生部位在骨骼肌的三联管结构或心肌的二联管结构(见图 4-8)。

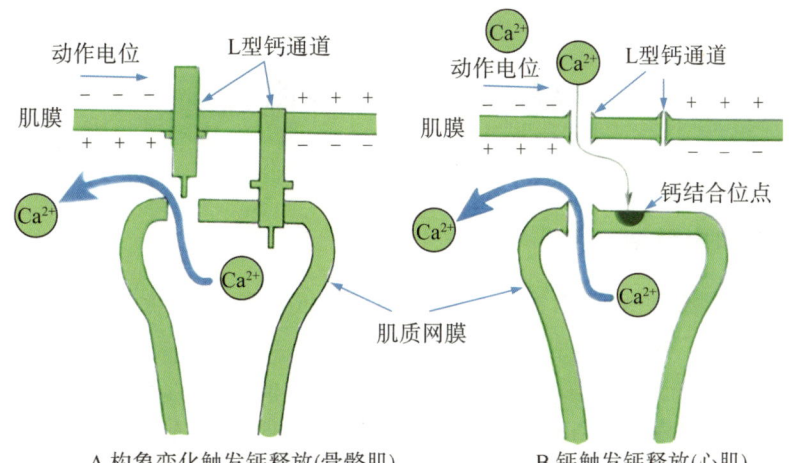

A.构象变化触发钙释放机制示意图,肌膜的去极化引起 L 型钙通道电压敏感肽段的位移,导致"拔塞"样作用的构象改变,使肌质网膜中钙释放通道开放;B.钙触发钙释放机制示意图,肌膜去极化激活了 L 型钙通道和少量 Ca^{2+} 内流,流入胞质的 Ca^{2+} 结合于肌质网膜中的钙结合位点,引起钙释放通道开放

图 4-8 横纹肌肌质网钙释放机制

在横纹肌,由肌膜上的动作电位引发的收缩涉及如下基本步骤:

(1)T 管膜的动作电位传导:肌膜上的动作电位沿 T 管膜传至肌细胞内部,并激活 T 管膜和肌膜中的 L 型钙通道。

(2)连接肌质网(或终池)内 Ca^{2+} 的释放:肌膜的去极化在骨骼肌可通过构象变化触发钙释放机制,使连接肌质网内的 Ca^{2+} 顺浓度差释放到胞质中,胞质中的 Ca^{2+} 浓度由静息时的约 0.1 μmol/L 迅速升高百倍以上。

(3)Ca^{2+} 触发肌丝滑行:胞质中 Ca^{2+} 浓度的升高促使 Ca^{2+} 与肌钙蛋白结合而触发肌肉收缩。

(4)连接肌质网回摄 Ca^{2+}:在骨骼肌,胞质中增加的 Ca^{2+} 几乎全部经激活连接肌质网膜中的钙泵而被回摄进肌质网中,胞质中 Ca^{2+} 浓度降低可导致肌肉舒张,可见肌肉舒张的过程亦会耗能。

(王双连)

第五章 血液

第一节 血液概述

一、体液和内环境

人们将体内各种组织细胞直接接触并赖以生存的环境称为内环境(internal environment),以区别于机体生存的外环境。

机体内的液体统称为体液(body fluid),约占体重的60%。其中,约2/3的体液分布在细胞内,称为细胞内液(intracellular fluid);约1/3的体液分布在细胞外,称为细胞外液(extracellular fluid),包括血浆、组织液、淋巴液和脑脊液。细胞外液含有各种无机盐和细胞必需的营养物质,还含有氧、二氧化碳及细胞代谢产物。机体内细胞的物质交换都是通过细胞外液进行的(见图5-1)。

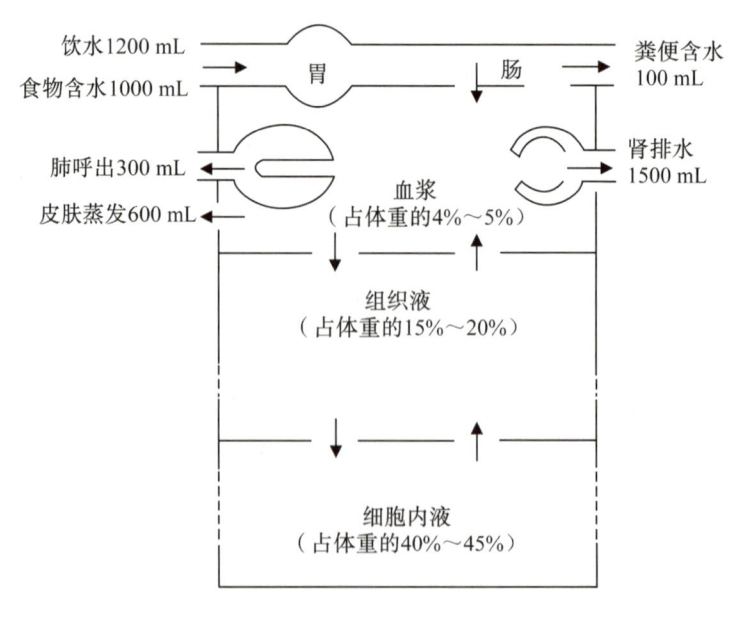

图 5-1 体液的分布与动态平衡

由于体内细胞直接接触的环境就是细胞外液,所以生理学中通常把细胞外液称为内环境。内环境的理化性质(如温度、酸碱度、渗透压和各种液体成分)可随细胞代谢和外界环境的变化而变动,但处于一种相对稳定的状态。这种内环境相对稳定的状态称为稳态(homeostasis)。稳态的维持是机体自我调节的结果,是保证机体正常生命活动的必要条件。

二、血液的成分和功能

(一)血液的成分

血液是循环流动在心血管系统内的液态组织,成人循环血容量约为 5 L。血液由血浆(plasma)和血细胞(blood cell)组成。血细胞包括红细胞(erythrocyte 或 red blood cell)、白细胞(leukocyte 或 white blood cell)和血小板(thrombocytes 或 platelet)。血浆和血细胞分别占全血的 55% 和 45%。在未加入抗凝剂的情况下,将血液静置于体外可凝固成血块,上层析出的淡黄色透明液体称为血清(serum)。

(二)血液的功能

1. 运输功能

血液在心血管系统中循环流动,起着运输物质的作用,不断把氧、营养物质和激素等运送到机体各处,同时把组织细胞的代谢产物运送到肾脏等排泄器官排出体外。

2. 防御和保护功能

血液中的中性粒细胞和单核细胞具有吞噬功能,可以吞噬细菌及病毒等病原微生物、组织碎片或其他异物。血液中的淋巴细胞具有免疫功能,血浆中的免疫球蛋白、细胞因子和补体等也参与机体的各种免疫反应。血小板和血浆中的凝血因子等参与机体的生理性止血,可防止组织损伤后的出血,具有重要的防御和保护功能。

3. 维持内环境稳态

血液中含有多种缓冲物质,可缓解进入血液的酸性或碱性物质引起的血浆 pH 值变化,维持血液 pH 值的相对稳定。血液可以将组织代谢产生的热量带到机体各处以平衡体温,过多的热量被带到皮肤散发,从而维持体温的相对稳定。血液可将代谢产物运至肾、肺、皮肤等器官,排出体内的各种"垃圾",从而保持机体内环境的相对稳定。

第二节 血 浆

一、血浆胶体渗透压

(一)血浆的成分

血浆是一种晶体物质溶液,包括水和溶解于其中的多种电解质、小分子有机化合物和一些气体。血浆的主要成分是水,占 90% 左右。血浆中含有多种蛋白质,统称为血浆蛋

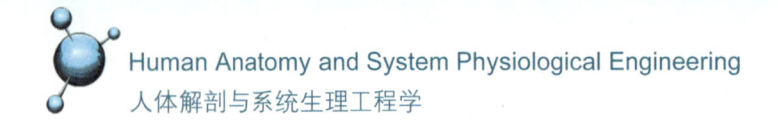

白(plasma protein)。血浆蛋白的分子较大,不易透过毛细血管壁,主要包括白蛋白、球蛋白、纤维蛋白原三类。白蛋白占血浆蛋白总量的60%～80%,分子量最小,对维持血浆胶体渗透压具有重要作用;球蛋白主要参与脂类或脂溶性物质的运输和机体的免疫反应;纤维蛋白原约占血浆的4%,分子量最大,参与机体的凝血过程。

血浆中除蛋白质外的含氮物质总称为非蛋白含氮化合物,主要包括尿素、尿酸、肌酸、肌酐、氨、胆红素等,这些物质中所含的氮称为非蛋白氮(non-protein nitrogen,NPN)。血浆中的NPN由肾脏排出,故测定血浆中的NPN含量有助于了解肾脏的功能。

血浆中还含有无机盐,多以离子状态存在,如Na^+、K^+、Ca^{2+}、Mg^{2+}、Cl^-、HCO_3^-等。这些离子在维持血浆渗透压、酸碱平衡以及神经-肌肉的兴奋性等方面起着重要作用。此外,血浆中还含有葡萄糖、乳酸、脂类以及微量物质,如维生素、激素等。

(二)血浆渗透压

人体的血浆渗透压约为300 mmol/L,相当于770 kPa。血浆渗透压主要来自溶解于其中的晶体物质,由晶体物质形成的渗透压称为晶体渗透压(crystalosmotic pressure),其中80%来自Na^+和Cl^-;小部分来自于血浆中的蛋白质,由蛋白质形成的渗透压称为胶体渗透压(colloidosmotic pressure),胶体渗透压较低,一般不超过1.5 mmol/L。由于白蛋白分子量小,其分子数量远多于其他血浆蛋白,故血浆胶体渗透压主要来自白蛋白。血浆晶体渗透压对维持细胞内外的水平衡、保持细胞的形态和功能极为重要,而血浆胶体渗透压对维持血管内外的水平衡及正常血量具有重要作用。

临床上和生理实验中所使用的各种溶液的渗透压与血浆渗透压相等,称为等渗溶液(isosmotic solution),渗透压高于或低于血浆渗透压的溶液分别称为高渗溶液或低渗溶液。

二、血浆pH值

正常人血浆的pH值为7.35～7.45,血浆pH值的相对恒定有赖于血浆内的缓冲物质,以及肺和肾的正常功能。血浆中的缓冲物质主要包括$NaHCO_3/H_2CO_3$、蛋白质钠盐/蛋白质和Na_2HPO_4/NaH_2PO_4三个缓冲对,其中$NaHCO_3/H_2CO_3$最为重要。此外,红细胞内还有血红蛋白钾盐/血红蛋白等缓冲对,参与维持血浆pH值的恒定。例如,肌肉运动产生的乳酸(HL)进入血液后与$NaHCO_3$的反应如下:

$$HL + NaHCO_3 \longrightarrow NaL + H_2CO_3$$
$$H_2CO_3 \longrightarrow H_2O + CO_2$$

反应过程中产生的CO_2由肺排出体外,从而缓冲了体内产生的过多的酸。当血浆pH值低于7.35时称为酸中毒,高于7.45时称为碱中毒。

第三节 血细胞

各类血细胞发育和成熟的过程称为造血(hemopoiesis),成人各类血细胞均起源于骨髓造血干细胞(hemopoietic stem cell)。造血干细胞通过自我复制和自我更新,可保持自身细胞数量的稳定,通过多向分化形成各系定向祖细胞,进一步发育形成各系血细胞。给造血或免疫功能低下的患者进行骨髓造血干细胞移植可重建受者的造血和免疫功能。血细胞约占血液容积的45%,在正常生理状态下,血细胞有稳定的形态结构、数量和比例。血涂片通常用瑞特(Wright)或吉姆萨(Giemsa)染色,以便观察各类血细胞的形态(见图5-2)。血细胞分类与正常值如图5-3所示。

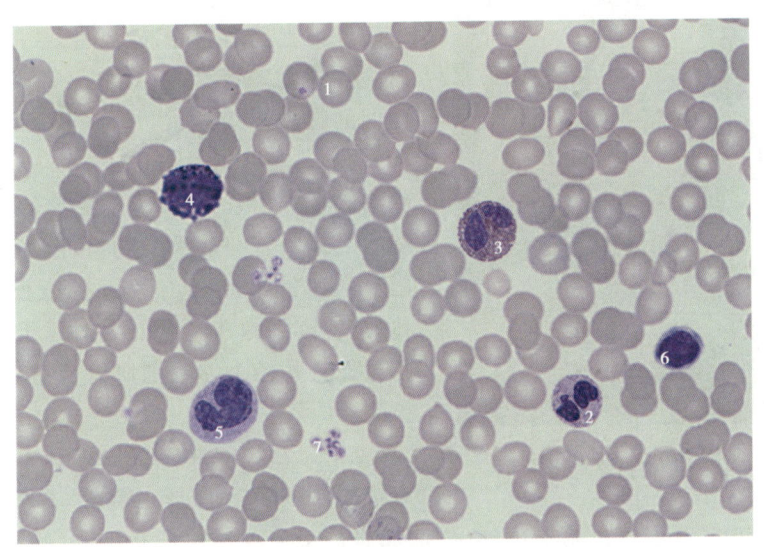

1.红细胞；2.中性粒细胞；3.嗜酸性粒细胞；4.嗜碱性粒细胞；
5.单核细胞；6.淋巴细胞；7.血小板

图 5-2 各类血细胞(瑞氏染色)

血细胞
- 红细胞 $3.5 \times 10^{12} \sim 5.5 \times 10^{12}/L$
  - 男性:红细胞 $4.2 \times 10^{12} \sim 5.5 \times 10^{12}/L$,血红蛋白 $120 \sim 150$ g/L
  - 女性:红细胞 $3.5 \times 10^{12} \sim 5.0 \times 10^{12}/L$,血红蛋白 $105 \sim 135$ g/L
- 白细胞 $4 \times 10^9 \sim 10 \times 10^9/L$
  - 粒细胞
    - 中性粒细胞 50%～70%
    - 嗜酸性粒细胞 0.5%～3%
    - 嗜碱性粒细胞 0%～1%
  - 无粒细胞
    - 淋巴细胞 20%～30%
    - 单核细胞 3%～8%
- 血小板 $100 \times 10^9 \sim 300 \times 10^9/L$

图 5-3 血细胞的分类与正常值

一、红细胞

(一)红细胞的形态和数量

红细胞直径 $7.5 \sim 8.5$ μm,呈双面凹的圆盘状,表面光滑,中央较薄,周边较厚(见图5-4)。成熟红细胞是结构功能高度特化的细胞,无细胞核,也无细胞器,细胞内充满了血红蛋白。这些形态结构特点增加了红细胞的表面积,再加上胞质内大量的血红蛋白,能最大限度地增强气体交换功能。红细胞的形态、数量以及血红蛋白的含量随生理功能改变而改变,如婴儿高于成人,运动时多于安静状态,高原地区居民高于平原地区居民。

(二)红细胞的生理特性和功能

1. 红细胞的生理特性

红细胞具有可塑变形性、悬浮稳定性和渗透脆性等生理特性,这些特性都与红细胞呈双面凹的圆盘状有关。

(1)可塑变形性(plastic deformation):正常红细胞在外力作用下具有变形的能力,这是红细胞生存所需的最重要的特性。正常的双面凹圆盘形使红细胞具有较大的表面积与体积之比,这使红细胞在受到外力时易于发生变形,在挤过比其直径小的毛细血管或血窦孔隙时不易破裂。

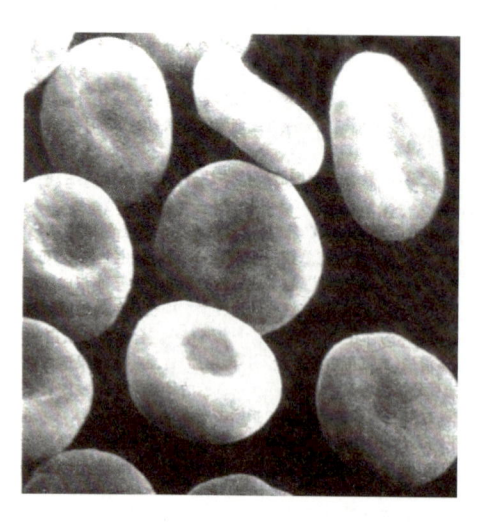

图 5-4 人红细胞扫描电镜像

(2)悬浮稳定性(suspension stability):将盛有抗凝血的血沉管垂直静置,尽管红细胞的比重大于血浆,但正常时红细胞下沉缓慢,能相对稳定地悬浮于血浆中,红细胞的这一特性称为悬浮稳定性。这是由于双面凹圆盘状的红细胞具有较大的表面积与体积之比,所产生的摩擦力较大所导致的。通常以红细胞在第 1 小时末下沉的距离来表示红细胞的沉降速度,称为红细胞沉降率(erythrocyte sedimentation rate,ESR),简称血沉。红细胞沉降率愈大,表明红细胞的悬浮稳定性愈小。

(3)渗透脆性(osmotic fragility):红细胞在等渗的 0.9% 的 NaCl 溶液中可保持其正常形态和大小,但在低渗盐溶液中会吸水膨胀、破裂和溶血,红细胞的这一特性称为红细胞的渗透脆性。红细胞的渗透脆性越大,对低渗溶液的抵抗力越小。

2. 红细胞的功能

红细胞的主要功能是运输氧和二氧化碳。当血液流经肺部时,由于肺泡内氧分压高,二氧化碳分压低,血红蛋白释放二氧化碳,与氧结合形成氧合血红蛋白;当血液流经其他器官组织时,由于这些器官组织二氧化碳分压高,氧分压低,血红蛋白释放所带的氧,与二氧化碳结合。这是红细胞在体内完成气体运输和交换功能的生理基础。此外,红细胞还参与对血液中酸、碱物质的缓冲及对免疫复合物的清除。

(三)红细胞生成的调节

正常成年人每天约产生 2×10^{11} 个红细胞。骨髓是成年人生成红细胞的唯一场所。红骨髓内的造血干细胞首先分化成为红系定向祖细胞,再经过原红细胞、早幼红细胞、中幼红细胞、晚幼红细胞等阶段,晚幼红细胞不再分裂,而是脱去细胞核成为网织红细胞。网织红细胞进入血液循环后,清除残留的线粒体、核糖体等细胞器,发育为成熟的红细胞。

1.红细胞生成所需物质

红细胞的主要成分是血红蛋白,氨基酸和铁是合成血红蛋白的重要原料,而叶酸和维生素 B_{12} 是红细胞成熟所必需的物质。此外,红细胞的生成还需要维生素 B_6、维生素 B_2 和微量元素铜、锰等。

(1)铁:铁是合成血红蛋白的必需原料。成年人每天需要 20~30 mg 铁用于红细胞生成,但每天仅需从食物中吸收 1 mg 铁以补充排泄的铁,其余的铁来自体内铁的再利用,如衰老的红细胞被巨噬细胞吞噬后,血红蛋白分解所释放的铁。当铁摄入不足、吸收障碍或长期慢性失血时,可导致机体缺铁,血红蛋白合成减少,引发缺铁性贫血。

(2)叶酸和维生素 B_{12}:叶酸和维生素 B_{12} 是 DNA 合成中所需的重要辅酶。叶酸广泛存在于动植物性食品中,其活化需要维生素 B_{12} 的参与。当缺乏维生素 B_{12} 时,叶酸的利用率会下降,引起叶酸相对不足。维生素 B_{12} 多存在于动物性食品中,肝、肾和心中含量最多,但维生素 B_{12} 的吸收需要胃黏膜壁细胞分泌的内因子的参与。当胃大部切除或壁细胞受损时,机体缺乏内因子,可因维生素 B_{12} 吸收障碍而导致巨幼红细胞性贫血。

2.红细胞生成的调节

不同发育阶段红系祖细胞表面受体表达的差异使红系祖细胞对不同造血调控因子呈现出不同的反应。早期红系祖细胞主要受干细胞因子(stem cell factor, SCF)、白细胞介素-3(interleukin-3, IL-3)和粒-巨噬细胞集落刺激因子(GM-CSF)的调节,晚期红系祖细胞主要受促红细胞生成素(erythropoietin, EPO)和雄激素的调节。此外,还有一些激素,如甲状腺激素、肾上腺皮质激素和生长激素等可通过改变组织对氧的需求而间接促进红细胞的生成。

(四)红细胞的破坏

正常人红细胞的平均寿命为 120 天。衰老的红细胞变形能力减退,脆性增高,难以穿过微小的孔隙,因此容易滞留于脾和肝脏中而被巨噬细胞吞噬,称为血管外破坏;在血管内时,红细胞也容易受到机械冲击而破损,称为血管内破坏。衰老红细胞被巨噬细胞吞噬后,血红蛋白被降解,其中的铁和氨基酸可被重新利用,胆红素则由肝排入胆汁。衰老红细胞在血管内被破坏后,释放的血红蛋白与血浆中的触珠蛋白结合,进而被肝摄取。红细胞破坏过多可引起溶血性贫血。

二、白细胞

(一)白细胞的形态、数量和分类

白细胞为无色有核的球形细胞,正常成人的白细胞数量为 $(4~10)×10^9/L$,其数量无显著性别差异,婴幼儿稍多于成人,可受运动、饮食及经期等生理因素及疾病的影响。

在 Wright 染色的血涂片上(见图 5-2),根据白细胞胞质内有无特殊颗粒,可将白细胞分为有粒白细胞和无粒白细胞两大类。有粒白细胞又根据特殊颗粒的染色特点,分为中性粒细胞、嗜酸性粒细胞和嗜碱性粒细胞。无粒白细胞又分为单核细胞和淋巴细胞。

(二)白细胞的结构和功能

各类白细胞均参与机体的防御功能。白细胞具有变形、游走、趋化、吞噬和分泌等特性,是参与机体防御功能的生理基础。除淋巴细胞外,所有的白细胞都能伸出伪足做变形运动,由此穿过毛细血管壁进入组织,这一过程称为白细胞渗出(diapedesis)。渗出到组织的白细胞也可借助变形运动在组织内游走,在某些化学物质,如细胞降解产物、抗原-抗体复合物、细菌毒素等的吸引下,可定向游走到其周围,并将其吞噬清除,这种特性称为趋化性(chemotaxis)。白细胞还可分泌白细胞介素、干扰素、肿瘤坏死因子等多种细胞因子,参与炎症和免疫反应的调节。

1. 中性粒细胞

中性粒细胞是白细胞中数量最多的一种,占白细胞总数的50%~70%。中性粒细胞呈球形,直径10~12 μm,核呈杆状或分叶状,分叶核多为2~5叶,叶间有细丝相连。胞质内充满大量细小的、分布均匀的、染成淡紫色和淡红色的颗粒,其中体积较大的淡紫色颗粒为嗜天青颗粒,较细小的淡红色颗粒为特殊颗粒。嗜天青颗粒是一种溶酶体,内含酸性磷酸酶、过氧化物酶等水解酶,能消化分解吞噬的异物;特殊颗粒内含吞噬素、溶解酶等,能杀死细菌,溶解细菌表面的糖蛋白。当局部组织受到细菌等侵袭时,中性粒细胞在趋化因子作用下,向病变局部集中,将病原体包围并吞噬。这些吞噬了细菌的中性粒细胞或被巨噬细胞吞噬,或变性坏死成为脓细胞。

2. 嗜酸性粒细胞

嗜酸性粒细胞占白细胞总数的0.5%~3%,呈球形,直径10~15 μm,核呈杆状或分叶状,以两叶核居多。胞质内充满粗大的、分布均匀的、染成橘红色的嗜酸性颗粒,颗粒内含有酸性磷酸酶、芳基硫酸酯酶、过氧化物酶、组胺酶等。颗粒内的组胺酶可分解组织胺,芳香硫酸酯酶可分解白三烯,从而抑制机体过敏反应;胞体借助抗体与某些寄生虫表面接触,促进颗粒内物质释放,直接杀死寄生虫或虫卵。

3. 嗜碱性粒细胞

嗜碱性粒细胞在白细胞中数量最少,占白细胞总数的0~1%。嗜碱性粒细胞呈球形,直径10~12 μm,核呈分叶状或呈"S"形,着色浅淡,轮廓常不清楚。胞质内含有大小不一、分布不均、染成蓝紫色的嗜碱性颗粒。颗粒内含有肝素、组胺、过敏性慢反应物质、嗜酸性粒细胞趋化因子等。其中,肝素具有抗凝血作用;组胺和过敏性慢反应物质可使毛细血管壁通透性增加,局部充血水肿,并可使支气管平滑肌收缩,引起荨麻疹、哮喘等过敏反应;嗜酸性粒细胞趋化因子可吸引嗜酸性粒细胞聚集于局部,限制嗜碱性粒细胞的致敏作用。

4. 单核细胞

单核细胞是白细胞中体积最大的细胞,占白细胞总数的3%~8%,直径14~20 μm。单核细胞呈圆球形,核呈肾形、马蹄形或不规则形,核着色较浅,常偏位(见图5-2)。胞质丰富,呈灰蓝色,含有较多细小的嗜天青颗粒,颗粒内含有过氧化物酶、酸性磷酸酶、溶菌酶等。骨髓生成的单核细胞进入血液循环短期停留后,穿越血管壁进入组织,发育成为巨噬细胞(macrophage),从而形成单核-吞噬细胞系统。血液循环中的单核细胞功能不活跃,穿越血管进入组织后,吞噬能力明显增强,如吞噬入侵机体的病原微生物、异物,清除体内衰老病变的细胞,还参与抗原的呈递,在免疫应答的调节中起关键作用。

5.淋巴细胞

淋巴细胞占白细胞总数的20%～30%,呈球形,大小不一,直径6～8 μm的为小淋巴细胞,9～12 μm的为中淋巴细胞,13～20 μm的为大淋巴细胞。外周血中以小淋巴细胞数量最多。小淋巴细胞的核呈圆形,一侧常有一凹陷,染色深;胞质很少,在核周形成一窄环,嗜碱性,可被染成天蓝色,含有少量嗜天青颗粒,颗粒内不含有过氧化物酶,有别于单核细胞内的嗜天青颗粒。大、中淋巴细胞的核呈圆形,着色较浅,胞质相对丰富,可见少量嗜天青颗粒。淋巴细胞是体内功能与分类最为复杂的细胞群,具有极其重要的免疫功能。

（三）白细胞生成的调节

白细胞起源于骨髓中的造血干细胞,粒细胞和单核细胞的生成受粒-巨噬细胞集落刺激因子(GM-CSF)、粒细胞集落刺激因子(G-CSF)、巨噬细胞集落刺激因子(M-CSF)等调节,经历定向祖细胞、可识别的前体细胞和成熟白细胞三个阶段。

（四）白细胞的破坏

由于白细胞主要在组织中发挥作用,淋巴细胞可往返于血液、组织液和淋巴之间,并能增殖分化,故白细胞的寿命较难判断。一般来说,中性粒细胞在血液中停留6～8 h,然后进入组织,4～5天后即衰老死亡;单核细胞在血液中停留1天左右,然后进入组织,发育为巨噬细胞,在组织中可存活3个月左右;淋巴细胞存活时间长短不一,最短几个小时,最长可达数年。

三、血小板

（一）血小板的形态、数量和功能

血小板又称为血栓细胞(thrombocyte),是骨髓巨核细胞胞质部分脱落的细胞质碎片,直径2～4 μm,呈双凸扁盘形,当受到机械或化学刺激时,可伸出伪足,呈不规则形(见图5-2)。血小板没有细胞核,胞质呈淡蓝紫色,中央有密集的紫色颗粒,颗粒内含有血小板因子Ⅳ、血小板生长因子、凝血酶敏感蛋白等,有助于维持血管壁的完整性,参与生理性止血。正常成年人血小板的数量为$(100～300)\times 10^9$/L,当血小板数量太少时,会导致机体有出血倾向。

（二）血小板的生理特性

1.黏附

血小板与非血小板表面的黏着称为血小板黏附(platelet adhesion)。血小板不能黏附于正常内皮细胞表面。当血管内皮细胞受损时,血小板可黏附于内皮下组织。

2.聚集

血小板与血小板之间的相互黏着称为血小板聚集(platelet aggregation),这一过程需要纤维蛋白原、Ca^{2+}等的参与。

3.释放

当血小板受到机械或化学刺激时,将储存在颗粒内的物质排出的现象称为血小板释放(platelet release),如释放血小板因子Ⅳ、血小板生长因子、凝血酶敏感蛋白、5-羟色胺

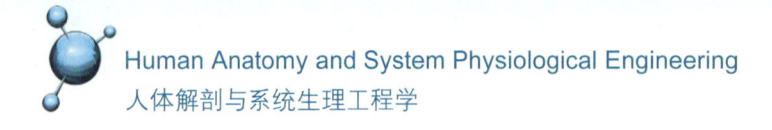

等,可进一步促进血小板的活化、聚集,加速止血过程。

4.收缩

在血小板中存在类似肌细胞的收缩蛋白系统,使血小板具有收缩能力。

5.吸附

血小板表面可吸附血浆中的多种凝血因子,如凝血因子Ⅰ、凝血因子Ⅴ、凝血因子Ⅺ等,有利于血液凝固和生理性止血。

血小板的上述生理特性是血小板发挥生理性止血功能的基础。

(三)血小板生成的调节

血小板是骨髓巨核细胞胞质部分脱落的细胞质碎片,一个巨核细胞可产生2000~5000个血小板。血小板生成素(thrombopoietin,TPO)是体内血小板生成调节最重要的生理性调节因子,可促进巨核系祖细胞的存活和增殖,也可促进巨核细胞的增殖和分化。

(四)血小板的破坏

血小板进入血液后,平均寿命为7~14天,但只在最初2天具有生理功能。衰老的血小板在脾、肝和肺组织中被吞噬清除。此外,在参与生理性止血活动中,血小板聚集后其本身解体,释放出生物活性物质。

第四节 生理性止血

正常情况下,小血管受损后几分钟内,血流就会自行停止,这种现象称为生理性止血,是机体重要的保护措施之一。生理性止血过程主要包括血管收缩、血小板血栓形成和血液凝固三个过程,这三个过程相继发生并相互重叠(见图5-5)。

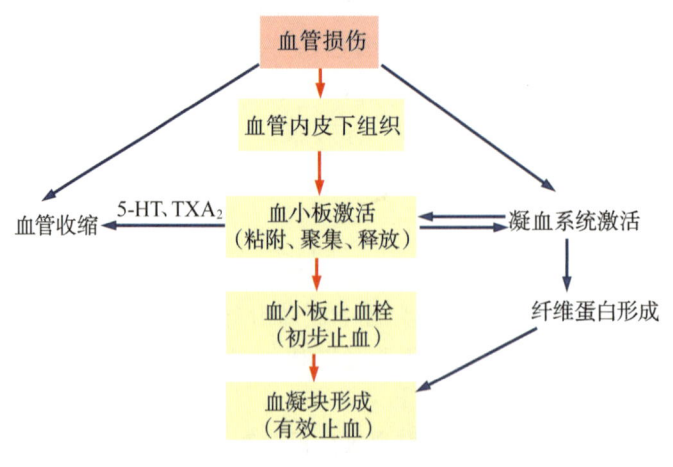

图5-5 生理性止血

一、血液凝固

血液由流动的液体状态变成不能流动的凝胶状态的过程称为血液凝固(blood coagulation)。在这个过程中,可溶性的纤维蛋白原转变成不溶性的纤维蛋白,纤维蛋白交织成网,网罗血细胞和血液中的其他成分,从而形成血凝块。血液凝固过程是由多种凝血因子参与的一系列复杂的酶促反应过程。

(一)凝血因子

血浆与组织中直接参与血液凝固的物质称为凝血因子(coagulation factor)。目前已知的凝血因子有14种,其中已按国际命名法用罗马数字编号的有12种,此外还有高分子量激肽酶和前激肽释放酶(见表5-1)。正常情况下,大多数凝血因子以无活性状态存在,凝血时被激活,通常在其代号的右侧加"a"表示。

表5-1 机体内的凝血因子

因子	名称	合成部位	特性和功能
Ⅰ	纤维蛋白原	肝细胞	激活形成不溶性纤维蛋白
Ⅱ	凝血酶原	肝细胞	活化为凝血酶,催化纤维蛋白原转变为纤维蛋白
Ⅲ	组织因子	组织细胞	启动外源性凝血过程
Ⅳ	Ca^{2+}	—	辅因子
Ⅴ	前加速异变因子	内皮细胞 血小板	辅因子,加速Ⅹa对凝血酶原的激活
Ⅶ	前转变素稳定因子	肝细胞	与因子Ⅲ形成复合物,激活因子Ⅸ和因子Ⅹ
Ⅷ	抗血友病因子	肝细胞	辅因子,增强因子Ⅸ的作用
Ⅸ	血浆凝血激酶	肝细胞	激活因子Ⅹ
Ⅹ	斯图亚特因子	肝细胞	参与形成凝血酶原酶复合物,激活凝血酶原
Ⅺ	血浆凝血活酶前质	肝细胞	激活因子Ⅸ
Ⅻ	接触因子	肝细胞	激活因子Ⅺ
ⅩⅢ	纤维蛋白稳定因子	肝细胞 血小板	使纤维蛋白单体交联形成纤维蛋白网
	高分子量激肽酶	肝细胞	辅因子,增强因子Ⅻ和PK的作用
	前激肽释放酶	肝细胞	激活因子Ⅻ

(二)凝血过程

在凝血过程中,一系列凝血因子按一定顺序相继激活生成凝血酶,使可溶性纤维蛋白原变为不溶性的纤维蛋白。凝血过程可分为凝血酶原酶复合物的形成、凝血酶原的激活和纤维蛋白的生成三个基本步骤。

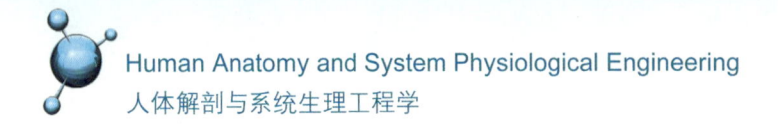

1.凝血酶原酶复合物的形成

凝血酶原酶复合物也称为因子X酶复合物(tenase complex),是由因子Xa、因子Va、Ca^{2+}和血小板磷脂共同形成的复合物,其中因子X是激活凝血酶原的关键因子。根据因子X的激活途径和参与的凝血因子的不同,可分为内源性凝血途径和外源性凝血途径。两条途径中有些凝血因子可以相互激活,故两条途径不是完全独立的,两者间有密切的联系。

(1)内源性凝血途径:参与内源性凝血途径的因子全部来自血液。当血管内皮受损后,带负电荷的胶原暴露,因子Ⅻ与暴露的带负电荷的胶原结合而被激活,从而启动内源性凝血过程(见图5-6)。

(2)外源性凝血途径:组织因子Ⅲ是一种跨膜糖蛋白,存在于大多数组织细胞。在正常生理状态下,这些组织细胞并不表达组织因子。当组织血管损伤时,组织因子暴露于血液,与Ⅶa和Ca^{2+}结合形成Ⅶa-Ⅲ复合物,从而启动外源性凝血过程(见图5-6)。

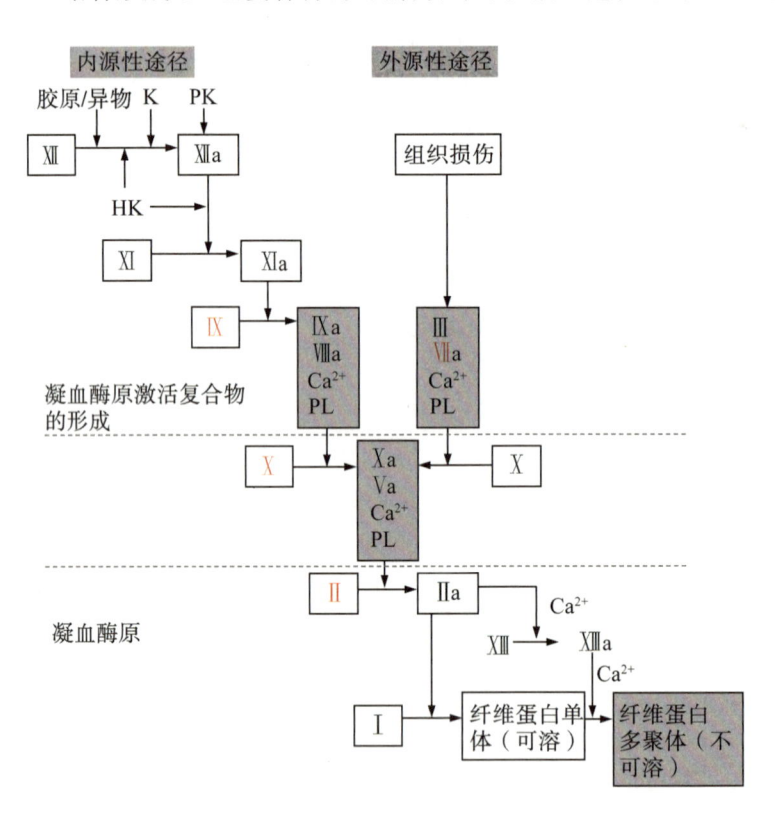

图5-6 凝血过程示意图

2.凝血酶原的激活和纤维蛋白的生成

当因子X活化后,在Ca^{2+}存在的情况下,与因子Va在磷脂膜表面形成凝血酶原酶复合物,进而激活凝血酶原。在凝血酶的催化下,纤维蛋白原转变成可溶性纤维蛋白单体;在激活的因子ⅩⅢ作用下,纤维蛋白单体相互连接形成不溶性纤维蛋白多聚体,交织成网,网罗血细胞形成凝血块。

在凝血块形成后,血小板的收缩蛋白收缩使凝血块回缩,析出淡黄色的液体,称为血清。与血浆相比,血清中缺乏纤维蛋白原和少量参与凝血过程的血浆蛋白,增加了一些凝血时血小板释放的物质。

(三)凝血过程的调控

正常情况下,循环血流并不凝固,即使当组织损伤而发生生理性止血时,止血栓也只限于病变部位,这表明体内的生理性凝血过程在时间和空间上受到严格的控制。

1.血管内皮的抗凝作用

正常的血管内皮作为屏障,可防止凝血因子、血小板与内皮下成分接触,从而避免凝血系统激活和血小板活化;血管内皮细胞膜上存在多种生理性抗凝物质,如硫酸乙酰肝素蛋白多糖、凝血酶调节蛋白等。血管内皮细胞还可合成并释放前列环素、一氧化氮,抑制血小板的聚集。

2.纤维蛋白的吸附、血流的稀释和单核-吞噬细胞的吞噬作用

在凝血过程中所形成的凝血酶,85%~90%可被纤维蛋白吸附,这有助于加速局部凝血反应的进行,避免凝血酶扩散。进入血循环的活化的凝血因子可被血流稀释,或被单核-吞噬细胞吞噬。

3.生理性抗凝物质

人体内的生理性抗凝物质主要有丝氨酸蛋白酶抑制物、肝素(heparin)、蛋白质C系统、组织因子途径抑制物等。

(1)丝氨酸蛋白酶抑制物:此类抑制物主要有抗凝血酶Ⅲ、肝素辅因子Ⅱ等。其中,抗凝血酶Ⅲ由肝和血管内皮细胞产生,负责灭活60%~70%的凝血酶,通过与凝血酶和凝血因子活性中心的丝氨酸残基结合而抑制其活性;与肝素结合后,其抗凝作用明显增强。

(2)肝素:肝素是一种酸性黏多糖,主要由肥大细胞和嗜碱性粒细胞产生,主要通过增强抗凝血酶的活性而发挥间接抗凝作用。此外,肝素还能抑制血小板发生黏附、聚集、释放,以及抑制血小板表面凝血酶原的激活,这也是肝素在体内的抗凝作用强于体外的原因所在。

(3)蛋白质C系统:蛋白质C系统主要包括蛋白质C、凝血酶调节蛋白、蛋白质S和蛋白质C抑制物。活化的蛋白质C可灭活因子Ⅷa和因子Ⅴa,抑制因子Ⅹ和凝血酶原的激活,有助于避免凝血过程向周围正常血管部位扩展。蛋白质S是活化蛋白质C的辅因子,可显著增强蛋白质C的作用。

(4)组织因子途径抑制物:组织因子途径抑制物(tissue factor pathway inhibitor, TFPI)是血管内皮细胞产生的一种糖蛋白,是外源性凝血途径的特异性抑制物,也是体内主要的生理性抗凝物质。

二、纤维蛋白的溶解

正常情况下,组织损伤后形成的止血栓在完成止血后,其中的纤维蛋白将逐步溶解,从而保证血管的畅通。纤维蛋白被分解液化的过程称为纤维蛋白溶解(fibrinolysis),简称纤溶。纤溶系统主要包括纤维蛋白溶解酶原(plasminogen,简称纤溶酶原)、纤溶酶、纤溶酶原激活物和纤溶抑制物。纤溶可分为纤溶酶原的激活与纤维蛋白的降解两个基本阶段。

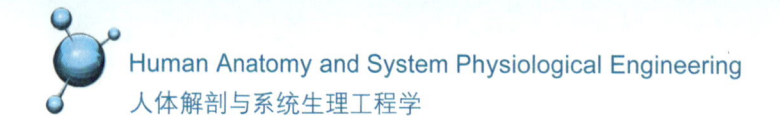

(一)纤溶酶原的激活

正常情况下,血浆中的纤溶酶是以无活性的纤溶酶原的形式存在的,在纤溶酶原激活物的作用下,纤溶酶原脱去一段肽链,成为纤溶酶。纤溶酶原激活物主要有组织型纤溶酶原激活物和尿激酶纤溶酶原激活物。重组人组织型纤溶酶原激活物已作为溶栓药物用于临床血栓栓塞的溶栓治疗。

此外,因子Ⅻa、激肽释放酶等也可激活纤溶酶原。当血液与异物表面接触而激活因子Ⅻ时,一方面启动内源性凝血途径,另一方面也通过激活激肽释放酶而激活纤溶系统,使凝血与纤溶相互制约,保持平衡。

(二)纤维蛋白的降解

在纤溶酶的作用下,纤维蛋白和纤维蛋白原被分解为可溶性小肽,这些可溶性小肽统称为纤维蛋白降解产物。纤维蛋白降解产物通常不再发生凝固,部分小肽还具有抗凝血作用。

体内很多物质可抑制纤溶系统的活性,主要有纤溶酶原激活物抑制物-1和抗纤溶酶。正常情况下,血管内皮细胞分泌的纤溶酶原激活物抑制物-1的量十倍于组织型纤溶酶原激活物,加上抗纤溶酶对纤溶酶的灭活作用,导致血液中的纤溶活性很低。

第五节 血型与输血

一、血型

血型(blood group)是指血液成分(包括红细胞、白细胞、血小板)表面的抗原类型,通常所说的血型是指红细胞膜上的特异性抗原类型,与临床关系最密切的是红细胞ABO血型系统及Rh血型系统。

(一)ABO血型系统

1901年,奥地利病理学家与免疫学家卡尔·兰德斯坦纳(Karl Landsteiner)发现了第一个人类血型系统——ABO血型系统。ABO血型系统中有两种不同的抗原(A抗原和B抗原),血清中含有与其对应的两种抗体(抗A抗体和抗B抗体)。根据红细胞膜上是否存在A抗原和B抗原,将血液分为四种血型:红细胞膜上只有A抗原者为A型,只有B抗原者为B型,同时有A和B两种抗原者为AB型,A和B两种抗原都缺乏者为O型。不同血型的人的血清中含有不同的抗体,但不含有与自身红细胞膜上抗原相对应的抗体(见表5-2)。

表5-2 ABO血型系统中的抗原、抗体和基因型

血型	红细胞抗原	血清中的抗体	基因型
A	A抗原	抗B抗体	AA,AO
B	B抗原	抗A抗体	BB,BO

续表

血型	红细胞抗原	血清中的抗体	基因型
AB	A抗原和B抗原	无抗A抗体和抗B抗体	AB
O	无A抗原和B抗原	抗A抗体和抗B抗体	OO

将血型不相容的两个人的血液混合时,红细胞可凝集成簇,这种现象称为红细胞凝集(agglutination),其本质是红细胞膜上特异性抗原与血清中特异性抗体发生的抗原-抗体反应。其中血型抗原被称为凝集原,血清抗体被称为凝集素。

人类ABO血型系统的遗传是由9号染色体上的A、B、O三个等位基因来控制的,其中A、B为显性基因,O为隐性基因。在一对染色体上只可能出现上述三个等位基因中的两个,分别由父母双方各遗传一个给后代(见表5-2)。正确鉴定血型是保证输血安全的基础,血型鉴定对法医学和人类学的研究也具有重要价值。

(二) Rh 血型系统

1940年,兰德斯坦纳和温纳(A. Wiener)用恒河猴(Rhesus monkey)红细胞重复注入家兔体内,使家兔体内产生抗恒河猴红细胞的抗体,然后再用含这种抗体的血清与人的红细胞混合,发现大部分人的红细胞可被这种血清凝集,说明这些人的红细胞上具有与恒河猴红细胞同样的抗原,称为Rh抗原。

Rh血型系统是红细胞血型中最复杂的一个系统,现已发现50多种Rh抗原,其中与临床关系密切的是D、E、C、c、e五种。D抗原的抗原性最强,医学上通常将红细胞上有D抗原者称为Rh阳性,而红细胞上缺乏D抗原者称为Rh阴性。

与ABO血型系统不同,人的血清中不存在抗Rh的天然抗体,只有当Rh阴性者在接受Rh阳性者的血液后,才会产生抗Rh抗体。输血后2~4个月,血清中抗Rh抗体的水平达到高峰。因此,Rh阴性受血者在第一次接受Rh阳性者的输血后,一般不产生明显的输血反应,但在第二次或多次输入Rh阳性者的血液时,即可发生抗原-抗体反应,使输入的Rh阳性红细胞凝集而溶血。另外,Rh血型系统的抗体主要是IgG,分子较小,可以通过胎盘屏障进入胎儿体内。当Rh阴性的孕妇怀有Rh阳性的胎儿时,如果胎儿的少量红细胞或D抗原通过胎盘进入母体血液循环,母体内就会产生Rh抗体。如果这位母亲再次妊娠,血中的Rh抗体可通过胎盘屏障进入胎儿体内,如胎儿仍为Rh阳性血型,就会引起新生儿溶血。若在Rh阴性母亲生育第一胎后,及时输注特异性抗D免疫球蛋白,中和进入母体的D抗原,防止Rh阴性母亲致敏,可预防第二次妊娠时新生儿溶血的发生。

二、输血

(一) 血量

血量(blood volume)是指全身血液的总量,正常成年人的血液总量相当于体重的7%~8%。血量的相对恒定是维持正常血压和各组织器官正常血液供应的必要条件。正常情况下,由于神经、体液的调节作用,体内血量保持相对恒定。

大出血时,如果失血量达全身血量的20%,机体的代偿功能不足以维持正常血压水平,就会出现一系列临床症状。如果失血量超过 30% 或更多,就可能危及生命。输血为抢救生命的重要手段。

(二)输血原则

为了保证输血安全,必须遵守输血原则。

首先,在准备输血时,必须鉴定血型,保证供血者与受血者的 ABO 血型相合,最好坚持同型输血。即使在 ABO 系统血型相同的人之间进行输血,输血前也必须进行交叉配血实验(见图 5-7),把供血者的红细胞与受血者的血清进行配合实验,称为交叉配血主侧,检测受血者体内是否存在针对供血者红细胞的抗体;将受血者的红细胞和供血者的血清进行配合实验,称为交叉配血次侧,检测供血者体内是否存在针对受血者红细胞的抗体。以往曾把 O 型血的人称为"万能供血者",或把 AB 型血的人称为"万能受血者"。这种异型输血只能在密切监护下,少量而缓慢地进行,如发生输血反应,必须立即停止输血。

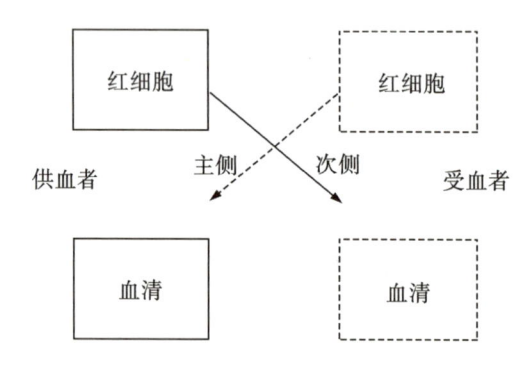

图 5-7 交叉配血实验

其次,对于生育年龄的妇女和需要反复输血的患者,还必须考虑 Rh 血型是否相合,以免受血者被致敏后产生 Rh 抗体。

根据供血的来源,输血分为异体输血和自体输血。异体输血存在传播血液性传染病的潜在风险。自体输血是采用患者自身血液成分,以满足患者本人手术或紧急情况下需要的一种输血疗法,是值得推广的安全输血方式。根据输注血液的成分,输血分为全血输血和成分输血,成分输血是把人血中的各种不同成分,如红细胞、粒细胞、血小板、血浆等分别制成高纯度或高浓度的制品,再输注给患者,可增强治疗的针对性,提高疗效,且能节约血源。

2017 年,《科学》杂志(*Science*)刊登了中国人民解放军陆军军医大学罗阳团队的最新研究成果,该团队利用人工智能软件,30 s 内可鉴定血型,准确率超过 99.9%。这对于急需输血抢救的患者意义重大,可以为患者节省 3~15 min 的时间,增加他们的生存率,同时也可用于抢险救灾、战场急救等急需验血的情况。罗阳团队提出的鉴定原理是抗原-抗体反应和 pH 试纸颜色反应。研究人员为了减少人为识别带来的误差,还开发了一套机器学习算法,自动识别 pH 试纸颜色的变化。

(郭雨霁)

第六章　循环系统

循环系统(circulatory system)是分布于周身的密闭管道及其管道内液体所组成的系统，包括心血管系统和淋巴系统。心血管系统(cardiovascular system)由心脏、血管和血液组成(见图6-1)。血管分为动脉、毛细血管和静脉。淋巴系统(lymphatic system)由淋巴、淋巴管、淋巴组织和淋巴器官组成，是血液循环的辅助系统。

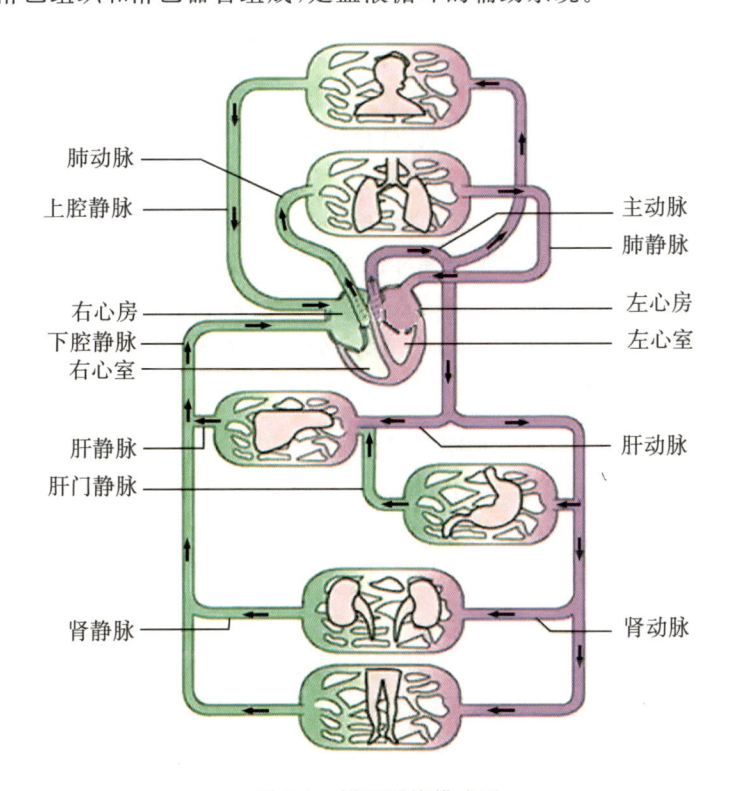

图 6-1　循环系统模式图

血液在心脏和血管内周而复始地不间断地沿一个方向流动，称为血液循环。心脏的节律性搏动是血液流动的动力，血管是血液流动的管道和物质交换的场所，瓣膜能保证血液朝一个方向流动。

第一节　循环系统概述

一、循环系统的组成和功能

心血管系统包括心(heart)、动脉(artery)、毛细血管(capillary)和静脉(vein)。

(一)心

心主要由心肌构成,是连接动脉、静脉的枢纽和心血管系统的"动力泵",且具有内分泌功能。心内部被房间隔和室间隔分为互不相通的左、右两半,每半又分为上面的心房和下面的心室,故心有四个腔:左心房、左心室、右心房和右心室。同侧心房和心室借房室口相通。心房接受静脉,心室发出动脉。在房室口和动脉口处均有瓣膜,它们如同泵的阀门,可顺流开启、逆流关闭,保证血液定向流动。

(二)动脉

动脉是运送血液离心的管道,管壁较厚,可分为三层:内膜菲薄,腔面为一层内皮细胞,能减少血流阻力;中膜较厚,含平滑肌、弹性纤维和胶原纤维,大动脉以弹性纤维为主,中、小动脉以平滑肌为主;外膜由结缔组织构成,含胶原纤维和弹性纤维,可防止血管过度扩张。动脉壁的结构和功能密切相关。大动脉中膜弹性纤维丰富,有较大的弹性,心室射血时,管壁被动扩张;心室舒张时,管壁弹性回缩,推动血液继续向前流动。中、小动脉,特别是小动脉中膜平滑肌可在神经-体液调节下收缩或舒张以改变管腔大小,从而调控局部血流量和血流阻力。动脉在行程中不断分支,愈分愈细,最后移行为毛细血管。

(三)毛细血管

毛细血管是连接动脉、静脉末梢间的管道,管径一般为 6～8 μm,管壁主要由单层内皮细胞和基膜构成。毛细血管彼此吻合成网,除软骨、角膜、晶状体、毛发、牙釉质和被覆上皮外,遍布全身各处。毛细血管数量多、管壁薄、通透性大,管内血流缓慢,是血液与血管外组织液进行物质交换的场所。

(四)静脉

静脉是引导血液回心的血管。小静脉由毛细血管汇合而成,在向心回流过程中不断接受属支,逐渐汇合成中静脉、大静脉,最后注入心房。静脉管壁也可以分为内膜、中膜和外膜三层,但其界线常不明显。与相应的动脉比较,静脉管壁薄,管腔大,弹性小,容血量较大。

二、体循环和肺循环

根据血液运行的途径不同,血液循环可分为体循环和肺循环,两者相互联系构成完整的循环系统。左心室搏出的血液经过主动脉及其分支流到全身毛细血管(肺泡毛细血管除外),进行物质交换后,再经过各级静脉汇入上腔静脉、下腔静脉和冠状窦流回右心房,血液沿此路径的循环称为体循环(systemic circulation)或大循环。右心室搏出的血液经过肺动脉及其分支流到肺泡毛细血管,进行其他交换后,经过肺静脉流回左心房,血液沿此路径的循环称为肺循环(pulmonary circulation)或小循环。体循环和肺循环同时进行,体循环的路程长,流经范围广,以动脉血滋养全身各部,并将全身各部的代谢产物和二氧化碳运回心;肺循环路程较短,只通过肺,主要使静脉血转变为氧饱和的动脉血。

第二节 循环系统的结构

一、心

(一)心的位置、外形和毗邻

心是一个中空的肌性纤维性器官,形似倒置的前后稍扁的圆锥体,周围裹以心包,斜位于胸腔中纵隔内。心约 2/3 位于人体正中线左侧,约 1/3 位于人体正中线右侧,前方平对胸骨体和第 2~6 肋软骨,后方平对第 5~8 胸椎,两侧与胸膜腔和肺相邻,上方连出入心的大血管,下方位于膈上(见图 6-2)。

心可分为一尖、一底、两面、三缘,表面有四条沟(见图 6-3)。心尖(cardiac apex)呈钝圆形,由左心室构成,朝向左前下方,故在左侧第 5 肋间隙锁骨中线内侧 1~2 cm 处可触及心尖搏动。心底(cardic base)朝向右后上方,主要由左心房和小部分右心房构成。上、下腔静脉分别从上、下方注入右心房,左、右肺静脉分别从左、右侧注入左心房。胸肋面(前面)为贴近胸骨体、肋软骨的前面,朝向前上方,约 3/4 由右心室和右心房构成,约 1/4 由左心室构成。膈面(下面)几乎呈水平位,朝向后下方,隔心包与膈毗邻,大部分由左心室构成,一小部分由右心室构成。心的下缘(锐缘)介于膈面与胸肋面之间,接近水平位,由右心室和心尖构成。左缘(钝缘)居胸肋面与肺之间,绝大部分由左心室构成,仅上方一小部分由左心耳参与。右缘由右心房构成。

心表面有四条沟,可作为四个心腔的表面分界:冠状沟(coronary sulcus)几呈冠状位,近似环形,前方被肺动脉干所中断,该沟将右上方的心房和左下方的心室分开。前室间沟(anterior

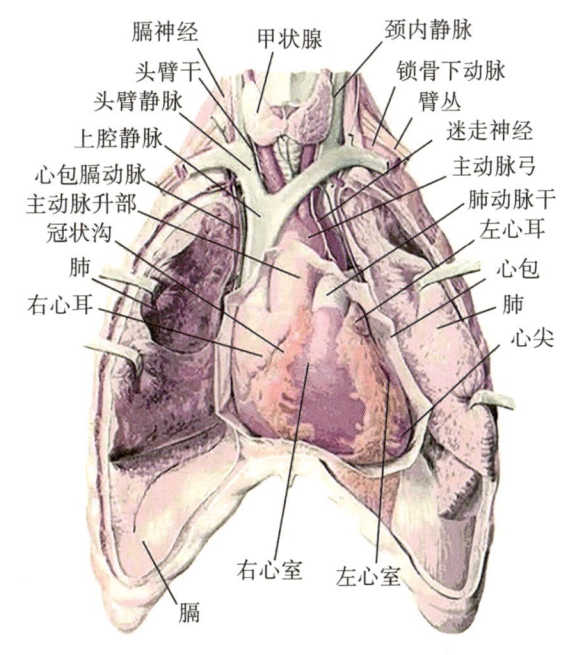

图 6-2 心的位置

interventricular groove)和后室间沟(posterior interventricular groove)分别在心室的胸肋面和膈面,从冠状沟走向心尖的右侧,它们分别与室间隔的前缘、下缘一致,是左、右心室在心表面的界标。冠状沟和前、后室间沟内被冠状血管和脂肪组织等填塞。在心底,右心房与右上、下肺静脉交界处的浅沟称后房间沟(posterior interatrial groove),与房间隔后缘相一致,是左、右心房在心表面的界标。后房间沟、后室间沟与冠状沟三者的相交处称房室交界(atrioventricular crux),是心表面的一个重要标志,也是左右心房与左右心室在心后面相互交汇的部位,其深面有重要的血管和神经等结构。

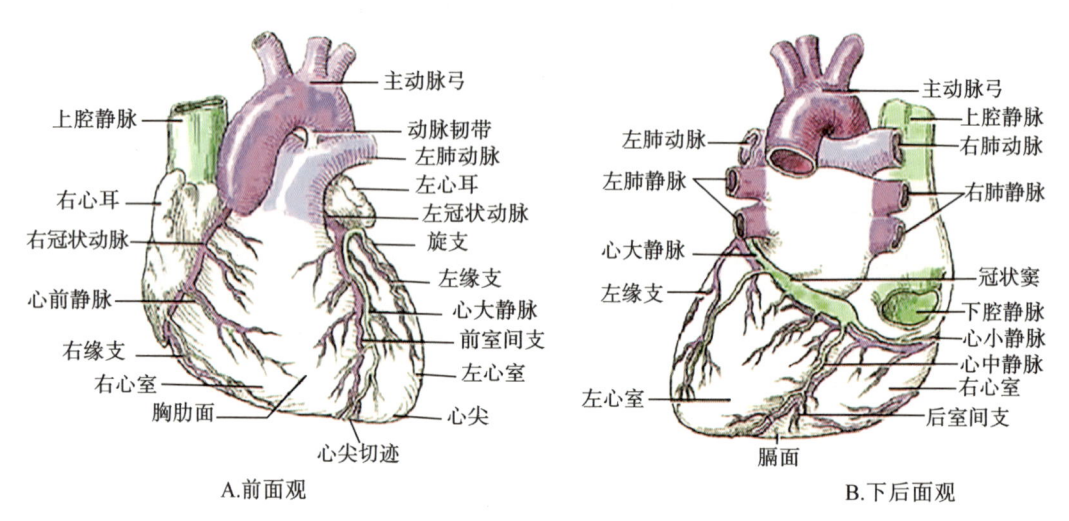

图 6-3 心的外形与血管

(二)心腔

心被心间隔分为左、右两半,左、右半心各分成左、右心房和左、右心室四个腔,同侧心房和心室借房室口相通。左、右心房由房间隔分隔,左、右心室由室间隔分隔,互不相通。

1.右心房

右心房(right atrium,见图 6-4)位于心的右上部,有一个出口和三个入口。出口即通向右心室的右房室口,右心房的血液由此流入右心室。入口为上腔静脉口、下腔静脉口,以及下腔静脉口与右房室口之间的冠状窦口。下腔静脉口前缘、冠状窦口下缘均有薄的半月形瓣膜,分别称为下腔静脉瓣、冠状窦瓣。

2.右心室

右心室(right ventricle,见图 6-5)在右心房的前下方。右心室流入道的入口为右房室口(right atrioventricular orifice),呈卵圆形,其周围由致密结缔组织构成的三尖瓣环围绕。三尖瓣(tricuspid valve,也称右房室瓣,right atrioventricular valve,见图 6-6)基底附着于三尖瓣环上,瓣膜游离缘垂入心室腔。三尖瓣的游离缘和心室面借腱索连于乳头肌。当心室收缩时,由于三尖瓣环缩小以及血液推动,使三尖瓣关闭;乳头肌收缩和腱索牵拉,使瓣膜不致翻向心房,从而防止血液倒流入右心房。三尖瓣环、三尖瓣、腱索和乳头肌在结构和功能上是一个整体,称三尖瓣复合体(tricuspid valve complex)。它们共同保证血液的单向流动,其中任何一部分结构损伤,都会导致血流动力学上的改变。右心室流出道

第六章 循环系统

位于右心室前上方,借肺动脉口通肺动脉干。肺动脉口周缘有三个彼此相连的半月形纤维环,称为肺动脉瓣环,环上附有三个半月形的肺动脉瓣(pulmonary valve)。肺动脉瓣与肺动脉壁之间的袋状间隙称为肺动脉窦。当心室收缩时,血液冲开肺动脉瓣进入肺动脉干;当心室舒张时,肺动脉窦被倒流的血液充盈,使三个瓣膜相互靠拢,肺动脉口紧密关闭,阻止血液反流入心室。

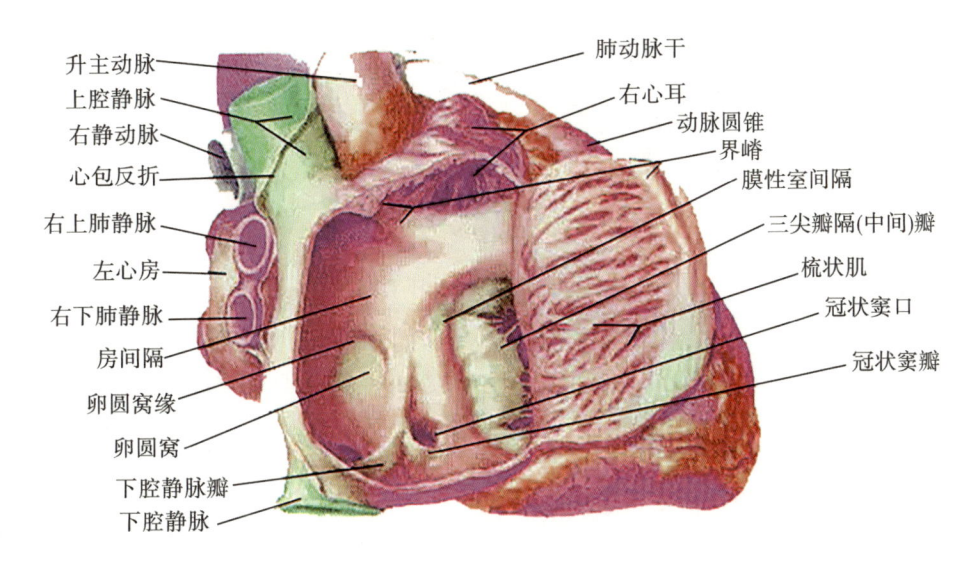

图 6-4 右心房内面观

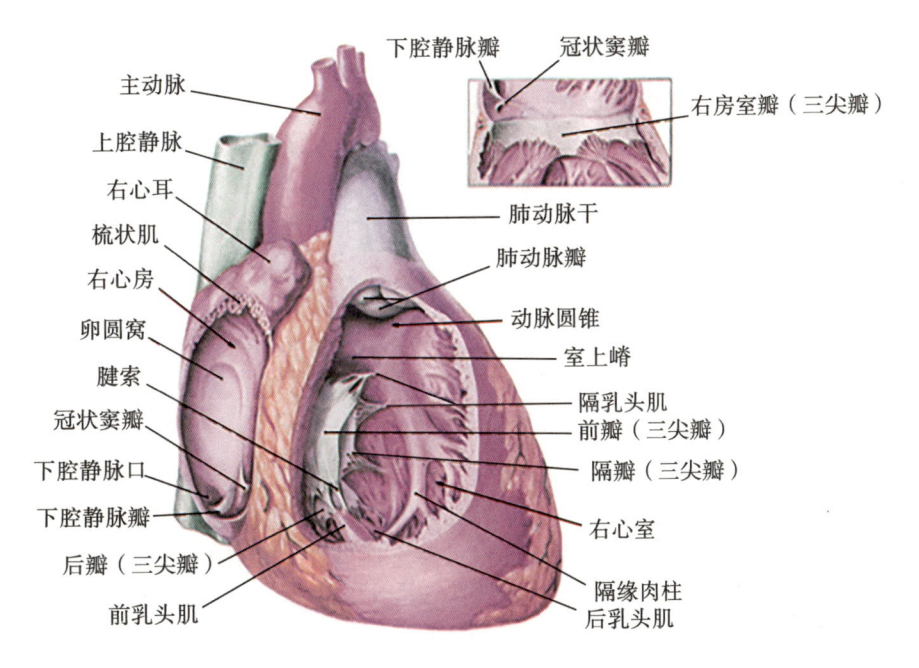

图 6-5 右心室内面观

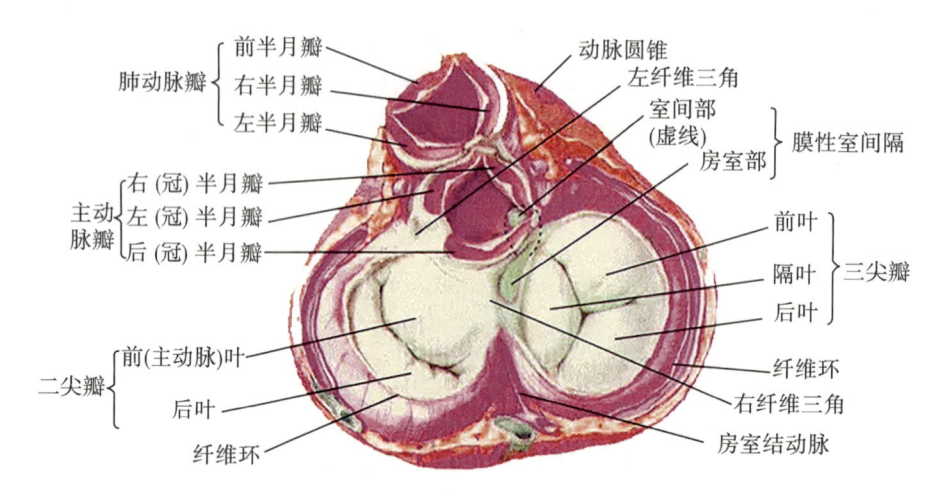

图 6-6 心瓣膜和纤维环上面观

3. 左心房

左心房(left atrium,见图 6-7)位于右心房的左后方,构成心底大部,是四个心腔中最靠后的一个腔。左心房有五个开口,后方两侧有左、右各一对肺静脉开口,开口处无瓣膜,但是心房肌围绕肺静脉延伸 1～2 cm,称为心肌袖,具有括约肌样作用,可减少心房收缩时血液的逆流;前下方有左房室口通左心室。

4. 左心室

左心室(left ventricle,见图 6-7)构成心尖和心的左缘,室腔似倒置的圆锥形,其尖向左下,即心尖,底被左房室口和主动脉口所占据,以二尖瓣前瓣为界分为左后方的流入道和右前方的流出道。左心室流入道又称为左心室窦部,位于二尖瓣前尖的左后方,其主要结构为二尖瓣复合体(mitral complex),包括二尖瓣环、二尖瓣、腱索和乳头肌。左心室流入道的入口为左房室口,口周围的致密结缔组织环为二尖瓣环。二尖瓣(mitral valve,也称左房室瓣,left atrioventricular valve)基底附于二尖瓣环,游离缘垂入室腔,瓣膜被两个深陷的切迹分为前尖与后尖。乳头肌的正常位置排列几乎与左心室壁平行,这一位置关系对保证二尖瓣前、后尖有效闭合十分重要。当左心室收缩时,乳头肌对腱索产生一垂直的牵拉力,使二尖瓣有效靠拢、闭合;心射血时,又限制瓣尖翻向心房。倘若乳头肌因左心室壁扩张而向外侧移位,此时乳头肌与二尖瓣口的空间关系发生改变,乳头肌收缩时经腱索作用于瓣尖的拉力由垂直方向的作用力转变成与垂直力相抗衡的侧向拉力,使二尖瓣关闭出现障碍,发生二尖瓣反流。

左心室流出道又称主动脉前庭(aortic vestibule)、主动脉圆锥或主动脉下窦,为左心室的前内侧部分,由室间隔上部和二尖瓣前尖组成,室间隔构成流出道的前内侧壁,二尖瓣前尖构成后外侧壁。此部室壁光滑无肉柱,缺乏伸展性和收缩性。流出道的下界为二尖瓣前尖下缘平面,此处室间隔呈一凸起,凸起上方室间隔向右方凹陷形成半月瓣下小窝,室间隔膜部即位于这个平面。流出道的上界为主动脉口,位于左房室口的右前方,口周围的纤维环主动脉半环上附有三个半月形的瓣膜,称主动脉瓣(aortic valve)。每个瓣膜相对的主动脉壁向外膨出,半月瓣与主动脉壁之间的袋状间隙为主动脉窦(aortic sinus)。通常根据有无冠状动脉的开口,将主动脉半月瓣及其相应的窦命名为右冠状动脉半月瓣(窦)(即前半月瓣)、左冠状动脉半月瓣(窦)(即左后半月瓣)和无冠状动脉半月瓣(窦)(即右后半月瓣)。冠状动脉口一般位于主动脉窦内主动脉瓣游离缘以上,当心室收缩、主动脉瓣开放时,瓣膜未贴附窦壁,进入窦内的血液形成小涡流。这样不仅有利于心室射血时主动脉瓣立即关闭,还可保证无论在心室收缩或舒张时,都会有足够多的血液流入冠状动脉,从而保证心肌有充足的血供。

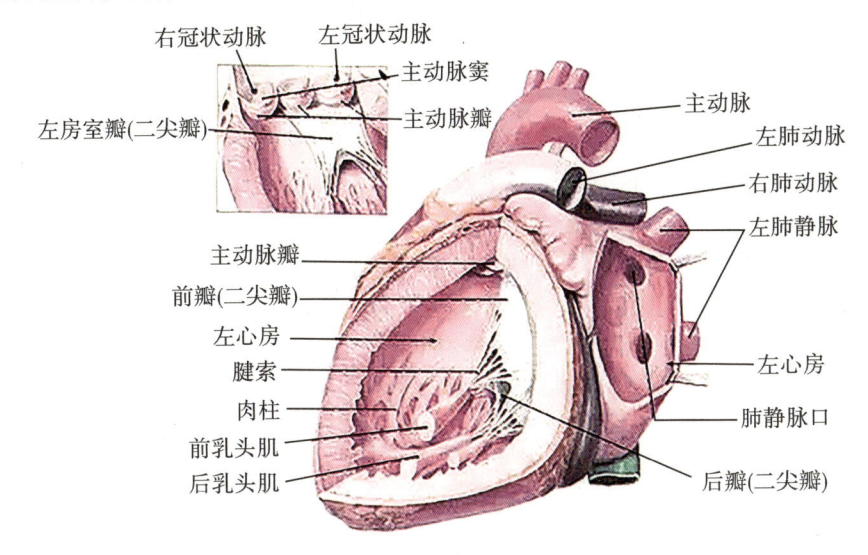

图 6-7 左心房和左心室

(三)心壁

心壁由心内膜、心肌层和心外膜组成。心内膜是衬覆于房室内腔表面的薄膜,表面是内皮,与血管内皮相连。心瓣膜由心内膜突向心腔折叠形成,上面被覆内皮,下面为致密结缔组织,与心纤维骨骼相连(房室口、肺动脉口和主动脉口周围的致密结缔组织构成心纤维性支架,称心纤维骨骼,其质地坚韧而富有弹性,为心肌纤维和心瓣膜提供附着处,在心肌运动中起支撑和稳定作用)。心肌层由心肌和心肌间质组成,心肌间质为心肌纤维之间的致密结缔组织和血管、神经纤维等。心房肌与心室肌被心纤维骨骼分开,心房肌薄,心室肌厚。心室肌分内纵、中环、外斜三层,纵行的深层肌形成肉柱和乳头肌。心外膜是浆膜,为心包膜的脏层,表面被覆间皮,其下为薄层结缔组织。

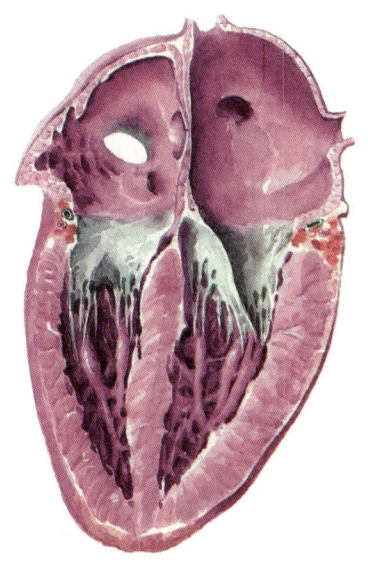

图 6-8 房室间隔

(四)房间隔与室间隔

房间隔由双层心内膜夹以结缔组织和少量心肌组成。室间隔大部分由心肌构成,称为肌部;只有上方中部有一不规则的结缔组织构成的膜性结构,称膜部,是室间隔缺损的常见部位(见图 6-8)。

二、血管

血管(vessel)分为动脉、毛细血管和静脉,是血液流动的管道和物质交换的场所。

(一)血管结构及其机能特点

除毛细血管外,血管管壁从腔面向外依次分为内膜、中膜和外膜三层,但各层膜的厚度与组织成分因血管种类和功能的不同而各有差异。

1.动脉

动脉按管径大小可分为大动脉、中动脉、小动脉和微动脉四级,其管腔大小和管壁构造是渐变的,因此它们之间没有明显的界线。中动脉的管壁结构最典型:内膜最薄,分三层,内皮是衬于腔面的单层扁平上皮;内皮下层是一薄层疏松结缔组织,含胶原纤维、弹性纤维和少量平滑肌,具有缓冲和联系作用;内皮下层外侧有一层由弹性蛋白组成的有孔薄膜,具有弹性,有利于血管收缩,称内弹力膜。中膜由10～40层环形排列的平滑肌构成。外膜由疏松结缔组织组成,内有营养性血管和神经分布。

(1)大动脉:大动脉包括主动脉、肺动脉、头臂干、颈总动脉、锁骨下动脉和髂总动脉等。其结构特点是管壁中富含弹性纤维,成人中膜的弹性纤维可达70层,因此大动脉弹性强,又称弹性动脉。由于弹性动脉富含弹性纤维,所以在心室射血时,弹性动脉被动扩张,将心室射出血液的2/3暂时储存起来,并使它们的动能转化为势能储存在弹性动脉管壁中;在心室舒张时,被动扩张的血管发生弹性回缩,将储存的势能又转化为动能,继续推动血管内的血液向前流动,从而使间断的射血变为连续的血流。大动脉的这种功能称为弹性储器作用,因此大动脉又称弹性储器血管。

(2)中动脉:中动脉是指解剖学上除大动脉外的有名称的动脉,管壁的平滑肌相当丰富,收缩力强,又称肌性动脉。在中膜的平滑肌细胞之间,有交感神经纤维分布,可调节血管的管径,对全身各部血量的分配起调节作用,因此中动脉又称分配血管。

(3)小动脉:管径在0.3～1 mm的动脉称为小动脉,一般分布在器官内,也属于肌性动脉,但其中膜内仅有几层环形平滑肌。

(4)微动脉:管径在0.3 mm以下的动脉称为微动脉,中膜内有1～2层平滑肌。小动脉和微动脉的管径小,对血流的阻力大,又称毛细血管前阻力血管。它们不仅对外周血流阻力产生影响,还调节器官、组织的血流量,维持正常血压。

2.静脉

静脉是运送血液回心的血管,可分为微静脉、小静脉、中静脉和大静脉。小静脉和中静脉常与相应的动脉伴行。与伴行的动脉相比,静脉管腔大,管壁薄而软、弹性小,因此易于扩张。在安静状态下,循环血量的60%～70%容纳在静脉中,起到血液储存库的作用,因此静脉又称容量血管。微静脉和小静脉管壁平滑肌的舒缩活动可影响毛细血管的血压、容量及滤过作用,对血流也产生一定的阻力,称为毛细血管后阻力血管。管径在2 mm以上的静脉管壁内膜突向管腔,成两个相对的半月状小袋,袋口朝向心脏,称为静脉瓣。静脉瓣表面衬有内皮,夹心为含有弹性纤维的结缔组织,基部与管壁内膜相连接。静脉瓣可防止血液逆流,有利于静脉内的血液向心回流。在受重力影响较大的下肢静脉中,静脉瓣较多。

3.毛细血管

毛细血管是管径最细、分布最广的血管,直径在 8 μm 以下,由内皮和基膜组成。较细的毛细血管横切面由一个内皮细胞围成,较粗的毛细血管由 2~3 个内皮细胞围成。在内皮细胞和基膜之间散在着一种扁而有突起的细胞,细胞突起紧贴在内皮细胞基底面,称为周细胞。周细胞不仅有机械支持作用,还能分化成纤维细胞和平滑肌细胞。由于毛细血管管壁极薄,通透性极大,是血管内血液和血管外组织液进行物质交换的场所,故又称交换血管。

(二)血管的分布及其规律

1.全身血管分布

全身血管分动脉系和静脉系。

(1)动脉系:动脉系包括肺循环的肺动脉和体循环的主动脉及其分支(见图 6-9)。

① 肺动脉:肺动脉干(pulmonary trunk)起自右心室,在升主动脉前上行,至主动脉弓下方分为左、右肺动脉。左肺动脉较短,在左主支气管前方横行,分两支进入左肺上、下叶。右肺动脉较长而粗,在升主动脉和上腔静脉后方向右横行,至右肺门处分成三支进入右肺上、中、下叶。在肺动脉干分叉处稍左侧与主动脉弓下缘之间有一短纤维索,称为动脉韧带,是胚胎时期动脉导管闭锁后的遗迹(见图 6-3)。

② 主动脉:主动脉(aorta)是体循环动脉的主干,起自左心室,依其行程分为升主动脉、主动脉弓和降主动脉(见图 6-4、图 6-10 和图 6-11)。升主动脉(ascending aorta)从左心室发出,在上腔静脉左侧上行,至右侧第 2 胸肋关节处移行为主动脉弓。升主动脉起始处稍膨大的主动脉窦发出左、右冠状动脉。主动脉弓(aortic arch)续接升主动脉,呈弓形弯

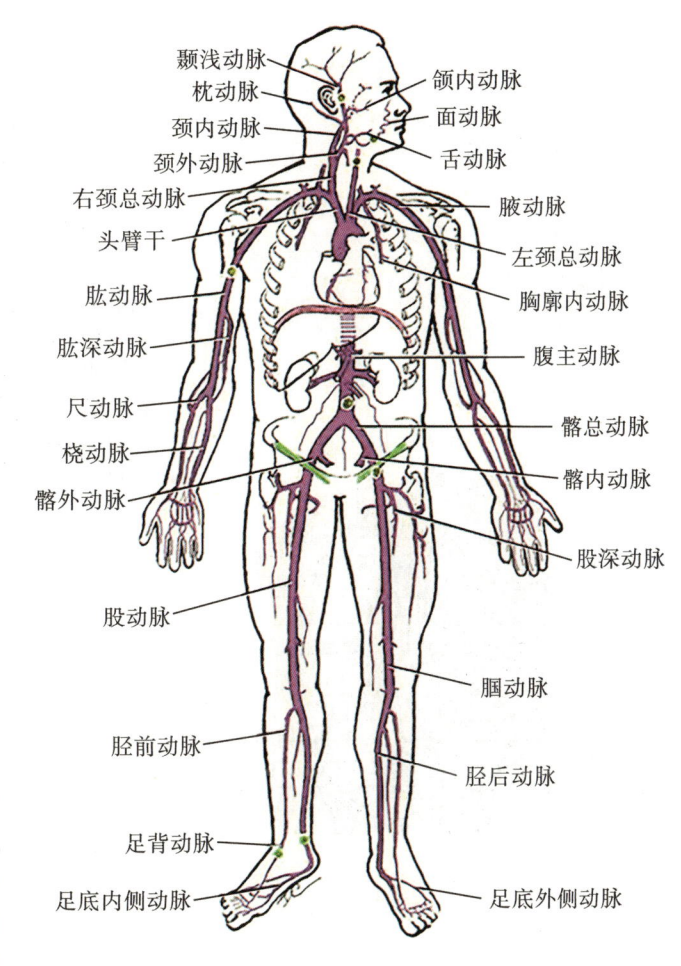

图 6-9 全身动脉示意图(绿点为迫止血点)

向左后方,于第 4 胸椎体下缘左侧移行为胸主动脉。主动脉弓凹处侧发出数条细小的支气管支和气管支,凸侧发出三大分支,从右向左依次为头臂干、左颈总动脉和左锁骨下动

脉。头臂干又称无名动脉,粗短,向右上方斜行至右胸锁关节后方分为右颈总动脉和右锁骨下动脉。左、右颈总动脉发出的分支主要营养头颈部,左、右锁骨下动脉为营养上肢的主干。左、右颈总动脉均经胸锁关节后方,沿食管、气管和喉的外侧上行,至甲状软骨上缘平面分为颈内动脉和颈外动脉。

降主动脉以膈的主动脉裂孔为界,分为胸主动脉和腹主动脉(腹腔动脉),前者在胸腔,后者在腹腔。腹主动脉平第4腰椎体下缘分出左、右髂总动脉。

(2)静脉系:静脉系包括肺循环的肺静脉和体循环的静脉(见图6-12),肺静脉左、右各一对,分别为左上、左下肺静脉和右上、右下肺静脉,起自肺门,向内行注入左心房后部。

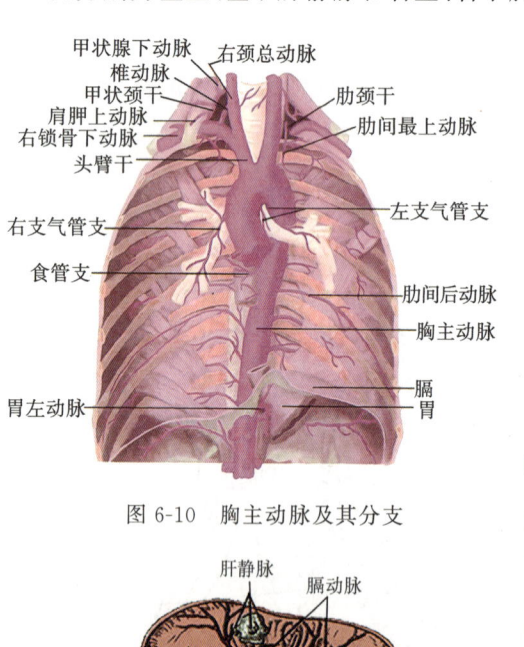

图6-10 胸主动脉及其分支

图6-11 腹主动脉及其分支

图6-12 全身静脉示意图

体循环的静脉分深、浅两种。深静脉位于深筋膜深面,与动脉伴行,称为伴行静脉,其名称、行程和引流范围与其伴行的动脉相同。浅静脉位于皮下浅筋膜内,又称皮下静脉,数目多,不与动脉伴行,有各自独立的名称、行程和引流范围,但最终注入深静脉。体循环的静脉主要包括上腔静脉系、下腔静脉系和心静脉系。

第六章 循环系统

上腔静脉系(见图 6-13)由上腔静脉及其属支组成,收集头颈部、上肢和胸部的静脉血,注入右心房。上腔静脉是一粗大短干,成人长 5~7 cm,直径 1.7~1.9 cm,由左、右头臂静脉在右侧第 1 胸肋结合处后方汇合而成,下降至第 3 胸肋关节下缘注入右心房。头臂静脉由颈内静脉和锁骨下静脉在胸锁关节后方汇合而成,汇合处的夹角称为静脉角,是右淋巴导管和胸导管注入静脉的部位。

下腔静脉系由下腔静脉及其各级属支组成,收集膈以下下半身的静脉血,注入右心房。下腔静脉是人体最粗大的静脉干,于第 4~5 腰椎体右前方由左、右髂总静脉汇合而成。下腔静脉的属支分壁支和脏支,壁支与同名动脉伴行,脏支分为成对脏支和不成对脏支。成对脏支收集腹腔内成对脏器的静脉血,直接或间接注入下腔静脉。腹腔内不成对脏支汇合成肝门静脉入肝,再经肝静脉注入下腔静脉。肝门静脉(hepatic portal vein,见图 6-14)是一短而粗的静脉干,长 6~8 cm,直径约 1.25 cm,由肠系膜上静脉和脾静脉在胰头和胰体交界处后方汇合而成,至肝门处分左、右支,分别入肝左、右叶,在肝内反复分支汇入肝血窦,经肝内各级静脉汇合为肝静脉。因此,肝门静脉是起始端和分支末端都与毛细血管相连的静脉干。

2.血管分布规律

人体除角膜、毛发、指(趾)甲、牙质等处无血管外,血管遍布全身,其主要分布规律如下。

(1)对称性分布:身体左右对称部分的血管分布通常也具有对称性。

图 6-13 上腔静脉及其属支

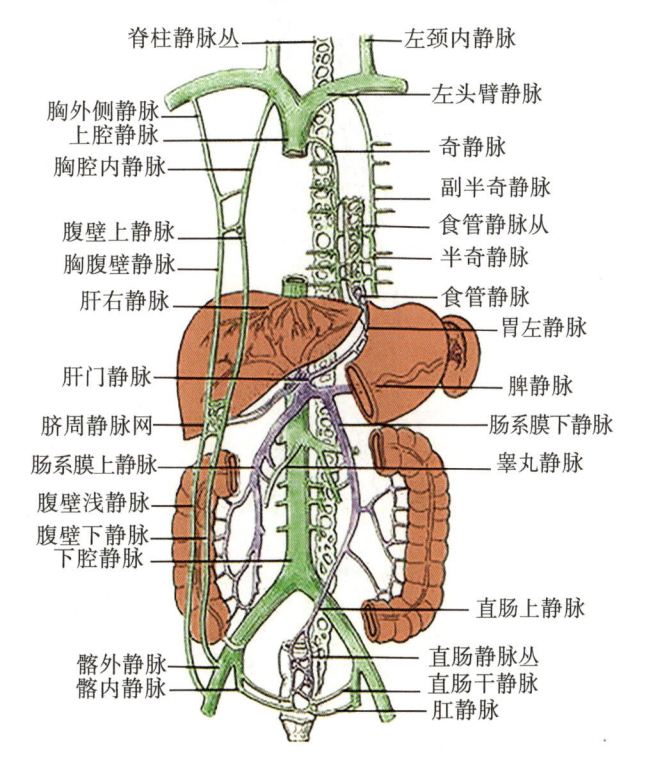

图 6-14 肝门静脉

(2) 与功能相适应：血管分布与器官功能相适应，在容易受牵引或压迫的关节附近和经常变换形状的胃、肠等器官，血管多吻合成网或弓；在代谢旺盛的内分泌腺处，血管分布丰富；具泌尿功能的肾脏处，其血管口径较一般脏器粗大。

(3) 与神经伴行：动脉、静脉常与神经伴行，并由结缔组织包绕形成血管神经束，此束行径多与骨的长轴平行，一般位于四肢内侧或关节屈侧。

(4) 最短距离分布：动脉从主干分支后，常以最短距离到达所分布器官，但少数动脉以较长的行程分布到远方器官，这是由胚胎后期器官移行造成的，如睾丸动脉。

三、淋巴系统的结构和分布

淋巴系统是循环系统的一大组成部分，由淋巴器官、散在的淋巴组织、各级淋巴管道及其内流动的淋巴液构成。

淋巴管(lymphatic vessel)是输送淋巴液的管道，可分为毛细淋巴管、集合淋巴管、淋巴干和淋巴导管(见图6-15)。

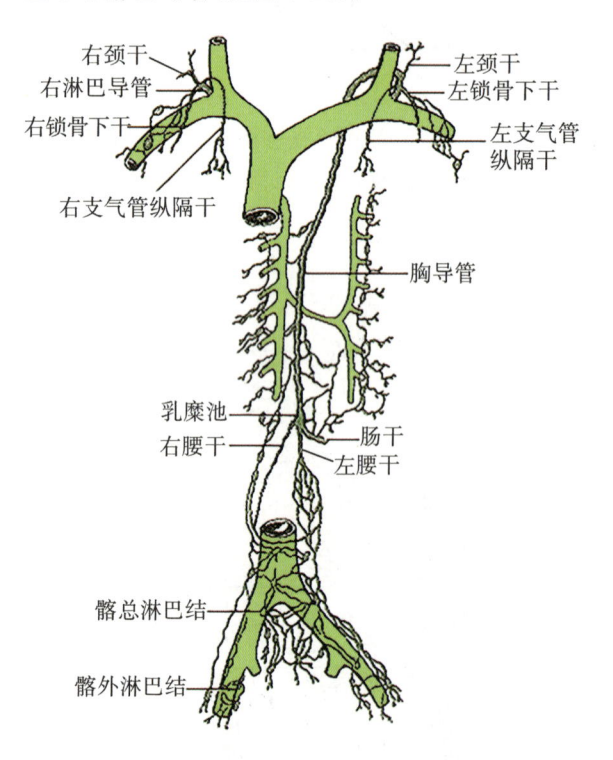

图6-15　淋巴干与淋巴导管

毛细淋巴管是淋巴管道的起始段，以膨大的盲端起始于组织间隙，彼此吻合成网。毛细淋巴管的管壁由一层内皮细胞构成，无基膜和周细胞，内皮细胞间呈覆瓦状邻接，细胞间隙0.5 μm，允许液体通过间隙流入毛细淋巴管，但不能倒流。由于毛细淋巴管的通透性比毛细血管大，所以一些不能进入毛细血管的蛋白质、细菌和癌细胞等较易进入毛细淋巴管。一般毛细淋巴管直径比毛细血管大，为0.01～0.2 mm。全身除脑、脊髓、软骨、内耳、角膜、晶状体、脾髓、骨髓外，都有毛细淋巴管的分布。

集合淋巴管由毛细淋巴管汇集形成，常称淋巴管。管壁结构近似小静脉但更薄，有平滑肌，可以收缩。具有大量向心方向的瓣膜防止淋巴逆流，瓣膜附近管腔略扩张呈窦状，使充盈的集合淋巴管外观呈串珠状。在集合淋巴管沿途有淋巴结介入，经输入淋巴管进入淋巴结，再经输出淋巴管导出。淋巴管分深、浅两种，浅淋巴管行于皮下组织，多与浅静脉伴行，与深淋巴管间存在广泛的交通吻合支。

全身各部的浅、深淋巴管在向心行程中经过一系列淋巴结，最后一群淋巴结的输出管汇合成较大的淋巴管，称为淋巴干。全身共有9条淋巴干：头颈部的淋巴管汇合成左、右颈干,上肢及部分胸腹壁的淋巴管汇合成左、右锁骨下干,部分胸腹壁的淋巴管汇合成左、右支气管纵隔干,腹腔消化器官及脾被膜处的淋巴管汇合成一条肠干,下肢、盆部、腹腔部分脏器及部分腹壁的淋巴管汇合成左、右腰干。

全身9条淋巴干汇合为2条最大的淋巴管,称为淋巴导管(lymphatic duct),即胸导管(thoracic duct)和右淋巴导管。右淋巴导管结构近似大静脉但更薄,三层膜的区分不清楚。胸导管是全身最长、最粗的淋巴导管,长30~40 cm,管径约3 mm,管腔内瓣膜较少。胸导管起于乳糜池,注入左静脉角。乳糜池为一膨大的囊状结构,由肠干和左、右腰干汇合而成,常位于第1腰椎前方。在注入静脉角之前,胸导管还收纳左颈干、左锁骨下干和左支气管纵隔干回流的淋巴,因此胸导管收集全身约3/4的淋巴:左侧上半身和整个下半身。右淋巴导管为一短干,长1~1.5 cm,由右颈干、右锁骨下干和右支气管纵隔干汇合而成,注入右静脉角,收集全身1/4,即右侧上半身的淋巴。

第三节 心脏生理

一、心肌细胞的生物电现象

心肌细胞可分为工作细胞和自律细胞两类。工作细胞是构成心房壁和心室壁的普通心肌细胞,含有丰富的肌原纤维,具有兴奋性、传导性和收缩性,执行收缩功能。自律细胞是组成心特殊传导系的心肌细胞,肌原纤维含量很少,基本丧失收缩能力,具有兴奋性、传导性和自律性,主要是产生和传播兴奋,控制心的节律性活动。

(一)工作细胞的生物电现象

1. 静息电位

人和哺乳类动物心室肌细胞的静息电位约为-90 mV,其形成机制与神经纤维的静息电位相似,主要由K^+外流形成。

2. 动作电位

心室肌细胞的动作电位与神经纤维的动作电位明显不同:复极化持续时间长,导致动作电位的升支与降支不对称。通常将心室肌细胞动作电位分成0、1、2、3、4五个时期(见图6-16)。

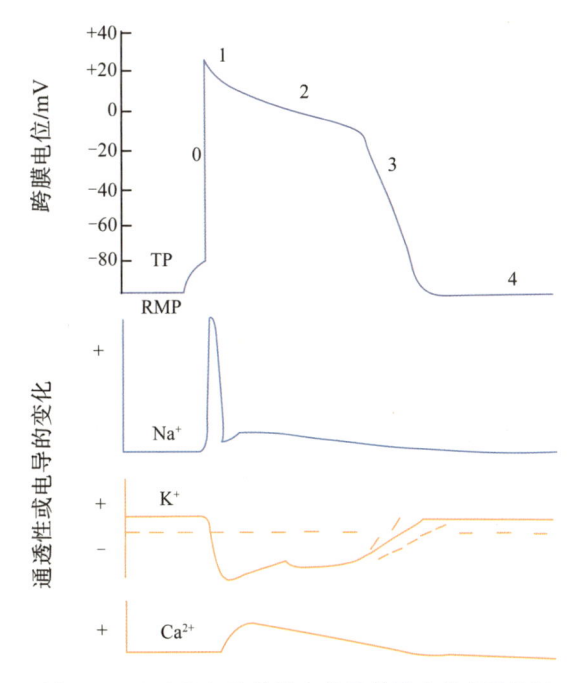

图6-16 心室肌细胞跨膜电位及其形成的离子机制

(1)去极化过程(0期):此期与神经纤维的去极化机制相似。心室肌细胞受到适宜刺激时,引起部分电压门控Na^+通道开放和少量Na^+内流,使膜去极化。当去极化达到阈电位水平(−70 mV)时,大量 Na^+ 通道被激活,Na^+ 顺电位梯度和化学浓度梯度流入膜内,使膜内电位迅速上升到约+30 mV,接近 Na^+ 平衡电位,形成动作电位的上升支(0 期)。此期持续时间短,仅 1~2 ms,去极化速度快,幅度可达 120 mV。决定 0 期去极化的 Na^+ 通道是一种快通道,激活开放速度和激活后失活关闭的速度均很快。在阈电位水平附近,Na^+ 通道激活开放,开放时间仅为 1 ms 左右,当膜去极化到 0 mV 左右时,部分 Na^+ 通道开始失活。快 Na^+ 通道可被河豚毒素(tetrodotoxin,TTX)选择性阻断而失活。凡是由快 Na^+ 通道开放引起快速去极化的心肌细胞,都称快反应细胞,如心室肌细胞、心房肌细胞和浦肯野细胞。

(2)复极化过程:从 0 期去极化结束到恢复至静息电位的过程称复极化过程,心室肌细胞复极化过程分为 1、2、3、4 四个时期,历时 300~400 ms。

①1 期(快速复极初期):心室肌细胞膜电位由+30 mV 快速下降至 0 mV 左右,形成复极化 1 期,历时约 10 ms。0 期去极化和 1 期复极化速度都很快,记录图形呈尖峰状,合称锋电位(spike)。1 期复极化是由 K^+ 外流形成的。

②2 期(缓慢复极期、平台期):此期膜电位下降极缓慢,基本停滞于 0 mV 左右,记录曲线比较平坦,因而称平台期(plateau),持续 100~150 ms。平台期是心室肌细胞动作电位持续时间较长的主要原因,也是区别于神经纤维和骨骼肌纤维动作电位的主要特征。

形成平台期的离子机制比较复杂。心室肌细胞膜上除了有 K^+ 通道之外,还有一种 Ca^{2+} 通道。其激活的阈电位为−40~−30 mV,0~10 mV 时激活的最多,产生的 Ca^{2+} 内向电流最大。这种 Ca^{2+} 通道的激活、失活和复活都较慢,经它进行的 Ca^{2+} 跨膜内流起始慢,开放后持续时间长,称为 L(long-lasting)型 Ca^{2+} 通道。L 型 Ca^{2+} 通道可被 Mn^{2+} 和多种 Ca^{2+} 通道阻断剂(如维拉帕米)阻断,但对阻断快 Na^+ 通道的河豚毒素不敏感。因此,在平台期既有 K^+ 外流,也有 Ca^{2+} 内流,二者基本保持平衡,膜电位稳定在 0 mV 左右,形成所谓的"平台期"。随后,Ca^{2+} 通道逐渐失活,K^+ 外流逐渐增加,膜电位随之下降而缓慢复极化,形成平台期晚期。

③3 期(快速复极末期):此期膜电位由平台期的 0 mV 左右迅速恢复到−90 mV,完成复极化过程,历时 100~150 ms。2 期与 3 期之间无明显界限。3 期复极化是由于 L 型 Ca^{2+} 通道关闭,Ca^{2+} 内流停止,而 K^+ 外流进一步增加所致。

④4 期(完全复极期或静息期):在复极 3 期结束后,心室肌细胞的膜电位虽稳定在−90 mV,但在形成动作电位过程中进入细胞内的 Na^+、Ca^{2+} 和流出细胞外的 K^+ 所造成的细胞内外离子分布的改变并未恢复。因此,4 期并不"静息",而是 Na^+、Ca^{2+} 泵活动加强的时期,将动作电位过程中进入胞内的 Na^+、Ca^{2+} 泵出胞外,流出膜外的 K^+ 泵入胞内。

心房肌细胞动作电位的形状、形成机制与心室肌细胞相似,但动作电位时程较短,历时仅 150 ms 左右。

(二)自律细胞的生物电现象

自律细胞与工作细胞跨膜电位的最大区别是在动作电位的 4 期。工作细胞 4 期的膜电位是基本稳定的,没有外来刺激不产生动作电位。而自律细胞在动作电位 3 期复极末达最大值(最大复极电位)之后,4 期膜电位并不稳定在这一水平,而是立即自动去极化,当去极化达到阈电位水平后,引发新的动作电位。这种 4 期自动去极化是自律细胞产生自动节律性兴奋的基础。不同类型自律细胞 4 期自动去极化的速度、离子基础和机制有所不同。下面以窦房结自律细胞（P 细胞）为例进行说明。

窦房结 P 细胞与心室肌细胞相比，其特点有：①最大复极电位（-70 mV）和阈电位（-40 mV）均较低；②0 期去极化幅度低（仅 70 mV）、速度慢、时程长（7 ms 左右），0 期只去极化到 0 mV 左右，无明显的极化倒转；③无明显的复极 1 期和 2 期；④4 期膜电位不稳定，最大的特点是自动去极化，当去极化到阈电位时，便引发动作电位（见图 6-17）。

(1) 去极化过程（0 期）：当膜电位由最大复极电位（-70 mV）自动去极化达到阈电位（约-40 mV）水平时，激活膜上的 L 型 Ca^{2+} 通道，引起 Ca^{2+} 内流（注意：这是与心室肌细胞去极化机制的不同之处），导致 0 期去极化。由于 L 型 Ca^{2+} 通道的激活和失活都比较缓慢，所以 P 细胞的 0 期去极化过程比较缓慢，持续时间较长。这种由慢 Ca^{2+} 通道开放引起缓慢去极化的心肌细胞称为慢反应细胞，如窦房结 P 细胞、房室交界细胞。由于它们都是自律细胞，故又称慢反应自律细胞。

(2) 复极化过程（3 期）：P 细胞 0 期去极化达到 0 mV 左右，L 型 Ca^{2+} 通道逐渐失活，Ca^{2+} 内流减少，而 K^+ 通道被激活，K^+ 外流增加，导致 3 期复极化。由于 P 细胞膜上只有一种 K^+ 通道，膜对 K^+ 通透性相对较低，其最大复极化电位显著低于 K^+ 平衡电位。

(3) 4 期自动去极化：P 细胞 4 期自动去极化是由 K^+ 外流逐渐减弱和 Ca^{2+} 内流逐渐增强引起的。当 P 细胞复极化至接近最大复极化电位时（-60 mV），K^+ 通道逐渐失活，导致 K^+ 外流逐渐衰减，最终使 Ca^{2+} 内流超过 K^+ 外流而形成 4 期自动去极化。

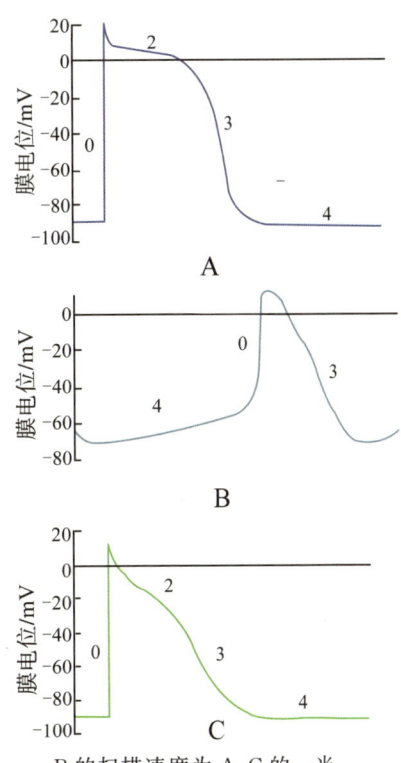

B 的扫描速度为 A、C 的一半

图 6-17　心室肌细胞（A）、窦房结 P 细胞（B）和心房肌细胞（C）的动作电位

二、心肌的生理特性

心肌细胞具有兴奋性、自律性、传导性和收缩性四种基本生理特性。其中，兴奋性、自律性和传导性属于电生理特性，收缩性则是心肌的一种机械特性。

（一）兴奋性

1. 影响兴奋性的因素

(1) 静息电位与阈电位之间的差值。静息电位（自律细胞为最大复极化电位）绝对值增大或阈电位水平上移，都会导致静息电位与阈电位之间的差值增大，引起兴奋所需的刺激强度也增大，兴奋性降低；反之，二者之间的差值减小，兴奋性就会增高。乙酰胆碱通过其受体可激活 K^+ 通道，使膜对 K^+ 通透性增加，促进 K^+ 外流，细胞膜发生超极化，兴奋性降低。

(2)离子通道的性状。引起 0 期去极化的 Na^{2+} 通道和 Ca^{2+} 通道都有静息、激活、失活三种功能状态和复活过程,但处于何种状态取决于当时的膜电位水平以及有关的时程,即这些通道的功能状态改变具有电压依从性和时间依从性。当膜电位处于静息电位水平(-90 mV)时,Na^+ 通道处于静息状态;当膜电位去极化至阈电位水平(-70 mV)时,Na^+ 通道被激活产生动作电位。激活的 Na^+ 通道迅速失活,待膜复极化至 -60 mV 或更负时才开始复活,因此,复极化至 -70 mV 时不产生动作电位。可见,Na^+ 通道是否处于静息状态,是快反应心肌细胞该时刻是否具有兴奋性的前提。慢反应心肌细胞的兴奋性取决于 L 型 Ca^{2+} 通道的功能状态。L 型 Ca^{2+} 通道的激活、失活和复活的速度均较慢,其激活的阈电位约在 -40 mV,直至 10 mV 才开始失活,复活需要待膜电位完全复极化后才开始。Na^+ 通道或 Ca^{2+} 通道的状态还受许多药物的影响(使之激活或失活),这是各种抗心律失常药物发挥作用的基础。

2.兴奋性的周期性变化

与神经细胞相似,心肌细胞在一次兴奋过程中,兴奋性也会发生一系列周期性变化,但没有低常期(见图 6-18)。

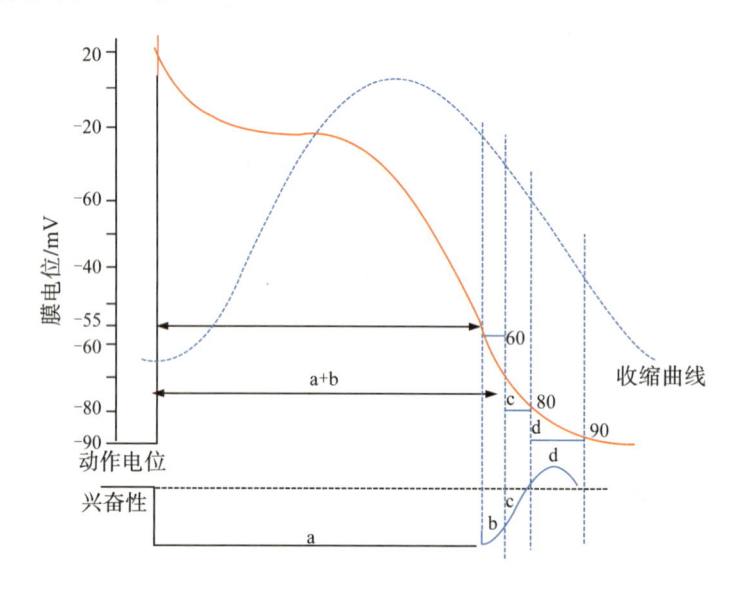

a.绝对不应期;b.局部反应期;a+b.有效不应期;c.相对不应期;d.超常期

图 6-18 心室肌动作电位期间的兴奋性变化

(1)有效不应期:心肌细胞受到刺激发生兴奋时,从动作电位 0 期去极化开始到 3 期复极化至 -55 mV,这段时间因膜的兴奋性完全丧失,对任何刺激都不产生反应,称为绝对不应期(absolute refractory period)。这是由于膜电位过低,Na^+ 通道处于完全失活的状态。膜电位从 -55 mV 复极化到 -60 mV 这段时间内,由于 Na^+ 通道刚开始复活,若给予一个足够强度的刺激可引起少量 Na^+ 通道开放,产生局部兴奋,但没恢复到可被激活的静息状态而不能产生动作电位,这一时期称为局部反应期(local response period)。从动作电位 0 期去极化开始到 3 期复极化至 -60 mV 这段时间,因心肌不能产生新的动作电位,故称为有效不应期(effective refractory period)。

(2)相对不应期:3 期复极化到膜电位为 $-80 \sim -60$ mV 时,若给予心肌细胞一个阈刺激,仍不能产生新的动作电位,但给予一个阈上刺激可产生一次新的动作电位,称为相对不应期(relative refractory period)。原因是此时已有相当数量的 Na^+ 通道复活至静息状态,但仍未达静息电位时的水平,兴奋性仍低于正常水平。

(3)超常期:3 期复极化到膜电位为 $-90 \sim -80$ mV 时,由于 Na^+ 通道已基本复活,而此时膜电位与阈电位之间的差距较小,心肌兴奋性高于正常,故称为超常期(supranormal period)。此期内给予心肌一个适宜的阈下刺激也能引起一个新的动作电位。复极完毕,膜电位和兴奋性恢复到静息水平。在 4 期恢复期中,参与细胞膜内外离子分布恢复的是 Na^+ 泵和 Ca^{2+} 泵,不出现神经纤维那种只有 Na^+ 泵参与引起的超极化而形成的低常期。

(二)自律性

自律性也称自动节律性(autorhythmicity),是指心肌在没有外来刺激的情况下自动发生节律性兴奋的特性,简称自律性。正常情况下,心肌组织自动兴奋的节律都较规则,而自动节律性兴奋的频率则常发生变化。

1.心脏的起搏点

心脏特殊传导系统的自律细胞的自律性存在等级差异,每分钟自动兴奋的频率以窦房结 P 细胞最高,约为 100 次,然后依次为房室交界(约 50 次)、房室束(40 次),末梢浦肯野纤维网最低,约 25 次。心房和心室按当时自律性最高的兴奋频率搏动。正常情况下,窦房结的自律性最高,对心脏兴奋性起主导作用,是心脏兴奋的正常开始部位,称为正常起搏点,所形成的心脏节律称为窦性节律(sinus rhythm)。窦房结之外的其他自律组织在正常情况下并不自动产生兴奋性,只起兴奋传导作用,称为潜在起搏点(latent pacemaker)。当潜在起搏点自律性增高并超过窦房结而控制部分或整个心脏的活动时,这些异常起搏部位称为异位起搏点(ectopic pacemaker)。

2.影响自律性的因素

自律细胞自动兴奋是通过 4 期自动去极化使膜电位从最大复极电位达到阈电位水平引起的,因此自律性的高低主要取决于 4 期自动去极化的速度,以及最大复极电位与阈电位之间的差值。

(1)最大复极电位与阈电位之间的差值。最大复极电位的绝对值减小或阈电位水平下移,都会使二者间的差值缩小,自动去极化达到阈电位水平所需的时间缩短,自律性增高;反之,则自律性降低。心迷走神经兴奋时释放乙酰胆碱,使窦房结自律细胞膜上的 K^+ 通道激活,在复极 3 期 K^+ 外流增加,导致最大复极电位的绝对值增大,使自律性降低,心率减慢。

(2)4 期自动去极化的速度。4 期自动去极化的速度增快,达到阈电位所需的时间就缩短,单位时间内发生兴奋的次数就增多,自律性增高;反之,自律性降低。心交感神经兴奋释放去甲肾上腺素可促进窦房结 P 细胞的 Ca^{2+} 通道开放,Ca^{2+} 内流增多,4 期自动去极化速度加快,自律性增高。心迷走神经兴奋时释放乙酰胆碱,使窦房结 P 细胞 4 期膜对 K^+ 通透性增大,K^+ 外流增多,使 Ca^{2+} 内流超过 K^+ 外流的时间延长,自动去极化到阈电位的时间延长,自律性降低。

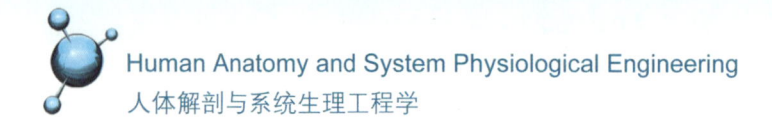

(三)传导性

心肌细胞具有传导兴奋的能力,称为传导性(conductivity),其高低可用兴奋的传导速度来衡量。

1.兴奋在心脏的传导

兴奋在心脏内通过特殊传导系统(见图6-19),经过有序的扩布到达心房、心室,心房、心室的兴奋以局部电流的形式通过闰盘等低电阻通道直接扩布至相邻的细胞,实现心肌细胞的同步活动,使整个心室或整个心房构成一个功能性合胞体(functional syncytium)。不同心肌细胞的传导性高低不等:普通心房肌的传导速度较慢,约为 0.4 m/s;而心房中一些小肌束组成的"优势传导通路"传导速度较快,为 1.0~1.2 m/s,窦房结的兴奋可沿这些通路很快传到房室交界,约耗时 0.06 s。房室交界的细胞传导性较低,其中结区传导最慢,速度仅 0.02 m/s(见图6-20)。人类的房室交界长约 2.2 mm,兴奋在此处传导耗时达 0.1 s。兴奋在房室交界传导速度缓慢而使兴奋在此延搁一段时间的现象称房室延搁(atrioventricular delay),其意义是使心室的收缩必定发生在心房收缩完毕之后,而不会发生房室收缩重叠,有利于心室充盈和射血。这也使房室结成为房室传导阻滞的好发部位,房室传导阻滞是临床上极为常见的一种心律失常。

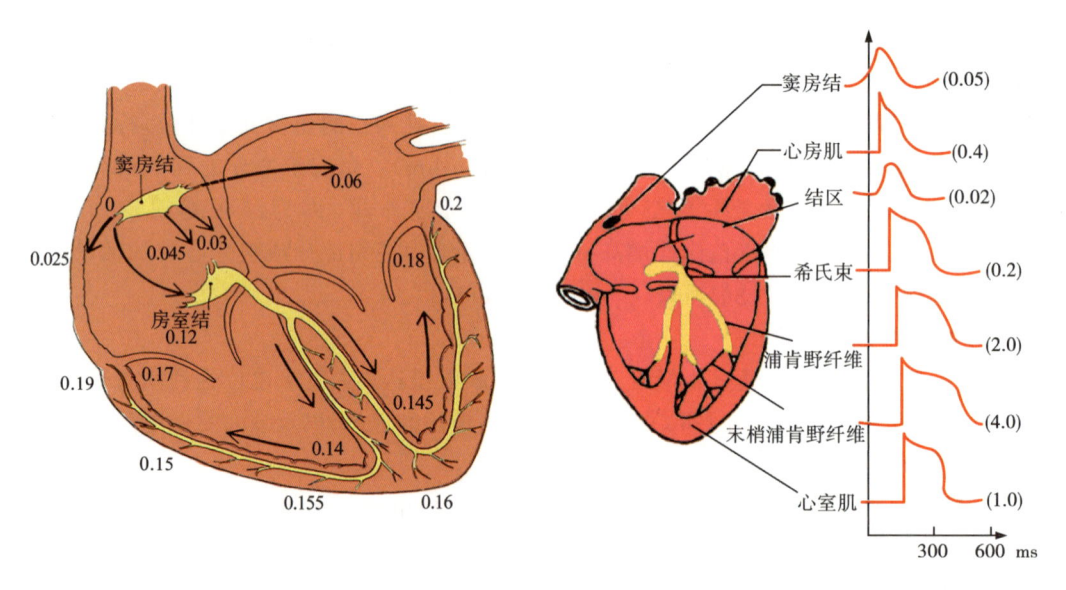

图 6-19 心传导系统　　图 6-20 心脏各部分心肌细胞的兴奋传导速度

心室内传导系统的传导速度最快,为 2~4 m/s,兴奋从房室束传到浦肯野纤维末端历时约 0.03 s。心室肌的传导速度约为 1 m/s,兴奋由心内膜表面沿螺旋排列的心室肌传至心外膜表面约需 0.03 s。由于末梢浦肯野纤维呈网状分布于心室壁,使房室交界传入心室的兴奋能迅速传遍左、右心室,耗时约 0.06 s,保证全部心室肌几乎完全同步收缩,产生很好的射血效果。

2.影响传导性的因素

心肌传导性的高低取决于心肌细胞的结构特点和电生理特性。

(1)结构因素。肌细胞的直径是决定传导性的主要结构因素,细胞直径越大,细胞的电阻就越小,传导速度越快;反之亦然。心房肌、心室肌和浦肯野纤维细胞的直径大于窦房结和房室交界的细胞。其中,末梢浦肯野纤维细胞的直径最大,兴奋传导速度最快;窦房结细胞直径较小(5~10 μm),传导速度较慢;结区细胞直径更小,仅 3 μm,传导速度最慢。另外,房室交界细胞间缝隙连接的通道数目较少,纵向细胞内电阻较大,局部电流难以从一个细胞进入相邻细胞,因此传导速度很慢。在心肌细胞缺血受损、细胞内 Ca^{2+} 或 H^+ 浓度过高时,细胞间的缝隙连接可以关闭,使兴奋传导明显减慢。

(2)电生理因素。心肌细胞的电生理特性是影响心肌传导性的主要因素。电生理特性包括动作电位 0 期去极化的速度、幅度,膜电位水平,兴奋传导时邻近未兴奋区肌膜的兴奋性等。这些电生理因素的改变均会影响传导性。

(四)收缩性

心肌细胞发生兴奋后,通过兴奋收缩耦联引起细胞内肌丝相对滑行,造成心肌纤维缩短的特性,称心肌收缩性(contractility)。心肌细胞收缩机制与骨骼肌细胞收缩相似,但有自己的特点。

(1)对细胞外液 Ca^{2+} 的依赖性。骨骼肌细胞触发肌肉收缩的 Ca^{2+} 来自肌质网内 Ca^{2+} 的释放。心肌细胞的肌质网不如骨骼肌发达,储 Ca^{2+} 量少,在收缩过程中有赖于细胞外的 Ca^{2+} 内流。动作电位平台期,细胞外的 Ca^{2+} 通过 L 型 Ca^{2+} 通道流入细胞内,使细胞质内 Ca^{2+} 浓度增高,触发肌质网释放大量的 Ca^{2+},在短时间内可使胞质内的浓度升高约 100 倍,从而触发心肌收缩。这种由少量 Ca^{2+} 内流引起细胞内 Ca^{2+} 库释放大量 Ca^{2+} 的过程称为钙触发钙释放。心肌收缩结束后,通过三种机制使细胞内的 Ca^{2+} 浓度恢复静息水平:肌质网上的 Ca^{2+} 泵主动回收 Ca^{2+} 进入肌质网(80%~90%);细胞上的 Na^+-Ca^{2+} 交换体将 Ca^{2+} 排到细胞外;细胞膜上的 Ca^{2+} 泵可将少量 Ca^{2+} 主动排出细胞,后两种占 10%~20%。胞质 Ca^{2+} 浓度下降,使心肌细胞得以舒张。

(2)"全或无"式收缩。一个骨骼肌细胞产生的兴奋不能扩布到其他肌细胞,多个骨骼肌细胞的同步收缩是由支配该骨骼肌的运动神经纤维同步发放神经冲动引发的。由于心肌细胞之间存在缝隙连接,兴奋可以在细胞间迅速传播,使整个心房或心室的所有心肌细胞几乎同步发生收缩,整个心房或整个心室构成一个功能合胞体。对心室来说,阈下刺激不能引起心室肌收缩,而当刺激强度达到阈值后,所有心室肌细胞几乎同步收缩,称为"全或无"式收缩。

(3)不发生完全强直收缩。由于心肌细胞兴奋后有效不应期特别长,相当于整个心肌细胞的收缩期和舒张早期,因此心肌不可能在收缩期内再受刺激产生收缩,即心肌不会发生完全强直收缩。这一特性使心肌在一次收缩后必定跟随一段时间的舒张期,从而保证心脏的血液回心充盈,以实现心脏的泵血功能。

(4)可发生期前收缩。如果在心房肌或心室肌的有效不应期之后、下一次窦房结兴奋达到之前,心房或心室受到一次内源性(如缺血、炎症等)或外源性(如电击等)刺激,可产生一次提前出现的兴奋和收缩,则分别称期前兴奋和期前收缩(premature systole)。期前兴奋也有自己的有效不应期。当紧接在期前兴奋之后的那次窦房结兴奋传到心房或心室时,如果落在期前兴奋的有效不应期内,则不能引起心房或心室新的兴奋和收缩,形成一次兴奋和收缩的"脱失",需待下一次窦房结的兴奋到来才能引起心房或心室兴奋和收缩。因此,在一次期前收缩之后,往往出现一段较长时间的心室舒张期,称代偿间歇(compensatory pause,见图 6-21)。如果窦性心律较慢,下一次窦房结的兴奋在期前兴奋的有效不应期结束后才传到心室,则可引起心室一次新的兴奋和收缩,而不出现代偿间歇。

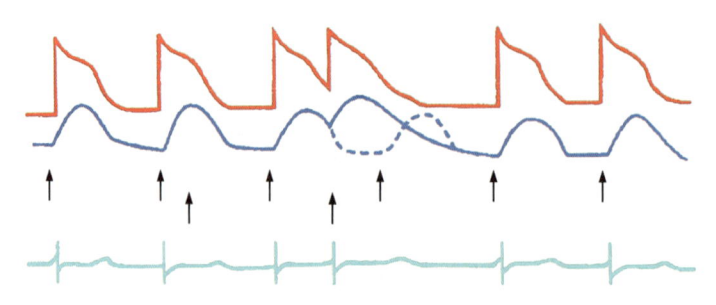

上曲线:心室肌细胞动作单位;中曲线:心室舒缩曲线;下曲线:体表心电图
上排箭头:窦房结冲动;下排箭头:人工刺激

图 6-21 期前收缩与代偿间歇

三、心脏的泵血功能

心脏不停地将压力很低的静脉中的血液抽吸进来,并将其射到压力较高的动脉内,这一活动同水泵相似,故称心泵。心脏泵血活动是心脏有节律地收缩和舒张交替的周期性活动,引起心腔内压周期性变化,以及由此而导致心瓣膜规则地开启和关闭,促使血液沿单一方向循环流动。

（一）心动周期

心脏一次收缩和舒张构成一个机械活动周期,称为心动周期(cardiac cycle),其长短与心率有关。每分钟心动周期的次数称心率(heart rate)。正常人安静状态时的心率为 60～100 次/分,平均约 75 次/分。在一个心动周期中,心房和心室的机械活动均可分为收缩期和舒张期。以成人平均心率 75 次/分计算,一个心动周期为 0.8 s。其中,心房收缩期约为 0.1 s,舒张期约为 0.7 s;心室收缩期约为 0.3 s,舒张期约为 0.5 s。当心率增快时,心动周期缩短,则收缩期和舒张期均缩短,但以舒张期的缩短更为明显。如心率增至 120 次/分时,心动周期为 0.5 s,心室收缩期为 0.25 s,心室舒张期也为 0.25 s;心率增至 200 次/分时,心动周期为 0.3 s,心室收缩期为 0.16 s,而心室舒张期为 0.14 s。心房和心室的收缩不是同时进行的,按其活动次序,可把心动周期分为三个时期:首先心房收缩,称为房缩期,此时心室舒张;继之两心房舒张而两心室收缩,称为室缩期;最后两心室舒张而心房也仍处于舒张状态,称为全心舒张期,约占 0.4 s,有利于静脉血流回心。由于射血的力量来自心室收缩,故临床上所称的收缩期和舒张期一般是指心室的收缩和舒张活动。

（二）泵血过程

左、右心室的泵血过程相似,而且几乎同时进行。现以左心室为例,说明一个心动周期中心室射血和充盈的过程(见图 6-22)。

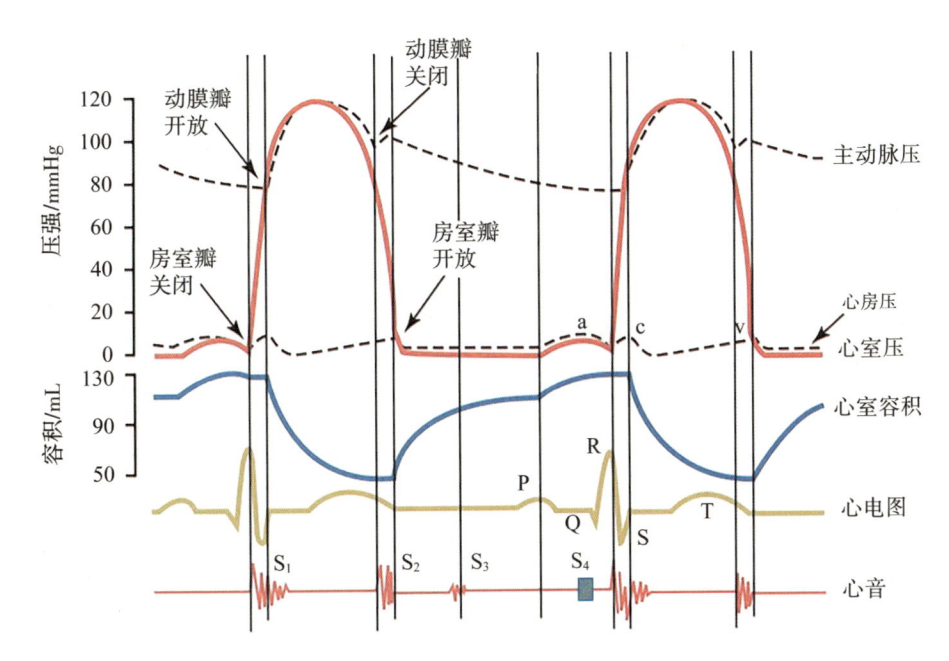

注:P、Q、R、S、T表示心电图基本波形;a、c、v表示心动周期中三个向上的心房液;S_1、S_2、S_3、S_4表示第一、二、三、四心音。

图6-22　心动周期各时相中左心室压力、容积和瓣膜等变化

1.心室收缩期(ventricular systole)

根据心室内压力和容积等的变化,心室收缩期可分为等容收缩期和射血期,射血期又分为快速射血期和减慢射血期。

(1)等容收缩期:心室收缩前,室内压低于主动脉压和房内压,此时主动脉瓣关闭而房室瓣开放,血液由心房流入心室,心室容积最大。心房收缩结束后,心室开始收缩,室内压迅速升高,当室内压高于心房内压时,心室内的血液推动房室瓣关闭,由于瓣膜受腱索牵引不能翻转,可防止血液逆流入心房。此时室内压仍低于主动脉压,半月瓣(主动脉瓣)还保持关闭状态,心室暂时成为一个封闭的腔。由于液体的不可压缩性,尽管心室肌在强烈收缩,心室容积仍不变。从房室瓣关闭到主动脉瓣开启的这段时间称为等容收缩期,持续约0.05 s。当动脉血压升高或心肌收缩力减弱时,等容收缩期将延长。

(2)快速射血期:随着心室肌的继续收缩,心室内压继续上升,当心室内压超过主动脉压时,心室的血液将半月瓣(主动脉瓣)冲开,迅速射入主动脉,称为射血期(ejection phase)。在射血的前期,由心室射入主动脉的血液流速很快,血液量较多,约占总射血量的2/3,这个时期称为快速射血期,历时约0.1 s。在快速射血期,由于心室内的血液很快进入主动脉,故心室的容积明显缩小;但由于心室肌的强烈收缩,心室内压可继续上升并达到峰值,主动脉压也随之升高。

(3)减慢射血期:快速射血期后,由于心室内血液减少以及心室肌收缩强度减弱,射血的速度逐渐减慢,因此射血期的后期称为减慢射血期,历时约0.15 s。在减慢射血期,心室内压和主动脉压都由峰值逐渐下降。在快速射血期的中期或稍后,心室内压已经低于

主动脉压,不过此时心室内血液因具有较高的动能,仍能依其惯性作用逆压力梯度继续射入主动脉。

2.心室舒张期(ventricular diastole)

按心室内压力和容积的变化,心室舒张期可分为等容舒张期和心室充盈期,后者又可分为快速充盈期、减慢充盈期和心房收缩期。

(1)等容舒张期:射血后,心室肌开始舒张,室内压下降,主动脉内的血液向心室反流而推动半月瓣关闭。此时室内压仍高于房内压,房室瓣也仍处于关闭状态,心室再次成为一个封闭的腔。从半月瓣关闭到房室瓣开启这段时间内,心室肌舒张而心室容积并不改变,称为等容舒张期,持续 0.06～0.08 s。等容舒张期内,心室内压急剧下降。

(2)快速充盈期:随着心室继续舒张和室内压的下降,当心室内压低于心房压时,血液冲开房室瓣进入心室,心室容积增大,称为心室充盈期(ventricular filling phase)。心室充盈初期,血液快速流入心室,此期内进入心室的血液量约占总充盈量的 2/3,是心室充盈的主要阶段,称为快速充盈期,历时约 0.11 s。

(3)减慢充盈期:快速充盈期之后,随着心室内血液不断充盈,房室间压力梯度逐渐减小,血液以较慢的速度进入心室,心室容积进一步增大,称减慢充盈期,历时约 0.22 s。减慢充盈期内,仅有很少量血液从心房进入心室。

(4)心房收缩期:在心室舒张的最后 0.1 s,下一个心动周期的心房收缩期开始。心房收缩将少量血液射入心室,使心室充盈量进一步增加 10%～30%。由于心房肌较薄,收缩时间又短,所以通过心房收缩而充盈到心室的量远不如心室舒张"抽吸"的量大。

在心脏泵血过程中,压力梯度是推动血液在心房、心室以及主动脉之间流动的主要动力,心室肌的收缩和舒张是造成室内压力变化,从而导致心房与心室之间以及心室与主动脉之间产生压力梯度的根本原因。心脏瓣膜的启闭活动对心室内压力的变化起着重要作用,也能保证血液沿一个方向流动。

右心室的泵血过程与左心室基本相同,但由于肺动脉内压力仅为主动脉内压力的 1/6(射血时,右心室内压为24 mmHg,左心室内压可达 130 mmHg),所以在心动周期中右心室内压的变化幅度比左心室小得多。

四、心输出量及其影响因素

衡量心脏泵血功能的基本指标是心脏射出的血液量。

(一)心输出量

1.每搏输出量和射血分数

一侧心室在一次心搏中射出的血液量称为每搏输出量(stroke volume),简称搏出量。在安静状态下,正常成年人左心室舒张末期容积约 125 mL,收缩末期容积约 55 mL,两者之差 70 mL(60～80 mL)就是搏出量。搏出量与心室舒张末期容积的百分比为射血分数(ejection fraction),一般维持在 55%～65%。

2.每分输出量和心指数

一侧心室每分钟射出的血液总量称为每分输出量,简称心输出量(cardiac output),等于心率与每搏输出量的乘积。如果心率为 75 次/分,搏出量为 70 mL,则每分输出量为 5.25 L/min。一般健康成年男性在安静状态下的搏出量为 60~80 mL,心输出量为 4.5~6.0 L/min,平均约为 5 L/min。女性的心输出量比同体重男性的心输出量约低 10%。成人在剧烈运动时,心输出量可高达 25~35 L/min,全身麻醉状态下可降至 2.5 L/min。以单位体表面积计算的心输出量称为心指数(cardiac index)。中等身材的成年人体表面积为 1.6~1.7 m^2,在安静和空腹情况下心输出量为 5~6 L/min,所以心指数为 3.0~3.5 L/(min·m^2)。静息状态下,心指数随年龄增长而逐渐降低,10 岁左右的少年儿童最高,可达 4 L/(min·m^2)以上,到 80 岁时接近 2 L/(min·m^2)。

3.心脏的做功量

心室一次收缩射血所做的外功,即心室完成一次心搏所做的机械外功称为每搏功(stroke work),简称搏功。心脏收缩射血所释放的机械能主要表现为将一定容积的血液提升到一定压力水平而增加血液的势能,这种由于心室收缩而产生和维持一定压力(室内压)并推动血液流动(心输出量)所做的机械功称为压力-容积功。此外,射血释放的机械能还有使一定容积的血液以较快的流速向前流动而增加的血流动能。安静时,血流动能在左心室每搏功中所占比例很小,约仅 1%。因此,每搏功近似于压力-容积功。常以平均动脉压代替射血期左心室内平均值,左心房平均压代替左心室舒张末期压,这样,左心室每搏功 = 搏出量 × 13.6 × 9.807 × (平均动脉压 − 左心房平均压) × 0.001。式中,每搏功单位为焦耳(J),搏出量单位为升(L),汞的密度为 13.6 kg/L,地球上质量为 1 kg 的物体大约受 9.807 N 的重力。由于焦耳等于牛顿·米,所以将毫米乘 0.001 转换为米。若搏出量为 70 mL,平均动脉压为 92 mmHg,平均心房压为 6 mmHg,则每搏功为 0.803 J。

每分功(minute work)是指心室每分钟内收缩射血所做的功,即心室完成每分输出量所做的机械外功。每分功等于每搏功乘以心率,心率若按 75 次/分计算,则每分功为 60.2 J/min。

4.心力储备

健康成年人静息状态下心输出量为 5 L/min 左右,剧烈体力活动时心输出量可达 25~30 L/min,为安静时的 5~6 倍。心输出量随机体代谢需要而增加的能力称为泵功能储备或心力储备(cardiac reserve)。心脏每分钟能够射出的最大血量称为最大输出量,可反映心脏的健康程度。训练有素的运动员心脏最大输出量可达 35 L/min,为静息时的 7 倍,比普通常人能更好地耐受剧烈运动。某些心脏病患者静息时心输出量与健康人没有明显差别,尚能满足静息状态下的代谢需要,但其最大输出量低于正常人,心力储备明显降低,在运动时心输出量不能相应增加,将出现心悸、气急等症状。心力储备的大小主要取决于每搏输出量和心率能有效提高的程度。

(1)搏出量储备。搏出量是心室舒张末期容积与收缩末期容积之差,二者都有一定的储备量,共同构成搏出量的储备。安静情况下舒张末期容积约 125 mL,由于心室不能过分扩大,一般只能达到 140 mL 左右,即舒张期储备只有 15 mL。而当心肌进行最大收缩时,心室收缩末期容积可小至 15~20 mL,使搏出量增加 35~40 mL。心室进行最大射血后,心室内尚剩余的血量称为余血量,安静状态下收缩末期容积与余血量之差就是收缩期储备。

(2)心率储备。在一定范围内增快心率,使心输出量增加,可达静息状态时的 2～2.5 倍。在正常成人,能使心输出量增加的最高心率为 160～180 次/分,这是心率储备的上限。心率超过这一限度时,每搏输出量往往会明显减少,因此心输出量反而降低。在进行剧烈的体力活动时,体内交感-肾上腺系统的活动增强,机体可以通过动用心率储备和收缩期储备使心输出量增加。训练有素的运动员心肌纤维增粗,心肌收缩能力增强,射血充分,因此收缩期储备增加;同时,由于运动员在安静状态下心率低于一般人,又因心肌收缩能力增强使心室收缩和舒张的速度都明显加快,因此心率储备也增加,表现为心率可增快至 200～220 次/分才开始出现心输出量的下降。

(二)影响心输出量的因素

由于心输出量等于搏出量与心率的乘积,因此能影响搏出量和心率的因素均可影响心输出量,搏出量取决于前负荷(preload)、后负荷(afterload)和心肌收缩能力(myocardial contract ability)。

1.前负荷

前负荷是指肌肉收缩之前遇到的阻力或负荷。前负荷使肌肉在收缩前处于某种程度的拉长状态,使肌肉具有一定的长度,称为初长度。在完整心脏,心室肌的初长度取决于心室收缩前的容积,即心室舒张末期容积。因此,心室舒张末期容积是反映心室前负荷的良好指标。

(1)前负荷对搏出量的影响。初长度对心肌收缩力影响的机制与骨骼肌的类似:不同的初长度可改变心肌细胞肌小节中粗、细肌丝的有效重叠程度和活化横桥的数目,使心肌收缩产生的张力发生改变。在心室最适前负荷和最适初长度时,肌小节的初长度为 2.0～2.2 μm。此时粗、细肌丝处于最佳重叠状态,所有横桥都处于能与细肌丝重叠而有可能相互作用的位置,收缩时产生的张力最大。在达到最适初长度之前,随着前负荷和肌小节初长度的增加,粗、细肌丝的有效重叠程度增加,激活时可能形成的横桥连接的数目相应增加,因此肌小节乃至整个心室的收缩强度也逐渐增加。这种通过心肌细胞本身初长度的改变而引起心肌收缩强度的变化称为异长自身调节(heterometric autoregulation),其主要作用是对搏出量的微小变化进行精细调节,使心室射血量与静脉回血量之间能保持平衡,从而使心室舒张末期的容积和压力能保持在正常范围内。

与骨骼肌不同的是,心肌细胞外间质内含有少量胶原纤维,心室壁多层肌纤维的排列方向有交叉,会使心室肌的伸展性较小。当心肌处于最适初长度时,产生的静息被动张力已经很大,从而能阻止心肌细胞被继续拉长。即使前负荷很大时,心肌肌小节的初长度一般也不会超过 2.25～2.30 μm,如果强行将肌节拉伸至 2.60 μm 或更长,心肌将会断裂。心肌细胞这种抵抗被过度牵拉的特性可使心脏不至于在前负荷明显增加时出现搏出量的下降,对于维持其正常的泵血功能具有重要意义。

(2)影响前负荷的因素。心室在舒张末充盈的血量是静脉回心血量与射血后心室内剩余血量的总和。

①静脉回心血量。在大多数情况下,心输出量的变化主要是由于静脉回心血量的变化,因此静脉回心血量的多少是决定前负荷大小的主要因素。心室舒张时接受静脉回心血量的多少受心室充盈时间、静脉回流速度、心包内压和心室顺应性等因素的影响。

心室充盈时间是心室舒张期的时程与等容舒张期时程之差。当心率增快时,心室舒张期和充盈时间均缩短,心室充盈减少,使静脉回心血量降低;反之,心率减慢时,心室舒张期延长,即心室充盈期的持续时间延长,心室充盈完全,静脉回心血量增多。

静脉回流速度是静脉内血液通过心房进入心室的速度。在心室充盈时间不变的情况下,静脉回流速度越快,心室充盈量就越大,静脉回心血量增加;反之,静脉回流速度减慢,心室充盈就减少,静脉回心血量降低。

心包有助于防止心室过度充盈。但在心包积液时,心包内压增高,可妨碍心脏充盈,使心室舒张末期容积下降,静脉回心血量减少。

②射血后心室内剩余血量。如果静脉回心血量不变,心室内剩余血量的增加将导致心室总充盈量的增加,搏出量也随之增加。但是,心室内剩余血量增加时,心室舒张期的压力也增高,导致静脉回心血量有所减少,心室总充盈量不一定增加。

2.后负荷

后负荷是指肌肉开始收缩时才遇到的阻力或负荷,它不增加肌肉的初长度,但能阻碍收缩时肌肉的缩短。对心室而言,心室射血时遇到的阻力是主动脉压,它就是后负荷。

(1)后负荷对搏出量的影响。心室发生收缩时,在室内压达到主动脉压水平之前,心室肌不能缩短,表现为等长收缩(等容收缩期)。当主动脉压升高时,等容收缩期室内压的峰值必须相应增高才能冲开主动脉瓣,因此等容收缩期延长,射血期则相应缩短,同时心肌缩短的速度和幅度降低,射血速度减慢,搏出量减少;反之,主动脉压降低则有利于心室射血。在整体条件下,正常人主动脉血压在 80~170 mmHg 变动时,心输出量无明显改变,只有当主动脉压升到 170 mmHg 以上时,心输出量才开始下降。其原因是当动脉血压增高时,搏出量减少,左心室内剩余血增多,而此时右心室仍能正常泵血,因此左心室舒张末期容积增大,通过异长自身调节使心肌收缩增强,搏出量增大,心室舒张末期容积也逐渐恢复。约 30 ms 后,心室舒张末期容积恢复到正常水平。尽管此时主脉压仍维持在高水平,但搏出量不再减少,这是心肌收缩能力增强的结果。

(2)影响后负荷的因素。由于后负荷决定肌肉收缩时产生的张力大小,因此肌肉缩短前所产生的主动张力可反映后负荷的大小。可用心室射血期室壁张力来表示心室后负荷。室壁张力与室内压力和心室半径呈正比,与室壁厚度的 2 倍成反比。在其他因素不变时,室内压越高,室壁张力越大,后负荷越高;心室半径越大,室壁张力也越大,后负荷越高。后负荷增高,心室必须增强收缩、增大张力才能射血,导致心肌对能量的需求增加,而外功并未因此增加,故心脏效率下降。后负荷如果长期增高,可引起心室壁代偿性增厚,但心室半径并不增厚,有助于降低室壁张力而降低心肌的能量需求。

3.心肌收缩能力

前负荷、后负荷都是影响心脏泵血功能的外在因素,肌肉内部功能状态的变化也是决定肌肉收缩效果的重要因素。心肌不依赖于负荷而改变其收缩强度和速度的内在特性称为心肌收缩能力。

(1)心肌收缩能力对搏出量的影响:在完整的心脏,心肌收缩能力增强,使搏出量增加,心室泵血功能明显增加。这种通过心肌收缩能力的变化来调节搏出量的方式称为等长自身调节(homometric autoregulation)。

(2)影响心肌收缩能力的因素:凡能影响心肌细胞兴奋-收缩耦联过程各个环节的因素,都能影响心肌收缩能力,其中,活化横桥数和肌球蛋白 ATP 酶活性是控制收缩能力的主要因素。粗肌丝上的横桥只有与细肌丝的肌动蛋白分子结合,形成横桥连接并活化,才能导致肌丝滑行并产生张力。在一定初长度的条件下,粗、细肌丝的重叠区提供可以形成连接的横桥,但不是所有的横桥都能成为活化横桥。活化横桥数与最大横桥数的比例取决于兴奋后胞质内 Ca^{2+} 浓度升高程度和肌钙蛋白对 Ca^{2+} 的亲和力。凡能增高兴奋后胞质内 Ca^{2+} 浓度和(或)肌钙蛋白对 Ca^{2+} 亲和力的因素,均可增加活化横桥的比例,使心肌收缩能力增强。儿茶酚胺通过激活 β 肾上腺素能受体而增加胞质内 cAMP 的浓度,使膜上的 L 型 Ca^{2+} 通道开放,促进 Ca^{2+} 内流,从而增强钙触发的钙释放,使胞质内 Ca^{2+} 浓度升高,因此心肌收缩能力增强。一些钙增敏剂(如茶碱)可以增加肌钙蛋白对 Ca^{2+} 的亲和力,使肌钙蛋白对胞质内 Ca^{2+} 的利用率增高,活化横桥数相应增多,因此心肌收缩能力增强。甲状腺激素和体育锻炼都能够提高肌球蛋白 ATP 酶的活性,使心肌收缩能力增强。

4.心率

安静时,成人心率每分钟超过 100 次者称心动过速,低于 60 次者称心动过缓。

(1)心率对心输出量的影响:在一定范围内,心率增快可使心输出量增加,可达静息状态时的 2～2.5 倍。健康成人心输出量随心率加快而增多的最高心率为 160～180 次/分,超过该值,心室充盈时间明显缩短而使心室充盈量减少,致使搏出量减少,到搏出量仅为正常水平的一半左右时,心输出量开始下降。在心率增快但未超过上述界限时,尽管此时心室充盈时间有所缩短,但由于回心血量的绝大部分是在快速充盈期内进入心室的,因此心室充盈量以及搏出量不会明显减少,而由于心率的增加,每分输出量仍可增加。如心率过慢,低于 40 次/分,此时心室舒张期过长,心室充盈早已接近最大限度,心舒期的延长已不能进一步增加充盈量和搏出量,反而会因心率过慢而使每分输出量减少。

(2)影响心率的因素:心率受神经和体液因素的控制。交感神经活动增强,循环血液中的肾上腺素、去甲肾上腺素和甲状腺激素的水平增高,都可加快心率。迷走神经活动增强时,心率减慢。体温每升高 1 ℃,心率可增加 12～18 次/分。

第四节　血管生理

一、血压与血流

血液在血管中流动的力学属于血流动力学,血流动力学主要研究血流量、血流阻力和血压之间的关系。由于血管是具有可扩张性的弹性管道而不是硬质的管道系统,血液是含有血细胞和胶体等物质的液体而不是理想流体,血流速度又受心脏舒缩活动的影响,因此血流动力学除服从流体力学的一般规律外,还有其自身的特点。

(一)血流量

单位时间内流过血管某一横截面的血量称为血流量(blood flow),也称容积速度

(volume velocity)，单位为 mL/min 或 L/min。血流量(Q)与血管两端的压力差(ΔP)成正比，与血流阻力(R)成反比，即 $Q=\Delta P/R$。在封闭的管道系统中，任一截面的流量是相等的，因此在整个循环系统中，各段血管的血流量都相等，都等于心输出量。

血液在血管中的流动有层流(laminar flow)和湍流(turbulence)两种形式。层流是指液体各质点的流动方向都一致，与血管的长轴平行，而各质点的流动速度不一，在血管轴心的流速最快，越靠近管壁越慢，最快速度约为平均速度的 2 倍。当血液在小血管以层流的方式流动时，红细胞有向中轴部位移动的趋势，称为轴流，原因是轴心处的血液流速快、压强低。但较粗的血管中，层流的速度梯度较小，所产生的轴向集中力量不足以使红细胞移向中心部位，因此轴流一般不发生于直径大于 1 mm 的血管。当血液的流速加快到一定程度后，各个质点的流动方向不再一致，出现漩涡，称为湍流。在血流速度快、血管口径大、血液黏度低的情况下易产生湍流。在血流遇到障碍或血液流经血管分叉处和粗糙面时，也易产生湍流。

(二)血流速度

血液在血管内流动的直线速度，即单位时间内一个质点在血流中前进的距离称为血流速度，通常以 cm/s 或 m/s 为单位。血流速度与血流量成正比，与血管的横截面积成反比。由于主动脉的横截面积最小，毛细血管的最大，所以血流速度在主动脉最快，约 20 cm/s；在毛细血管最慢，约 0.02 cm/s。由于血液在血管中流动有层流现象，所以血管中血流速度以轴心处最快。血流速度越快，层流现象越明显。

(三)血流阻力

血液在血管内流动所遇到的阻力称为血流阻力，是由血液流动时血液与血管壁、血液内部之间的相互摩擦而产生的。正常时，血流阻力中主动脉及大动脉约占 9%，小动脉及其分支约占 16%，微动脉约占 41%，毛细血管约占 27%，静脉系统约占 7%，因此小血管（小动脉和微动脉）是产生阻力的主要部位。生理学上常把心脏和大血管称为循环系统的"中心"部分，小血管则是"外周"部分，因此小血管阻力也称为外周阻力。根据泊肃叶定律 $Q=\pi \Delta P r^4/8\eta L$ 和前文提到的 $Q=\Delta P/R$，得出血流阻力为 $R=8\eta L/\pi r^4$，式中 η 为血液黏滞度，L 为血管长度，r 为血管半径。影响血流阻力的主要因素是血管半径和血液黏滞度。血液黏滞度常用相对黏度，以水的黏度为 1，则全血的黏滞度为 4.1～4.6，血浆的黏滞度为 1.5～1.7。

影响血液黏滞度的因素主要有红细胞比容、血流切变速率、血脂、血管直径。在生理条件下，血管长度和血液黏滞度的变化很小，但是血管直径易受神经-体液因素的影响而改变，因此机体主要通过控制各血管的直径而改变外周阻力，从而能有效地调节各器官的血流量。

(四)血压

血管内的血流对于单位面积血管壁的侧压力（即压强）称为血压(blood pressure)。根据国际标准规定，压强单位为帕(Pa)或千帕(kPa)，但通常习惯以毫米汞柱(mmHg)为单位(1 mmHg＝0.133 kPa)；大静脉内的压力较低，常以厘米水柱(cmH_2O)为单位(1 cmH_2O＝0.098 kPa)。

二、动脉血压与动脉脉搏

动脉内流动的血液对动脉管壁的侧压力称为动脉血压(arterial blood pressure)。一般说的血压是指动脉血压,而动脉血压又是指主动脉血压。由于动脉中血压降落很小,所以通常用在上臂测得的肱动脉压代表主动脉压。

(一)动脉血压的形成原理

形成动脉血压的原理有以下几条:

(1)足够的血液充盈。整个心血管系统被血液充盈,其充盈程度可用循环系统平均充盈压来表示。人的循环系统平均充盈压接近 7 mmHg,其大小取决于血量与血管容积的相对关系。因此,心血管系统内有足够的血液充盈是形成动脉血压的前提。动脉血压形成的其他因素还有心肌收缩、外周阻力和大动脉的管壁弹性。

(2)心肌收缩。心肌收缩是推动血液在血管中流动的原动力。在一个心动周期中,心室收缩期射入动脉的血量多于从动脉流入毛细血管的血量,使动脉血管容积增大,血液对动脉管壁施加的侧压力增大,动脉血压升高。在心室舒张期,心室停止射血,在心室收缩期暂时蓄积在大动脉内的血液继续流入毛细血管,动脉中血量逐渐减少,对血管壁的侧压力逐渐减少,动脉血压下降。

(3)外周阻力。心室射入动脉的血液之所以不能在收缩期中全部流出动脉,是由于血液在血管中流动时会遇到阻力。小动脉和微动脉对血流的阻力使心室的每搏输出量大约只有 1/3 在心室收缩期流到外周,其余 2/3 暂时蓄积在主动脉和大动脉内,因而使动脉血压升高。如果仅有心室收缩射血而无外周阻力,则心室收缩所释放的能量将全部表现为动能,射入大动脉的血量将会迅速全部流至外周,因而不能使动脉血压升高。

(4)大动脉的管壁弹性。大动脉管壁的弹性回缩力是心舒期推动血液流动的继发性动力。心室收缩释放的动能一部分消耗于向外周推动血液流动,另一部分用于扩张大动脉壁,转化为势能储存起来。当心室舒张停止射血时,被扩张的主动脉和大动脉发生弹性回缩,使储存的势能又转变为动能使血液流动,向心侧的血流促使主动脉瓣关闭,向外周侧的血流继续推动血液向前流动(见图 6-23),使舒张期动脉血压仍能维持在一定水平。因此,大动脉管壁的弹性回缩力是心舒期推动血液流动的继发性动力,同时大动脉管壁的弹性回缩还能缓冲动脉血压的波动。

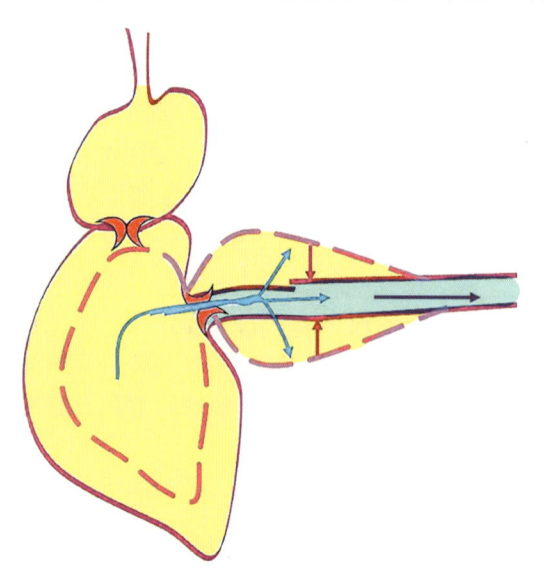

图 6-23 主动脉的弹性作用

(二)动脉血压的正常值

一个心动周期中,心室收缩时主动脉

血压上升所达到的最高值称为收缩压(systolic pressure),心室舒张时主动脉血压下降所达到的最低值称为舒张压(diastolic pressure),收缩压与舒张压的差值称为脉搏压(pulse pressure),简称脉压。在一个心动周期中,动脉血压的平均值称为平均动脉压,大约等于舒张压加 1/3 脉压。临床上的习惯写法是收缩压/舒张压。在安静状态下,我国健康青年人的收缩压为 100~120 mmHg,舒张压为 60~80 mmHg,脉压为 30~40 mmHg,平均动脉压为 100 mmHg 左右。正常人双侧上臂的动脉血压存在左高右低的特点,差异可达 5~10 mmHg。大多数人的血压在凌晨 2~3 时最低,上午 6~10 时和下午 4~8 时各有一个高峰,表现出"双峰双谷"的日节律。

高血压(hypertension)是以体循环动脉压增高为主要表现的临床综合征,高血压的标准在不断修订。1998 年世界卫生组织(WHO)和世界高血压联盟(ISH)修订的高血压诊断标准为:收缩压不低于 140 mmHg 或舒张压不低于 90 mmHg。我国高血压诊断标准目前与 1998 年的国际标准一致。2003 年 5 月,美国有人提出了"高血压前期"(prehypertensive)的概念:收缩压在 120~139 mmHg 或舒张压在 80~89 mmHg 称高血压前期。

上述概念的提出,目的是加强人们对早期预防高血压重要性的认识,并建议高血压前期者应采用减肥、适度运动、低盐饮食、戒烟限酒等健康生活方式来预防高血压病的发生。收缩压持续超过 160 mmHg 会增加脑卒中、心肌梗死和肾衰竭的危险性和死亡率。

(三)影响动脉血压的因素

动脉血压的高低主要取决于心输出量和外周阻力,因此凡是能影响心输出量和外周阻力的因素,都能影响动脉血压。

(1)每搏输出量。当每搏输出量增加时,心缩期射入主动脉的血量增多,动脉管壁所承受的压力增大,收缩压明显升高。由于收缩压增高使血流速度加快,在舒张期末存留在大动脉中的血量与每搏输出量增大之前相比增加并不多,故舒张压升高程度较小。因此,当每搏输出量增加而外周阻力和心率变化不大时,动脉血压的升高主要表现为收缩压的升高,舒张压升高不多,所以脉压增大。

(2)心率。心率的变化主要影响舒张压。心率加快时,心舒期缩短,从大动脉流向外周的血量减少,存留在主动脉内的血量增多,使舒张压明显升高。由于舒张期末主动脉内存留的血量增多,致使心缩期内主动脉内血量增多,收缩压也相应升高,但由于血压升高使血流速度加快,在心缩期有较多的血液流向外周,使收缩压升高程度较小,故脉压变小。但如果心率过快(一般超过 180 次/分)时,舒张期过于缩短,使心室充盈不足,导致心输出量减少,动脉血压下降;反之,心率减慢时,舒张压降低的幅度比收缩压降低的幅度大,故脉压增大。

(3)外周阻力。如果心输出量不变而外周阻力加大,则心舒期内血液流入毛细血管和静脉的速度减慢,心舒期末存留在主动脉内的血量增多,舒张压明显升高。在心缩期,由于动脉血压升高使血流速度加快,所以收缩压升高的幅度不如舒张压升高的幅度大,脉压减小。反之,当外周阻力减小时,舒张压降低的幅度比收缩压降低的幅度大,脉压加大。可见,在一般情况下,舒张压的高低主要反映外周阻力的大小。外周阻力的改变主要是由于阻力血管直径的改变引起的。原发性高血压的发病主要是由于阻力血管直径变小而造成外周阻力过高所致。

(4) 大动脉管壁的弹性回缩力。由于大动脉的弹性储器作用,使动脉血压的波动幅度明显小于心室内压的波动幅度。部分老年人由于大动脉管壁不同程度的硬化,弹性降低,对血压的缓冲作用减弱,导致收缩压升高,脉压加大。如果小动脉也发生不同程度的硬化,则外周阻力相应增大,舒张压也升高,但升高的幅度较收缩压升高的幅度小,脉压仍较大。

三、静脉血压与静脉血流

(一) 静脉血压

1. 静脉血压

体循环血液经过动脉和毛细血管到达微静脉时,血压降至 15~20 mmHg,到下腔静脉时只有 3~4 mmHg,最后进入右心房时最低,接近于 0。因此,测定心血管各部分的压力时,应以右心房压作为参照水平,即应使被测部位与右心处于同一水平,通常将右心房和胸腔内大静脉的血压称为中心静脉压,为 3~9 mmHg;而各器官静脉的血压称为外周静脉压,成人肝门静脉压约 9.5 mmHg,颈外静脉压和肘前静脉压约 7.5 mmHg。

2. 重力对静脉压的影响

血管内的血液因受地心引力影响而产生一定的静水压。各部分血管静水压的高低取决于人体的体位。因此,实际测定身体各部分血管(包括动脉和静脉)的血压值时,除心脏做功形成的那部分外,还要加上该部分血管的静水压(见图 6-24)。各部分血管静水压的高低取决于该血管所处位置与右心房水平之间的垂直距离。静水压的数值等于血管与右心房水平之间的垂直距离、血液比重和重力加速度三者的乘积。一般来说,血管位置在右心房水平以下,每降 1 cm,静水压增高 0.74 mmHg;而在右心房水平以上的血管,重力的作用使血压相应降低。例如,在平卧时,身体各部分血管的位置大致都处在和心脏相同的水平,故静水压也大致相同。但当人体改成直立位时,足部血管内的血压比平卧位时高,其增高的部分相当于从足至心脏这段血柱高度形成的静水压,约 80 mmHg。而在心脏以上的部分,血管内的压力较平卧时为低,如颅顶脑膜矢状窦内压可降至 −10 mmHg。又如,在身体直立、手臂下垂时,手在心脏水平以下,手背的皮下静脉充盈鼓起;而将手举过头部时,手背的皮下静脉就塌陷。因此,我们测量血压时,要尽量使上臂中心部与心脏保持在同一水平面上。

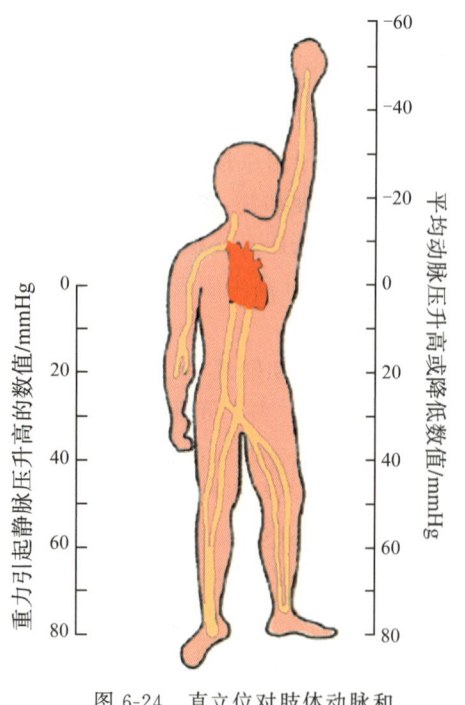

图 6-24 直立位对肢体动脉和静脉血压的影响

(二)静脉血流

1.静脉对血流的阻力

在静脉系统中,由微静脉至右心房的压力降落仅约 15 mmHg,可见静脉对血流的阻力很小。大静脉处于扩张状态时对血流阻力很小,但当管壁塌陷时,因其管腔截面由圆形变成椭圆形,截面积减小,故对血流的阻力增大。血管周围组织对静脉的压迫也可增加静脉对血流的阻力。

2.静脉回心血量的影响因素

单位时间内的静脉回心血量取决于外周静脉压与中心静脉压的差,以及静脉对血流的阻力,凡能影响这三者的因素都能影响静脉回心血量。

(1)体循环平均充盈压反映血管系统的充盈程度:血管系统充盈程度越高,静脉回心血量就越多。当血容量增多,或交感神经兴奋使容量血管收缩,或全身骨骼肌收缩增强使静脉血管受到骨骼肌挤压时,体循环平均充盈压升高,与右心房压之间差值增大,静脉回心血量增多;反之,则静脉回心血量减少。

(2)心脏收缩力:静脉回心血量与心脏收缩力成正比。心脏收缩力增强时,心室收缩期末容积减小,心室舒张期室内压较低,对心房和大静脉中血液的抽吸力也较大,静脉回心血量增多;反之,则回心血量减少。当右心室衰竭时,右心收缩力减弱,心室舒张期中室内压较高,静脉回心血量减少,血液淤积在右心房和大静脉内,患者可出现颈外静脉怒张、肝脾大、下肢水肿等体征。左心衰竭时,左心房和肺静脉压升高,可引起肺淤血和肺水肿。

(3)体位改变:体位改变时,可因静脉跨壁压的改变而影响静脉回流。当从平卧变为直立时,身体低垂部分的静脉跨壁压增大,使静脉扩张,静脉容积增大,可多容纳 400～600 mL 血液,故静脉回心血量减少使心输出量降低,动脉血压下降。对这种变化,健康人会通过颈动脉窦和主动脉弓的压力感受性反射使动脉血压迅速恢复正常而不易察觉。但是,长期卧床或体弱久病的人,由于静脉管壁紧张性较低,可扩张性较大,加之腹壁和下肢肌肉的收缩力量减弱,对静脉的挤压作用减小,故由平卧或蹲位突然站立起来时,大量血液淤滞在下肢,静脉回心血量过少,导致心输出量减少,动脉血压急剧下降,导致视网膜缺血出现黑矇,脑组织供血不足出现晕厥症状。

(4)骨骼肌的挤压作用:静脉具有只能向近心方向开放的、能防止血液逆流的瓣膜,与骨骼肌一起,对静脉回流起着"泵"的作用,称为"肌肉泵"或"静脉泵"。骨骼肌节律性舒缩时,位于肌肉内和肌肉间的静脉受挤压,由于瓣膜的作用,静脉内的血液被挤向心脏。肌肉泵的这种作用对于立位情况下降低静脉压和减少血液在下肢静脉内潴留有十分重要的生理意义。例如,在站立不动时,足部的静脉压可达 80 mmHg,而在步行时可降至 25 mmHg 以下。在跑步时,两下肢肌肉泵每分钟挤出的血液可达数升,对心脏泵血起重要的辅助作用。

(5)呼吸运动:呼吸运动能促进静脉回流,可称为呼吸泵,与心泵、肌肉泵一起构成促进静脉血回流的三个泵。由于胸膜腔内压低于大气压,即为负压,所以胸腔内大静脉的跨壁压较大,经常处于充盈扩张状态。在吸气时,胸腔容积加大,胸膜腔负压进一步增大,使胸腔内的大静脉和右心房更加扩张,压力也进一步降低,因此有利于外周静脉内的血液回流至右心房。呼气时,胸膜腔负压值减小,由静脉回流入右心房的血量也相应减少。

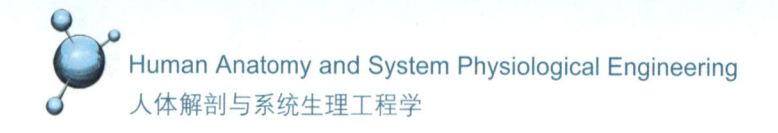

四、微循环

微动脉与微静脉之间的血液循环称为微循环(microcirculation)，能进行血液与组织液之间的物质交换，这是血液循环的最基本功能。

(一)微循环的组成

一个典型的微循环由微动脉、后微动脉、毛细血管前括约肌、真毛细血管、通血毛细血管、动静脉吻合支和微静脉七部分组成。微动脉(arteriole)管壁厚度与其内径的比值较大，当管壁外层的环行肌收缩或舒张时，可使管腔内径显著缩小或扩大，起着控制微循环血流量的"总闸门"的作用。微动脉分支成为管径更细的后微动脉(metarteriole)，每根后微动脉向一根至数根真毛细血管供血，真毛细血管通常从后微动脉以垂直方向分出。在后微动脉发出毛细血管的部位，即真毛细血管的起始端，通常由 1～2 个平滑肌细胞形成一个环，就是毛细血管前括约肌。毛细血管前括约肌没有神经纤维支配，也没有结缔组织外膜被覆，易受局部代谢产物的调控，其舒缩活动可以控制所属毛细血管网的血流量，在微循环中起"分闸门"的作用。微动脉、后微动脉都是微循环的前阻力血管。毛细血管壁由单层内皮细胞构成，外面有一层基膜包围，总厚度约 0.5 μm，内皮细胞之间的相互连接处有微裂隙，宽 6～7 nm，成为沟通毛细血管内外的孔道，因此毛细血管的通透性较大。毛细血管数量多，与组织进行物质交换的面积大。毛细血管的血液进入微静脉，最细的微静脉管径为 20～30 μm 或更细，管壁没有平滑肌。较大的微静脉管壁有平滑肌，在功能上属于毛细血管后阻力血管，是微循环的"后闸门"，其舒缩活动影响毛细血管血压，进而影响毛细血管的液体交换和静脉回心血量。在肠系膜微循环中，常见一种与后微动脉直接相通的、较长的毛细血管，称为通血毛细血管，在皮肤微循环中还有动静脉吻合支。

(二)微循环的血流通路

微循环的血液从微动脉可由三条通路流向微静脉(见图 6-25)。

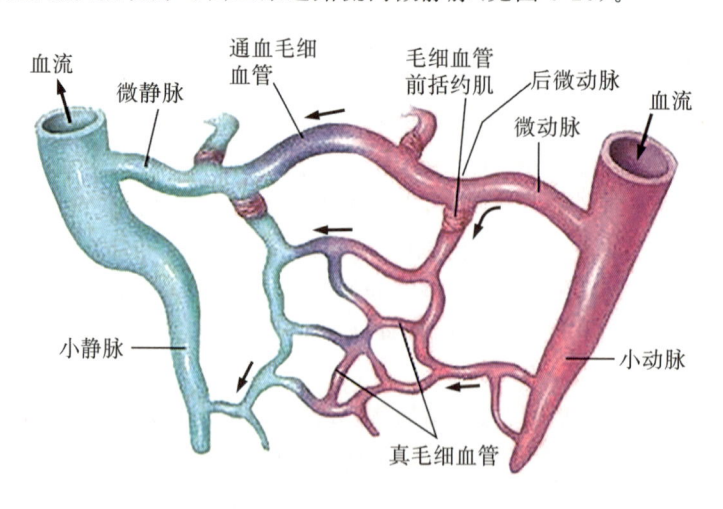

图 6-25 微循环

(1) 迂回通路：血液经微动脉、后微动脉、真毛细血管网而汇入微静脉的通路称为迂回通路。真毛细血管数量多、迂回曲折，相互交错形成网状，穿插于各细胞间隙。真毛细血管中血流缓慢，是血液与组织液之间进行物质交换的主要场所，所以此通路又称营养通路。真毛细血管是交替开放的，其开放数量与器官当时的代谢水平有关。在安静时，真毛细血管网的不同部分是轮流开放的，由毛细血管前括约肌的收缩和舒张来控制，在同一时间，大约有20%的毛细血管开放。

(2) 直捷通路：血液经微动脉、后微动脉、通血毛细血管而汇入微静脉的通路称为直捷通路，在骨骼肌中较多。直捷通路的血管比较短而直，血流阻力较小，流速较快，经常处于开放状态。其主要功能是使一部分血液迅速通过微循环而由静脉回流到心脏，保持血流量相对恒定。血液在此通路中也能与组织液进行少量物质交换。

(3) 动静脉短路：血液经微动脉、动静脉吻合支而流入微静脉的通路称为动静脉短路。人的皮肤中有较多的动静脉吻合支。动静脉短路的血管壁较厚，流速快，没有物质交换功能，主要参与体温调节。在一般情况下，皮肤的动静脉吻合支经常处于关闭状态，有利于保存体内的热量；当环境温度升高时，动静脉短路开放，使皮肤血流量增加，皮肤温度升高，可增加辐射散热。

五、组织液的生成原理及其影响因素

组织液（interstitial fluid）存在于细胞间隙内，绝大部分呈胶冻状，不能自由流动，因此不会因重力作用而流至身体的低垂部分。组织液中各种离子成分与血浆相同，但蛋白质的浓度比血浆低得多。

(一) 组织液生成的原理

组织液是血浆中的液体通过毛细血管壁滤过形成的，再由毛细血管重吸收。液体的滤过和重吸收取决于四个因素：毛细血管血压、组织液静水压、血浆胶体渗透压和组织液胶体渗透压。其中，毛细血管血压和组织液胶体渗透压是促进液体从毛细血管向毛细血管外滤过的力量，组织液静水压和血浆胶体渗透压则是将液体从毛细血管外重吸收入血管内的力量。促进液体滤过与重吸收的压力差称为有效滤过压（effective filtration pressure，见图6-26）。有效滤过压=（毛细血管血压+组织液胶体渗透压）-（血浆胶体渗透压+组织液静水压）。

(二) 影响组织液生成的因素

(1) 毛细血管血压：毛细血管血压降低时，组织液生成量就减少；毛细血管血压升高时，组织液生成量就增多。微动脉扩张、肌肉运动或炎症部位均可发生毛细血管血压升高。右心衰竭时，静脉回流发生障碍，可使毛细血管血压逆行升高，组织液的生成也会增加，并可产生组织水肿。

(2) 血浆胶体渗透压：血浆胶体渗透压降低时，有效滤过压增大，组织液生成增多。肝脏疾病、营养不良或某些肾脏疾病时，由于血浆蛋白生成少或大量丢失，使血浆胶体渗透压低，有效滤过压增大，可产生水肿。

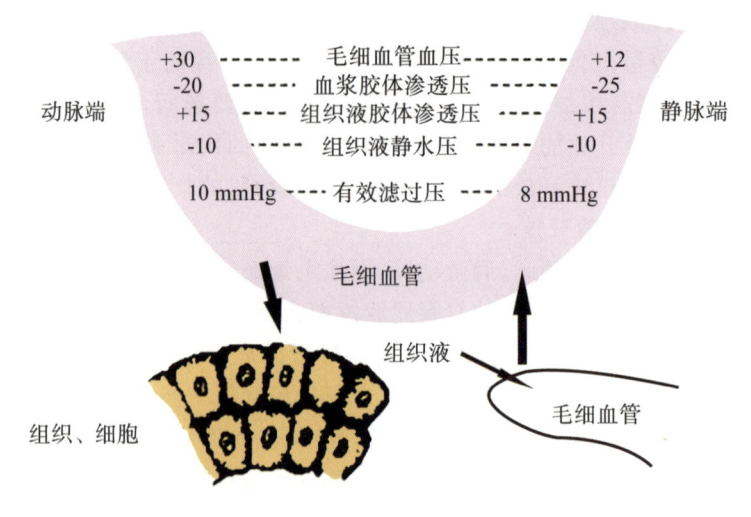

图 6-26　组织液的生成与回流

（3）毛细血管壁的通透性：在烧伤、过敏反应时，局部组织释放大量组胺，使毛细血管壁的通透性增大，部分血浆蛋白渗出，使组织液胶体渗透压升高，组织液生成增多而回流减少，出现水肿。

（4）淋巴回流：正常时，一部分组织液经淋巴管回流入血液，保持组织液生产量和回流量的平衡。淋巴回流受阻（如患丝虫病）时，组织液积聚在受阻淋巴管上游部位组织间隙，可出现水肿。

六、淋巴液的生成原理及淋巴循环的生理意义

组织液进入淋巴管形成淋巴液（lymph），简称淋巴。

（一）淋巴液生成的原理

毛细淋巴管相邻的内皮细胞呈覆瓦状排列，形成只向管内开放的活瓣，组织液及悬浮于其中的微粒（红细胞、细菌等）可通过这种活瓣进入毛细淋巴管而不能倒流。内皮细胞还以胶原纤维细丝与组织中的胶原纤维束相连。当组织液增多时，组织的胶原纤维束和毛细淋巴管之间的胶原纤维细丝可将相重叠的内皮细胞边缘拉开，使内皮细胞之间出现较大的缝隙，便于组织液进入毛细淋巴管。正常成人在安静状态大约每小时有 120 mL 淋巴液生成，其中约 100 mL 经由胸导管进入血液，20 mL 经由右淋巴导管进入血液，每天生成的淋巴液总量为 2~4 L。组织液和毛细淋巴管内淋巴液之间的压力差是组织液进入淋巴管的动力，毛细血管血压升高、血浆胶体渗透压降低、组织液胶体渗透压升高、毛细血管壁通透性增加等都能增加淋巴液的生成速度和回流量。毛细淋巴管汇合成集合淋巴管后，集合淋巴管壁平滑肌的收缩活动和淋巴管腔内的瓣膜共同构成"淋巴管泵"，能推动淋巴流动。骨骼肌的节律性舒缩活动、邻近动脉的搏动以及外部物体对组织的压迫和按摩等，均能推动淋巴液的流动。

(二)淋巴循环的生理意义

1.回收蛋白质

由毛细血管动脉端滤出的少量血浆蛋白只能通过毛细淋巴管进入淋巴液,再运回血液。每天由淋巴液带回血液的蛋白质多达 75~200 g,从而能维持血浆蛋白的正常浓度,并使组织液中蛋白浓度保持在较低的水平。

2.运输脂肪及其他营养物质

食物中的脂肪 80%~90%由小肠绒毛中的毛细淋巴管吸收并运输到血液,因此小肠的淋巴液呈乳糜状。少量胆固醇和磷脂也经淋巴管吸收并被运输进入血液循环。

3.调节体液平衡

淋巴管系统是组织液向血液回流的一个重要辅助系统,在调节血浆量与组织液量的平衡中起重要作用。

4.防御和免疫功能

当组织受损伤时,可能有红细胞、异物、细菌等进入组织液间隙,这些物质可被回流的淋巴液带走。淋巴液在回流的途中要经过多个淋巴结,在淋巴结的淋巴窦内有大量具有吞噬功能的巨噬细胞,能将红细胞、细菌或其他微粒清除。淋巴结还能产生具有免疫功能的淋巴细胞,参与机体免疫。

第五节　心血管活动的调节

在不同的生理状况下,机体各组织器官的代谢强度不同,对血流量的需求也在变化。机体通过神经、体液和自身调节,协调心血管的功能,合理分配各器官之间的血流量,从而使心血管活动与整个机体的代谢需要相适应。其中,最主要的调节方式是神经调节。

一、神经调节

心肌和血管平滑肌接受自主神经支配。机体对心血管活动的神经调节是通过各种心血管反射来实现的。

(一)心脏和血管的神经支配

1.心脏的神经支配

支配心脏的传出神经为心交感神经和心迷走神经。

(1)心交感神经及其作用。心交感神经(cardiac sympathetic nerve)的节前神经元位于脊髓第 1~5 胸段的中间外侧柱,其发出的节前神经轴末梢释放的递质是乙酰胆碱(ACh),与节后神经元膜上的 N_1 型胆碱能受体结合,兴奋节后神经元。心交感节后神经元的胞体位于星状神经节或颈交感神经节,其节后神经元的轴突在心脏附近组成心脏神经丛,支配窦房结、房室交界、房室束、心房肌和心室肌。

心交感节后纤维末梢释放去甲肾上腺素(NE),主要与心肌细胞膜上的 $β_1$ 受体结合,使心肌细胞内 cAMP 浓度升高,继而激活蛋白激酶和细胞内蛋白质的磷酸化过程,最终

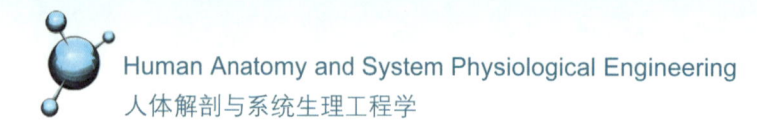

引起以下效应：

①使窦房结P细胞4期自动去极化速率加快，自律性增高，心率加快。

②增加房室交界细胞的Ca^{2+}内流，使其动作电位0期上升幅度和速度均增加，故房室传导速度加快。

③激活工作细胞Ca^{2+}通道，使平台期Ca^{2+}内流增多，心肌收缩力增强；同时，心肌舒张时，NE又降低肌蛋白与Ca^{2+}的亲和力，并促进肌质网膜上的钙泵对Ca^{2+}的回收，使胞质内Ca^{2+}浓度快速下降，有利于粗、细肌丝分离，加速心肌舒张过程，使心室舒张更完全，有利于心室充盈。

总之，心交感神经兴奋导致心率加快（见图6-27），房室交界的传导加快，心房肌和心室肌的收缩能力增强，这些效应分别称为正性变时、变传导及变力作用。

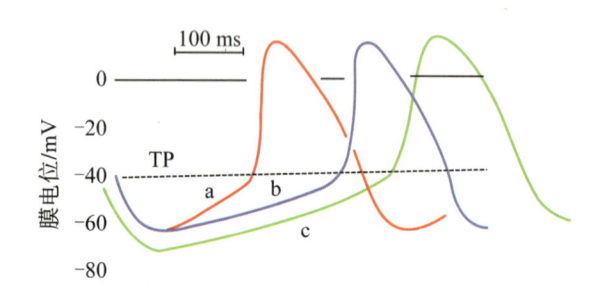

（2）心迷走神经及其作用。心迷走神经是指支配心脏的副交感神经节前纤维和节后纤维，行走于迷走神经干中。节前纤维是从延髓的迷走神经背核和疑核发出，节后纤维是从心壁内的副交感神经节发出，支配窦房结、心房肌、房室交界、房室束及其分支，仅有极少数纤维支配心室肌。左、右两侧心迷走神经对心脏的支配有所不同，右侧心迷走神经主要影响窦房结的活动，左侧心迷走神经主要影响房室交界的功能。

a.交感神经兴奋；b.正常心率；c.迷走神经兴奋；TP.阈电位

图6-27 迷走神经与交感神经兴奋对心率的影响

当心迷走神经兴奋时，节后纤维末梢释放ACh，作用于心肌细胞膜上的M_2型胆碱能受体，抑制腺苷酸环化酶的活性，使cAMP浓度降低，从而引起以下效应：

①促进窦房结P细胞复极过程K^+外流，使P细胞3期最大复极电位的绝对值增大，到达阈电位所需的时间延长，使4期自动去极化速度减慢，自律性降低，心率减慢（见图6-27）。

②抑制房室交界细胞膜Ca^{2+}通道，Ca^{2+}内流减少，使其动作电位0期去极化速度和幅度均减小，传导速度减慢。

③因为Ca^{2+}通道受抑制，膜外Ca^{2+}内流和肌浆网Ca^{2+}释放减少，使工作细胞胞质内Ca^{2+}浓度下降，心肌收缩能力减弱。

总之，心迷走神经兴奋导致心率减慢，房室交界的传导变慢，心肌收缩能力减弱，这些效应分别称为负性变时、变传导和变力作用。

一般来说，心交感神经和心迷走神经对心脏的作用具有拮抗性，但二者的作用又是协同的，即当心迷走神经的作用增强时，心交感神经的作用将减弱。大多数情况下，以心迷走神经的作用为主；在运动或紧张等情况下，心交感神经的活动占优势。

2.血管的神经支配

除真毛细血管外，其余的血管壁都有平滑肌。几乎所有的血管平滑肌都受自主神经支配，但毛细血管前括约肌上神经分布很少，其舒缩活动主要受局部代谢产物的影响。引起血管平滑肌收缩的神经纤维称为缩血管神经纤维（vasoconstrictor fiber），引起血管平滑肌舒张的神经纤维称为舒血管神经纤维，二者合称血管运动神经纤维。

(1) 缩血管神经纤维。所有的缩血管神经纤都是交感神经纤维，故又称交感缩血管纤维。其神经元位于脊髓第1胸段至第2～3腰段的中间外侧柱，纤维末梢释放的递质为ACh。节后神经元胞体位于椎旁或椎前神经节，节后纤维末梢释放的递质为NE，可与血管平滑肌上的α、$β_2$肾上腺素能受体结合。与α受体结合导致血管平滑肌收缩，与$β_2$受体结合导致血管平滑肌舒张。由于NE与α受体结合的亲和力较与β受体的强得多，故交感缩血管纤维兴奋时表现为缩血管效应。

体内几乎所有的血管平滑肌都受交感缩血管纤维支配，但不同部位的血管，缩血管纤维分布的密度不同。皮肤血管中缩血管纤维分布最密，骨骼肌和内脏的血管次之，冠状血管和脑血管分布较少。在同一器官中，各段血管中缩血管纤维分布的密度也不同，动脉的高于静脉的，微动脉中的密度最高。

人体大部分血管只接受交感缩血管纤维单一神经支配。在安静状态下，交感缩血管纤维发放1～3次/秒的低频神经冲动，称交感缩血管紧张性活动，这种紧张性活动使血管平滑肌维持一定程度的收缩。当支配某一器官血管床的交感缩血管纤维兴奋时，血管平滑肌进一步收缩，可引起以下三方面的效应：①该器官血管床的血流阻力增高，血流量减少。②毛细血管前阻力和毛细血管后阻力的比值增大，故毛细血管平均压降低，有利于组织液被吸收入血管内。③皮肤容量血管收缩，使静脉回流量增加。

正是因为不同部位血管的缩血管纤维分布密度不同，所以一旦交感缩血管纤维发放频率改变，对各器官的血流量影响不同，引起血液在体内的重新分布。例如，在室温条件下，皮肤的小动脉一直处于交感神经所发放的合适频率的冲动控制之下。如果机体受到刺激（如急性失血或是害怕），会使交感神经放电频率升高，小动脉进一步收缩，导致皮肤、内脏血流量减少，以优先保证心脏、脑的血液供给，从而保护这些生命活动最重要的器官（见图6-28）。相反，如果体温升高，会反射性地抑制交感神经对皮肤血管的放电频率，使皮肤小动脉舒张，血流量增多，皮肤充血发红，有助于散热。

(2) 舒血管神经纤维。舒血管神经纤维包括交感舒血管神经纤维和副交感舒血管神经纤维。

① 交感舒血管神经纤维。在有些动物（如狗和猫）中，支配骨骼肌微动脉的交感神经中除有缩血管纤维外，还有舒血管纤维。刺激交感神经可使骨骼肌管发生先舒张后收缩的双重反应。交感舒血管节后纤维释放的神经递质为ACh。与缩血管

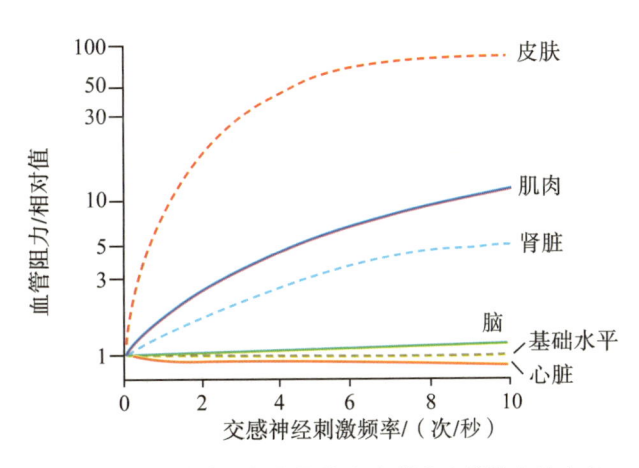

图6-28 随交感神经紧张性增强，各器官血管阻力的改变

纤维不同,交感舒血管纤维在平时并无紧张性活动,只有在动物处于激动和准备做剧烈肌肉运动等情况下才发放冲动使骨骼肌血管舒张。在这种情况下,体内其他器官的血管则因缩血管纤维活动加强而发生收缩,因此骨骼肌可得到充分的血液供应。在人体中可能也有交感舒血管纤维存在。

②副交感舒血管神经纤维。有少数器官,如脑、唾液腺、胃肠道腺体和外生殖器等,其血管平滑肌除接受交感缩血管纤维支配外,还接受副交感舒血管纤维的支配。面神经中含有支配软脑膜血管的副交感纤维,迷走神经中含有支配肝脏血管的副交感纤维,盆神经中含有支配盆腔器官和外生殖器血管的副交感纤维等。这些神经的节后纤维末梢释放ACh,与血管平滑肌的M型胆碱能受体结合,引起血管舒张。副交感舒血管纤维的活动只起调节器官组织局部血流的作用,对循环系统总的外周阻力影响很小。

(二)心血管中枢

心血管中枢(cardiovascular center)是指在中枢神经系统内,控制心血管活动有关的神经元胞体及其树突集中的部位。

1. 延髓心血管中枢

延髓是心血管活动的基本中枢。延髓心血管中枢的神经元有心迷走神经元和控制心交感神经/交感缩血管活动的神经元,这些神经元平时都有紧张性活动,分别称为心迷走紧张、心交感紧张和交感缩血管紧张。在机体处于安静状态时,这些延髓神经元的紧张性活动表现为心迷走神经纤维和交感神经纤维的低频放电活动,其紧张性随呼吸节律改变而改变。而且,心交感中枢与心迷走中枢之间存在交互抑制作用。

延髓心血管中枢至少包括以下四个部位:

(1)延髓头端腹外侧区。该区是交感缩血管中枢和心交感中枢所在的部位,称缩血管区(vasoconstrictor area)。

(2)延髓尾端腹外侧区。该区神经元兴奋时,可抑制延髓头端腹外侧区神经元的活动,使交感缩血管紧张性降低,血管舒张,故称为舒血管区(vasodilator area)。

(3)延髓迷走背核和疑核。该区是核心迷走中枢所在部位,故称为心抑制区(cardioinhibitory area)。

(4)延髓孤束核。该区是心血管反射活动第一级传入神经接替站。孤束核神经元接受颈动脉窦、主动脉弓和心脏感受器经舌咽神经与迷走神经的传入信息,并发出冲动至延髓和中枢神经系统的其他部位,以影响心血管活动。所以孤束核又称为传入神经接替站。

2. 延髓以上的心血管中枢

在延髓以上的脑干、下丘脑、小脑和大脑中,都存在与心血管活动有关的神经元。它们影响着延髓心血管中枢的活动,特别表现为对心血管活动和机体其他功能之间复杂的整合作用。因此,当人们情绪激动(如兴奋、紧张、气愤时)以及运动、逃跑、防御时,交感缩血管中枢和心交感中枢被上述高级中枢激活,交感神经元放电频率增加,肾上腺髓质释放肾上腺素与去甲肾上腺素,结果心率加快,心搏力增强,心输出量增加,皮肤与内脏血管收缩,骨骼肌血管舒张,血压稍有升高。这些心血管反应是与当时机体所处的状态相协调的,可以使骨骼肌、脑、心脏有充足的血液供应,以适应当时行为的需要。相反,当人们练瑜伽或是沉思时,迷走神经紧张性增强,心率变慢。

(三)心血管反射

神经系统对心血管活动的调节是通过各种血管反射来实现的。在不同的生理状况下,各种心血管反射会导致心输出量、各器官的血流量以及血压发生相应的改变,以适应当时机体所处的状态,维持内环境的稳定。

1.颈动脉窦和主动脉弓压力感受性反射(carotid sinus-aortic arch baroreceptor reflex)

(1)动脉压力感受器:动脉压力感受器主要分布于颈动脉窦和主动脉弓血管外膜下(见图 6-29),为对牵张刺激敏感的感觉神经末梢。所以压力感受器的适宜刺激是血管壁的机械牵张,并不直接感受血压的变化。只是当动脉血压升高时,动脉管壁被牵张的程度增加,压力感受器发放的神经冲动也增多,所以称之为压力感受器。在一定范围内,压力感受器传入冲动频率与动脉管壁的扩张程度或动脉血压的高低成正比(见图 6-30)。

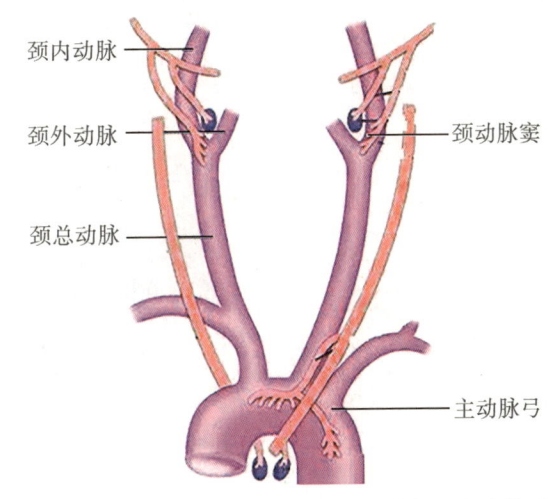

图 6-29 压力感受器主要分布于颈动脉窦和主动脉弓

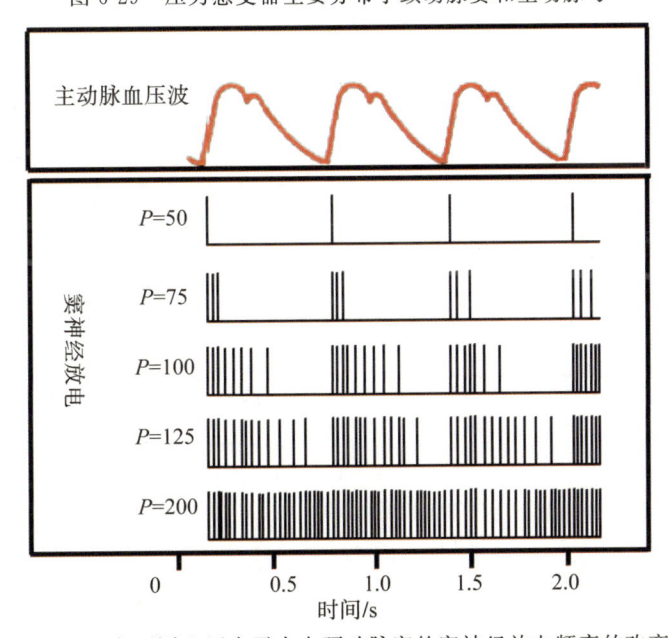

图 6-30 在不同血压水平来自颈动脉窦的窦神经放电频率的改变

(2) 传入神经和中枢的联系：颈动脉窦压力感受器的传入神经纤维组成窦神经。窦神经加入舌咽神经进入延髓，末梢止于孤束核；主动脉弓压力感受器的传入神经组成主动脉神经，并入迷走神经干进入延髓，也到达孤束核。兔主动脉弓的传入神经自成一束，与迷走神经伴行，称主动脉神经或减压神经。压力感受器的传入冲动到达孤束核后，可通过延髓内的神经通路使延髓头端腹外侧区的血管运动神经元发生抑制，孤束核的神经元还与延髓内其他部位的核团以及脑桥和下丘脑的一些神经核团发生联系，最终使交感神经紧张性减弱，心迷走神经紧张性加强（见图6-31）。孤束核神经元也可以抑制下丘脑视上核和室旁核释放血管升压素（vasopressin），使血管舒张，血压降低。

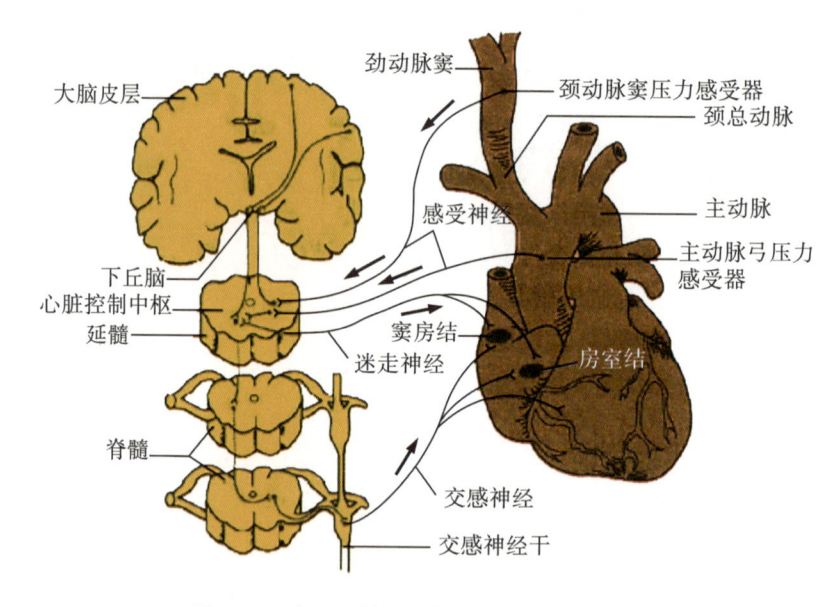

图 6-31　降压反射的反射弧及心脏的神经支配

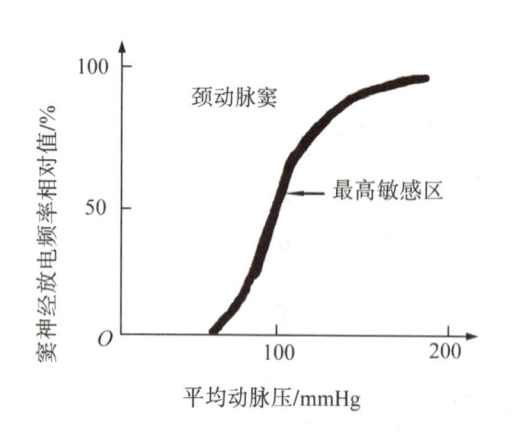

图 6-32　动脉血压与窦神经放电频率之间的关系

(3) 反射效应：当动脉血压升高时，颈动脉窦和主动脉弓压力感受器的传入冲动增多，通过上述中枢机制，使心交感神经、交感缩血管神经的紧张性活动减弱，心迷走神经的紧张性活动加强（见图6-31），最终导致心率减慢，心缩力减弱，心输出量减少；同时外周血管舒张，阻力减小，血压回降，该反射称颈动脉窦和主动脉弓压力感受性反射，又称降压反射（depressor reflex）。反之，当动脉血压下降时，压力感受性反射活动减弱，出现血压回升效应。

图 6-32 显示了动脉血压与窦神经放电频率之间的关系。曲线的中间部分较陡，两端趋于平坦，说明在正常平均动脉压水平，即 100 mmHg 左右，动脉血压的轻微变动就可以

导致压力感受器传入冲动的明显改变。也就是说,血压水平在 100 mmHg 上下变动时,减压反射最为敏感,将偏离正常水平的血压纠正到正常血压水平的能力最大。动脉血压偏离正常水平越远,压力感受性反射纠正血压的能力越小。

(4)压力感受性反射的生理意义:压力感受性反射是一种负反馈调节,其生理意义在于快速调节动脉血压,使动脉血压不致发生过大的波动,而在正常范围内保持相对稳定。在平时安静状态下,动脉血压已高于压力感受器的阈值水平,因此压力感受反射在平时就经常地发挥作用。通过减压反射,使得心迷走神经的紧张性活动加强,而心交感与交感缩血管神经紧张性降低,从而使心率不致过快,血管阻力不致过高,动脉血压保持在正常水平。当动脉血压突然升高时,压力感受器传入冲动增多,减压反射增强,导致心率减慢,血压回降。反之,当动脉血压突然降低,如当人体从平卧位突然站立时,由于身体低垂部分的静脉跨壁压增大,静脉扩张,血容量增大,导致回心血量减少。此时心输出量也会降低,血压下降,脑血流量减少,所以有时会感到头晕。而血压的降低会使压力感受器的传入冲动减少,压力感受性反射减弱,故心迷走神经的紧张性减弱,而心交感与交感缩血管神经紧张性加强,引起心率加快,血管阻力升高,血压回升。相应的,上述头晕症状接着便会消失。

实验表明,在高血压患者中,减压反射依然存在,只是减压反射的工作范围发生改变。在实验性高血压动物中,减压反射的敏感压力不在 100 mmHg 左右,而是在更高水平甚至达到 160 mmHg。也就是说,在高血压的情况下,减压反射在高的血压水平上工作,使血压维持于较高水平。这种现象称为减压反射的重调定,即高血压患者减压反射在较高的血压水平上达到新的平衡。

需要指出的是,减压反射只是对血压的突然改变起重要调节作用,动脉血压的长期调节主要是通过肾脏调节细胞外液的量来实现的。

2.颈动脉体和主动脉体化学感受性反射

在颈内、外动脉分叉处,主动脉弓与肺动脉之间的血管壁外,存在一些对血液中 CO_2 分压过高、H^+ 浓度过高、缺氧等化学成分变化敏感的感受装置,称为颈动脉体和主动脉体化学感受器(chemoreceptor)。二者都是由上皮细胞构成的扁平椭圆形小体,有丰富的血液供应和感觉神经末梢分布。颈动脉体和主动脉体兴奋时,信号分别经窦神经和迷走神经传入延髓孤束核,换神经元后传入延髓呼吸中枢和心血管中枢,改变它们的活动。

化学感受性反射使交感缩血管中枢紧张性增强,主要表现为骨骼肌、内脏和肾脏等器官的血管收缩,外周阻力增大,血压升高;对心脏活动的效应则受呼吸的影响,在人为保持呼吸频率和深度不变的情况下使心迷走中枢紧张性增强,心交感中枢紧张性下降,表现为心率减慢,心输出量减少,但由于外周阻力增大的作用超过心输出量的减少作用,血压仍升高;在保持自然呼吸的情况下,由于化学感受性反射主要使呼吸加深加快,可间接地引起心率加快,心输出量增加。

在正常生理状态下,化学感受性反射的作用主要是调节呼吸运动,对心血管活动的影响很小。只有在低氧、窒息、失血、动脉血压过低和酸中毒时,化学感受性反射才发挥比较明显的作用。因此,化学感受性反射主要参与应急状态时的循环机能调节。

二、体液调节

体液调节是指血液和组织液中的一些化学物质对心肌与血管平滑肌活动的调节作用。

(一)肾上腺素(epinephrine,E)和去甲肾上腺素(norepinephrine,NE)

E 和 NE 在化学结构上都属于儿茶酚胺。血液中的 E 和 NE 主要来自肾上腺髓质。肾上腺髓质释放的激素中,E 约占 80%,NE 约占 20%。交感神经节后纤维末梢释放的神经递质 NE 也有一小部分进入血液。E 和 NE 对心脏和血管的作用虽然有许多共同点,但由于它们与肾上腺素能受体结合的能力不同,因此作用不完全相同。

E 可与 α 和 β 肾上腺素能受体结合。在心脏,E 与 $β_1$ 受体结合,使心跳加速,心肌收缩力增强,故心输出量增多;在血管,E 的作用取决于血管平滑肌上 α 和 β 受体分布的情况;在皮肤、肾脏和胃肠道血管主要为 α 受体,E 可使这些器官的血管收缩;在骨骼肌、肝脏和冠状血管,β 受体在数量上占优势,小剂量的 E 以兴奋 β 受体为主,引起血管舒张,但大剂量时,E 也能作用于这些血管上的 α 受体,引起血管收缩;在完整机体,生理浓度的 E 对血管的舒张作用稍大于收缩作用,故外周阻力稍有下降,舒张压降低,但由于心输出量增多,收缩压升高,导致平均动脉血压无显著变化。在临床上,肾上腺素多用作强心剂。

NE 主要与血管的 α 肾上腺素能受体结合,也可与心肌的 $β_1$ 受体结合,但对血管的 $β_2$ 受体作用较弱。静脉注射 NE 可使全身大多数血管收缩,外阻力增加,舒张压和收缩压均显著升高;对心脏的作用则有离体和在体的不同:NE 可使离体的心脏收缩力加强,心率加快;对完整机体的心脏则表现为心率减慢。这是因为,在完整的机体内,NE 使动脉血压明显升高,压力感受性反射活动加强,其对心脏的反射性抑制效应超过 NE 对心脏的直接效应,故在临床上 NE 常用作升压药。但由于 NE 有强烈的缩血管作用,所以皮下注射时可引起注射部位血管强烈收缩,导致组织缺血坏死,因此临床上禁止皮下注射 NE。

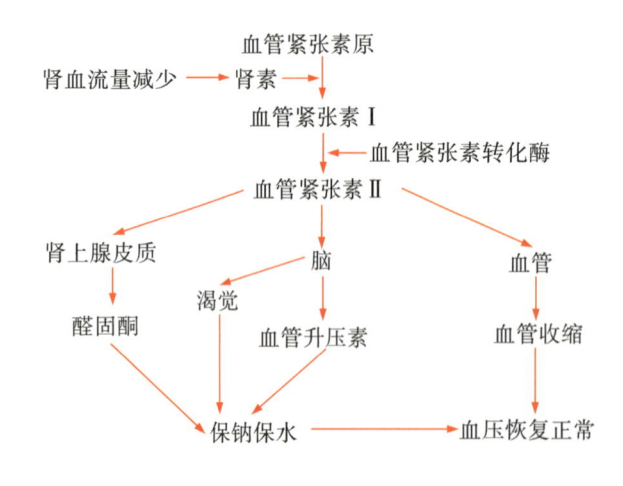

(二)肾素-血管紧张素系统

肾素-血管紧张素(rennin,见图 6-33)是由肾近球细胞合成和分泌的一种蛋白酶,经肾静脉进入血液循环发挥作用。当各种原因引起肾血流量减少,或血浆中 Na^+ 浓度降低时,肾素分泌都会增加。

肾素的分泌受神经和体液调节(详见泌尿系统章节)。血管紧张素原(angiotensinogen)可在肾素的作用下分解,产生十肽的血管紧张素Ⅰ(angiotensinⅠ)。血管紧张素Ⅰ在血浆和组织中,尤

图 6-33 肾素-血管紧张素系统

其是在肺血管内的血管紧张素转化酶的作用下水解,产生八肽的血管紧张素Ⅱ。血管紧张素Ⅱ在血浆和组织中氨基肽酶的作用下水解,成为七肽的血管紧张素Ⅲ。

对体内多数组织细胞来说,血管紧张素Ⅰ不具有活性。血管紧张素Ⅲ可强烈刺激肾上腺皮质球状带细胞合成和释放醛固酮,有较弱的缩血管作用。血管紧张素Ⅱ是已知最强的缩血管物质之一,与血管紧张素受体结合,引起以下相应的生理效应。

(1)作用于血管平滑肌,使全身微动脉收缩,血压升高;使微静脉收缩,回心血量增加。

(2)作用于交感缩血管纤维末梢上的血管紧张素受体,起接头前调制作用,使交感神经末梢释放去甲肾上腺素增多。

(3)作用于脑的室周器,使交感缩血管紧张活动加强;引起渴觉,导致饮水行为;使血管升压素和促肾上腺皮质激素释放增加;抑制压力感受性反射,使血压升高引起的心率减慢效应明显减弱。

(4)刺激肾上腺皮质球状带细胞合成和释放醛固酮,后者可促进肾小管对Na^+、水的重吸收,使细胞外液和循环血量增加。

(王双连)

第七章 免疫系统

第一节 免疫系统与免疫细胞

免疫系统(immune system)是机体的防御系统,由淋巴器官(lymphoid organ)、淋巴组织(lymphoid tissue)、免疫细胞(immune cell)和免疫细胞产生的免疫球蛋白、补体、多种细胞因子等免疫活性分子构成。这些成分分散于全身各处,借助血液和淋巴内的循环相互联系和流通,形成一个统一的功能整体。

免疫系统主要履行以下三项功能:①免疫防御:识别和清除进入机体的外来抗原,包括病原生物、异体细胞和异体大分子,保护机体不被病原体感染。②免疫监视:识别和清除体内表面抗原发生变异的细胞,包括肿瘤细胞和病毒感染细胞。③免疫稳定:识别并清除体内衰老死亡的细胞,从而维持内环境的稳定。

免疫细胞泛指所有参与免疫应答或与免疫应答相关的细胞,主要包括淋巴细胞、抗原呈递细胞、肥大细胞、中性粒细胞、嗜酸性粒细胞和嗜碱性粒细胞等,它们或分散在血液、淋巴及其他组织内,或聚集于淋巴组织中。

一、淋巴细胞

依据其发生部位、表面抗原、形态特点和功能的不同,淋巴细胞主要可分为 T 细胞、B 细胞和 NK 细胞三类。

(一)T 细胞

T 细胞来源于骨髓,在胸腺中发育和分化,成熟后进入外周淋巴器官或淋巴组织。未接触特异性抗原分子的 T 细胞处于相对静息状态,称初始 T 细胞(naive T cell)。一旦接触并识别抗原呈递细胞呈递的相应抗原肽后,初始 T 细胞便活化并增殖,分化为效应 T 细胞(effector T cell),能迅速清除抗原。在清除抗原后,90%~95%的效应 T 细胞经凋亡程序而死亡,仅留下一部分长期存活的记忆性 T 细胞(memory T cell)。记忆性 T 细胞寿命可长达数年甚至终身,当再次遇到相同抗原时,能快速活化增殖,形成大量效应 T 细胞,启动更强的免疫应答,并使机体长期保持对该抗原的免疫力。由于效应 T 细胞可直

接杀灭靶细胞,故 T 细胞参与的免疫称为细胞免疫(cellular immunity)

根据功能的不同,通常把 T 淋巴细胞分为辅助性 T 细胞(helper T cell,Th)、细胞毒性 T 细胞(cytotoxic T cell,Tc)和调节性 T 细胞(regulatory T cell,Treg)三个亚群。

1. 辅助性 T 细胞

辅助性 T 细胞表面表达 CD4 分子,能分泌多种细胞因子,以辅助其他淋巴细胞发挥免疫活性。艾滋病病毒(人类免疫缺陷病毒,HIV)可以攻击破坏 Th 细胞,从而使人体免疫力下降甚至丧失。

2. 细胞毒性 T 细胞

细胞毒性 T 细胞表面表达 CD8 分子,是免疫应答的主要效应细胞,可以直接、连续、特异性杀伤靶细胞,如外来的异体细胞、体内的肿瘤细胞和病毒感染细胞等,在肿瘤免疫和抗病毒感染免疫中发挥重要作用。

3. 调节性 T 细胞

调节性 T 细胞数量较少,表达 CD4、CD25 分子以及转录因子 Foxp3,发挥免疫负调节作用。Treg 细胞可以通过下调机体的免疫应答,维持对抗原的免疫耐受,其数量和功能异常往往导致自身免疫性疾病。此外,肿瘤微环境也可以诱导 Treg 细胞的分化,从而促进肿瘤的免疫逃逸。

(二)B 细胞

B 细胞是骨髓产生的一种淋巴细胞,主要进行体液免疫。受到抗原刺激后,增殖分化为浆细胞分泌抗体,中和抗原。

在骨髓成熟的初始 B 细胞(naive B cell)迁移到外周淋巴器官后,在遇到相应的抗原刺激后,可被活化并增殖分化,进入激活状态,其中大部分细胞成为效应 B 细胞(effector B cell,即浆细胞),能合成和分泌特异性抗体。抗体与相应抗原结合后,既可发挥中和毒素、中和病毒、阻止病原体黏附细胞的作用,又可加速巨噬细胞对该抗原的吞噬和清除。小部分效应 B 细胞成为记忆性 B 细胞,其作用和记忆性 T 细胞相同。由于 B 细胞通过分泌抗体进入体液而执行免疫功能,故 B 细胞介导的免疫称为体液免疫(humoral immunity)。

(三)NK 细胞

NK 细胞即自然杀伤细胞(natural killer cell),主要分布在肝、脾和外周血中,不需要抗原呈递细胞的中介即可活化,能分泌穿孔素等直接杀伤肿瘤细胞和某些病毒感染细胞,且其杀伤活性无 MHC 限制性,是机体抗肿瘤和抗感染免疫的第一道天然防线。

二、抗原呈递细胞

抗原呈递细胞(antigen presenting cells,APC)是指能捕获、加工和处理抗原,并将抗原呈递给 T 细胞,从而使 T 细胞活化和增殖的一类免疫细胞,主要有树突状细胞(dendritic cell,DC)、巨噬细胞和 B 细胞。

(一)树突状细胞

树突状细胞来源于骨髓造血干细胞,数量少,但分布较广,包括表皮的朗格汉斯细胞,

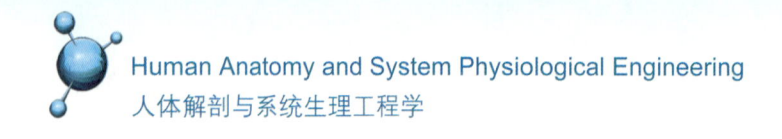

心、肺、肾、消化管的间质 DC,胸腺 DC,淋巴内的面纱细胞,外周淋巴组织中的交错突细胞及血液 DC 等。成熟树突状细胞具有大量树枝状突起,其抗原呈递能力远强于其他抗原呈递细胞。

(二)巨噬细胞和单核-吞噬细胞系统

巨噬细胞由血液中的单核细胞穿出血管进入不同的组织和器官后进一步分化形成,广泛分布于机体各处。与单核细胞相比,巨噬细胞的形态和功能均发生了显著变化,吞噬能力增强,能分泌大量可溶性因子。单核-吞噬细胞系统是机体内一个具有强大吞噬功能的细胞系统,包括结缔组织内的巨噬细胞、肝内的库普弗(Kupffer)细胞、肺内的尘细胞、神经组织内的小胶质细胞、骨组织内的破骨细胞、淋巴组织内的交错突细胞以及表皮内的朗格汉斯细胞等.这些细胞均来源于骨髓内的幼稚单核细胞,都有很强的吞噬功能,也是主要的抗原呈递细胞。

第二节　淋巴组织与淋巴器官

淋巴组织(lymphoid tissue)以网状细胞和网状纤维为支架,网眼中充满大量淋巴细胞、一些浆细胞、巨噬细胞等,是免疫应答的场所。淋巴组织既是构成淋巴器官的主要成分,也广泛分布于消化管和呼吸道等非淋巴器官内。一般将淋巴组织分为弥散淋巴组织(diffuse lymphoid tissue)和淋巴小结(lymphoid nodule)两种。

弥散淋巴组织呈弥散状态分布,无明确的边界,以 T 细胞为主。除一般的毛细血管和毛细淋巴管外,组织中还常有毛细血管后微静脉,其内皮细胞呈柱状,又称高内皮微静脉,是淋巴细胞从血液进入淋巴组织的重要通道。

淋巴小结又称淋巴滤泡,为球形小体,直径 1～2 mm,边界较清楚,含大量 B 细胞和少量 T 细胞、滤泡树突状细胞、巨噬细胞等。淋巴小结受到抗原刺激后会增大并产生生发中心。无生发中心的淋巴小结较小,称初级淋巴小结;有生发中心的称次级淋巴小结(见图 7-1)。

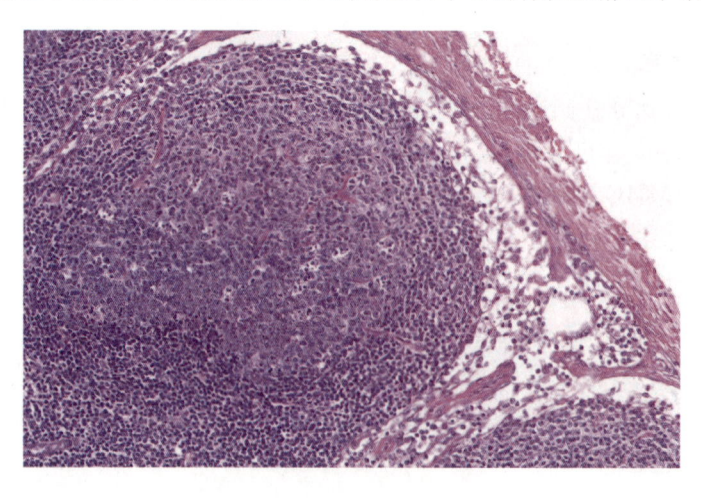

图 7-1　淋巴小结光镜图

淋巴器官主要由淋巴组织构成,可分为中枢淋巴器官和外周淋巴器官。中枢淋巴器官包括胸腺和骨髓,分别是 T 细胞或 B 细胞产生和分化的场所,不直接参加机体的免疫应答。在此处,干细胞增殖不需要外界抗原的刺激,并向外周淋巴器官输送 T 细胞或 B 细胞。这些器官的发生较早,人类在出生前数周,这两类细胞即已源源不断地输送到外周淋巴器官和淋巴组织。

外周淋巴器官包括淋巴结、脾和扁桃体等,是机体进行免疫应答的场所。在胚胎时期,外周淋巴器官即已开始生长,但其发育较中枢淋巴器官晚,出生数月后才逐渐发育完善。在抗原刺激下,外周淋巴器官内的淋巴细胞活化并增殖分化为效应细胞,发生免疫应答。无抗原刺激时外周淋巴器官较小,受到抗原刺激后则迅速增大,其形态和结构成分均发生剧烈变化,在免疫应答结束后又逐渐复原。

一、胸腺

胸腺(thymus)的质量随年龄而有明显变化,婴儿时期为 10~15 g,青春期为 30~40 g,而老年期只有 15 g 左右,此时胸腺实质大部分被脂肪组织代替。

(一)胸腺的结构

胸腺分为左右两叶,表面有薄层结缔组织被膜。被膜结缔组织成片状伸入胸腺内部形成小叶间隔,将胸腺实质分隔成许多不完整的胸腺小叶。每个小叶分为周边的皮质和中央的髓质两部分,所有小叶的髓质都相互连续(见图 7-2)。皮质内胸腺细胞密集,故着色较深;髓质含较多上皮细胞,故着色较浅(见图 7-2)。

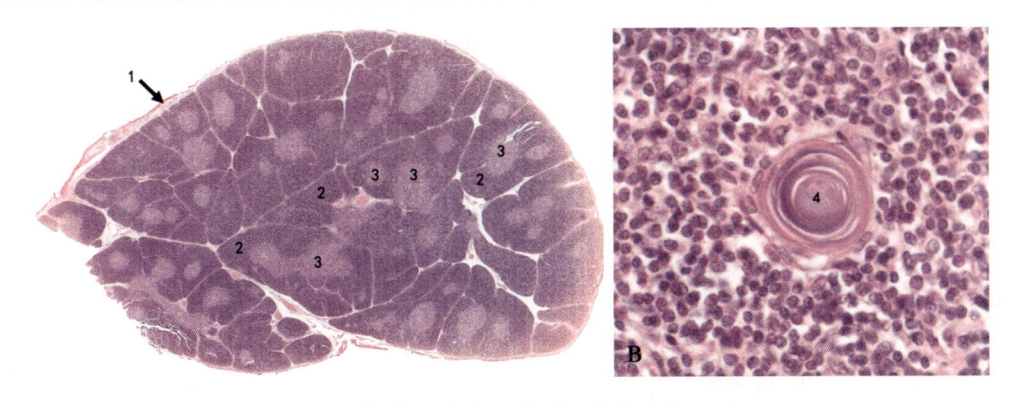

1.被膜;2.皮质;3.髓质;4.胸腺小结

图 7-2 小儿胸腺光镜图

1.皮质

皮质位于胸腺小叶周边,着色较深,以胸腺上皮细胞为支架,间隙内含有大量胸腺细胞和少量基质细胞(见图 7-3)。胸腺上皮细胞又称为上皮性网状细胞,可分泌胸腺素和胸腺生成素,为胸腺细胞发育所必需。胸腺细胞是胸腺内分化发育中的 T 细胞,在皮质内高度密集。

2.髓质

髓质内含大量胸腺上皮细胞、少量较成熟的胸腺细胞和巨噬细胞等。髓质内胸腺上皮细胞呈多边形,胞体较大,部分胸腺上皮细胞可构成胸腺小体(见图7-2和图7-3)。胸腺小体是胸腺髓质的特征性结构,散在分布于髓质内,由胸腺上皮细胞呈同心圆状排列而成。胸腺小体外周的上皮细胞较幼稚,细胞核明显;近中心的上皮细胞较成熟,细胞核渐退化,胞质中含有较多角蛋白;中心的上皮细胞则已完全角质化,呈嗜酸性染色,有的已破碎呈均质透明状。胸腺小体内还常见巨噬细胞、嗜酸性粒细胞和淋巴细胞。

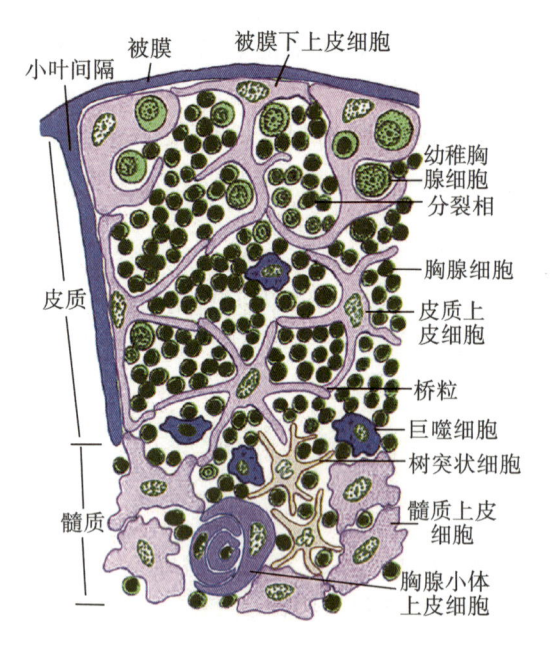

图7-3 胸腺内细胞分布

(二)胸腺的血液供应及血-胸腺屏障

小动脉穿越胸腺被膜,沿小叶间隔至皮质与髓质交界处形成微动脉,然后发出分支进入皮质和髓质。皮质的毛细血管在皮质与髓质交界处汇合为毛细血管后微静脉,其中部分为高内皮微静脉,是成熟的初始T细胞进入血液的重要通道。髓质的毛细血管常为有孔毛细血管,汇入微静脉后经过小叶间隔和被膜出胸腺。

血-胸腺屏障(blood-thymus barrier)为血液与胸腺皮质间的屏障结构,由下列数层结构组成:①连续毛细血管,其内皮细胞间有完整的紧密连接;②内皮周围连续的基膜;③血管周隙,内含巨噬细胞;④胸腺上皮细胞基膜;⑤一层连续的胸腺上皮细胞突起(见图7-4)。一般情况下,血液内的抗原物质和药物不易透过血-胸腺屏障,从而维持了胸腺内环境的稳定,保证了胸腺细胞的正常发育。

(三)胸腺的功能

胸腺是产生和培育初始T细胞的场所,从皮质到髓质,T细胞逐渐成熟。实验证明,切除新生小鼠的胸腺会引起T细胞缺乏,不能排斥异体移植物,周围淋巴器官及淋巴组织中无次级淋巴小结出现,机体产生抗体的能力也明显下降。若给切除胸腺的新生动物移植胸腺,则能明显改善该动物的免疫缺陷状态。此外,胸腺还能分泌多种胸腺激素和细胞因子,如胸腺素和胸腺生成素等,不仅可以促进T细胞发育成熟,还具有重要的免疫调节功能。

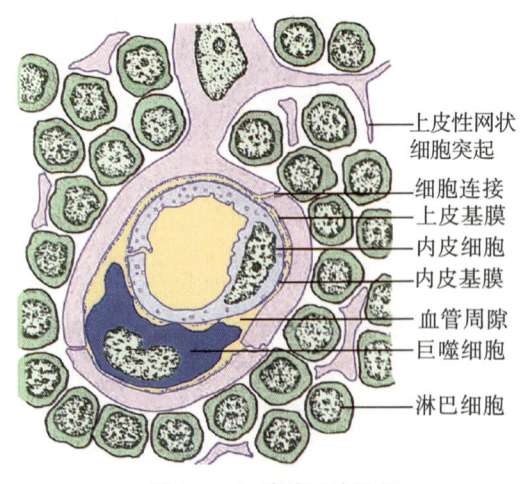

图7-4 血-胸腺屏障结构

二、淋巴结

(一)淋巴结的结构

人体内有500～600个淋巴结,其大小、结构和机体的免疫功能状态密切相关。淋巴结表面覆有薄层致密结缔组织构成的被膜,数条输入淋巴管穿越被膜与被膜下淋巴窦相连通。淋巴结的一侧凹陷,称为门部,含疏松结缔组织、血管、神经和输出淋巴管。被膜和门部的结缔组织伸入淋巴结实质,形成相互连接的小梁,构成淋巴结的粗支架,血管和神经行于其内。淋巴结实质分为皮质和髓质两部分,二者无截然分明的界限(见图7-5)。

1.皮质

皮质位于被膜下方,由浅层皮质、副皮质区及皮质淋巴窦构成。

(1)浅层皮质。浅层皮质含淋巴小结及小结之间的薄层弥散淋巴组织,主要为B细胞的聚集区。受到抗原刺激后,淋巴小结会增大并产生生发中心(见图7-6)。

(2)副皮质区。副皮质区位于皮质深层,为大片弥散淋巴组织,主要由T细胞聚集组成。新生动物切除胸腺后,此区即不发育,故又称胸腺依赖区。副皮质区有许多高内皮微静脉,是淋巴细胞再循环途径的重要部位(见图7-7)。血液流经此处时,约10%的淋巴细胞会穿越内皮进入副皮质区,再迁移到淋巴结的其他部位。

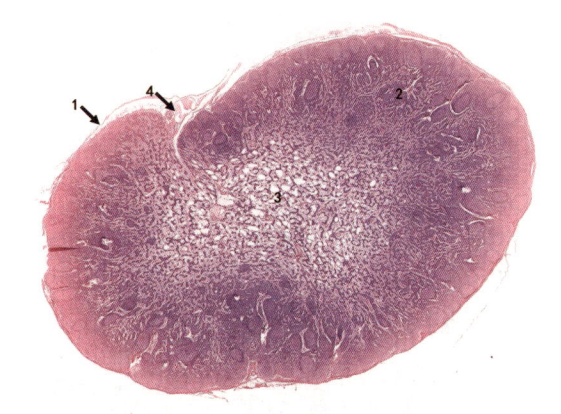

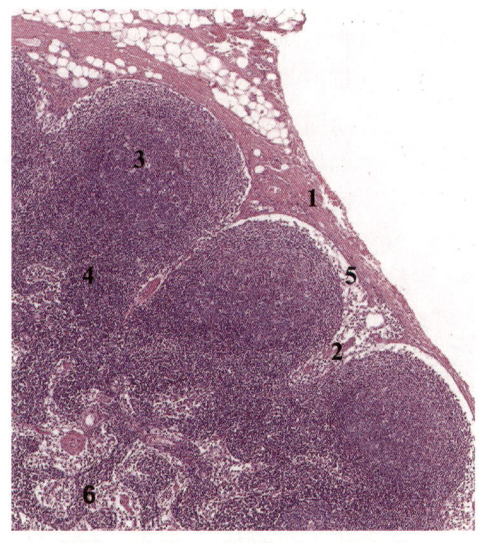

1.被膜;2.皮质;3.髓质;4.门部

图7-5 淋巴结光镜图

1.被膜;2.小梁;3.浅层皮质;4.副皮质区;
5.皮质淋巴窦;6.髓质

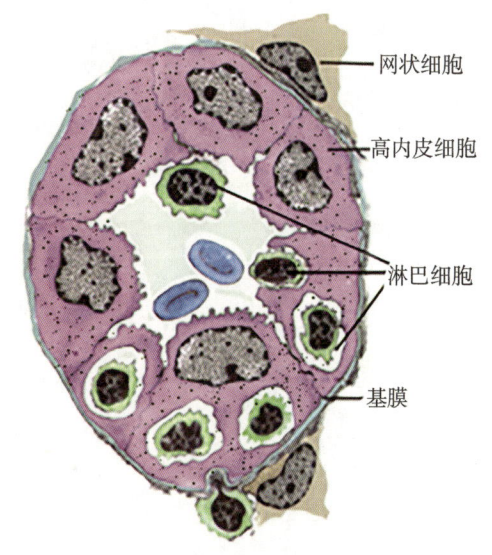

图7-6 淋巴结皮质

图7-7 淋巴结副皮质区的毛细血管后微静脉横剖面

(3)皮质淋巴窦。皮质淋巴窦包括被膜下窦和小梁周窦,二者相互连通。被膜下窦为一包绕整个淋巴结实质的宽敞的扁囊,其被膜侧有数条输入淋巴管通入。小梁周窦多为较短的盲管,仅部分与髓质淋巴窦直接相通。淋巴窦壁由扁平的内皮细胞构成,窦内还常有一些呈星状的内皮细胞支撑窦腔,并有许多巨噬细胞附着于内皮细胞上(见图7-8)。淋巴在窦内缓慢流动,有利于巨噬细胞吞噬清除抗原。淋巴内的各种细胞和淋巴液不断通过内皮进入皮质淋巴组织,淋巴组织中的细胞等成分也不断进入淋巴,这样,淋巴组织便成为一种动态的结构,有利于进行免疫应答。

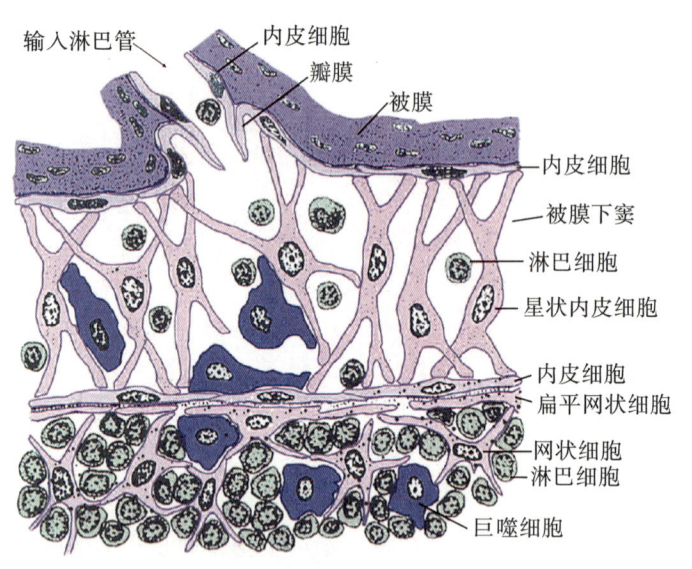

图7-8 被膜下窦的结构

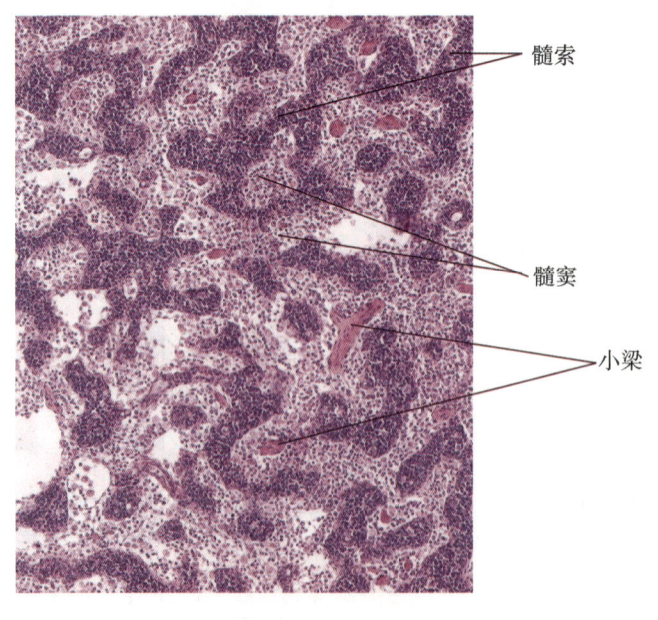

图7-9 淋巴结髓质

2.髓质

髓质由髓索及其间的髓窦组成。髓索是相互连接的索条状淋巴组织,主要含浆细胞、B细胞和巨噬细胞。髓窦与皮质淋巴窦的结构相似,但较宽大,腔内的巨噬细胞较多,有较强的滤过功能(见图7-9)。

(二)淋巴结的功能

淋巴结的功能包括滤过淋巴、参与免疫应答和参与淋巴细胞再循环。

1.滤过淋巴

进入淋巴结的淋巴液常带有细菌、病毒、毒素等各种抗原物质,在缓慢地流过淋巴结时,这些抗原物质可被巨噬细胞清除。正常淋巴结对细菌的滤过清除率可达99.5%。

2.参与免疫应答

淋巴结内细胞免疫应答和体液免疫应答常同时发生。抗原进入淋巴结后,巨噬细胞可捕获和处理抗原,并呈递给相应的T细胞,引起T细胞增殖,副皮质区明显扩大,产生大量效应T细胞,引发细胞免疫。位于浅层皮质的B细胞在接触抗原后,在Th细胞的辅助下增殖分化,该部位淋巴小结增大增多,髓索中浆细胞增多,输出淋巴管内的抗体量明显升高。

3.参与淋巴细胞再循环

淋巴结副皮质区的高内皮毛细血管后微静脉在淋巴细胞再循环中起重要作用。外周淋巴器官和淋巴组织内的淋巴细胞既可经淋巴管进入血流,循环于全身;又可通过弥散淋巴组织内的毛细血管后微静脉再返回淋巴器官或淋巴组织。如此周而复始,从一个淋巴器官到另一个淋巴器官,从一处淋巴组织至另一处淋巴组织不断周游,这种现象称为淋巴细胞再循环(见图7-10)。淋巴细胞再循环使分散于全身的免疫细胞成为一个相互关联的统一体,也有利于识别抗原,产生更有效的免疫应答。

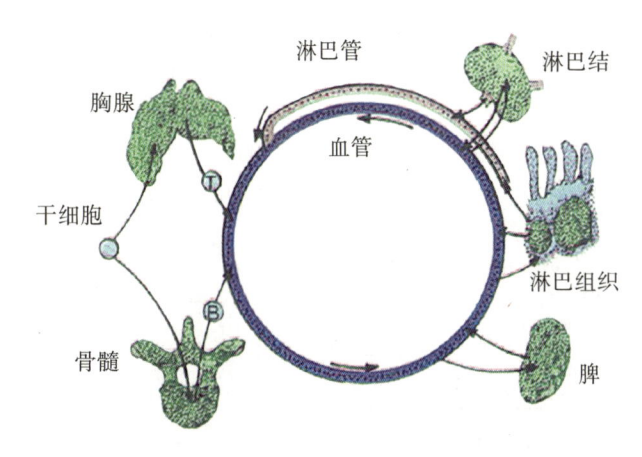

图 7-10 淋巴细胞再循环

三、脾

脾(spleen)是胚胎期造血器官,自骨髓开始造血后,逐渐演变为人体最大的淋巴器官。

(一)脾的结构

脾的实质由红髓和白髓构成。在新鲜的脾切面上,可见大部分组织为深红色,称为红髓;其间有散在分布灰白色点状区域,称为白髓。脾内富含血管,淋巴组织形成的各种微细结构沿血管有规律地分布(见图7-11)。

1.被膜与小梁

脾的被膜较厚,由富含弹性纤维及平滑肌纤维的致密结缔组织构成,表面覆有间皮。被膜结缔组织伸入脾内形成小梁,构成脾的粗支架。被膜和小梁内散在分布许多平滑肌细胞,其收缩可调节脾的含血量。脾动脉从脾门进入后,分支随小梁走行,称小梁动脉。

2.白髓

白髓在新鲜脾的切面上呈分散的灰白色小点,由动脉周围淋巴鞘和淋巴小结构成,相当于淋巴结

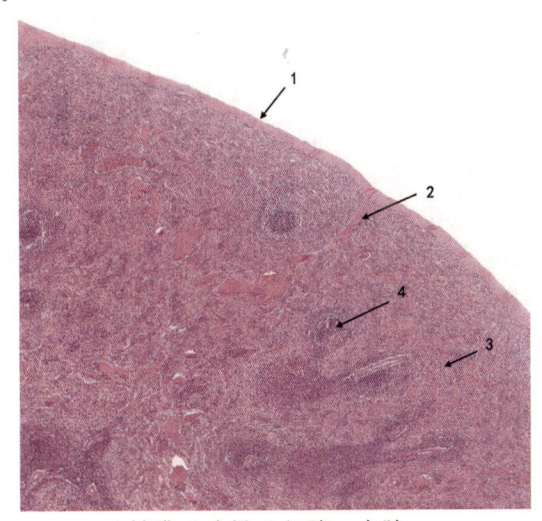

1.被膜;2.小梁;3.红髓;4.白髓
图 7-11 脾光镜图

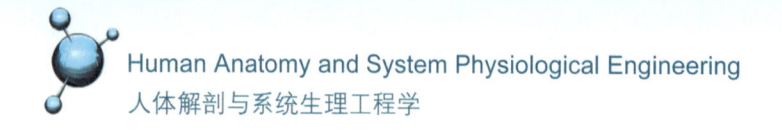

的皮质(见图 7-12)。

小梁动脉的分支离开小梁,称中央动脉。动脉周围淋巴鞘是围绕在中央动脉周围的厚层弥散淋巴组织,主要含有 T 细胞。当发生细胞免疫应答时,动脉周围淋巴鞘内的 T 细胞活化增殖,淋巴鞘也增厚。在动脉周围淋巴鞘的一侧可见淋巴小结,其结构与淋巴结的淋巴小结相同,主要由大量 B 细胞构成,又称脾小体。

3.红髓

红髓分布于被膜下、小梁周围及边缘区外侧的广大区域,由脾索和脾血窦组成(见图 7-13)。红髓因含有大量血细胞,在新鲜脾切面上呈红色。

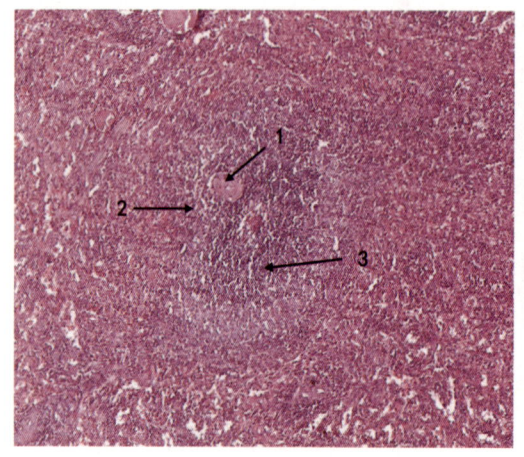

1.中央动脉;2.动脉周围淋巴鞘;3.脾小体

图 7-12 脾白髓光镜图

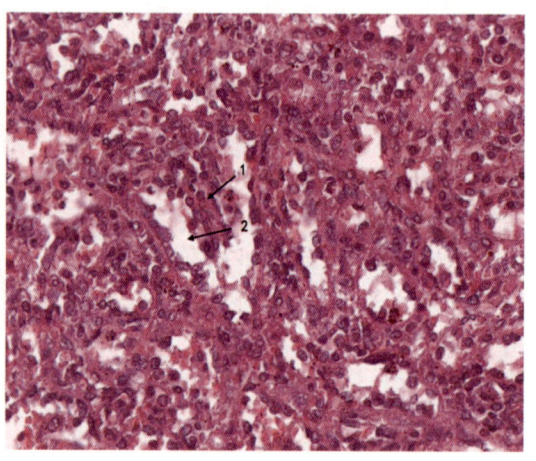

1.脾索;2.脾血窦

图 7-13 脾红髓光镜图

脾索由富含血细胞的淋巴组织构成,呈不规则索条状,并互相连成网。脾索含较多网状细胞、淋巴细胞、浆细胞、红细胞、巨噬细胞和树突状细胞。侵入血中的病原体等异物可被密布脾索内的巨噬细胞和树突状细胞捕获和处理,激发免疫应答,所以脾索是脾滤血的主要场所。中央动脉主干穿出白髓进入脾索后,分支形成笔毛微动脉,除少数直接注入脾血窦外,多数的末端扩大成喇叭状,开口于脾索。

脾血窦位于相邻脾索之间,形态不规则,相互吻合成网。纵切面上,血窦壁如同多孔隙的栏栅,由一层平行排列的长杆状内皮细胞围成,内皮外有不完整的基膜及环行网状纤维;横切面上,可见内皮细胞沿血窦壁排列,核突入管腔(见图 7-14 和图 7-15)。脾索内的血细胞可变形穿越内皮细胞间隙进入血窦。血窦外侧有较多巨噬细胞,其突起可通过内皮间隙伸向窦腔。脾血窦汇入小梁静脉,再于脾门处汇合为脾静脉出脾。

第七章　免疫系统

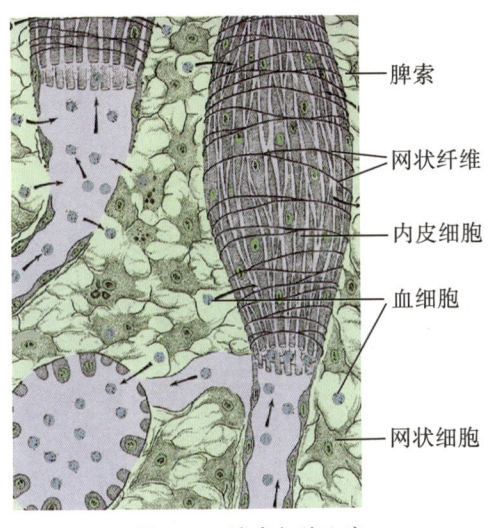

图 7-14　脾索与脾血窦

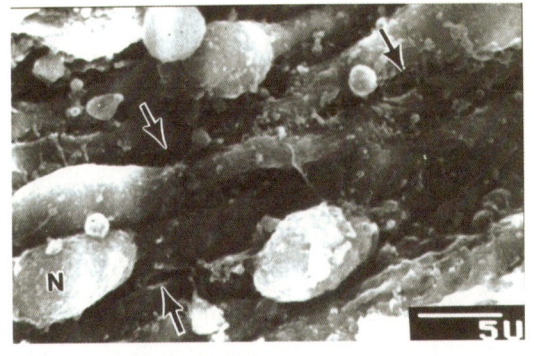

图 7-15　脾血窦电镜图（注：N 为内皮细胞核，箭头所指处为内皮细胞间隙）

（二）脾的血液供应

脾动脉从脾门入脾后分支进入小梁，称为小梁动脉（trabecular artery）。小梁动脉分支离开小梁进入动脉周围淋巴鞘内，称为中央动脉。中央动脉沿途发出一些小分支并形成毛细血管供应白髓，毛细血管末端膨大形成边缘窦。中央动脉主干穿出白髓进入脾索后，分支形成一些直行笔毛微动脉，大部分毛细血管末端扩大成喇叭状，开放于脾索，少数直接连通脾血窦。脾血窦汇入小梁静脉，再于脾门汇成脾静脉出脾（见图 7-16）。

（三）脾的功能

1.滤血

脾脏是清除进入血液的抗原的主要场所，也是清除衰老红细胞的主要场所。成人每天全身半量以上的血液流经脾进行过滤，滤血的主要部位是脾索和边缘区。进入脾索的红细胞大部分经变形后，穿过血窦内皮细胞间隙回到血循环；而衰老的红细胞由于膜骨架蛋白变性，导致细胞的变形性降低，不能穿过内皮细胞间隙，阻滞在脾索中，被巨噬细胞吞噬清除。当脾肿大或机能亢进时，红细胞破坏过多，可引起贫血。脾切除后，血内的异形衰老红细胞会大量增多。

2.免疫应答

脾内富含各类免疫细胞，是对

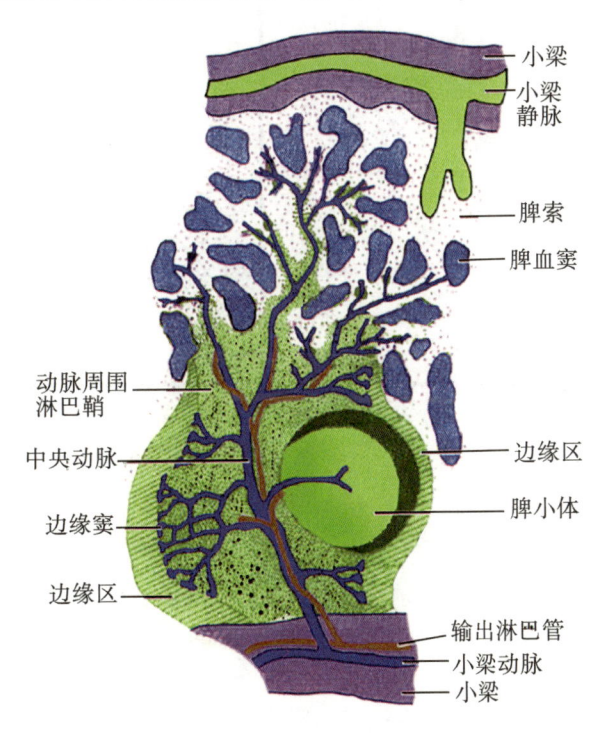

图 7-16　脾血液通路

143

血源性抗原物质产生免疫应答的主要部位。进入血液的病原体(如细菌、疟原虫和血吸虫等)可使脾内发生免疫应答。发生体液免疫应答时,淋巴小结增多增大,脾索内浆细胞增多;发生细胞免疫应答时,动脉周围淋巴鞘显著增厚。

3.造血

脾在胚胎早期有造血功能,成年后,脾内仍终生含有少量造血干细胞。在机体严重缺血或某些病理状态下,脾可以恢复造血功能。

第三节 免疫应答

免疫应答(immune response)是指免疫系统识别和清除"非己"成分的过程,根据作用方式和特点,可大致分为固有免疫和适应性免疫两种类型(见图7-17)。固有免疫与适应性免疫是机体完整免疫功能不可分割的两部分。固有免疫在感染早期迅速发挥广泛、直接的作用,从而使感染局限,并能有效启动、协同特异性免疫应答。适应性免疫在感染后期及再次感染中发挥强大、特异、持久的作用,并且其产生的抗体及细胞因子等能促进固有免疫应答。

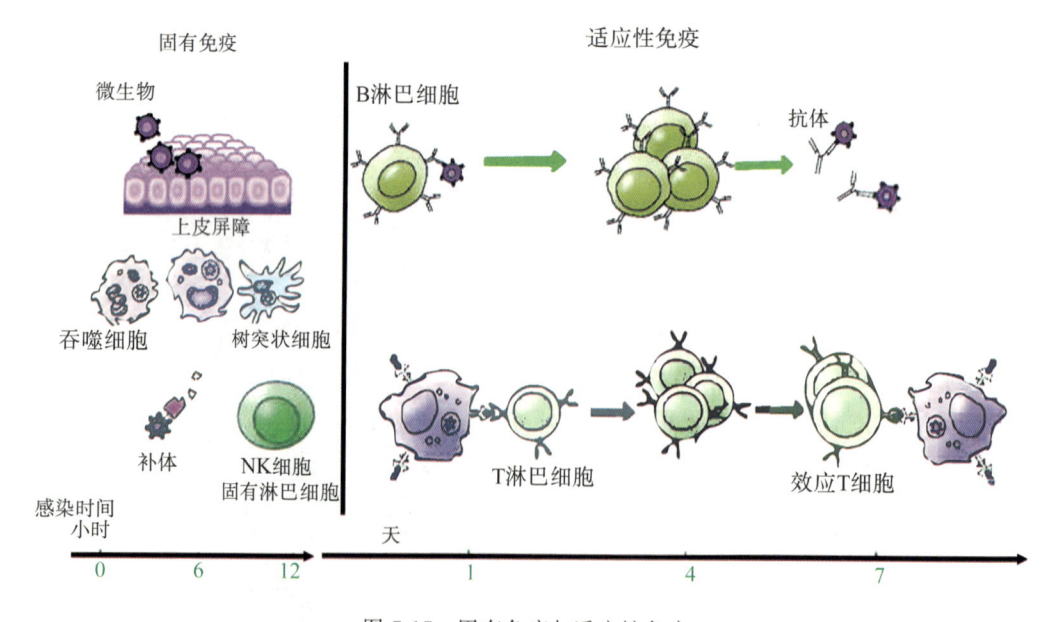

图7-17 固有免疫与适应性免疫

一、固有免疫

固有免疫又称非特异性免疫或天然免疫,是生物体在长期进化过程中形成的天然防御体系。固有免疫是抵抗病原体的第一道免疫防线,也是适应性免疫的基础,由组织屏障、固有免疫细胞和固有免疫分子组成。病原体入侵并打破组织屏障后,会与中性粒细胞、巨噬细胞和树突状细胞等固有免疫细胞接触,这些细胞会产生大量细胞因子和黏附分子等,从而引起炎症反应。

(一)固有免疫的组成

1.组织屏障

(1)物理屏障:人体的皮肤及呼吸道、消化道、泌尿生殖道的黏膜能够作为机械屏障,有效阻挡细菌、病毒等病原体的侵入。体内的血-脑屏障或血-胎盘屏障可阻止病原体进入中枢神经系统或胎儿体内,从而保护机体重要器官或胎儿。

(2)化学屏障:皮肤和黏膜可分泌多种杀菌或抑菌物质,形成抗御病原体感染的化学屏障。皮肤表面的皮脂腺分泌的不饱和脂肪酸可以起到抑菌或杀菌作用。上呼吸道内表面的纤毛上皮细胞能够分泌黏液来捕获异物颗粒,使其进入咽部,以吞咽或咳出的方式排出体外。胃部的胃酸能抑制或杀死多种类型的细菌。

此外,分布于皮肤和黏膜表面的有益微生物也具有抗御病原体侵袭的作用。如大肠杆菌产生的细菌素可以抑制并杀灭某些厌氧菌和革兰氏阳性菌,唾液链球菌产生的过氧化氢可杀灭脑膜炎球菌和白喉杆菌。

2.固有免疫细胞及其识别机制

固有免疫细胞主要包括单核细胞、巨噬细胞、树突状细胞、中性粒细胞、嗜酸性粒细胞、嗜碱性粒细胞、肥大细胞和 NK 细胞。固有免疫细胞不表达特异性抗原识别受体,通过模式识别受体识别病原体或凋亡、畸变细胞上特有的共有结构而被激活,发挥非特异性抗感染、抗肿瘤、免疫调节及参与适应性免疫应答的启动和效应全过程的作用。

3.固有免疫分子

(1)补体系统:补体系统常简称为补体,是一组以字母 C 加数字或字母进行命名的血浆蛋白,主要由肝细胞、巨噬细胞、小肠上皮细胞和其他组织细胞合成和分泌,是参与固有免疫应答的重要免疫效应分子。补体的性质不稳定,尤其对热敏感,56 ℃加热 30 min 即可使补体失活。补体蛋白通常是无活性的,在特定条件下被激活,如可以被微生物或者附着在其他抗原上的抗体激活,产生功能性裂解片段。而且一种补体蛋白被激活后,会进一步激活其他补体蛋白,产生一系列级联蛋白水解激活反应。补体可将吞噬细胞趋化到达炎症部位,从而参与和扩大炎症反应。有些补体蛋白能够与已被抗体覆盖的病原体结合,促进病原体被中性粒细胞或巨噬细胞吞噬。另有一些补体蛋白参与形成攻膜复合体,可以溶解破坏病原体或者肿瘤细胞等靶细胞。

(2)细胞因子:细胞因子是指由免疫细胞和某些非免疫细胞(如血管内皮细胞、表皮细胞等)经刺激而产生的一类生物活性分子,可介导细胞之间的信息交换与相互调节,参与免疫应答和炎症反应过程,还与损伤修复等调控密切相关。细胞因子通过与靶细胞上的相应受体结合,产生相应的生物学效应。例如,干扰素与未被感染细胞表面的相应受体结合,从而激活未被感染细胞产生抗性物质,干扰病毒的复制,预防病毒感染。

(3)其他抗菌物质:抗菌肽是可被诱导产生的一类能够杀伤多种细菌、某些真菌、病毒和原虫的小分子碱性多肽。α-防御素是人和哺乳动物体内的一种阳离子抗菌肽,主要由中性粒细胞和小肠帕内特(Paneth)细胞产生,可以与病原体表面的脂多糖、脂磷壁酸或病毒囊膜脂质结合,形成跨膜离子通道而使病原体裂解破坏。溶菌酶是体液、外分泌液和吞噬细胞溶酶体中的一种不耐热的碱性蛋白质,能破坏革兰氏阳性菌细胞壁肽聚糖,导致细

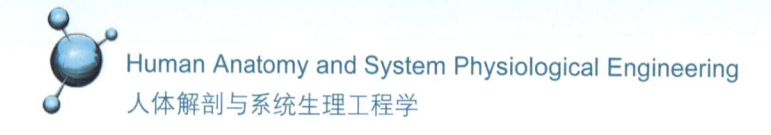

菌裂解死亡。

（二）炎症反应

炎症反应包括急性炎症反应和慢性炎症反应两类。急性炎症反应是抵抗病原体入侵的固有免疫反应中非常重要的一个环节。病原体通过黏膜或上皮组织进入人体时，急性炎症反应通常是对病原体入侵的第一反应。该过程启动迅速，持续时间短，并可引起全身性应答，是固有免疫系统对外界抗原入侵的阻断反应。

当组织受到损伤或受到病原体入侵时，将产生以血管反应为主要特征的炎症反应，炎症区域出现红、热、肿、痛等症状（见图 7-18）。损伤的组织和肥大细胞释放组胺等炎症因子，导致损伤部位毛细血管扩张，通透性增加，血流加速，从而导致炎症部位发红、发热。同时，由于血管扩张和通透性增强，血浆蛋白外渗到组织中，引起炎症部位组织局部红肿。肿胀区域组织液压力持续升高，则会刺激神经末梢产生痛感。发生上述血管性变化后数小时，血管内壁的内皮细胞发生活化，并表达选择素等黏附分子，进而引起血液中的白细胞黏附于血管壁内侧，并越过内皮细胞间隙向炎症部位迁移。其中，中性粒细胞最早发生黏附，并迁移到组织中。中性粒细胞是机体抗胞外病原体感染的主要效应细胞，通常可以将绝大多数病原体感染迅速终结。中性粒细胞可以吞噬病原体并释放炎症介质，可以将单核细胞、巨噬细胞以及嗜酸性粒细胞趋化到炎性部位并使这些细胞活化。活化的巨噬细胞对于胞内病原体具有更强的杀伤破坏作用。

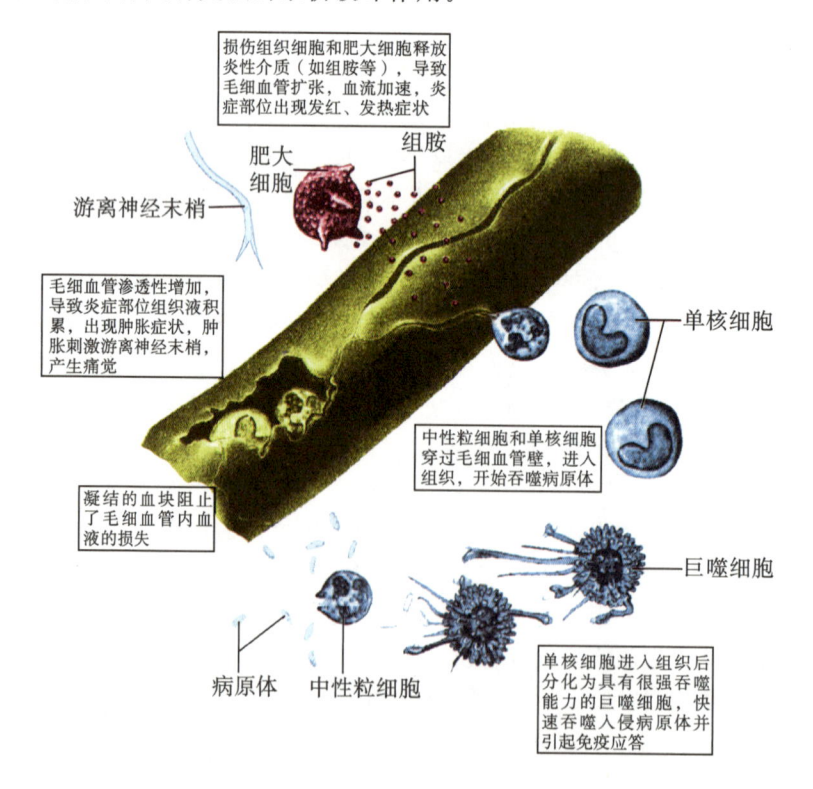

图 7-18　炎症反应

此外,炎症反应发生时,抗原可沿着化学信号梯度穿过组织液和淋巴,进入附近的淋巴结,从而引起特异性免疫应答的发生。

当炎症反应持续存在时,将出现慢性炎症反应,往往会引起病理性后果。慢性炎症反应可使用阿司匹林、布洛芬、可的松等抗炎症药物进行治疗。

二、适应性免疫

适应性免疫是指机体在出生后与抗原接触后获得的,具有针对性(即特异性)的免疫,故又称特异性免疫或获得性免疫。适应性免疫具有特异性、耐受性和记忆性三个主要特点。

根据参与免疫应答的细胞及免疫效应的不同,适应性免疫应答可以分为体液免疫和细胞免疫两大类(见图 7-17)。体液免疫是以存在于人体的血液、淋巴液、组织液、分泌液等体液中 B 淋巴细胞产生的特异性抗体起作用的免疫应答反应,主要针对胞外病原体和毒素;细胞免疫是以 T 淋巴细胞为核心的免疫应答反应,主要针对胞内寄生菌和病毒等。

正常情况下免疫系统并不对自身细胞起反应,即免疫系统能够分辨"自身"和"非己",其分子基础是:① 机体内所有细胞都表达主要组织相容性复合分子(major histocompatibility complex molecules),简称 MHC 分子。MHC 分子具有种属和个体特异性,即不同个体(单卵孪生除外)的 MHC 分子具有一定差别,而同一个体的所有细胞表达的 MHC 分子均相同,因此 MHC 分子可作为自身细胞的标志。MHC 分子可分为 MHC-Ⅰ类、MHC-Ⅱ类和 MHC-Ⅲ类分子。MHC-Ⅰ类分子分布于个体的所有细胞,主要参与内源抗原呈递;MHC-Ⅱ类分子仅分布于 B 细胞、树突状细胞和单核-吞噬细胞等免疫细胞表面,主要参与外源性抗原呈递;MHC-Ⅲ类分子包括补体、细胞因子和热休克蛋白,参与炎性反应。② T 细胞和 B 细胞表面有特异性的抗原受体,分别为 T 细胞表面抗原受体(T cell antigen receptor, TCR)和 B 细胞表面抗原受体(B cell antigen receptor, BCR),其种类超过百万种。这样,作为一个细胞群体来说,淋巴细胞可以针对许多种类的抗原发生免疫应答;但每个细胞表面只表达一种抗原受体,因此每个淋巴细胞只参与针对一种抗原的免疫应答。

三、异常免疫应答

正常情况下,免疫系统对自身物质产生免疫耐受,而对非己物质发生免疫应答,从而保护人们免受外界病原体的侵害。然而,当机体发生超敏反应、组织移植排斥或其他自身免疫性疾病时,免疫应答就会对机体造成伤害。

(一)超敏反应

在特定条件下,当机体受到某些抗原再次刺激时,会出现以生理功能紊乱或组织细胞损伤为特征的异常适应性免疫应答,称为超敏反应。超敏反应分为四型:Ⅰ型超敏反应为速发型超敏反应,Ⅱ型超敏反应为细胞毒型或细胞溶解型超敏反应,Ⅲ型超敏反应为免疫复合物型超敏反应,Ⅳ型超敏反应为迟发型超敏反应。其中,Ⅰ、Ⅱ、Ⅲ型超敏反应是由抗体介导的,Ⅳ型超敏反应是由 T 细胞介导的。下面主要介绍Ⅰ型超敏反应与Ⅳ型超敏反应。

1. Ⅰ型超敏反应

Ⅰ型超敏反应发生迅速,一般再次接触抗原后数分钟即可出现临床症状,故称为速发型超敏反应。临床上,Ⅰ型超敏反应又称为过敏反应,相关疾病被称为过敏反应、变态反应或速发型超敏反应。过敏反应反复发作可导致慢性过敏性疾病。引起Ⅰ型超敏反应的抗原称为变应原。变应原的种类很多,包括吸入性变应原(如花粉、真菌孢子、尘螨等)、食物性变应原(如奶、蛋、鱼、虾等蛋白)、接触性变应原(如昆虫毒液)、药物性变应原(如青霉素、磺胺、普鲁卡因等)。

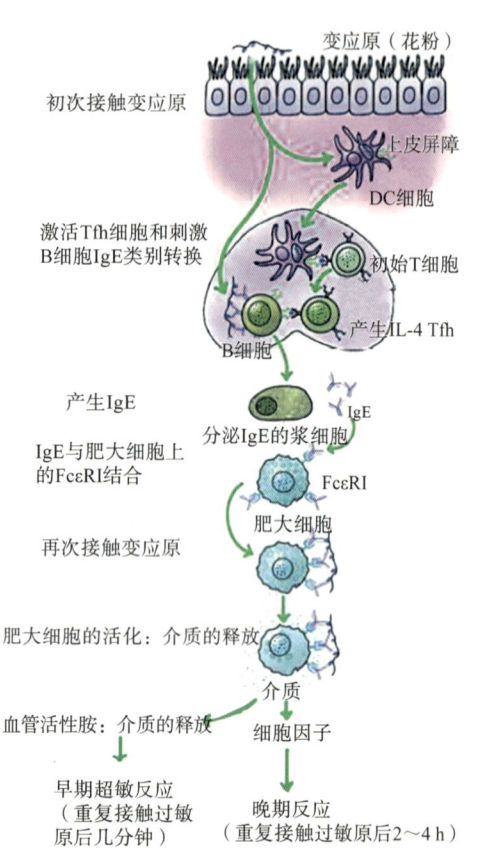

Ⅰ型超敏反应由 IgE 类抗体引起(见图 7-19)。变应原初次进入机体后,可诱导特异性 B 细胞产生 IgE 抗体;IgE 抗体与组织中肥大细胞或血液中嗜碱性粒细胞表面的 IgE 受体 FcεRI 结合,使机体处于致敏状态。当同一变应原再次进入机体时,变应原与结合在致敏的肥大细胞或嗜碱性粒细胞表面的 IgE 结合,并使数个 IgE 交联形成复合物,从而引起肥大细胞或嗜碱性粒细胞活化和脱颗粒,释放组胺或其他过敏性介质,引起超敏反应。

花粉过敏时,组胺可以刺激鼻黏膜流鼻涕及刺激眼睛流泪,从而出现花粉热症状。过敏反应还会造成呼吸道持续收缩、呼吸困难,引起哮喘症。食物过敏会造成呕吐和腹泻等症状。当变应原进入血液时,易导致超敏性休克,如对青霉素过敏可造成过敏性休克。

2. Ⅳ型超敏反应

Ⅳ型超敏反应是由 T 细胞介导的,以单个核细胞浸润和组织损伤为主要特征的炎症反应。Ⅳ型超敏反应在再次接触抗原数小时后才发生,48~72 h 达到高峰,因此又称为迟发型超敏反应。引起Ⅳ型超敏反应的抗原可以是胞内寄生的细菌、原虫、真菌、病毒等病原体,也可以是环境中的物质,如重金属、植物毒素、化妆品和染发剂等。这些物质多为小分子半抗原,与皮肤中的蛋白分子结合后成为完全抗原。可通过皮试法检测机体对某种抗原的应答程度,用以明确Ⅳ型超敏反应,如结核菌素皮试。皮试法是于上臂皮内注射一定量抗原,观察注射部位 48~72 h,若出现红肿、硬结为皮试阳性。

图 7-19 Ⅰ型超敏反应发生机制

(二)免疫耐受与自身免疫性疾病

免疫系统不会对自身抗原发生免疫应答,这种情形称免疫耐受。正常生理状态下,机体会保持对自身成分的免疫耐受。长期感染、物理或化学因素刺激等破坏免疫耐受后,免疫系统会对自身抗原发生免疫应答,从而造成机体正常组织的破坏或引起生理功能紊乱,有相应临床表现时将发展为自身免疫性疾病。

系统性红斑狼疮是一种较常见的累及多系统、多器官的自身免疫性疾病，主要由抗体介导，高发于生育年龄女性，临床表现复杂多样。类风湿性关节炎是以慢性进行性关节滑膜以及关节软骨损坏为特征的自身免疫性疾病，发病年龄一般在 40～50 岁。此外，风湿性心脏病、Ⅰ型糖尿病、溃疡性结肠炎、桥本甲状腺炎等也是常见的自身免疫性疾病。

（三）免疫缺陷

免疫缺陷是因遗传因素或者其他原因导致的免疫系统先天发育障碍或后天损伤所致的免疫功能降低或缺失。有一种罕见的严重联合免疫缺陷，就是由于先天遗传因素所致新生儿细胞免疫和体液免疫功能同时丧失的遗传性综合征，患者表现为出生后 6 个月内反复发生多种病原微生物感染，多数患儿常在 1 岁以内因无法控制的感染而死亡。获得性免疫缺陷综合征（acquired immune deficiency syndrome，AIDS）即艾滋病，是一种 HIV 病毒感染引起的后天获得性免疫缺陷病，患者表现为细胞免疫严重缺陷、机会性感染、恶性肿瘤发生率增高，并伴有中枢神经系统损害。

第四节　免疫防治

目前，免疫学理论和技术已广泛应用于预防和临床医学，并取得了卓著成效。通过增强人体的免疫防御功能可以预防感染性疾病，或者通过免疫调节手段增强或抑制机体的免疫功能，达到治疗疾病的目的。

一、免疫预防

适应性免疫的获得方式有自然免疫和人工免疫两种。自然免疫主要指感染病原体后所获得的适应性免疫，也包括胎儿或新生儿经胎盘或乳汁从母体获得抗体。人工免疫则是人为地使机体产生适应性免疫，可分为人工被动免疫和人工主动免疫两种。

人工被动免疫是给人体注射含抗体（如抗毒素、γ-球蛋白等）的制剂，使人体立即获得适应性免疫应答。由于不是由受者自身免疫系统产生抗体，所以该方式作用维持时间较短，通常只有 2～3 周。人工被动免疫在临床上多用于治疗或紧急预防疾病。

人工主动免疫是利用疫苗接种人体，使其获得适应性免疫应答，从而实现免疫预防的目的。这种免疫力出现较慢，接种后需经 1～4 周方可产生，但其维持时间较长，可持续半年到数年不等。疫苗是接种后能使机体对相应疾病产生免疫力的生物制剂的统称，其制备的基本要求是安全、有效和实用。疫苗应具有很强的免疫原性，接种后能引起保护性体液免疫或细胞免疫，使群体的抗感染能力增强；而且能引起显著的免疫记忆，产生可长期维持的保护性免疫。例如，口服脊髓灰质炎疫苗不仅能诱导产生中和抗体，而且有很好的免疫记忆性，初次免疫后半年以上仍有高水平的适应性免疫应答。疫苗接种后，常见的不良反应有一过性发热，局部红、肿、痛，食欲减退，嗜睡和过敏等。这些常见的不良反应大多可以自愈，或者经过简单治疗即可痊愈。最严重的情况是偶尔导致的过敏反应、血小板

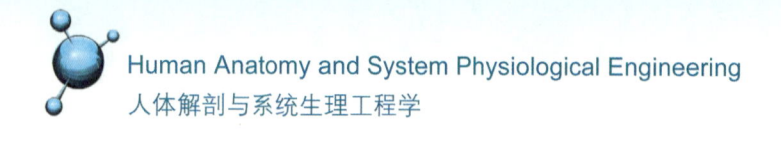

减少症和急性关节炎,这些严重并发症的发生率通常少于十万分之一。

最早的疫苗应用可追溯到中国古代的人痘接种来预防天花。后来在牛痘疫苗的推广下,人类成功地消灭天花,这是用免疫预防的方法消灭传染病的最好例证。随着计划免疫的实施,脊髓灰质炎、麻疹、白喉、百日咳等烈性传染病均得到了有效控制,这是人类医学史上最伟大的成就之一。目前,人们使用的疫苗可以分为以下几类。

(一)灭活疫苗

灭活疫苗也就是死疫苗,是选用免疫原性强的病原体,经人工大量培养后,用理化方法灭活制成。常见的灭活疫苗有脊髓灰质炎、流感、狂犬病、百日咳、伤寒等疫苗。其突出优势是安全性好、使用稳定,缺点是免疫原性弱,往往必须加强免疫。

(二)减毒活疫苗

减毒活疫苗的有效成分是减毒或无毒力的活病原微生物。常用的减毒活疫苗有脊髓灰质炎、腮腺炎、风疹、水痘、结核杆菌、伤寒等疫苗。减毒活疫苗是目前应用最多的疫苗,其突出优势是病原体可以在宿主体内复制,产生持续的抗原刺激,抗原的数量、性质和作用部位均与天然病原体感染相似,所以免疫原性一般很强,接种次数少,甚至一剂即可达到目标,其保护作用通常延续多年。减毒活疫苗的缺点是疫苗在体内存在回复突变的危险,但在实践中十分罕见;在免疫功能差的部分个体可能引发感染,免疫缺陷者和孕妇一般不宜接种减毒活疫苗。

(三)类毒素

类毒素是经甲醛变性处理后的细菌外毒素或肠毒素,变性处理使其失去外毒素的毒性,但保留免疫原性,接种后能诱导机体产生抗毒素。常用的类毒素疫苗有破伤风疫苗、白喉疫苗、百日咳疫苗等。

(四)亚单位疫苗

亚单位疫苗去除了病原体中与激发保护性免疫无关的成分,只保留了包括必要抗原决定簇在内的部分亚单位。DNA重组技术使获取大量纯的抗原分子成为可能。使用DNA重组技术制备的亚单位疫苗又称为重组抗原疫苗。重组抗原疫苗不含活的病原体或病毒核酸,安全有效,成本低廉,其质量也更易控制。目前使用的重组抗原疫苗有重组乙型肝炎病毒表面抗原疫苗、重组口蹄疫疫苗等。

(五)结合疫苗

结合疫苗是将细菌荚膜多糖连接于其他抗原或类毒素,为细菌荚膜多糖提供蛋白质载体,从而使其能引起T细胞、B细胞的联合识别,提高免疫效果。目前使用的结合疫苗有b型流感杆菌疫苗、脑膜炎球菌疫苗和肺炎球菌疫苗等。

(六)核酸疫苗

核酸疫苗的主要成分不是蛋白质抗原,而是DNA,所以也称为DNA疫苗。核酸疫苗的原理是把编码病原体有效免疫原的基因构建成重组质粒,经注射等途径进入机体后,重组质粒进入宿主细胞,利用人体细胞的蛋白质翻译系统表达出抗原蛋白,进而诱导产生有效的保护性免疫应答。除感染性疾病外,肿瘤的DNA疫苗也在研制中。作为新型疫苗之一,核酸疫苗的优点很多,如可以诱导产生 Tc 细胞应答,可以克服蛋白亚单位疫苗易发生错误折叠和糖基化不完全或不恰当的问题;稳定性好,变异可能性小,产品质量控制较容易,生产成本较低;预期使用剂量小,而且更易实现多价。

(七)载体疫苗

载体疫苗是将抗原基因以无害的微生物(减毒的病毒或细菌)作为载体引入体内诱导免疫应答。载体疫苗是一种新概念疫苗,相当于把减毒活疫苗与亚单位疫苗结合了起来,集中了减毒活疫苗免疫原性强和亚单位疫苗表位准确性好这两方面的优点。载体疫苗可以在体内有效诱导细胞免疫,这是载体疫苗的一大优点。如果将多种病原体的有关基因插入载体,则成为可表达多种保护性抗原的多价疫苗。目前在实验中使用的重要载体有牛痘病毒的变体(痘苗病毒)、脊髓灰质炎病毒、腺病毒、疱疹病毒、沙门氏菌、志贺氏菌等,其中痘苗病毒已广泛用于甲型和乙型肝炎、麻疹、单纯疱疹、肿瘤等疫苗的研究。

(八)可食用疫苗

可食用疫苗是将抗原基因导入可食用的植物,如香蕉、马铃薯、番茄等,通过食用其果实或其他成分而启动保护性免疫反应。

除上述外,人们还根据需要设计了多种新型疫苗,如合成肽疫苗、黏膜疫苗、透皮疫苗和治疗性疫苗等。疫苗研发是困难、复杂、高风险且投资巨大的,包括临床研究、工艺开发和检定方法研究。目前仍然有艾滋病、结核病、疟疾等重大传染病缺少有效的预防性疫苗,还不断有新的传染病出现(如 COVID-19),新疫苗的研发仍是当前免疫学界的重大任务。对于艾滋病等缺少疫苗的传染病,我们需要进一步了解这些疾病的免疫保护和免疫损害机理,通过基础免疫学、临床免疫学和药学技术的进步逐步完善其疫苗研发。

二、免疫治疗

针对疾病的发生机制,利用免疫学手段,人为干预或调整机体的免疫功能,达到治疗疾病的目的,这种措施就称为免疫治疗。当前在免疫治疗领域进展最迅速的是肿瘤的免疫治疗,特别是治疗性抗体和细胞过继免疫疗法,在改善患者的生存质量、延长患者生命等方面取得了明显进步。

传统的免疫治疗按照不同的分类方法,可分为免疫增强疗法与免疫抑制疗法、主动免疫治疗与被动免疫治疗、特异免疫治疗与非特异免疫治疗等,各类之间互相交叉。随着生物技术的发展,免疫治疗的概念得到了更新,其基本策略就是从分子、细胞和整体水平干预或调整机体的免疫功能。下面重点介绍分子治疗和细胞治疗。

(一)分子治疗

分子治疗指通过使用抗体、细胞因子以及微生物制剂等调节机体的免疫应答。

1.分子疫苗

分子疫苗为治疗性疫苗,包括肿瘤抗原疫苗和微生物抗原疫苗,如人工合成的肿瘤相关抗原多肽能诱导特异性 Tc 细胞的抗瘤效应,乙型肝炎多肽疫苗同样可诱导抗病毒感染的免疫效应。

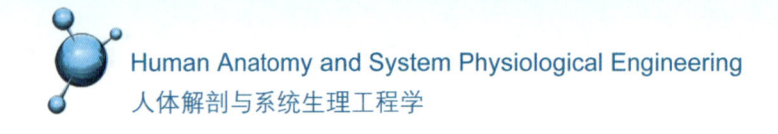

2.抗体治疗

抗体治疗的基本原理包括中和作用、阻断效应、介导溶解靶细胞等,使用的抗体包括免疫血清、单克隆抗体和细胞因子等。

(1)免疫血清。免疫血清是用传统方法利用抗原免疫动物制备的血清制剂,被广泛用于抗毒治疗,特别是抗生物毒素的治疗,如毒蛇咬伤的急救、白喉毒素的抗毒治疗等。在遇到无特效药的严重感染性疾病时,免疫血清疗法可作为一项紧急治疗措施,如临床上就把COVID-19康复患者的血清用于该病重症患者的辅助治疗。

(2)单克隆抗体。单克隆抗体简称单抗,是由一个B细胞克隆针对单一抗原表位产生的结构均一、高度特异的抗体。随着分子生物学技术的发展,治疗性单抗的制备及应用进入了新的阶段。美国食品药品管理局(FDA)已批准了多个治疗性抗体,用于治疗肿瘤、自身免疫病、感染性疾病、心血管疾病和抗移植排斥等。例如,抗CD20单抗可选择性破坏B细胞,用于治疗B细胞淋巴瘤。近年来,应用针对免疫细胞检测点分子PD-1、CTLA-4的单抗,已成为有效的抗肿瘤免疫治疗手段,在晚期黑色素瘤、非小细胞肺癌、头颈鳞状细胞癌等实体瘤治疗方面取得了显著疗效。抗细胞因子的单抗,如TNF-α单抗可特异阻断TNF-α与其受体的结合,减轻炎症反应,已成功用于治疗类风湿关节炎等慢性炎症性疾病。此外,抗体靶向治疗是以肿瘤特异性单抗为载体,将放射性核素、化疗剂以及毒素等细胞毒性物质靶向携带至肿瘤病灶局部,可特异地杀伤肿瘤细胞,而对正常细胞损伤较轻。

(3)细胞因子。细胞因子以及细胞因子阻断剂已用于肿瘤、感染、造血障碍等疾病的治疗。例如,IFN-α用于治疗毛细胞白血病;重组Ⅰ型可溶性TNF受体可减轻类风湿关节炎的炎症损伤,也可缓解感染性休克。

(二)细胞治疗

细胞治疗指给机体输入细胞制剂,以激活或增强机体的特异性免疫应答,如使用细胞疫苗、过继免疫细胞疗法、干细胞移植等。

1.细胞疫苗

细胞疫苗是根据肿瘤免疫学理论,以增强机体的抗肿瘤免疫应答或直接杀伤肿瘤细胞来达到治疗目的的疫苗,包括肿瘤抗原疫苗和肿瘤抗原荷载的树突状细胞疫苗等。其中,树突状细胞疫苗是使用肿瘤提取物抗原或肿瘤抗原多肽等体外刺激树突状细胞,或用携带肿瘤相关抗原基因的病毒载体转染树突状细胞,再回输给患者的一种肿瘤治疗方式,可有效激活特异性抗肿瘤的免疫应答。目前临床上已经批准使用的是荷载有前列腺抗原的自体树突状细胞疫苗。大部分基于树突状细胞疫苗的治疗尚处于临床前试验阶段。

2.过继免疫细胞疗法

过继免疫细胞疗法是将经体外扩增、活化的自体或异体免疫效应细胞输入机体,增强免疫应答水平,直接或者间接杀伤病变细胞或肿瘤细胞,是基于适应性免疫应答理论的被动免疫疗法,近年来发展迅猛。淋巴因子激活的杀伤细胞(LAK)、细胞因子诱导的杀伤细胞(CIK)、肿瘤浸润淋巴细胞(TIL)和NK细胞均可用于治疗肿瘤。近年来,嵌合抗原受体修饰的T细胞(chimeric antigen receptor T cell,CAR-T)疗法是肿瘤治疗领域的重大突破,改善了LAK、TIL等过继免疫细胞疗法存在的个体差异大等问题。CAR-T疗法通过基因工程技术,将可以识别肿瘤抗原的抗体片段基因与 T 细胞活化所需信号分子胞内段结合,构建成嵌合抗原受体(CAR),通过基因转导的方式导入 T 细胞,使 CAR-T 细胞通过其"定位导航装置"(即 CAR),专门识别体内肿瘤细胞并迅速活化,释放多种细胞因子,高效杀死肿瘤细胞。目前,CAR-T 疗法主要用于非实体瘤的治疗。

3.干细胞移植

干细胞是一种未充分分化,处于较原始状态的细胞,具有自我更新复制的能力和发育成各种组织器官的潜能,医学界称之为"万用细胞"。干细胞的研究在基础领域和临床应用中具有重要的理论和实践意义。干细胞移植已经成为肿瘤、造血系统疾病、自身免疫病等的重要治疗手段。移植所用的干细胞一般来自 HLA 型别相同的供者的骨髓、外周血或脐血,也可进行自体干细胞移植。

(李春阳)

第八章 消化系统

第一节 消化系统概述

有机体生命活动的基本特征之一为新陈代谢,即一方面不断从外界摄取营养,合成自身物质,同时储存能量;另一方面在体内又不断分解许多自身物质以释放能量。为满足生长发育、组织修复等新陈代谢活动的需要,人体必须不断从外界获取营养物质,这一过程由消化系统(digestive system)来完成。

一、消化系统的组成

消化系统由消化管和消化腺两部分组成(见图8-1)。消化管(digestive canal)是一条自口腔延至肛门的肌性管道,包括口腔、咽、食管、胃、小肠、大肠,其中小肠又分为十二指肠、空肠和回肠,大肠又分为盲肠、阑尾、结肠、直肠和肛管。临床上通常将口腔至十二指肠的一段称为上消化道,将空肠以下的部分称为下消化道。

消化腺(digestive gland)有小消化腺和大消化腺两种。小消化腺散在于消化管各部的管壁内,

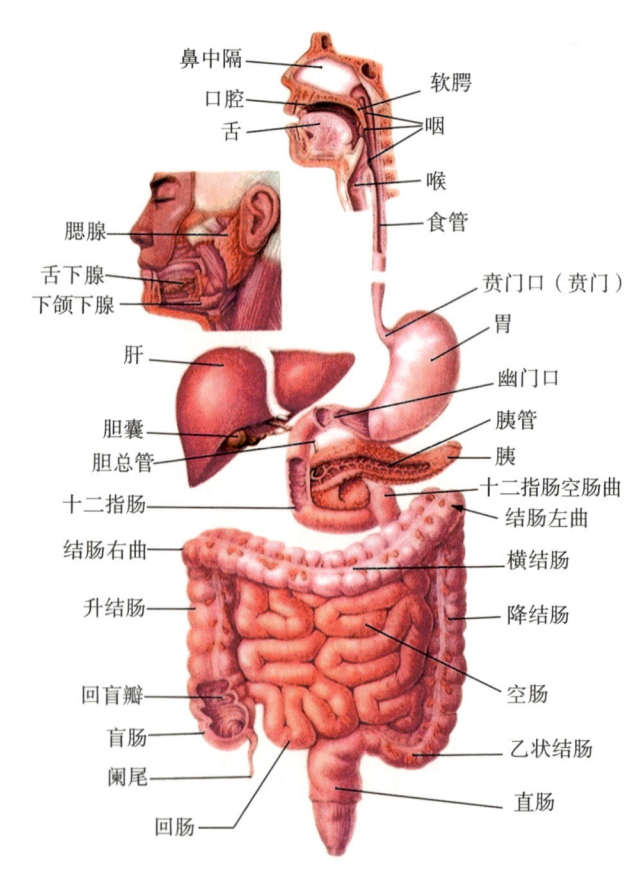

图8-1 消化系统概观

包括食管腺、胃腺、小肠腺、大肠腺等,均直接开口于消化管管腔内。大消化腺位于消化管外,是独立存在的器官,包括唾液腺、肝和胰,它们均借助导管将分泌物排入消化管内。

二、消化与吸收的概念及意义

食物中的主要营养物质(如蛋白质、脂肪、糖类)均为结构复杂的大分子物质,它们不能被人体直接利用,必须先在消化管内转化成小分子物质,如氨基酸、甘油、脂肪酸和葡萄糖等,才能被机体吸收利用。

消化(digestion)是指食物在消化管内被分解为能被吸收的小分子物质的过程。经过消化过程,有利于营养物质通过消化管黏膜上皮进入血液和淋巴,从而为机体的生命活动提供能量。

吸收(absorption)是指食物被消化后的小分子物质,以及维生素、无机盐和水分透过消化道黏膜,进入血液和淋巴循环的过程。吸收的方式多种多样,但都是为了供应机体营养和维持机体内环境的稳态。

消化和吸收是两个相辅相成、密切联系的过程。不能被消化和吸收的食物残渣和消化道脱落的上皮细胞等进入大肠后形成粪便,最终被排出体外。

第二节 消化器官的形态与结构

一、消化管各段的大体解剖

(一)口腔

口腔(oral cavity)是消化管的起始部,其前为上唇和下唇,侧壁为颊,上壁为腭,下壁为口腔底。口腔向前经口唇围成的口裂通向外界,向后经咽峡与咽相通。

整个口腔借上、下牙弓(包括牙槽突和牙列)和牙龈分为前外侧部的口腔前庭(oral vestibule)和后内侧部的固有口腔(oral cavity proper)。前者是上、下唇和颊与上、下牙弓和牙龈之间的狭窄空隙;后者为上、下牙弓和牙龈所围成的空间,其顶为腭,底由黏膜、肌和皮肤组成。

1.口唇

口唇(oral lips)分上唇和下唇,外面为皮肤,中间为口轮匝肌,内面为黏膜。口唇的游离缘是皮肤与黏膜的移行部,称唇红,其内无黏液腺,但含有皮脂腺。

2.颊

颊(cheek)是口腔的两侧壁,其构造与唇相似,即由黏膜、颊肌和皮肤构成。在上颌第2磨牙牙冠相对的颊黏膜上有腮腺管乳头(papilla of parotid duct),其上有腮腺管的开口。

3.腭

腭(palate)是口腔的上壁,分隔鼻腔与口腔。腭分硬腭和软腭两部分。硬腭(hard palate)位于腭的前2/3,主要由骨腭(由上颌骨的腭突和腭骨的水平板构成)表面覆以黏

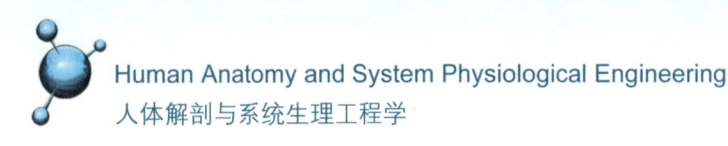

膜构成,黏膜厚而致密,与骨膜紧密相贴。软腭(soft palate)位于腭的后1/3,主要由肌、肌腱和黏膜构成。软腭的前份呈水平位;后份斜向后下,称腭帆(velum palatinum)。腭帆后缘游离,其中部有垂向下方的突起,称为腭垂(uvula)或悬雍垂。自腭帆两侧各向内分出两条黏膜皱襞,前方的一对为腭舌弓(palatoglossal arch),延续于舌根外侧;后方的一对为腭咽弓(palatopharyngeal arch),向下延至咽侧壁。两弓间的三角形凹陷区称扁桃体窝,窝内容纳腭扁桃体。腭垂、腭帆游离缘、两侧的腭舌弓及舌根共同围成咽峡(isthmus of fauces),它是口腔和咽之间的狭窄部,也是两者的分界(见图8-2)。软腭在静止状态时垂向下方,当吞咽或说话时,软腭上提,贴咽后壁,从而将鼻咽与口咽隔离开来。

软腭肌均为骨骼肌,有腭帆张肌、腭帆提肌、腭垂肌、腭舌肌和腭咽肌。软腭肌的神经支配方面,除腭帆受下颌神经支配外,其他腭肌由副神经脑根的纤维支配,这些纤维经迷走神经或舌咽神经到达咽丛。

4.牙

牙(teeth)是人体内最坚硬的器官,具有咀嚼食物和辅助发音等作用。牙位于口腔前庭与固有口腔之间,镶嵌于上、下颌骨的牙槽内,分别排列成上牙弓和下牙弓。

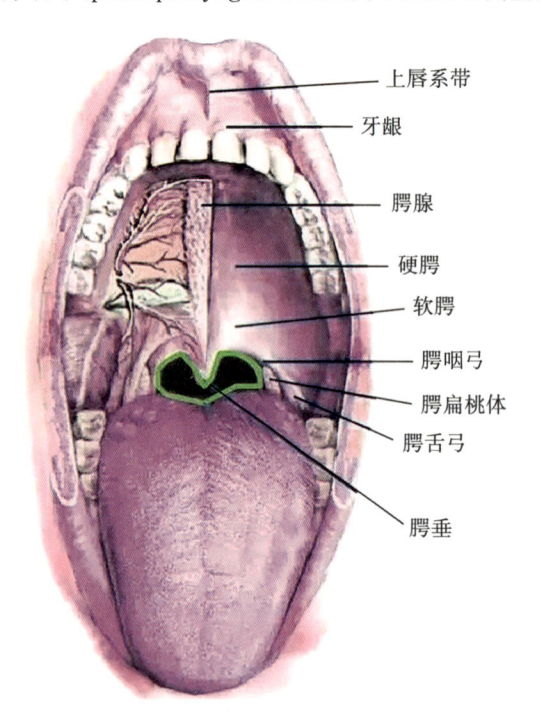

图8-2 口腔及咽峡

5.舌

舌(tongue)邻近口腔底,其基本结构是骨骼肌和表面覆盖的黏膜。舌具有协助咀嚼和吞咽食物、感受味觉及辅助发音等功能。

(二)咽

咽(pharynx)是消化管上端扩大的部分,是消化管与呼吸道的共同通道。咽呈上宽下窄、前后略扁的漏斗形肌性管道,长约12 cm,其内腔称咽腔(cavity of pharynx)。咽位于第1~6颈椎前方,上端起于颅底,下端约在第6颈椎下缘或环状软骨高度连于食管。咽的前壁不完整,自上向下有通向鼻腔、口腔和喉腔的开口;后壁平坦,借疏松结缔组织连于上6个颈椎体前面的椎前筋膜,这种连接形式有利于咽壁肌的活动,同时也是炎症扩散、蔓延的基础。咽的两侧壁与颈部大血管和甲状腺侧叶等相毗邻(见图8-3)。按照咽的前方毗邻,以腭帆游离缘和会厌上缘平面为界,将咽分为鼻咽、口咽和喉咽三部分。其中,口咽和喉咽两部分是消化管与呼吸道的共同通道。

（三）食管

食管（esophagus）是一前后扁平的肌性管状器官，是消化管各部中最狭窄的部分，长约 25 cm。食管上端在第 6 颈椎体下缘平面与咽相接，下端在第 10 胸椎平面穿过膈进入胸腔，约平第 11 胸椎体高度与胃的贲门连接。

食管可分为颈部、胸部和腹部三部分（见图 8-4）。颈部长约 5 cm，为自食管起始端至平对胸骨颈静脉切迹平面的一段，前面借疏松结缔组织附于气管后壁上。胸部最长，长 18～20 cm，位于胸骨颈静脉切迹平面至膈的食管裂孔之间。腹部最短，仅 1～2 cm，自食管裂孔至贲门，其前方邻近肝左叶。

食管全长除沿脊柱的颈、胸曲相应地形成前后向上的弯曲之外，在左右方向上亦有轻度弯曲，但在形态上，食管最重要的特点是有三处生理狭窄：第一狭窄为食管的起始处，相当于第 6 颈椎体下缘水平，距上颌中切牙约 15 cm；第二狭窄在左主支气管的后方与食管交叉处，相当于第 4～5 胸椎体之间水平，距上颌中切牙约 25 cm；第三狭窄为食管通过膈的食管裂孔处，相当于第 10 胸椎水平，距上颌中切牙 40 cm。上述狭窄部是食管异物易滞留和肿瘤好发的部位（见图 8-4）。

（四）胃

胃（stomach）是消化管各部分中最膨大的部分，上连食管，下续十二指肠。成人胃的容量约为 1500 mL。

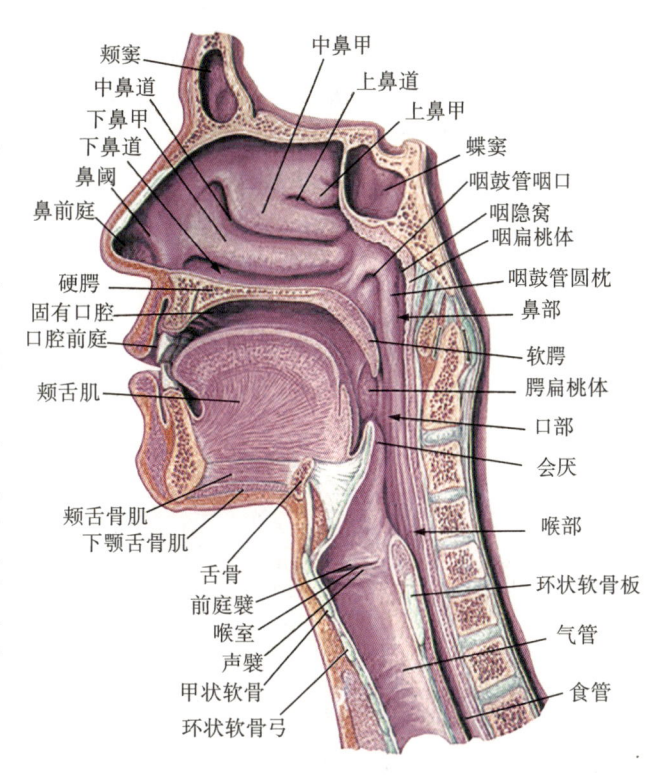

图 8-3　头颈部正中矢状切面

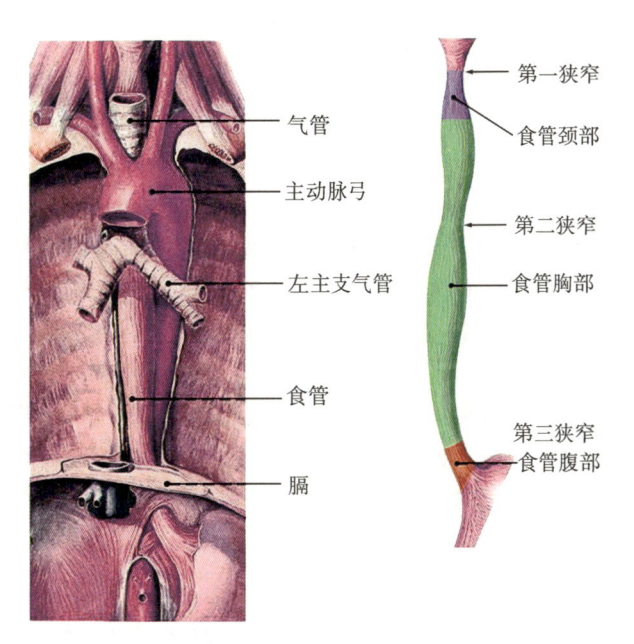

图 8-4　食管位置及三个狭窄

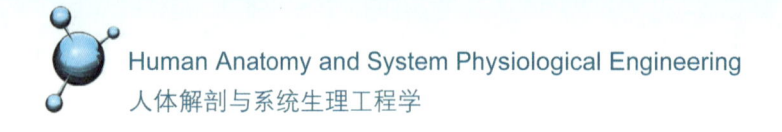

1.胃的形态和分部

胃的形态可受体位、体形、年龄、性别和胃充盈状态等多种因素的影响。胃在完全空虚时呈管状,高度充盈时可呈球囊形。

胃有前、后壁,大、小弯和入、出口(见图 8-5)。胃前壁朝向前上方,后壁朝向后下方。胃小弯(lesser curvature of stomach)凹向右上方,其最低点弯度明显折转处称角切迹(angular incisure)。胃大弯(greater curvature of stomach)大部分凸向左下方。胃的近端与食管连接处是胃的入口,称贲门胃小弯(cardia)。贲门左侧、食管末端左缘与胃底所形成的锐角称贲门切迹(cardiac incisure)。胃的远端接续十二指肠处是胃的出口,称幽门(pylorus)。由于幽门括约肌的存在,在幽门表面有一缩窄的环行沟,幽门前静脉常横过幽门前方,这为胃手术提供了确定幽门的标志。

通常将胃分为贲门部、胃底、胃体、幽门部四部。贲门附近的部分称贲门部(cardiac part),界域不明显;贲门平面以上,向左上方膨出的部分为胃底(fundus of stomach),临床上有时称胃穹隆(fornix of stomach),内含吞咽时进入的空气,约 50 mL,X 线胃片可见此气腔;自胃底向下至角迹处的中间大部分称胃体(body of stomach);胃体下界与幽门之间的部分称幽门部(pyloric part)。

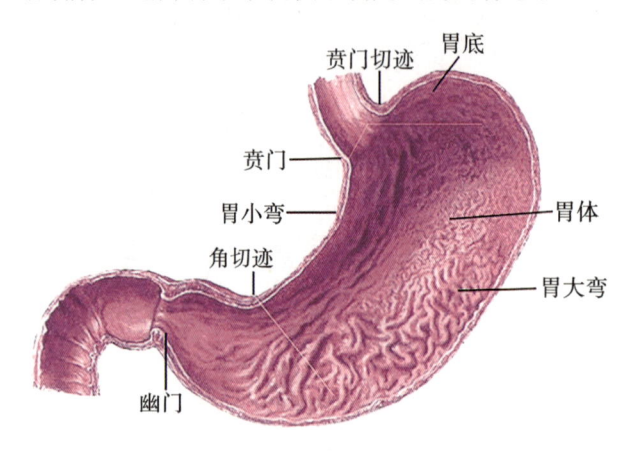

图 8-5 胃的形态及分部

幽门部的大弯侧有一不甚明显的浅沟称中间沟,将幽门部分为右侧的幽门管(pyloric canal)和左侧的幽门窦(pyloric antrum)。幽门窦通常位于胃的最低部,胃溃疡和胃癌多发生于胃的幽门窦近胃小弯处;幽门管长 2~3 cm(见图 8-5)。

2.胃的位置

胃的位置常因体形、体位和充盈程度不同而有较大变化。通常,胃在中等程度充盈时,大部分位于左季肋区,小部分位于腹上区。胃前壁右侧部与肝左叶和方叶相邻,左侧部与膈相邻,被左肋弓掩盖。胃前壁的中间部分位于剑突下方,直接与腹前壁相贴,是临床上进行胃触诊的部位。胃后壁与胰、横结肠、左肾上部和左肾上腺相邻,胃底与膈和脾相邻。

胃的贲门和幽门位置比较固定,贲门位于第 11 胸椎体左侧,幽门约在第 1 腰椎体右侧。胃大弯的位置较低,其最低点一般在脐平面。胃高度充盈时,胃大弯下缘可达脐以下,甚至超过髂嵴平面。胃底最高点在左锁骨中线外侧,可达第 6 肋间隙高度。

(五)小肠

小肠(small intestine)是消化管中最长的一段,在成人长 5~7 m。小肠上端起于胃幽门,下端接续盲肠,分为十二指肠、空肠和回肠三部分。小肠是进行消化和吸收的重要器官,并具有某些内分泌功能。

1.十二指肠

十二指肠(duodenum)介于胃与空肠之间,由于相当于12根手指并列的长度而得名,全长约25 cm。十二指肠是小肠中长度最短、管径最大、位置最为固定的部分。十二指肠始末两端均被腹膜包裹,活动度较大,属于腹膜内位器官,其余大部分均为腹膜外位器官,被腹膜覆盖而固定于腹后壁。由于十二指肠既接受胃液,又接受胰液和胆汁,所以十二指肠的消化功能十分重要。十二指肠呈现非常恒定的"C"形弯曲,包绕胰头(见图8-6),可分上部、降部、水平部和升部四部。

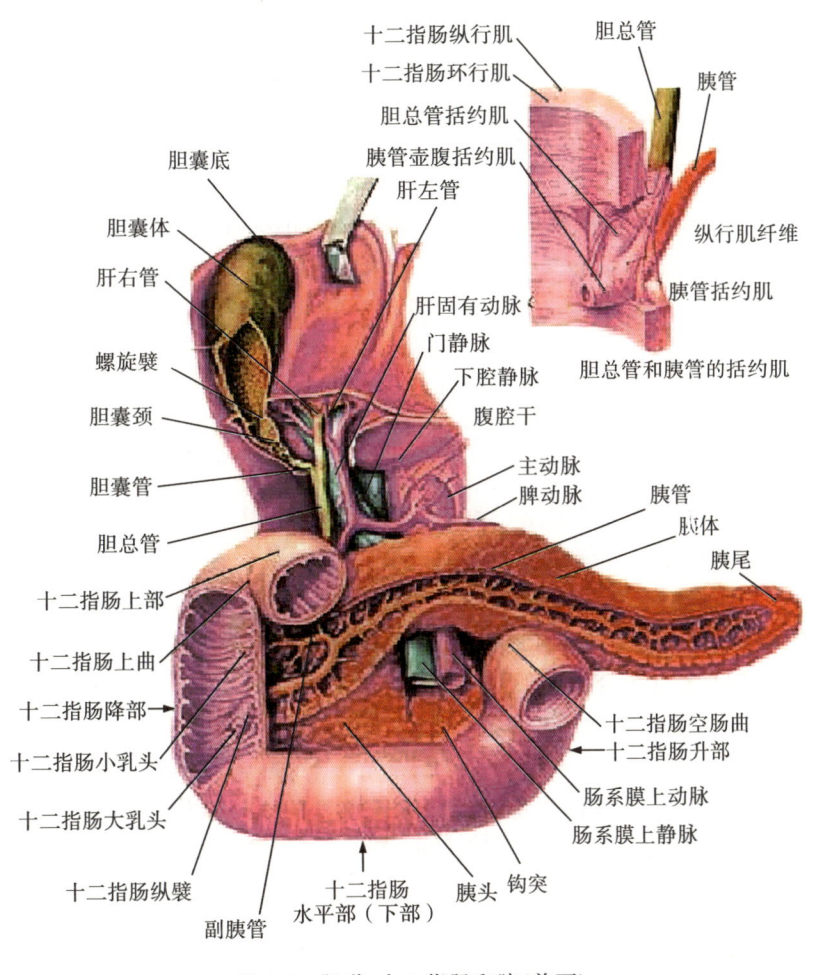

图8-6 胆道、十二指肠和胰(前面)

(1)上部。上部(superior part)长约5 cm,是十二指肠中活动度最大的一部分。上部起自幽门,水平行向右后方至胆囊颈的后下方,急转向下移行为降部。上部与降部转折处形成的弯曲称十二指肠上曲(superior duodenal flexure)。十二指肠上部近侧与幽门相连的一段肠管长约2.5 cm,由于其肠壁薄、管径大,黏膜面光滑平坦,无环状襞,故临床上常称其为十二指肠球(duodenal bulb),是十二指肠溃疡及穿孔的好发部位(见图8-6)。

(2)降部。降部(descending part)长7~8cm,起自十二指肠上曲,垂直下行于第1~3腰椎体和胰头的右侧,至第3腰椎体右侧弯向左行,移行为水平部,转折处的弯曲称十二指肠下曲（inferior duodenal flexure）。降部的黏膜形成发达的环状襞，十二指肠纵襞（longitudinal fold of duodenum）下端的圆形隆起称十二指肠大乳头（major duodenal papilla），为肝胰壶腹的开口处。在十二指肠大乳头上方近侧 1~2 cm 处，有时可见到十二指肠小乳头（minor duodenal papilla），是副胰管的开口处（见图 8-6）。

（3）水平部。水平部（horizontal part）又称下部，长约 10 cm，起自十二指肠下曲，横过下腔静脉和第 3 腰椎体的前方，至腹主动脉前方、第 3 腰椎体左前方移行于升部。肠系膜上动脉、肠系膜上静脉紧贴此部前面下行，在某些情况下，肠系膜上动脉可压迫该部引起十二指肠梗阻（见图 8-6）。

（4）升部。升部（ascending part）长 2~3 cm，自水平末端起始，斜向左上方，至第 2 腰椎体左侧转向下，移行为空肠。十二指肠与空肠转折处形成的弯曲称十二指肠空肠曲（duodenojejunal flexure）。十二指肠空肠曲的上后壁被一束由肌纤维和结缔组织构成的十二指肠悬肌（suspensory muscle of duodenum）固定于右膈脚上。十二指肠悬肌和包绕于其下段表面的腹膜皱襞共同构成十二指肠悬韧带（suspensory ligament of duodenum），又称屈氏韧带（Treitz 韧带，ligament of Treitz）。在腹部外科手术中，Treitz 韧带可作为确定空肠起始的重要标志。

2. 空肠和回肠

空肠（jejunum）和回肠（ileum）上端起自十二指肠空肠曲，下端接续盲肠。空肠和回肠一起被肠系膜悬于腹后壁，合称为系膜小肠，其活动度较大。有系膜附着的边缘称系膜缘，其相对缘称游离缘或对系膜缘。

空肠和回肠的形态结构不完全一致，但变化是逐渐发生的，故两者间无明显界限。一般是将系膜小肠的近侧 2/5 称空肠，远侧 3/5 称回肠。从位置上看，空肠常位于左腰区和脐区；回肠多位于脐区、右腹股沟区和盆腔内。从外观上看，空肠管径较粗，管壁较厚，血管较多，颜色较红，呈粉红色；而回肠管径较细，管壁较薄，血管较少，颜色较浅，呈粉灰色。此外，肠系膜的厚度从上往下逐渐变厚，脂肪含量越来越多。肠系膜内血管的分布也有区别，空肠的动脉弓级数较少（有 1~2 级），直血管较长；而回肠的动脉弓级数较多（可达 4~5 级），直血管较短（见图 8-7）。

从组织结构上看，空肠和回肠都具有消化管典型的 4 层结构。其黏膜除形成环状襞外，内表面还有密集的绒毛，这些结构极大地增加了肠黏膜的表面积，有利于营养物质的消化和吸收。在黏膜固有层和黏膜下组织内含有淋巴滤泡。淋巴滤泡分孤立淋巴滤泡（solitary lymphatic follicles）和集合淋巴滤泡（aggregated lymphatic follicles）两种，前者分散存在于空肠和回肠的黏膜内，后者多见于回肠下部。集合淋巴滤泡又称派氏（Peyer）斑，有 20~30 个，呈长椭圆形，其长轴与肠管的长轴一致，常位于回肠下部对系膜缘的肠壁内（见图 8-7）。肠伤寒的病变发生于集合淋巴滤泡，可并发肠穿孔或肠出血。

此外，约 2% 的成人在距回盲瓣 0.3~1 m 范围的回肠对系膜缘上，有长 2~5 cm 的囊袋状突起，管径与回肠近似，称梅氏（Meckel）憩室，此为胚胎期卵黄囊管未完全消失形成的。Meckel 憩室易发炎或合并溃疡穿孔，因其位置靠近阑尾，故症状与阑尾炎相似。

第八章 消化系统

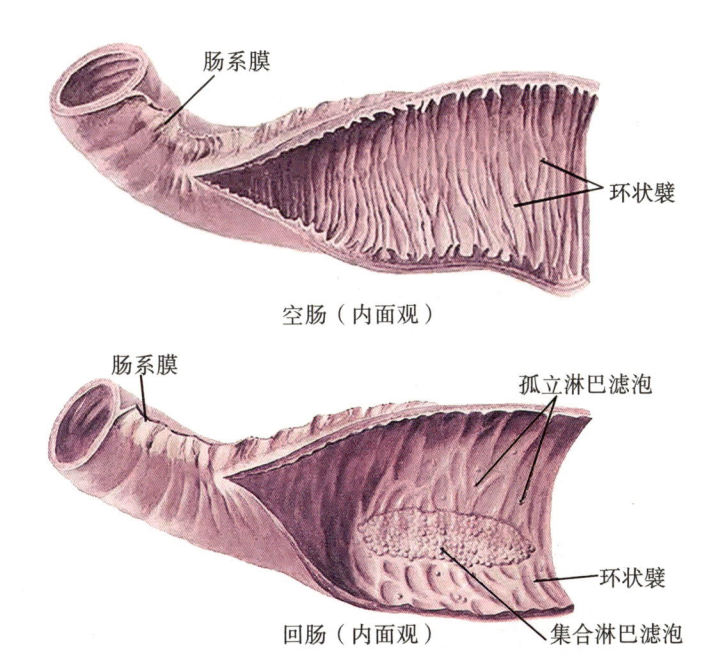

图 8-7 空肠与回肠

(六) 大肠

大肠 (large intestine) 是消化管的下段,全长约 1.5 m,续自回肠末端,止于肛门。与小肠明显不同的是,大肠有较粗的管径,肠壁较薄,其大部分位置较为固定。大肠全程围绕在空肠和回肠周围,可分为盲肠、阑尾、结肠、直肠和肛管 5 部分(见图 8-1 和图 8-2)。

除直肠、肛管和阑尾外,结肠和盲肠具有 3 种特征性结构,即结肠带(colic band)、结肠袋(haustra of colon)和肠脂垂(epiploic appendices)。结肠带有 3 条,由肠壁的纵行平滑肌增厚所形成,沿大肠的纵轴平行排列,3 条结肠带均汇聚于阑尾根部。结肠袋是由横沟隔开、向外膨出的囊状突起,是由于结肠带短于肠管的长度使肠管皱缩所形成。肠脂垂是沿结肠带两侧分布的许多小突起,由浆膜及其所包含的脂肪组织形成(见图8-8)。

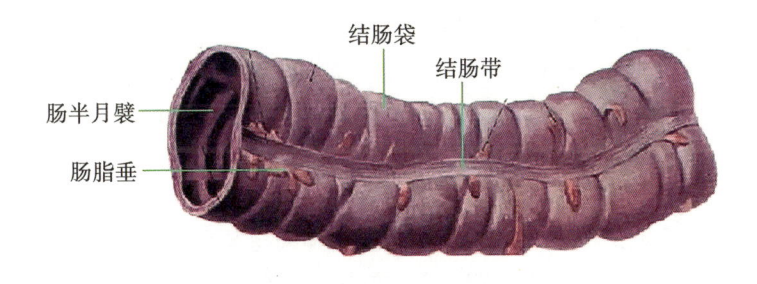

图 8-8 结肠的特征性结构(横结肠)

1.盲肠

盲肠(cecum)是大肠的起始部,左侧与回肠相连接,长约 6 cm,其下端为盲端,上续升结肠。盲肠主要位于右髂窝内,其体表投影在腹股沟韧带外侧半的上方。但在胚胎发育过程中,有少数人由于肠管旋转异常,可出现异位盲肠,既可高达髂嵴以上,也可低至骨盆

161

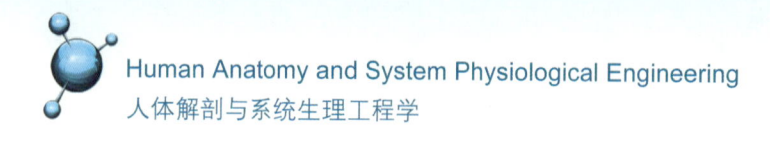

腔内,甚至出现于腹腔左侧。

一般情况下,盲肠属于腹膜内位器官,其各面均有腹膜被覆,因无系膜或仅有短小系膜,故其位置相对较为固定。少数人在胚胎发育过程中,由于升结肠系膜不同程度被保留,使升结肠和盲肠具有较大的活动范围,称移动性盲肠。这种情况可导致肠扭转和肠梗阻。

回肠末端向盲肠的开口称回盲口(ileocecal orifice),此处肠壁内的环行肌增厚,并覆以黏膜而形成上、下两片半月形的皱襞,称回盲瓣(ileocecal valve)。回盲瓣的作用为阻止小肠内容物过快地流入大肠,以便食物在小肠内充分消化吸收,并可防止盲肠内容物逆流回小肠。在回盲口下方约 2 cm 处,有阑尾的开口(见图 8-9)。

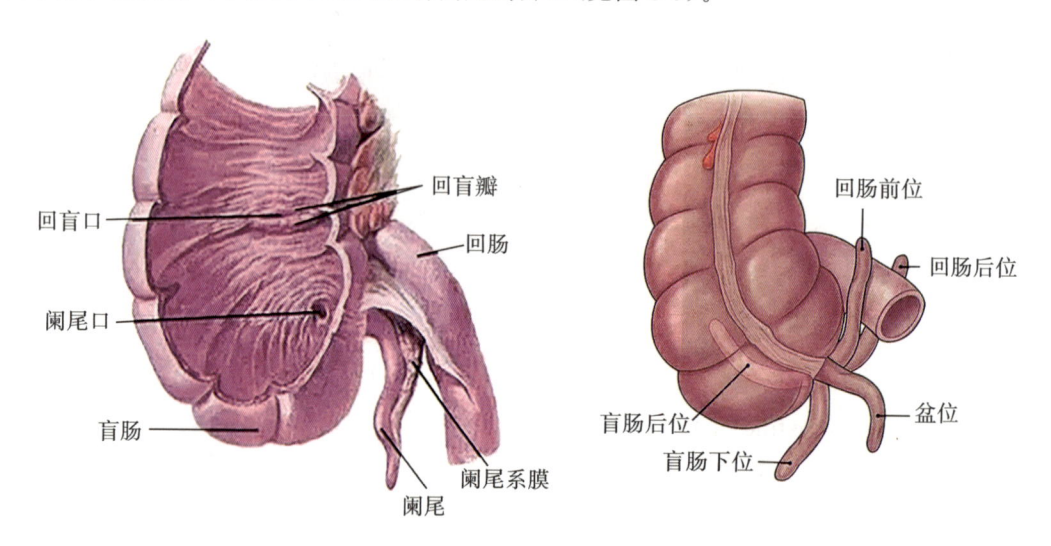

图 8-9 盲肠和阑尾

2.阑尾

阑尾(vermiform appendix)是从盲肠下端后内侧壁向外延伸的一条细长的蚓状器官,其长度因人而异,一般长 5~7 cm。阑尾根部较固定,多数在回盲口的后下方约 2 cm 处开口于盲肠,此口称为阑尾口。阑尾口的下缘有一条不明显的半月形黏膜皱襞,称阑尾瓣,该瓣有防止粪块或异物坠入阑尾腔的作用。

成人阑尾管径多为 0.5~1.0 cm,并随着年龄增长而缩小,易为粪石阻塞形成阻塞性阑尾炎。阑尾系膜呈三角形或扇形,内含血管、神经、淋巴管及淋巴结等。由于阑尾系膜游离缘短于阑尾本身,致使阑尾呈钩形、"S"形或卷曲状等不同程度的弯曲,这些都是易使阑尾发炎的形态基础。

阑尾的位置主要取决于盲肠的位置,因此,通常阑尾与盲肠一起位于右髂窝内。尽管阑尾根部与盲肠的位置关系比较固定,但阑尾尖端为游离盲端,游动性大,所以阑尾位置不固定。因此,阑尾在右髂窝内与回盲部的位置关系有多种,可有回肠下位、回肠后位、盲肠后位、盲肠下位及回肠前位等(见图 8-9)。根据国内体质调查资料,阑尾以回肠下位和盲肠后位较多见。盲肠后位阑尾多数位于盲肠后壁与腹后壁壁腹膜之间,少数位于腹后壁壁腹膜之外。由于阑尾位置差异较大,毗邻关系各异,故阑尾发炎时可能出现不同的症状和体征,这给阑尾炎的诊断和治疗增加了复杂性。阑尾位置变化较多,手术中有时寻找困难,由于 3 条结肠带汇聚于阑尾根部,故沿结肠带向下追踪是寻找阑尾的可靠方法。

阑尾根部的体表投影点通常在右髂前上棘与脐连线的中、外 1/3 交点处,该点称麦氏(McBurney)点。有时也以兰氏(Lanz)点表示,即左、右髂前上棘连线的右、中 1/3 交点处,此体表投影对于临床诊断阑尾炎有重要的意义。

3.结肠

结肠(colon)是介于盲肠与直肠之间的一段大肠,整体呈"M"形,包绕于空肠和回肠周围。结肠分为升结肠、横结肠、降结肠和乙状结肠四部分。结肠的直径自起始端的 6 cm,逐渐递减为乙状结肠末端的 2.5 cm,后者是结肠腔最狭窄的部位(见图 8-10)。

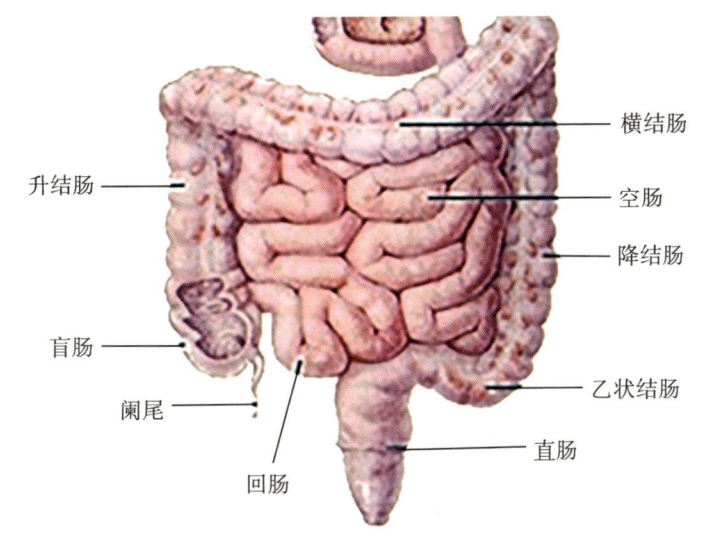

图 8-10 小肠和大肠

(1)升结肠:升结肠(ascending colon)长约 15 cm,在右髂窝处,起自盲肠上端,沿腰方肌和右肾前面上升至肝右叶下方,转折向左前下方移行于横结肠,转折处的弯曲称结肠右曲(right colic flexure)或肝曲。升结肠属腹膜间位器官,无系膜,其后面借结缔组织贴附于腹后壁,因此活动度甚小。

(2)横结肠:横结肠(transverse colon)长约 50 cm,起自结肠右曲,先行向左前下方,后略转向左后上方,形成一略向下垂的弓形弯曲,至左季肋区,在脾的脏面下份处转折成的弯曲称结肠左曲(left colic flexure)或脾曲,向下续于降结肠。横结肠属腹膜内位器官,由横结肠系膜连于腹后壁,活动度较大,其中间部分可下垂至脐或低于脐平面。

(3)降结肠:降结肠(descending colon)长约 25 cm,起自肠左曲,沿左肾外侧缘和腰方肌前面下降,至左髂嵴处续于乙状结肠。降结肠与升结肠一样属腹膜间位器官,无系膜,借结缔组织直接贴附于腹后壁,活动度很小。

(4)乙状结肠:乙状结肠(sigmoid colon)长约 40 cm,在左髂嵴处起自降结肠,沿左髂窝转入盆腔内,全长呈"乙"字形弯曲,至第 3 骶椎平面续于直肠。乙状结肠属腹膜内位器官,由乙状结肠系膜连于盆腔左后壁,活动度较大。

4.直肠

直肠(rectum)是消化管位于盆腔下部的一段,全长 10~14 cm。直肠在第 3 骶椎前

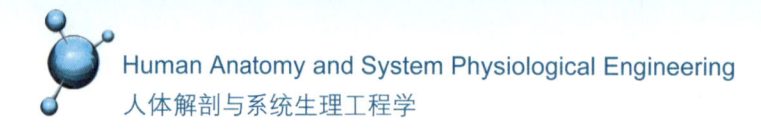

方起自乙状结肠,沿骶骨和尾骨前面下行,穿过盆膈移行于肛管。直肠并不直,在矢状面上形成两个明显的弯曲:直肠骶曲(sacral flexure of rectum)是直肠上段沿骶骨及尾骨的盆面下降,形成一个凸向后方的弓形弯曲,距肛门7~9 cm;直肠会阴曲(perineal flexure of rectum)是直肠末段绕过尾骨尖转向后下方,形成一个凸向前方的弓形弯曲,距肛门3~5 cm(见图8-11)。在冠状面上也有3个凸向侧方的弯曲,但不恒定,一般中间较大的一个凸向左侧,上、下两个凸向右侧。当临床进行直肠镜、乙状结肠镜检查时,应注意这些弯曲部位,以免损伤肠壁。

直肠上端与乙状结肠交接处管径较细,向下肠腔显著膨大,称直肠壶腹(ampulla of rectum)。直肠内面有3个直肠横襞(Houston 瓣),由黏膜及环行肌构成,具有阻挡粪便下移的作用。最上方的直肠横襞接近直肠与乙状结肠交界处,位于直肠左侧壁上,距肛门约 11 cm,偶见该襞环绕肠腔一周,致使肠腔出现不同程度的缩窄;中间的直肠横襞大而明显,位置恒定,通常位于直肠壶腹稍上方的直肠右前壁上,距肛门 7 cm,相当于直肠前壁腹膜返折的水平,因此在乙状结肠镜检查中,确定肿瘤与腹膜腔的位置关系时,常以中间的直肠横襞为标志;最下方的直肠横襞位置不恒定,一般多位于直肠左侧壁上,距肛门约 5 cm(见图 8-12),当直肠充盈时,此皱襞常消失。了解上述3条直肠横襞的位置,对临床上进行直肠镜或乙状结肠镜检查具有一定的意义。

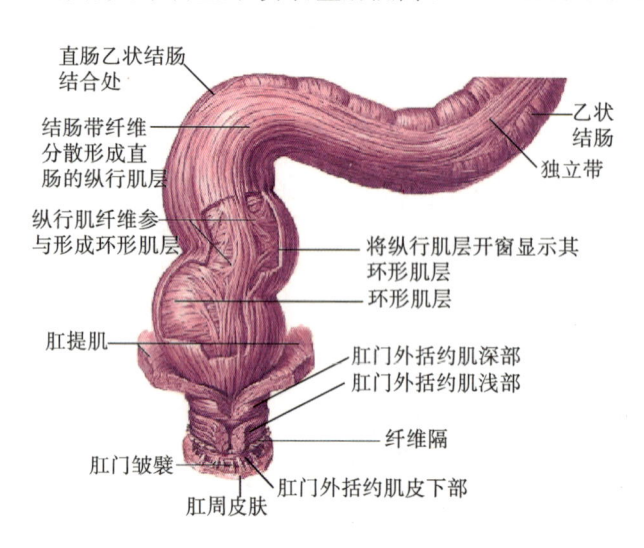

图 8-11 直肠和肛管

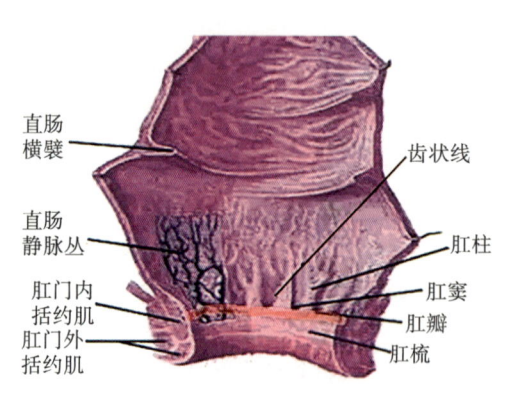

图 8-12 直肠和肛管腔面的形态

(七)肛管

肛管(anal canal)的上界为直肠穿过盆膈的面,下界为肛门,长约 4 cm。肛管被肛门括约肌所包绕,平时处于收缩状态,有控制排便的作用。

肛管内面有 6~10 条纵行的黏膜皱襞,称肛柱(anal columns),内有血管和纵行肌,儿童时期更清楚,成年人则不明显。各肛柱下端彼此借半月形黏膜皱襞相连,此襞称肛瓣(anal valves)。每一肛瓣与其相邻的两个肛柱下端之间形成开口向上的隐窝,称肛窦(anal sinuses),窦深 3~5 mm,其底部有肛腺的开口。肛窦内往往积存粪屑,感染后易致肛窦炎,严重者可形成肛门周围脓肿或肛瘘等。通常将各肛柱上端的连线称肛直肠线(anorectal line),即直肠与肛管的分界线;将连接各肛柱下端与各肛瓣边缘的锯齿状环形线称齿状线(dentate line),或称肛皮线(anocutaneous line)。

在齿状线下方有一宽约 1 cm 的环状区域,称肛梳(anal pecten)或痔环(haemorrhoidal ring),表面光滑,因其深层有静脉丛,故呈浅蓝色。肛下缘有一不甚明显的环形线,称白线(white line)或希氏(Hilton)线。该线位于肛门外括约肌皮下部与肛门内括约肌下缘之间的水平,故活体肛诊时可触知此处为一环行浅沟,即括约肌间沟(见图 8-12)。

肛门(anus)是肛管的下口,为一前后纵行的裂孔,前后径 2～3 cm。肛门周围皮肤富有色素,呈暗褐色,并有汗腺(肛周腺)和丰富的皮脂腺。

肛梳部的皮下组织和肛柱部的黏膜下层内有丰富的静脉丛,有时可因某种病理原因而形成静脉曲张,向肛管腔内突起形成痔。发生在齿线以上的为内痔,发生在齿状线以下的为外痔,同时发生在齿状线上、下的为混合痔。由于神经分布的不同,所以内痔不疼,而外痔常感疼痛。

肛管周围有肛门内括约肌(sphincterani intemus)、肛门外括约肌(sphincterani externus)和肛提肌(见会阴)等。肛门内括约肌是由肠壁环行肌增厚形成的平滑肌管,环绕肛管上 3/4 段,从肛管直肠交界向下延伸到白线,故白线是肛门内括约肌下界的标志。肛门内括约肌可协助排便,但无括约肛门的作用。直肠壁的纵行肌与肛提肌一起形成纤维性隔,分隔肛门内、外括约肌,向下分散止于皮肤。

肛门外括约肌为骨骼肌,位于肛管平滑肌层之外,围绕整个肛管。肛门外括约肌受意识支配,有较强的控制排便功能。肛门外括约肌按其纤维所在部位,可分为皮下部、浅部和深部(见图 8-12)。皮下部(subcutaneous part)位于内括约肌下缘和外括约肌浅部的下方,为围绕肛管下端的环行肌束,在肛门口附近和白线下方位于皮肤深层,如此部纤维被切断不会产生大便失禁。浅部(superficial part)位于皮下部上方,为环绕内括约肌下部的椭圆形肌束,前后分别附着于会阴中心腱和尾骨尖,是外括约肌附着于骨的唯一部分。深部(deep part)位于浅部上方,为环绕内括约肌上部的较厚环行肌束。浅部和深部是控制排便的重要肌束。肛门外括约肌的浅部和深部、直肠下份的纵行肌、肛门内括约肌以及肛提肌等共同构成一围绕肛管的强大肌环,称肛直肠环。此环对肛管起着极重要的括约作用,若手术损伤将导致大便失禁。

二、消化管壁的一般组织结构

除口腔外,消化管各段的结构基本相同,自内向外均分为黏膜、黏膜下层、肌层与外膜 4 层(见图 8-13)。

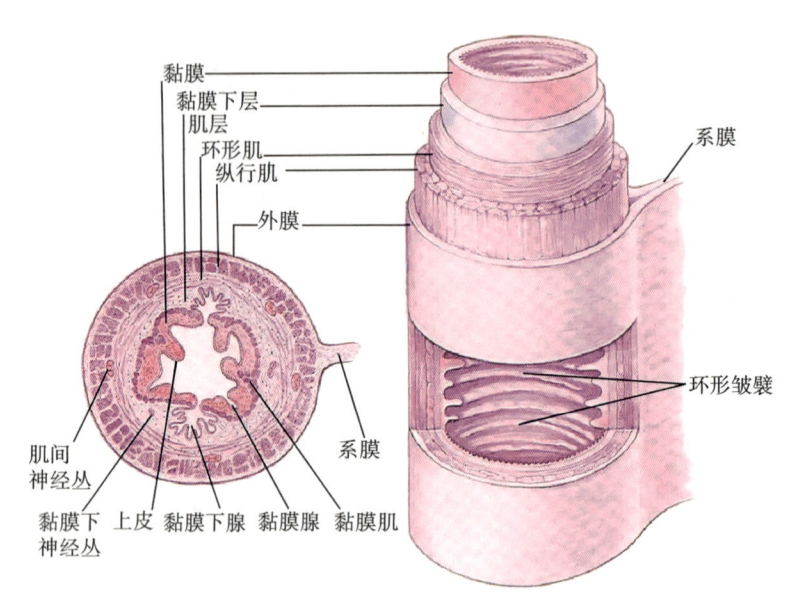

图 8-13　消化管壁组织结构模式图

（一）黏膜

黏膜（mucosa）位于腔面，其表面经常保持湿润黏滑，利于食物的输送、消化和吸收。黏膜由上皮、固有层和黏膜肌层三层组成，是消化管各段结构差异最大、功能最重要的部分。上皮是消化管壁的最内层，其类型依消化管各部位功能的不同而有差异。消化管的两端（口腔、咽、食管及肛管下段）为复层扁平上皮，以保护功能为主；其余部分均为单层柱状上皮，以消化吸收功能为主。上皮常可陷入固有层或黏膜下层中，形成管壁内的小消化腺，可分泌黏液和消化酶。上皮之下为固有层，为疏松结缔组织，血管和淋巴管丰富。胃、肠固有层内还富含腺体或淋巴组织。黏膜肌层是黏膜的最外层，为薄层平滑肌，其收缩可使黏膜活动，促进固有层内腺体分泌物的排出和血液循环，有利于物质的吸收和转运。

（二）黏膜下层

黏膜下层（submucosa）由疏松结缔组织组成，内含小动脉、小静脉和淋巴管。在食管及十二指肠的黏膜下层内分别有食管腺与十二指肠腺。黏膜下层中还有黏膜下神经丛（submucosal plexus），由多极神经元与无髓神经纤维构成，可调节黏膜肌的收缩和腺体的分泌。在食管、胃和小肠等部位，黏膜与黏膜下层共同向管腔内突起，形成皱襞。

（三）肌层

肌层（muscularis）一般分为内环行、外纵行两层，但胃壁则为内斜行、中环行、外纵行三层。除口腔、咽、食管上段和肛门外括约肌为骨骼肌外，其余均为平滑肌。在两层平滑肌纤维之间有肌间神经丛（myenteric plexus），其结构与黏膜下神经丛相似，可调节肌层的运动。肌层的收缩和舒张可使消化液与食物充分混合形成食糜，并不断将食糜向消化管下方推送，利于消化和吸收。通常将黏膜下神经丛和肌间神经丛统称为壁内神经丛。

（四）外膜

外膜（adventitia）为消化管壁的最外层。在食管和大肠末段，外膜主要由薄层结缔组织构成,称纤维膜,与周围的组织相连接而无明显界线,起连接作用。胃、小肠与大肠处的外膜由薄层结缔组织与间皮共同构成,称浆膜,表面光滑,有利于胃肠的运动。

三、消化腺的形态和组织结构

(一)唾液腺

口腔内有大、小两种唾液腺(salivary glands)。小唾液腺(minor salivary glands)位于口腔各部黏膜或黏膜下层中,属黏液腺,如唇腺、颊腺、腭腺和舌腺等。大唾液腺(major salivary glands)有三对,分别是腮腺、下颌下腺和舌下腺。

(二)肝

肝(liver)是人体中最大的腺体,成人的肝重约1500 g。肝的血液供应丰富,故活体时呈红褐色。肝质地柔软而脆弱,受外力冲击容易破裂,引起腹腔内大出血。肝的功能极为复杂和重要,具有分泌胆汁、参与代谢、解毒及吞噬防御功能,在胚胎时期还有造血功能。肝产生的胆汁经胆管输入十二指肠,参与脂类物质的消化,故通常将肝列为消化腺。

1.肝的位置和外形

肝大部分位于右季肋区和腹上区,小部分位于左季肋区。肝形似楔形,右侧钝厚而左侧扁窄,可分为上、下两面和前、后、左、右四缘。肝上面膨隆,与膈接触,又称膈面。肝膈面被镰状韧带分为左、右两叶,右叶大而厚,左叶小而薄。肝的下面朝向左下,凹凸不平,又称脏面,脏面有"H"形的三条沟(左、右两条纵沟和一条横沟)。横沟又称肝门,为肝管、肝动脉、门静脉、淋巴管和神经出入肝的门户,这些进出肝门的结构被结缔组织包裹,共同构成肝蒂。右纵沟前部有一浅窝,称胆囊窝,容纳胆囊;后部为腔静脉沟,有下腔静脉通过。肝脏面的"H"形沟将肝分为四叶:左纵沟左方的为左叶;右纵沟右方的为右叶;左、右纵沟之间,横沟前方的为方叶;横沟后方的为尾状叶(见图8-14和图8-15)。

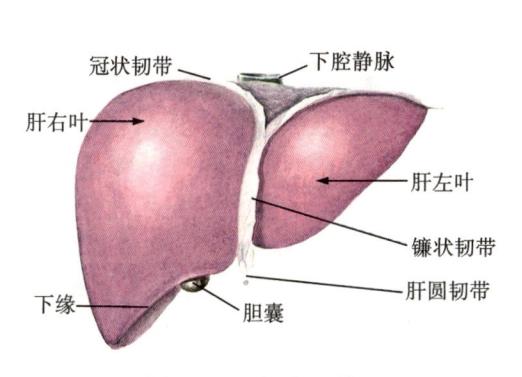

图 8-14 肝(膈面,前面观)

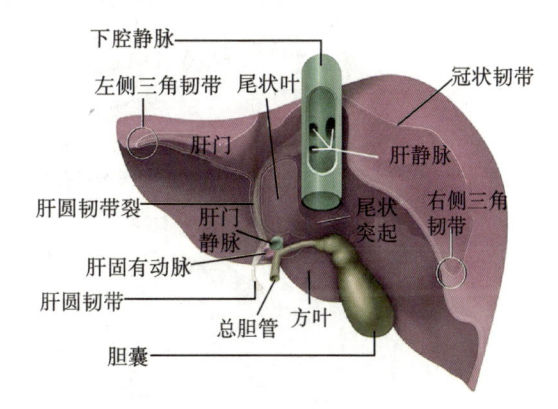

图 8-15 肝(脏面,后下面观)

2.肝的组织结构

肝表面覆以致密结缔组织被膜,被膜表面大部分有浆膜覆盖。肝门处的结缔组织随门静脉、肝动脉和肝管的分支伸入肝实质,将实质分隔成许多肝小叶(hepatic lobule),肝小叶之间各种管道密集的部位称门管区。

(1)肝小叶。肝小叶是肝的基本结构单位,呈多角棱柱体,长约 2 mm,宽约 1 mm。成人肝中有 50 万～100 万个肝小叶,肝小叶中央有一条沿其长轴走行的中央静脉,中央静脉周围是大致呈放射状排列的肝细胞和肝血窦。

在肝小叶的横断面上,肝细胞以中央静脉为中心,向四周放射状排列,形成的索状结构称为肝索(hepatic cord)。从肝小叶的纵切面上看,肝索排列成不规则的板状结构,称为肝板(hepatic plate),相邻肝板吻合连接。在相邻肝板之间有扩大的窦状毛细血管,称为肝血窦,肝血窦经肝板上的孔互相联通,形成网状管道(见图 8-16 和图 8-17)。

①肝细胞(hepatocyte)。肝细胞是构成肝小叶的主要细胞。肝细胞体积较大,直径20～30 μm,呈多面体形。每个肝细胞有三种不同的功能面:血窦面、细胞连接面和胆小管面。肝细胞的这三种功能面结构不同:血窦面和胆小管面有发达的微绒毛,使细胞表面积增大;相邻肝细胞之间的细胞连接面有紧密连接、桥粒和缝隙连接等结构,上述结构均有利于肝细胞功能活动的进行。

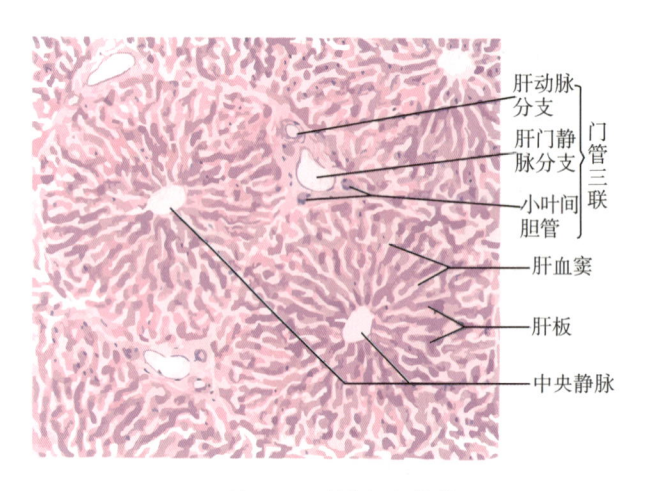

图 8-16 肝的组织结构

②肝血窦(hepatic sinusoid)。肝血窦是相邻肝板之间的腔隙,互相吻合成网状管道,是一种特殊的毛细血管——窦状毛细血管。血窦腔大而不规则,血液从肝小叶的周边经血窦流向中央,汇入中央静脉。血窦壁由内皮细胞组成,细胞扁而薄,胞膜上有窗孔,内皮外无基膜,这些特点有利于肝细胞摄取血浆中的物质和排出其分泌产物。

肝血窦窦腔内有定居于肝内的肝巨噬细胞,又称库普弗细胞(Kupffer cell)。肝巨噬细胞有变形运动和活跃的吞饮与吞噬能力,构成机体的一道重要防线,在吞噬清除从胃肠进入门静脉的细菌、病毒和异物方面起关键作用。

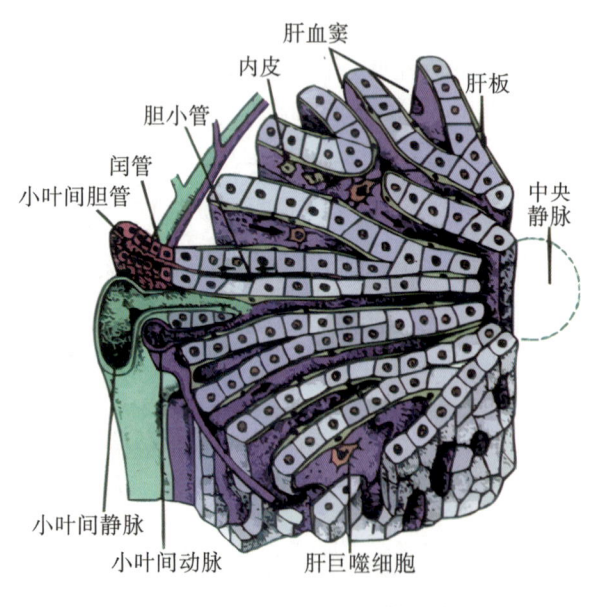

图 8-17 肝小叶立体结构

③窦周隙(perisinusoidal space)。肝血窦内皮细胞与肝细胞之间有宽约 0.4 μm 的狭小间隙,称窦周隙,是肝细胞与血液之间进行物质交换的场所。窦周隙内还有一种散在的

细胞称储脂细胞(fat-storing cell)。储脂细胞的胞质内含有许多大小不一的脂滴,脂滴内含有维生素 A。因此,储脂细胞的功能之一是储存维生素 A。储脂细胞的另一功能是产生细胞外基质,如胶原纤维和网状纤维等。在慢性肝炎、慢性酒精中毒等患者的肝脏中,储脂细胞异常增多,并产生大量纤维,导致肝硬化。

④胆小管(bile canaliculi)。胆小管是相邻两个肝细胞之间细胞膜凹陷形成的微细管道,它们在肝板内互相吻合成网。电镜下观察,胆小管腔面有肝细胞形成的微绒毛突入腔内,胆小管周围的肝细胞膜形成紧密连接、桥粒等连接复合体,封闭胆小管。正常情况下,肝细胞分泌的胆汁排入胆小管时,胆汁不会从胆小管溢出至窦周隙,但当肝细胞发生变性、坏死或胆道堵塞导致内压增大时,胆小管的正常结构被破坏,胆汁则溢入窦周隙,继而进入肝血窦,出现黄疸。

(2)门管区。从肝门进出肝脏的门静脉、肝动脉和肝管在肝内反复分支,伴行于肝小叶之间的结缔组织内,分别称为小叶间静脉、小叶间动脉和小叶间胆管,它们所在的区域称为门管区(portal area,见图 8-16 和图 8-17)。每个肝小叶周围有 3~4 个门管区。

3.肝血液循环

肝的血液循环较为特殊,进入肝的血管有门静脉和肝动脉。门静脉是肝的功能血管,将从胃、肠吸收的物质输入肝内;肝动脉是肝的营养血管,将含氧丰富的血输入肝脏。门静脉和肝动脉入肝后反复分支,在小叶间结缔组织内分别形成小叶间静脉和小叶间动脉,它们沿途发出分支后,在肝小叶的周边与肝血窦相连,因此肝血窦内有门静脉和肝动脉的混合血液。肝血窦的血液从小叶周边流向中央,汇入中央静脉,若干中央静脉汇合成小叶下静脉,小叶下静脉进而汇合成 2~3 支肝静脉,出肝后注入下腔静脉。

4.胆汁的排出途径

由肝细胞分泌的胆汁进入胆小管内,从肝小叶的中央流向周边。胆小管于肝小叶边缘处汇集成若干短小的管道,称闰管(见图8-17)。闰管与小叶间胆管相连,小叶间胆管内的胆汁向肝门方向汇集,最后汇入左、右肝管出肝,经肝总管、胆囊管储存于胆囊。

5.胆囊和输胆管道

胆囊(gall bladder)位于肝门右前方的胆囊窝内,呈梨形,有储存、浓缩胆汁及调节胆道压力的作用。胆囊通过胆囊管与左、右肝管汇合成的肝总管合并形成胆总管。胆总管与胰管汇合,共同开口于十二指肠大乳头(见图8-18),开口处有肝胰壶腹括约肌(Oddi 括约肌)环

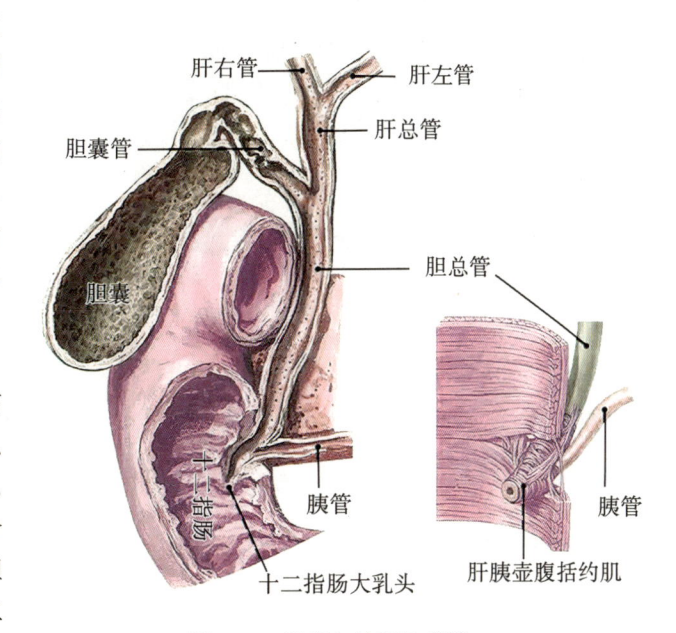

图 8-18 胆囊与输胆汁管道

绕。空腹时此括约肌收缩，由肝细胞分泌的胆汁经肝总管、胆囊管入胆囊储存，胆囊可吸收水分使胆汁浓缩。进食后，在神经、体液因素的调节下，胆囊收缩和Oddi括约肌舒张，使胆汁自胆囊经胆囊管、肝总管、胆总管、十二指肠大乳头排入十二指肠，参与食物的化学消化。因小肠内蛔虫钻入胆总管或者结石在胆道内移动，可导致Oddi括约肌和胆道平滑肌痉挛，引起腹上区剧烈疼痛。同时，由于结石、蛔虫阻塞或肿瘤压迫等造成胆道阻塞时，使胆汁排出受阻，临床上会出现阻塞性黄疸。

（三）胰

胰(pancreas)是人体的第二大腺体，由外分泌部和内分泌部组成。外分泌部分泌胰液，胰液中含有多种消化酶(蛋白酶、脂肪酶、淀粉酶等)，对消化食物起重要作用，是最重要的消化液；内分泌部即胰岛，是一些散在分布于外分泌部之间的细胞团，它分泌的激素直接进入血液和淋巴，主要参与糖代谢的调节。

1. 胰的位置和外形

胰是一狭长腺体，位于胃的后方，横跨在第1~2腰椎前面，质地柔软，呈灰红色。胰可分为头、体、尾三部分。

2. 胰的组织结构

胰腺表面覆以薄层结缔组织被膜，结缔组织伸入腺内将实质分隔为许多小叶。腺实质由外分泌部和内分泌部两部分组成。

(1) 外分泌部。外分泌部为复管泡状腺，包括腺泡和导管(见图8-19)。腺泡为浆液性腺泡，分泌液富含消化酶。腺泡以泡心细胞与闰管相连。闰管为导管的起始部，管径细，管壁由单层扁平上皮或立方上皮围成。闰管逐渐汇合形成小叶内导管，小叶内导管在小叶间结缔组织内汇合成小叶间导管，后者再汇合成一条主导管，贯穿胰腺全长，在胰头部与胆总管汇合，开口于十二指肠大乳头。

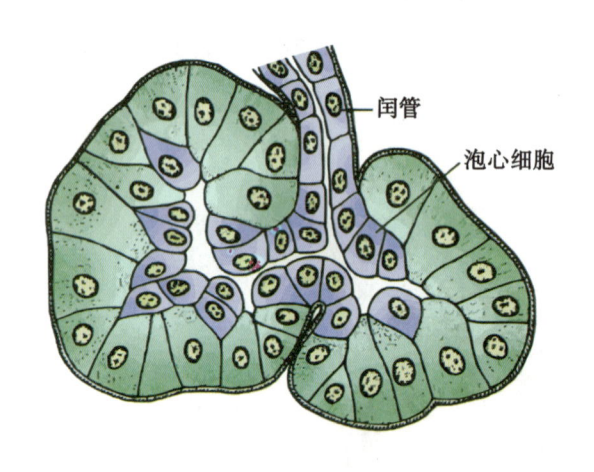

图8-19 胰腺泡

(2) 内分泌部。内分泌部由位于外分泌部腺泡之间的大小不等的腺细胞团构成，称为胰岛(pancreatic islet)。成人胰腺约有100万个胰岛，约占胰腺体积的1.5%。

四、腹膜

腹膜(peritoneum)是衬于腹腔及盆腔壁内面和盖在腹腔及盆腔脏器表面的一层浆膜。依其覆盖部位的不同，可分为壁腹膜(腹膜壁层)和脏腹膜(腹膜脏层)。前者衬于腹腔及盆腔壁内面；后者覆盖在腹腔及盆腔脏器表面。壁腹膜和脏腹膜互相移行，两层之间的腔隙称腹膜腔。男性腹膜腔是完全封闭的；女性腹膜腔借输卵管腹腔口，可经输卵管、子宫和阴道与外界相通，是女性腹膜腔感染的重要途径。腹膜腔内含少量浆液。腹膜在腹腔脏器之间、脏器与腹壁之间移行形成系膜、网膜和韧带。

腹膜除对脏器有支持、固定的作用，还能分泌少量浆液，起润滑作用，减少脏器运动时的摩擦。腹膜具有吸收功能，能吸收腹膜腔内的液体和空气。腹膜还具有较强的修复再生能力，它所分泌的浆液可促使伤口愈合。此外，腹膜还具有防御机能：一方面，腹膜本身有一些具有防御或吞噬机能的细胞；另一方面，当腹腔脏器发生感染时，周围的腹膜形成物(尤其是大网膜)可迅速趋向感染病灶，包裹病灶或发生粘连，使病变局限不致迅速蔓延。

第三节 食物的消化

一、消化方式

消化是食物在消化道内被分解为可吸收的小分子物质的过程。人类的消化方式有两种：一是机械性消化(mechanical digestion)，即消化道肌肉的舒缩活动将食物磨碎，使之与消化液充分混合，并将食物不断地向消化道的远端推送；二是化学性消化(chemical digestion)，即通过消化液中各种消化酶的作用，将食物中的蛋白质、脂肪和糖类等大分子物质分解为可吸收的小分子物质。正常情况下，这两种消化方式同时进行、互相配合，共同完成对食物的消化过程

二、消化管平滑肌的生理特性

(一)消化管平滑肌的一般生理特性

消化管平滑肌具有肌组织的共同特性，如兴奋性、传导性和收缩性，但与骨骼肌和心肌相比，其生理特性又有自身的特点。

(1)兴奋性较低，收缩缓慢。消化管平滑肌的兴奋性较心肌、骨骼肌低(注意：这是指以电刺激为指标来衡量兴奋性的高低，消化管平滑肌对电刺激不敏感，如果以化学刺激为指标，如给予一定浓度的 ACh、肾上腺素、$BaCl_2$ 等化学物质的刺激，则消化管平滑肌是很敏感的，也就是说，兴奋性是很高的)。消化管平滑肌收缩的潜伏期、收缩期和舒张期所占的时间比骨骼肌的长得多，而且变异很大。

(2)自动节律性。消化管平滑肌离体置于适宜的环境中，仍能行良好的节律性运动，但其节律缓慢且不规则，通常每分钟数次至十余次，远不如心肌规则。

(3)具有紧张性。消化管平滑肌经常处于一种微弱的持续收缩状态，称为紧张性。这种紧张性能使胃、肠等器官保持一定的形状和位置，还可使消化管的管腔内经常保持一定的基础压力。消化管的各种收缩活动也都是在紧张性的基础上发生的。

(4)富有伸展性。消化管平滑肌能适应实际的需要而做很大程度的伸展。这使消化

管能容纳数倍于自身初始体积的食物,而不发生明显的压力变化,有利于对食物进行暂时储存。如进食后,胃的容积可比进食前扩大数倍。

(5) 功能合胞体特性。所谓合胞体,是指含有由一层细胞膜包绕的多个核的一团细胞质,这通常是由于发生了细胞融合或一系列不完全细胞分裂周期所致。消化管平滑肌具有功能合胞体特性。

(二) 消化管平滑肌的电生理特性

与体内其他可兴奋组织一样,消化管平滑肌也有生物电现象。其主要有 3 种电变化,即静息电位、基本电节律和动作电位。

1. 静息电位

消化管平滑肌的静息电位幅值为 $-60 \sim -50$ mV,静息电位的产生主要是由 K^+ 外流形成的 K^+ 平衡电位,但也与 Na^+、Cl^-、Ca^{2+} 有关。

2. 基本电节律(慢波)

消化管平滑肌细胞在静息电位的基础上可产生自发的、节律性的电位波动,由于其发生频率较慢而被称为慢波,也称基电节律(见图 8-20)。消化管不同部位的慢波频率不同,在人类,胃的慢波频率为 3 次/分,十二指肠为 12 次/分,回肠末端为 8~9 次/分。慢波的波幅为 5~15 mV,持续时间为数秒至十几秒。

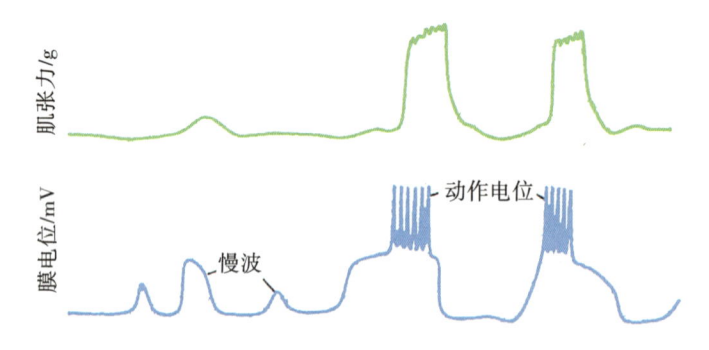

图 8-20 消化管平滑肌的慢波、动作电位与机械收缩波之间的关系

目前认为,慢波起源于纵行肌与环行肌间的一种间质细胞——卡加尔细胞(Cajal cell),它是一种兼有成纤维细胞和平滑肌细胞特性的间质细胞,与两层平滑肌细胞形成缝隙连接,通过这些缝隙连接使慢波迅速传导至纵行肌和环行肌。

慢波的生理意义方面,过去认为慢波本身并不直接引起胃肠平滑肌收缩,只有在它的基础上产生了动作电位,动作电位才能引起平滑肌收缩。现已证实,胃肠平滑肌细胞存在着机械阈(mechanical threshold)和电阈(electrical threshold)两个临界膜电位值。当慢波去极化达到或超过机械阈时,Ca^{2+} 也内流,内流的量足以激活肌细胞收缩(收缩幅度与慢波幅度呈正相关),而不一定通过动作电位引发收缩,但由于 Ca^{2+} 内流量少,故只发生轻度收缩。当去极化达到或超过电阈(即阈电位)时,则可引发动作电位使更多的 Ca^{2+} 进入胞内,使收缩进一步增强。慢波上出现的动作电位数目越多,肌细胞收缩力就越大(见图 8-20)。

3. 动作电位

当消化管平滑肌的慢波去极化达到阈电位时(-40 mV),就可产生动作电位。其动作电位时程较长(10～20 ms)而幅值较低(60～70 mV)。与神经细胞和骨骼肌细胞的动作电位不同,消化管平滑肌动作电位去极化过程主要不是 Na^+ 内流,而是由 Ca^{2+} 的内流造成的。实验证明,消化管平滑肌的动作电位不受钠通道阻断剂的影响,但可被 Ca^{2+} 通道阻断剂所阻断。消化管平滑肌动作电位的复极化是由 K^+ 通道开放、K^+ 外流引起的。

三、口腔内消化

食物在口腔内经过咀嚼被磨碎,并经咀嚼运动和舌的搅拌与唾液混合,形成食团,便于吞咽。由于唾液中消化酶的作用,食物中的某些成分可在口腔内发生初步的化学变化。

(一)唾液的分泌

唾液(saliva)由唾液腺分泌,为无色、无味、近中性(pH 值为 6.0～7.0)的低渗液体。唾液中水分约占 99%;有机物主要为黏蛋白,还有免疫球蛋白、唾液淀粉酶和溶菌酶等;无机物有 Na^+、K^+、Ca^{2+}、Cl^-、硫氰酸盐等。

唾液的作用有:①湿润与溶解食物,以引起味觉,并利于咀嚼和吞咽。②清洁和保护口腔:唾液可清除口腔中的残余食物,并可冲淡、中和一些有害物质。③杀菌作用:唾液中的溶菌酶和免疫球蛋白具有杀菌和抑菌作用。④消化作用:唾液中含唾液淀粉酶,它可使淀粉分解成麦芽糖。唾液淀粉酶发挥作用的最适 pH 值在中性范围内。食物进入胃后,唾液淀粉酶还可继续发挥作用,直至 pH 值降至 4.5 以下时为止。⑤排泄功能:某些进入体内的重金属(如铅、汞)、狂犬病病毒、脊髓灰质炎病毒和艾滋病病毒等都可经唾液排泄或传播。某些药物也可随唾液的分泌进行排泄。

一些动物在受伤时有舔舐伤口的行为,因为唾液中含有十几种生长因子(如表皮生长因子、神经生长因子等),能促进细胞生长,利于伤口愈合。另外,某些动物(如狗、水牛)的汗腺不发达或缺乏,在高温环境下,可分泌大量稀薄唾液,通过水分的蒸发帮助散热。

(二)咀嚼与吞咽

1.咀嚼(mastication)

咀嚼是由各咀嚼肌有顺序地收缩所组成的复杂的反射性动作。口腔通过咀嚼运动对食物进行机械性加工。咀嚼的作用是:①磨碎、混合食物,形成食团,便于吞咽;同时也可减少大块、粗糙食物对胃肠黏膜的机械性损伤。②唾液淀粉酶水解淀粉,进行化学性消化。③反射性地引起消化管下段和消化腺的活动,为之后的消化过程做好准备。

2.吞咽(deglutition)

吞咽是把口腔内的食团经咽和食管送入胃的过程,是一系列动作组成的复杂的反射活动。根据食团在吞咽时所经过的部位,可将吞咽过程分为由口腔到咽、由咽到食管上端和由食管上端到胃三个时期。

四、胃内消化

胃的消化功能包括胃运动的机械作用和胃液的化学作用。进入胃内的半固体状食物被胃液水解和胃运动研磨,变成糊状,称为食糜(chyme),然后由胃逐次少量排入十二指肠。

(一)机械性消化

1.胃运动的形式

胃内的机械性消化由胃平滑肌的运动来完成。胃的运动有以下三种形式:

(1)紧张性收缩(tonic contraction)。紧张性收缩是指胃壁平滑肌经常保持一定程度的缓慢持续收缩状态,也是消化管平滑肌共有的运动形式。在充满食物的胃,紧张性收缩使胃腔内保持一定的压力,有助于胃液渗入食物,并协助推动食糜向十二指肠移行。此外,紧张性收缩还有助于保持胃的正常位置,不致出现胃下垂。

(2)容受性舒张(receptive relaxation)。咀嚼和吞咽时,食物对咽、食管等处感受器的刺激反射性地引起胃底、胃体部肌肉的舒张,使胃腔容量增加,称为容受性舒张,是胃特有的一种运动形式。其生理意义是使胃能容纳和储存较多的食物,同时胃内压基本保持不变,从而防止食糜过早排入小肠,有利于食物在胃内的充分消化。该反射活动的传入和传出神经均为迷走神经,即属于迷走-迷走反射;其传出神经末梢释放的神经递质可能是某种肽类物质或一氧化氮(NO)。

(3)蠕动(peristalsis)。蠕动是消化管的基本运动形式。食物入胃后约 5 min,胃蠕动在胃中部出现并向幽门方向传播。人胃蠕动的频率平均为每分钟 3 次,约需 1 min 到达幽门。因此,整个胃在消化时通常表现为"一波未平,一波又起"(见图 8-21)。蠕动波开始时较小,在向幽门方向推进的过程中幅度和速度逐渐增强,接近幽门时明显增强,可将 1~2 mL 食糜推入十二指肠,这种作用又被称为"幽门泵"。蠕动波也可以将一部分食糜反向推回到近侧胃窦和胃体,这有利于块状食物在胃内被进一步磨碎。可见,胃蠕动的主要作用是促进食物与胃液混合,加强化学性消化;将食糜从胃体向幽门推送,并排入十二指肠。

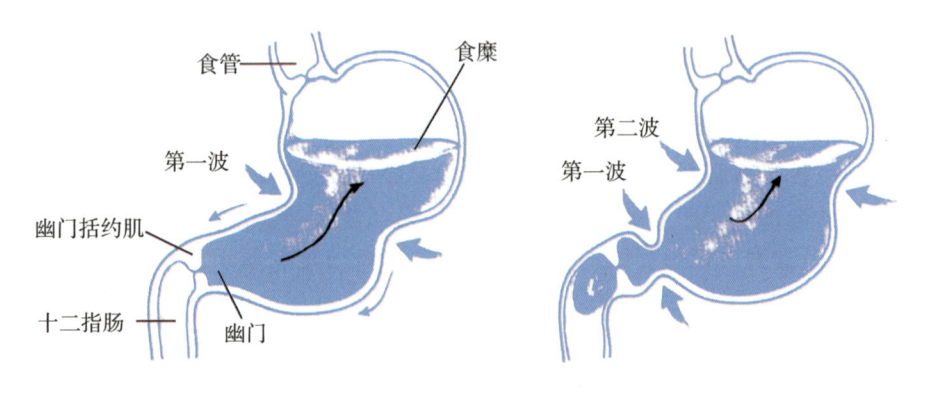

图 8-21 胃的蠕动

2.胃排空

食物由胃排入十二指肠的过程称为胃排空(gastric emptying),胃排空的动力是胃运动(主要是蠕动)造成的胃内压和十二指肠内压之差,幽门括约肌起到"控制阀"的作用。一般在食物入胃后 5 min 即有部分食糜被排入十二指肠。不同食物的排空速度不同,这和食物的物理性状及化学组成都有关系:稀的、流体食物比稠的、固体食物排空快,切碎的、颗粒小的食物比完整的、大块的食物排空快,等渗液体比非等渗液体排空快。在三大类营养物质中,糖类排空最快,蛋白质次之,脂类排空最慢。对于混合食物,由胃完全排空通常需要 4～6 小时。

胃排空受来自胃和十二指肠两方面因素的影响,它们相互配合,共同控制胃排空。

(1)胃内促进胃排空的因素:胃内容物作为扩张胃的机械刺激,通过迷走-迷走反射和壁内反射使胃运动加强,胃排空加快。

(2)十二指肠内抑制胃排空的因素:在十二指肠壁上存在多种感受器,当食糜进入十二指肠后,食糜中酸、脂肪、渗透压及机械扩张等都可刺激这些感受器,反射性地抑制胃运动,引起胃排空减慢。这种反射称为肠-胃反射,对酸的刺激特别敏感,当 pH 值降到 3.5～4.0 时即可引起该反射,抑制幽门泵的活动,从而阻止酸性食糜进入十二指肠。另外,当过量的食糜,特别是酸或脂肪由胃进入十二指肠后,可引起小肠黏膜释放促胰液素、缩胆囊素、抑胃肽等,抑制胃运动,延缓胃排空。

上述在十二指肠内具有抑制胃运动作用的各项因素是经常存在的,随着胃酸在肠内被中和及食物消化产物被吸收,它们对胃的抑制性影响也渐渐消失,胃运动又逐渐增强,因而又推送另一部分食糜进入十二指肠。如此反复,使胃排空较好地适应十二指肠内消化和吸收的速度。

3.呕吐

呕吐(vomiting)是将胃及肠内容物从口腔排出的过程,由一系列复杂的反射活动组成。机械或化学刺激作用于舌根、咽部、胃、肠、胆总管等处的感受器,都可以引起呕吐。视觉和位置觉感受器受到异常刺激时,也可引起呕吐。呕吐前常出现恶心、流涎、呼吸急迫和心跳快而不规则等症状,呕吐开始时,先是深吸气,声门紧闭,随着胃和食管下端舒张,膈肌和腹肌猛烈收缩,挤压胃内容物通过食管进入口腔。呕吐时,十二指肠和空肠上段运动也变得强烈起来,逆蠕动增快。由于胃舒张而十二指肠收缩,平时的压力差倒转,使十二指肠内容物倒流入胃,因此呕吐物中常混有胆汁和小肠液。呕吐是一种具有保护意义的防御反射,它可把胃内有害的物质排出,但长期剧烈的呕吐会影响进食和正常消化活动,并且使消化液大量丢失,造成体内水、电解质和酸碱平衡紊乱。

(二)化学性消化

1.胃液的性质、成分和作用

胃液是一种 pH 值为 0.9～1.5 的无色液体,正常人每日分泌量为 1.5～2.5 L。胃液的成分除水外,主要有盐酸、胃蛋白酶原、内因子、黏液和碳酸氢盐等。

(1)盐酸。盐酸也称胃酸(gastric acid),由泌酸腺中的壁细胞分泌。盐酸在胃液中以两种形式存在:一种是解离状态的游离酸;另一种是与蛋白质结合的盐酸蛋白盐,称为结合酸。游离酸占绝大部分。

据测定,胃液中 H^+ 浓度最高可达 150 mmol/L,比壁细胞胞质中 H^+ 浓度高约 300 万倍。由此可知,壁细胞分泌 H^+ 是逆着巨大浓度差进行的主动过程。现已证明,H^+ 的分泌是靠细胞顶膜上的质子泵实现的,质子泵兼有转运 H^+、K^+ 和催化 ATP 水解的功能。一般认为,壁细胞中的 H^+ 来自细胞质内水的解离,生成 H^+ 和 OH^-。H^+ 在质子泵的作用下主动分泌到小管内,OH^- 在细胞内有待中和。壁细胞内含有丰富的碳酸酐酶(carbonicanhydrase,CA),能将从血浆中摄取的和细胞代谢产生的 CO_2 与 H_2O 结合,形

成 H_2CO_3。H_2CO_3 随即解离成 H^+ 和 HCO_3^-，H^+ 与 OH^- 中和生成水，HCO_3^- 则与血浆中的 Cl^- 进行交换进入直液，与 Na^+ 形成 $NaHCO_3$，而血浆中的 Cl^- 则进入壁细胞，再通过分泌小管膜上特异性的 Cl^- 通道进入小管腔，在小管内与 H^+ 形成 HCl（见图 8-22）。

由于质子泵已被证实是各种因素引起胃酸分泌的最后通路，因此，选择性抑制质子泵的药物（如奥美拉唑）已被临床用来有效地抑制胃酸分泌。

胃酸的作用主要为：①杀灭随食物进入胃内的细菌；②使食物中的蛋白质变性，易于水解；③激活胃蛋白酶原，使其转变为有活性的胃蛋白酶，并为其提供必要的酸性环境；④盐酸进入小肠后，可引起促胰液素、胆囊收缩素等激素的释放，从而促进胰液、胆汁和小肠液的分泌；⑤盐酸所造成的酸性环境有利于铁和钙在小肠内的吸收。

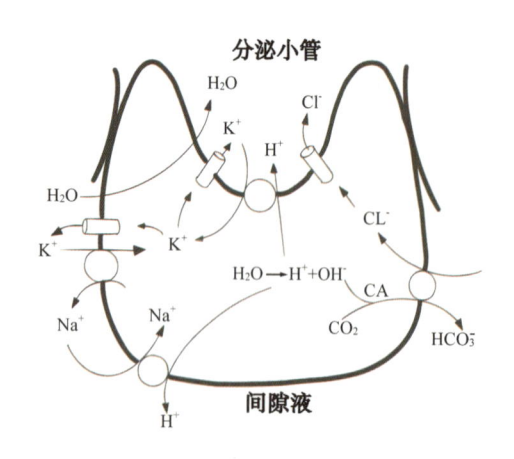

图 8-22　壁细胞分泌盐酸的基本过程

（2）胃蛋白酶原。胃蛋白酶原（pepsinogen）由主细胞和黏液细胞分泌，在盐酸或酸性条件下被激活为有活性的胃蛋白酶（pepsin），已激活的胃蛋白酶也能促使胃蛋白酶原转变为胃蛋白酶，即自身催化。胃蛋白酶的功能是水解蛋白质，生成蛋白胨、少量多肽及游离氨基酸。胃蛋白酶发挥作用的最适 pH 值为 2.0～3.5，当 pH 值超过 5 时便失去活性。

（3）黏液和碳酸氢盐。胃的黏液是由胃黏膜上皮细胞、泌酸腺的颈黏液细胞、贲门腺和幽门腺共同分泌的，其主要成分为糖蛋白。胃黏液有较强的黏滞性和凝胶的特性，形成厚约 500 μm 的凝胶保护层覆盖在胃黏膜表面。胃黏液还具有润滑作用，可减轻食物对胃黏膜的机械损伤。HCO_3^- 主要由胃黏膜的非泌酸细胞分泌，也有少量 HCO_3^- 是从组织间液渗入胃内的。胃分泌的 HCO_3^- 渗入胃黏液形成的凝胶层中，形成一层厚 0.5～1 mm 的黏液-碳酸氢盐屏障（muscus bicarbonate barrier，见图 8-23）。由于黏液的黏稠度高（为水的 30～260 倍），使 H^+ 和 HCO_3^- 等离子在黏液层内的扩散速度明显减慢，因此，在胃腔内的 H^+ 向黏液凝胶深层扩散的过程中，不断与由黏膜上皮细胞分泌并向黏液层表面扩散的 HCO_3^- 相遇，二者在黏液层内发生中和。实验证实，黏液层近胃腔一侧呈酸性，pH 值为 2 左右，而近上皮细胞表面一侧则呈近中性，pH 值为 7 左右。可见，黏液-碳酸氢盐屏障能有效阻挡 H^+ 的逆向弥散，保护胃黏膜免受 H^+ 侵蚀；同时，黏液深层的近中性 pH 值环境

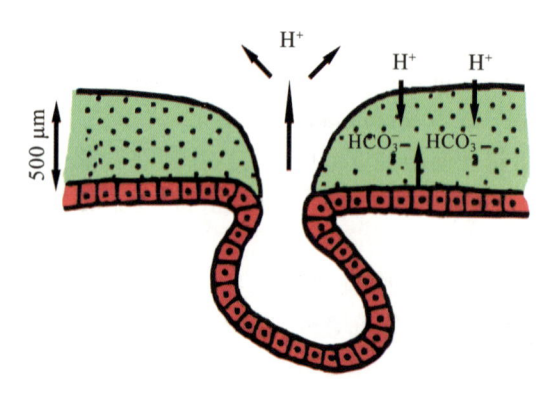

图 8-23　胃黏液-碳酸氢盐屏障

也使胃蛋白酶丧失活性。这就是胃黏膜处于高酸和胃蛋白酶的环境中，而自身不被消化

的原因。

许多因素(如酒精、胆盐、阿司匹林以及耐酸的幽门螺杆菌感染等)均可破坏或削弱黏液-碳酸氢盐屏障,造成胃黏膜损伤,引起胃炎或胃溃疡。

(4)内因子(intrinsic factor)。内因子是由泌酸腺中的壁细胞分泌的一种糖蛋白,相对分子量约5.5万。内因子的作用是与进入胃内的维生素 B_{12} 结合形成复合物,保护维生素 B_{12} 免受小肠内蛋白水解酶的破坏,并促进其在肠内的吸收。当缺乏内因子时,可造维生素 B_{12} 缺乏症,影响红细胞生成,出现恶性贫血。

2.消化期的胃液分泌

在空腹(消化间期)情况下,胃液分泌很少(每小时数毫升),且此时的胃液几乎是非酸性的,主要由黏液和少量胃蛋白酶原组成,称为基础胃液分泌。进食后,胃液分泌开始增多,即为消化期胃液分泌。一般按接受食物刺激的部位分为三个时期:头期(cephalic phase)、胃期(gastric phase)和肠期(intestinal phase)。应当指出的是,三个时期的划分是人为的,只是为了便于叙述,实际上这三个时期几乎是相互重叠的,可同时发生。

(1)头期。此期因引起胃液分泌的传入冲动都来自头部感受器(眼、耳、鼻、口腔、咽等),故称为头期。头期胃液的分泌量约占消化期胃液分泌量的30%,胃液的酸度及胃蛋白酶含量均很高。

科学家曾用假饲(sham feeding)实验对头期胃液分泌的机制进行过较详细的分析,即用事先接受过食管切断术并具有胃瘘的狗进行假饲。当食物经过口腔进入食管后,随即从食管的切口处流出体外,并未进入胃内,但却引起了胃液分泌。进一步分析后确定,由进食动作引起的胃液分泌包括条件反射和非条件反射两种机制,前者是由和食物有关的形象、气味、声音等刺激了视、嗅、听等感受器而引起的,后者则是由咀嚼和吞咽食物时刺激了口腔、咽等处的化学和机械感受器而引起,迷走神经是这些反射共同的传出神经。因此,当切断支配胃的迷走神经后,假饲就不再引起胃液分泌。

迷走神经兴奋引起胃液分泌的机制有二:一是神经直接作用于壁细胞,刺激其分泌;二是迷走神经作用于 G 细胞和肠嗜铬样细胞(enterochromaffin-like cell, ECL cell),通过释放促胃液素(gastrin)和组胺(histamine)而间接刺激胃液分泌。一般情况下,迷走神经刺激以直接作用为主(见图8-24)。

(2)胃期。胃期的胃液分泌是指食物入胃后,通过对胃部的机械性和化学性刺激,继而引起的胃液分泌。因感受食物刺激的部位在胃部,故称胃期。此期胃液分泌量大,约占消化期胃液分泌量的60%,酸度高,但胃蛋白酶含量较头期少。

胃期胃液分泌的主要机制有:①食物入

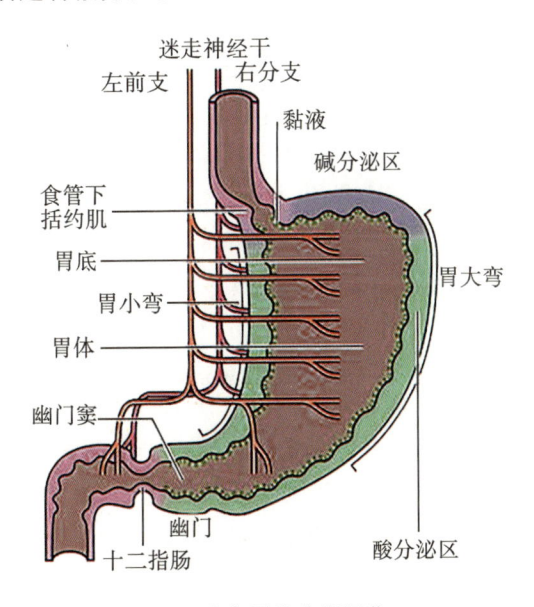

图8-24 头期胃液分泌调节

胃后,机械扩张刺激胃底、胃体部的感受器,通过迷走-迷走长反射和壁内神经丛短反射,直接或间接通过促胃液素作用于壁细胞,引起胃液分泌;②扩张刺激胃幽门部,通过壁内神经丛作用于 G 细胞,引起促胃液素的释放;③食物的化学成分,主要是蛋白质的消化产物(肽和氨基酸)直接作用于 G 细胞,引起促胃液素的释放。

(3)肠期。肠期的胃液分泌是指食糜进入十二指肠后继续引起的胃液分泌。此时,感受食物刺激的部位在小肠。肠期胃液分泌量少,只占消化期胃液分泌量的 10%,总酸度和胃蛋白酶含量均较低。

切除支配胃的外来神经后,食物对小肠的刺激仍能引起胃液分泌,表明在此期胃液分泌的调节机制中,神经调节并不重要,而主要是通过体液调节。食糜进入小肠后,刺激小肠(主要是十二指肠)黏膜,小肠黏膜释放一种或多种胃肠激素,如促胃液素、肠泌酸素(entero-oxyntin)等,通过血液循环作用于胃,引起胃液分泌。

3.调节胃液分泌的神经和体液因素

(1)促进胃液分泌的主要因素。促进胃液分泌的主要因素有迷走神经、促胃液素和组胺。

①迷走神经。支配胃的大部分迷走副交感神经节后纤维末梢都可释放乙酰胆碱(ACh)。ACh 可直接作用于壁细胞上的胆碱能受体(M 型受体),引起壁细胞分泌盐酸,迷走神经也有纤维支配胃泌酸区的 ECL 细胞和幽门部 G 细胞,通过使它们分别释放组胺和促胃液素,间接引起胃酸分泌。其中,支配 ECL 细胞的纤维末梢释放 ACh,而支配 G 细胞的纤维末梢释放促胃液素释放肽(gastrin-releasing peptide,GRP)。另外,迷走神经中还有传出纤维支配胃和小肠黏膜中的 D 细胞,也是通过释放 ACh 来抑制 D 细胞释放生长抑素,消除或减弱生长抑素对 G 细胞或壁细胞的抑制作用,间接促进胃酸分泌(见图 8-25)。ACh 的上述作用均可被 M 受体拮抗剂阿托品阻断。

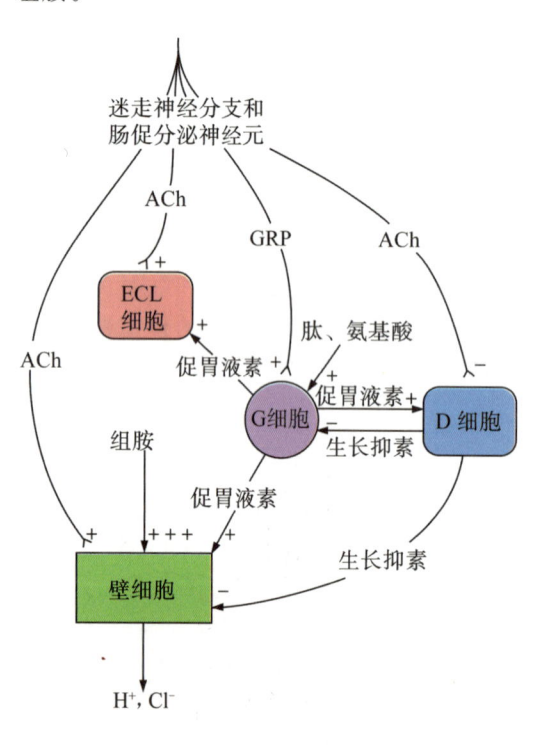

图 8-25 胃酸分泌的调节

②促胃液素。促胃液素是由胃窦和上段小肠黏膜中的 G 细胞分泌的一种肽类激素,胃肠腔内的化学物质和迷走神经是引起促胃液素释放的有效刺激。促胃液素发挥作用有两条途径:一是直接途径,促胃液素释放后,通过血液循环作用于壁细胞膜上的相应受体,引起胃酸分泌;二是间接途径,促胃液素通过作用于 ECL 细胞,促进 ECL 细胞分泌组胺,再通过组胺刺激壁细胞分泌胃酸(见图 8-25)。间接途径的作用可能比直接途径更重要。

③组胺。组胺是由胃黏膜 ECL 细胞分泌的,通过局部扩散到达邻近的壁细胞,与壁细胞上的 H_2 受体结合,引起胃酸分泌。H_2 受体拮抗剂西咪替丁(cimetidine)及其类似物可阻断组胺刺激引起的胃酸分泌,有助于消化性溃疡的愈合。另外,促胃液素和 ACh 可通过作用于 ECL 细胞上的相应受体促进组胺分泌,从而间接调节胃酸分泌(见图 8-25)。

(2)抑制胃液分泌的主要因素。正常消化期的胃液分泌是兴奋性因素和抑制性因素共同作用的结果。除精神、情绪因素外,抑制胃液分泌的主要因素有盐酸、脂肪和高张溶液。

①盐酸。盐酸是胃腺分泌的产物,但当盐酸分泌过多,胃和小肠内 pH 值降低到一定程度后,又会对胃酸的分泌产生抑制。实验中发现,当胃窦部 pH 值降到 1.2～1.5 时,十二指肠内的 pH 值降到 2.5 以下时,均可抑制胃酸的分泌。这是一种负反馈调节机制,对维持胃酸分泌的稳定有重要意义。

盐酸抑制胃酸分泌的机制有:①盐酸直接抑制胃窦黏膜 G 细胞释放胃泌素;②盐酸刺激胃黏膜释放生长抑素,通过生长抑素间接抑制胃泌素和胃液分泌(见图 8-25);③盐酸刺激小肠黏膜释放促胰液素,通过促胰液素抑制胃泌素的分泌,从而抑制胃酸分泌;④盐酸刺激十二指肠球部释放球抑胃素(bullogastrone),通过球抑胃素抑制胃酸分泌。

②脂肪。进入小肠内的脂肪及其消化产物也可抑制肠期的胃液分泌。我国生理学家林可胜在 20 世纪 30 年代从小肠黏膜中提取出一种能抑制胃液分泌和胃运动的物质,并将其命名为肠抑胃素(enterogastrone),但目前尚不能提纯此激素。近年来认为,肠抑胃素可能不是一种独立的激素,而是几种具有抑制胃活动功能的激素的总称,如抑胃肽(gastric inhibitory polypeptide,GIP)、促胰液素、神经降压素(neurotensin,NT)等。

③高张溶液。消化期食糜进入十二指肠内,可使肠腔内出现高张溶液,高张溶液也是抑制肠期胃液分泌的另一重要因素。它通过两种途径来抑制胃液分泌:一是刺激小肠内的渗透压感受器,通过肠-胃反射抑制胃液分泌。肠-胃反射是指十二指肠内的酸、脂肪、渗透压和机械扩张等刺激十二指肠壁上的多种感受器,反射性地抑制胃运动和胃液分泌,使胃排空减慢,胃液分泌减少。二是通过刺激小肠黏膜释放多种胃肠激素,抑制胃液分泌。

五、小肠内消化

食糜由胃进入十二指肠后,即开始了小肠内的消化。小肠内消化是整个消化过程中最重要的阶段。在小肠内,食糜受到胰液、胆汁和小肠液的化学性消化以及小肠运动的机械性消化。因此,食物通过小肠后消化过程基本完成,未被消化的食物残渣从小肠进入大肠。

(一)胰液的成分和作用

胰液是一种无色透明呈碱性的液体,pH 值为 7.8～8.4,渗透压与血浆相等,成人每日分泌量为 1～2 L。胰液的成分包括水、无机物和有机物,无机物包括 Na^+、K^+、Cl^- 和 HCO_3^- 等。在无机物中,HCO_3^- 的含量很高,其主要作用是中和进入十二指肠的胃酸,使肠黏膜免受强酸的侵蚀;同时,HCO_3^- 也为小肠内多种消化酶活动提供了最适宜的 pH 值

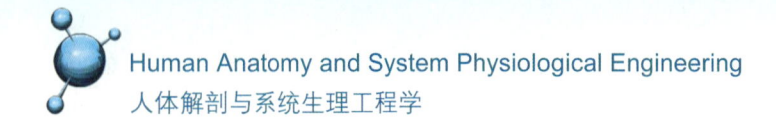

环境(pH 值为 7～8)。胰液中的有机物主要是消化酶,包括蛋白水解酶、胰淀粉酶(pancreatic amylase)和胰脂肪酶(pancreatic lipase)。

(1)蛋白水解酶。胰液中的蛋白水解酶主要有胰蛋白酶(trypsin)、糜蛋白酶(chymotrypsin)、弹性蛋白酶(elastase)和羧基肽酶(carboxypeptidase)等,它们均以不具有活性的酶原形式被分泌。肠液中的肠激酶(enterokinase)可以激活胰蛋白酶原,使之变为具有活性的胰蛋白酶。此外,胰蛋白酶本身也能使胰蛋白酶原活化。胰蛋白酶还能激活糜蛋白酶原、弹性蛋白酶原及羧基肽酶原,使它们分别转化为相应的酶。胰蛋白酶和糜蛋白酶能分解蛋白质为多肽和氨基酸,多肽再被弹性蛋白酶和羧基肽酶进一步分解。

(2)胰淀粉酶。胰淀粉酶可将淀粉、糖原及大多数其他糖类水解为二糖及少量三糖,但不能水解纤维素。胰淀粉酶作用的最适 pH 值为 7.0。

(3)胰脂肪酶。胰脂肪酶是消化脂肪的主要消化酶,最适 pH 值为 7.5～8.5。胰脂肪酶在胆盐和辅脂酶(colipase)的协同作用下,可分解三酰甘油为脂肪酸、单酰甘油和甘油。

由于胰液中含有消化蛋白质、脂肪和糖类的水解酶,因此是所有消化液中最重要的一种。当胰液分泌障碍时,即使其他消化腺的分泌都正常,食物中的脂肪和蛋白质仍不能完全消化,从而影响蛋白质和脂肪吸收以及脂溶性维生素的吸收,但糖类的消化和吸收一般不受影响。

(二)胆汁的成分和作用

1.胆汁的性质和成分

胆汁(bile)是一种具有苦味的有色液汁。肝胆汁(由肝直接分泌的胆汁)呈金黄色,而胆囊胆汁(在胆囊中储存过的胆汁)则因被浓缩而颜色变深。肝胆汁呈弱碱性(pH 值为 7.4),胆囊胆汁因碳酸氢盐在胆囊中被吸收而呈弱酸性(pH 值为 6.8)。正常成人每日胆汁分泌量为 600～1200 mL。

胆汁的成分复杂,除 97% 的水分外,还含有 Na^+、Ca^{2+}、K^+、HCO_3^- 等无机成分和胆盐、胆色素、胆固醇、卵磷脂等有机成分。胆汁中不含消化酶。

胆盐(bile salt)是肝细胞分泌的胆汁酸与甘氨酸或牛磺酸结合形成的钠盐或钾盐,是胆汁参与脂肪消化和吸收的主要成分。胆盐随胆汁排入小肠后,绝大部分(约 95%)仍可由小肠(主要为回肠末端)黏膜吸收入血,通过门静脉回到肝,再合成胆汁而又分泌入肠,这一过程称为胆盐的肠-肝循环(enterohepatic circulation of bile salt)。胆色素是血红素的分解产物,是决定胆汁颜色的主要成分,与消化无关。胆固醇是肝脏脂肪代谢的产物。

正常情况下,胆汁中的胆盐(或胆汁酸)、胆固醇和卵磷脂的比例适当是维持胆固醇呈溶解状态的必要条件。当胆固醇分泌过多或胆盐、卵磷脂合成减少时,胆固醇就容易沉积下来,这是形成胆结石的原因之一。

2.胆汁的作用

胆汁对于脂肪的消化和吸收具有重要意义,主要体现在以下方面。

(1)促进脂肪的消化和吸收。胆汁中的胆盐、胆固醇和卵磷脂等都可作为乳化剂,减低脂肪的表面张力,使脂肪乳化成微滴,增加与胰脂肪酶的作用面积,有助于脂肪的消化。

(2)促进脂溶性维生素(维生素 A、维生素 D、维生素 E、维生素 K)的吸收。胆汁通过促进脂肪分解产物的吸收,对脂溶性维生素的吸收也有促进作用。

(3)其他作用。胆汁在十二指肠中还可以中和部分胃酸;胆盐在小肠内吸收后,可直接刺激肝细胞合成和分泌胆汁。

(三)小肠液的成分和作用

1.小肠液的性质和成分

小肠液是一种弱碱性液体,pH值约为7.6,渗透压与血浆相等,成年人每日分泌量1~3 L,是消化液中分泌量最多的一种。小肠液中除大量水分外,无机成分有Na^+、K^+、Ca^{2+}、Cl^-等,有机成分主要有黏蛋白和肠激酶等。

2.小肠液的作用

(1)保护作用。十二指肠腺分泌的碱性黏稠液可起润滑作用,同时可中和胃酸,保护十二指肠黏膜免受胃酸侵蚀。

(2)消化作用。碱性的小肠液与胆汁等可中和十二指肠内的胃酸,造成碱性环境,为小肠内多种消化酶提供适宜的pH值环境。一般认为,真正由小肠腺分泌的酶只有肠激酶一种,它能激活胰液中的胰蛋白酶原,使之变成有活性的胰蛋白酶,从而有利于蛋白质的消化。小肠本身对食物的消化方式较为特殊,即在小肠上皮细胞的纹状缘和上皮细胞内进行。在小肠上皮细胞内含有多种消化酶,如分解多肽的肽酶、分解双糖的蔗糖酶和麦芽糖酶等。

(3)稀释作用。大量小肠液可稀释小肠内的消化产物,使渗透压降低,有利于吸收。

(四)小肠的运动

食糜进入小肠后,小肠运动即增加。小肠运动主要是使食糜与小肠消化液充分混合,促进食物的消化,使食物与小肠黏膜充分接触,有利于营养物质的吸收,并以最适的速度将食糜由小肠上段向下段推送。小肠运动形式有以下几种。

(1)紧张性收缩。小肠平滑肌的紧张性收缩是小肠其他运动的基础。紧张性降低时,肠腔易于扩张,肠内容物的混合和转运减慢;相反,紧张性升高时,小肠的转运作用加快。

(2)分节运动。分节运动(segmentation)是一种以肠管环行肌为主的节律性收缩和舒张运动(见图8-26),小肠各段均可发生。在食糜的刺激作用下,小肠环行肌以一定的间隔交替收缩,将食糜分割形成许多节段;随后,收缩处舒张,舒张处收缩,使食糜重新分成许多新的节段,这样反复交替进行。分节运动的作用是使消化液和食糜充分混合,并能增加食糜与肠壁的接触,有利于消化和吸收。此外,分节运动还能挤压肠壁,有利于血液和淋巴液的回流。

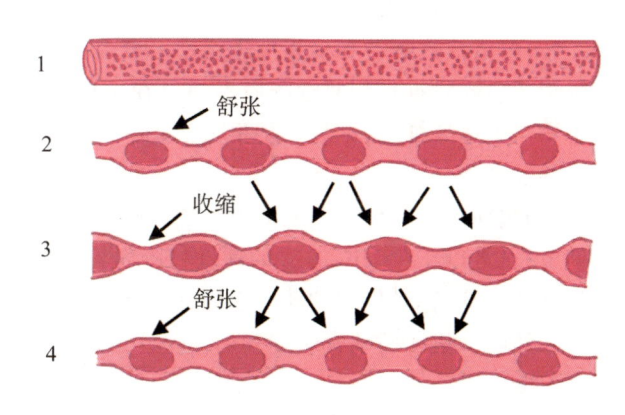

图8-26 小肠分节运动(注:2、3、4为肠管纵切面,表示不同阶段的食糜节段分割和合拢组合情况)

(3) 蠕动。小肠的蠕动与食管和胃相似,是环行肌和纵行肌都参与的一种由上而下依次发生的推进性收缩运动。小肠蠕动始于十二指肠,向大肠方向进行,肠内容物借此向前推送。蠕动推进速度较慢,为 0.5~2 cm/s。每个蠕动波的运行距离可长可短,多数蠕动波通常只行进 3~5 cm 即消失。小肠的蠕动常伴随分节运动而进行,使经过分节运动后的食糜推进到一个新肠段,再开始分节运动。此外,小肠还有一种快速的蠕动称为蠕动冲,它可推进食糜一直到小肠末端,其速度很快,可达 2~25 cm/s。

六、大肠内消化

人类的大肠内没有重要的消化活动,其主要功能在于吸收水分和无机盐。大肠还为消化后的残余物质提供暂时的储存场所。

(一) 大肠液及其作用

大肠液是由大肠黏膜表面的柱状上皮细胞及杯状细胞分泌的,其 pH 值为 8.3~8.4。大肠液的主要成分为黏液和 HCO_3^-,还含有少量二肽酶和淀粉酶,但作用不大。大肠液中的黏液可润滑粪便,减少食物残渣对肠黏膜的摩擦;黏液还能粘连结肠的内容物,有助于粪便的形成,同时减少或阻止粪便中细菌活动对肠的影响。

(二) 大肠的运动和排便

大肠运动的特点是少而慢,且对刺激的反应迟缓。这些特点适合大肠作为粪便的暂时储存场所。

1. 大肠运动的形式

(1) 袋状往返运动。这是空腹时大肠最常见的一种运动形式,由环行肌无规律地收缩所引起,类似小肠的分节运动。袋状往返运动的作用是使结肠袋中的内容物向两个方向做短距离移动,但并不向前推进,这有利于研磨和混合肠内容物,使其与肠黏膜充分接触,促进水和电解质的吸收。

(2) 分节推进运动和多袋推进运动。分节推进运动是指环行肌有规则地收缩,将一个结肠袋的内容物推移到邻近肠段。如果在一段结肠同时发生多个结肠袋同时收缩,使其内容物向更远处推送,称为多袋推进运动。这两种形式运动的作用是将肠内容物推移至结肠的远端。

(3) 蠕动。与胃肠道其他部位的蠕动相似,大肠的蠕动也是由收缩波及其前方的舒张波组成,通常以 1~2 cm/min 的速度将肠内容物向前推进。大肠还有一种进行很快且前进很远的运动,称为集团蠕动。它通常开始于横结肠,可将一部分肠内容物推送至降结肠或乙状结肠。集团蠕动常于进食后发生。

2. 排便

食物残渣在大肠内停留的时间较长,一般在 10 h 以上。在这一过程中,食物残渣中的大部分水分被大肠黏膜吸收,同时经过大肠内细菌的发酵和腐败作用形成粪便。粪便中除食物残渣外,还包括脱落的肠上皮细胞、大量细菌和代谢的终产物(如胆色素)等。

正常的直肠通常是空的,其内没有粪便。当结肠的蠕动将粪便推入直肠时,刺激了直肠壁内的感受器,冲动传入脊髓腰骶段的初级排便中枢,同时上传到大脑皮层,引起便意。

如果环境许可,皮层发出下行冲动至脊髓初级排便中枢,再经盆神经传出冲动,使降结肠、乙状结肠和直肠收缩,肛门内括约肌、外括约肌舒张,使粪便排出体外。此外,由于支配腹肌和膈肌的神经兴奋,腹肌和膈肌也发生收缩,腹内压增加,促进粪便的排出。如条件不许可,皮层发出冲动,抑制初级排便中枢的活动,使排便暂时被抑制。

由上可知,排便运动易受大脑皮层活动的影响,意识可以加强或抑制排便。如果对便意经常予以制止,会使直肠渐渐失去对粪便压力刺激的正常敏感性,加之粪便在大肠内停留过久,水分吸收过多而变得干硬,引起排便困难和排便次数减少,称为便秘。因此,必须养成定时排便的习惯。

第四节 营养物质的吸收

一、吸收的部位和途径

消化管不同部位的吸收能力及吸收速度是不同的,这主要取决于各部分消化管组织结构的特点,以及食物在各部位被消化的程度和停留的时间。在口腔和食管内,食物几乎不被吸收。胃的吸收功能很弱,仅可吸收少量水分和高度脂溶性的物质(乙醇及某些药物)。小肠是吸收的主要部位,一般认为,糖类、蛋白质和脂肪的消化产物大部分是在十二指肠和空肠吸收,回肠能主动吸收胆盐和维生素 B_{12}。对于大部分营养成分而言,当它们到达回肠时,通常已被吸收完毕,因此回肠主要作为吸收功能的储备。小肠内容物进入大肠时已经不含多少可被吸收的营养物质了,大肠主要吸收水分和盐类。

小肠在结构和功能上的一些特点与其吸收功能是相适应的,主要表现在以下方面。

(1)吸收面积大:小肠是消化道中最长的一段,成人达 5～7 m。小肠黏膜上有许多环状皱襞,皱襞上有大量绒毛,在绒毛的柱状上皮细胞游离面上有许多微绒毛。经环状皱襞、绒毛和微绒毛的几级放大,使小肠的吸收面积增加了约 600 倍,总面积可达 200 m^2(见图 8-27)。

(2)小肠绒毛的结构特殊:小肠绒毛内含有毛细血管、毛细淋巴管、平滑肌纤维等结构。平滑肌运动可使绒毛产生节律性的伸缩和摆动,加强绒毛内血液和淋巴液的流动,有助于吸收。

(3)食物停留时间长:食物在小肠

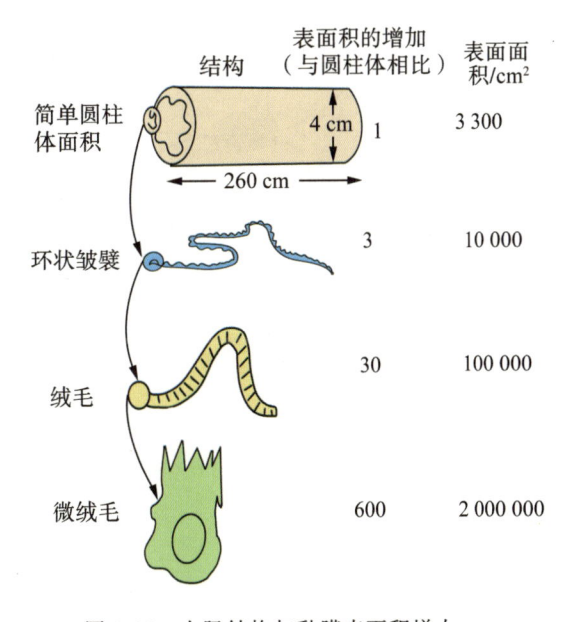

图 8-27 小肠结构与黏膜表面积增大

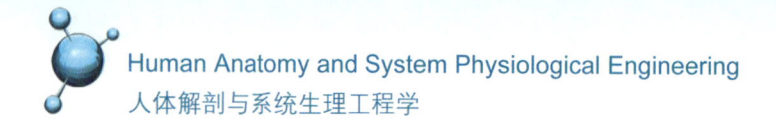

内停留时间达 3~8 h,使之有充分的时间被消化和吸收。

(4)食物已被充分消化:食物在小肠内已被充分消化为可被吸收的小分子物质。

营养物质和水可通过两条途径进入血液或淋巴:一是跨细胞途径,即肠腔内的营养物质和水通过绒毛柱状上皮细胞腔面膜进入细胞内,再经细胞的基底-侧膜进入细胞外间隙,最后进入血液或淋巴;二是旁细胞途经,即肠腔内的营养物质和水通过细胞间的紧密连接进入细胞间隙,再进入血液或淋巴。营养物质通过细胞膜的机制包括被动转运、主动转运和入胞与出胞等。

二、几种主要营养物质的吸收

(一)糖类

糖类主要以单糖的形式被吸收,二糖的吸收量很少。各种单糖的吸收速率差别很大,半乳糖和葡萄糖的吸收最快,果糖次之,甘露糖最慢。单糖的吸收是逆着浓度差进行的主动转运过程,能量来自钠泵,属于继发性主动转运(见图 8-28)。肠上皮细胞基底侧膜上的钠泵可将胞内的 Na^+ 主动转运出胞,导致胞内 Na^+ 浓度较低,在小肠黏膜上皮细胞管腔面上有钠依赖载体(sodium dependent carrier),在细胞间隙肠腔中 Na^+ 浓度较高时,载体便与 Na^+ 结合,结合后的载体对葡萄糖的亲和力最大,载体便又与葡萄糖结合。因此,葡萄糖便与 Na^+ 一同被转运入胞内。在细胞内,葡萄糖再以易化扩散的方式通过细胞的基底侧膜出胞。一般认为,一个钠依赖载体可与两个 Na^+ 和一个葡萄糖分子结合。由此可见,钠对单糖的主动转运是必需的,用抑制钠泵的哇巴因,或用能与 Na^+ 竞争载体的 K^+,均能抑制单糖的吸收。各种单糖与载体的亲和力不同,从而导致吸收的速率也不同。

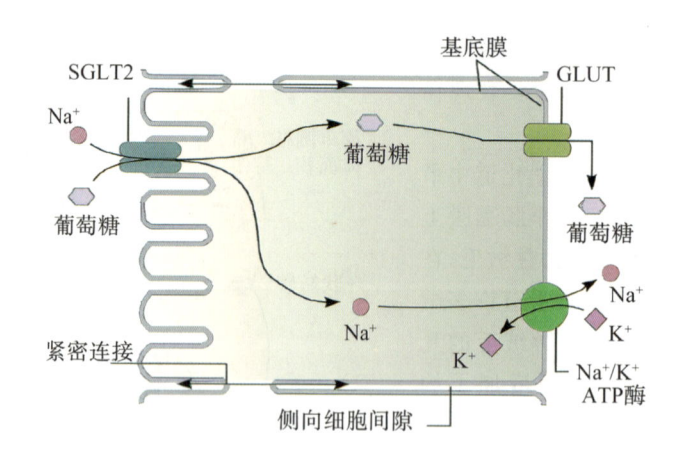

图 8-28 葡萄糖吸收机制

(二)脂肪

在小肠内,脂类的消化产物是甘油、脂肪酸和单酰甘油。由于长链脂肪酸及其单酰甘油为非水溶性的,因此它们先要与胆盐结合形成水溶性的混合微胶粒,然后透过小肠绒毛膜面的非流动水层到达微绒毛,释放出其内的脂肪酸和单酰甘油,后两者再顺浓度梯度扩散入细胞;胆盐则留在肠腔内,形成新的混合微胶粒,反复转运脂类消化产物。长链脂肪酸及单酰甘油被吸收进入上皮细胞后,单酰甘油在滑面内质网中被重新合成三酰甘油,并与细胞中的载脂蛋白结合,形成乳糜微粒(chylomicron)。乳糜微粒一旦形成即进入高尔基复合体中,被进一步包装成分泌颗粒,然后迁移到基底侧膜,通过出胞作用进入细胞间隙,再扩散入绒毛内的乳糜管中(见图8-29)。中、短链脂肪酸及其单酰甘油是水溶性的,可以直接通过扩散进入血液而不入淋巴。

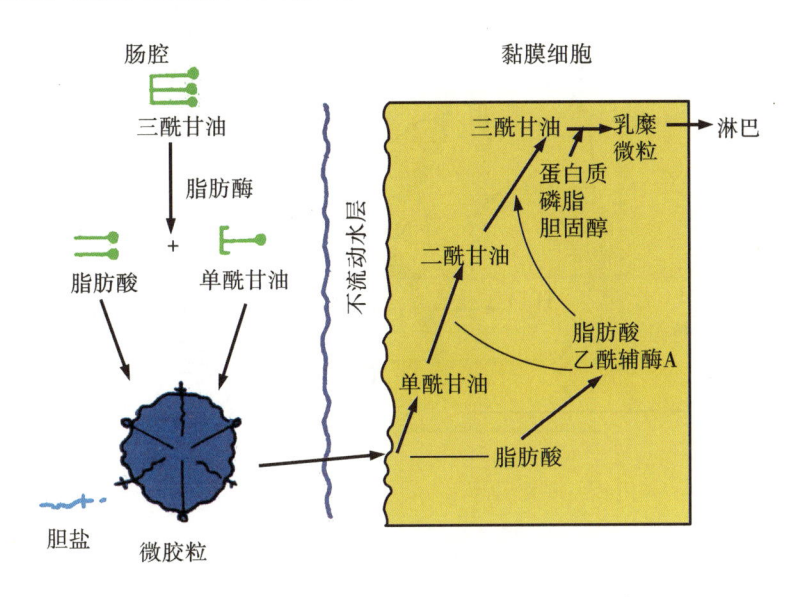

图 8-29 脂肪在小肠内消化和吸收的主要方式

(三)蛋白质

食物中的蛋白质经消化分解为氨基酸后,几乎全被小肠吸收。氨基酸的吸收类似于葡萄糖,也是通过 Na^+ 依赖性转运系统以继发性主动转运的方式进行吸收。在小肠绒毛上皮细胞的顶端膜上,存在多种 Na^+-氨基酸同向转运体,它们分别转运中性氨基酸、酸性氨基酸、碱性氨基酸和亚氨基酸。进入细胞的氨基酸由基底侧膜上的氨基酸转运体以易化扩散的方式进入细胞间隙,然后进入血液。一般来讲,中性氨基酸比酸性氨基酸或碱性氨基酸的转运速度更快。

以前曾认为,蛋白质只有水解成氨基酸后才能被吸收。现已证明,小肠的纹状缘上还存在二肽和三肽转运系统,称为 Na^+-肽同向转运体。因此,许多二肽和三肽也可完整地被小肠上皮细胞吸收,而且肽的转运系统吸收效率可能比氨基酸更高。进入细胞内的二肽和三肽可被细胞内的二肽酶和三肽酶进一步分解为氨基酸,再进入血液循环。

完整的蛋白质是否可被人的小肠上皮细胞吸收?许多实验证明,少量的食物蛋白可完整地进入血液,由于吸收的量很少,从营养学的角度来看是无意义的;相反,它们常可作为抗原而引起过敏反应或中毒反应,对人体是不利的。

(四)水

成人每日摄入的水为 1～2 L,由消化腺分泌的液体可达 6～8 L,随粪便排出的水仅为

0.1~0.2 L，所以每日由消化管吸收的水为 7~10 L。水的吸收是被动的（见图 8-30）。各种溶质，特别是 NaCl 的主动吸收所产生的渗透压梯度是水分吸收的主要动力。由于细胞膜和细胞间的紧密连接对水的通透性都很大，所以水可以通过跨细胞和旁细胞两条途径而被吸收。

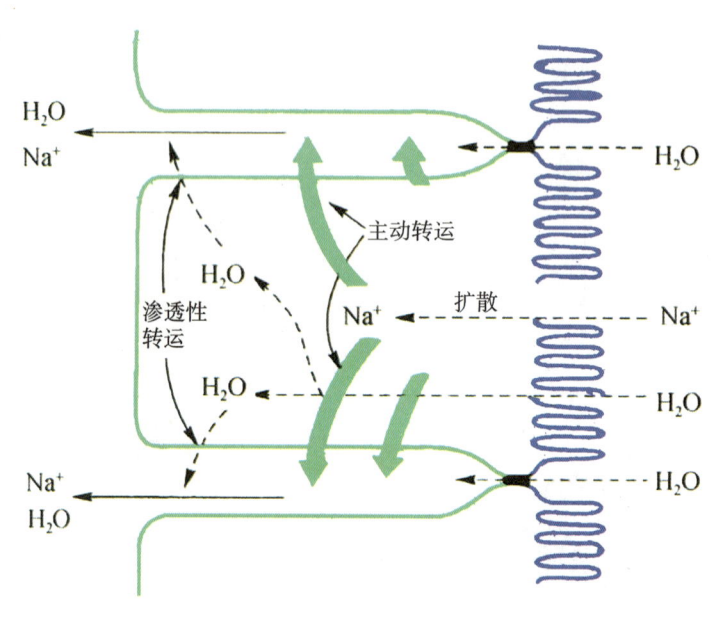

图 8-30　小肠黏膜对钠和水的吸收

（五）无机盐

一般说来，单价碱性盐类（如钠盐、钾盐、铵盐）的吸收很快，多价碱性盐类则吸收很慢。凡能与钙结合而形成沉淀的盐则不能被吸收，如硫酸盐、磷酸盐、草酸盐等。

1. 钠的吸收

小肠每天吸收 25~30 g 钠，其中每日摄入 5~8 g，其余为消化液中的钠。小肠对钠的吸收是主动的。在肠上皮细胞的基底侧膜上有钠泵，通过钠泵的活动将胞内的 Na^+ 主动转运入血液，使胞内的 Na^+ 浓度降低。肠腔内的 Na^+ 借助于纹状缘上的载体，通过易化扩散的方式进入细胞内（见图 8-30）。由于这类载体是与单糖或氨基酸共用的载体，所以钠的主动吸收可为单糖或氨基酸的吸收提供动力。钠的吸收也与水的吸收关系密切。

2. 钙的吸收

食物中的钙仅有一小部分被吸收，大部分随粪便排出。钙的吸收是主动过程，且只有在水溶状态才能被吸收。小肠黏膜对 Ca^{2+} 的吸收通过跨细胞途径和旁细胞途径两种形式进行。十二指肠通过跨细胞途径吸收 Ca^{2+}，而空肠和回肠主要通过旁细胞途径吸收 Ca^{2+}，且可能以后一种吸收形式为主。影响钙吸收的因素主要有：①机体对钙的需要：儿童、孕妇和乳母对钙的需求量大，因而对钙的吸收增多；②维生素 D：维生素 D 有促进小肠吸收钙的作用；③肠腔内的酸度：酸度对钙的吸收有重要影响，在 pH 值约为 3 时，钙呈离子化状态，吸收最好。

3. 铁的吸收

人每日吸收的铁约为 1 mg,仅为膳食中含铁量的 1/10。铁的收与机体对铁的需要量有关,当服用相同剂量的铁后,缺铁患者可比正常人的铁吸收量高 25 倍。食物中的铁绝大部分是高铁(Fe^{3+}),不易被吸收,当它还原为亚铁(Fe^{2+})时则较易被吸收。Fe^{2+} 的吸收速率要比相同量 Fe^{3+} 快 2～15 倍。维生素 C 能将 Fe^{3+} 还原为 Fe^{2+} 而促进铁的吸收。铁在酸性环境中易溶解而便于被吸收,故胃液中的盐酸有促进铁吸收的作用,胃大部切除的患者可伴发缺铁性贫血。

铁主要在小肠上部被吸收。肠黏膜细胞吸收无机铁是一个主动过程,需要多种蛋白的协助转运。黏膜细胞顶端存在的二价金属转运体 1(divalent metal transporter 1,DMT1)能将无机铁转运入细胞内,而黏膜细胞基底侧膜中存在的铁转运蛋白 1(ferroportin 1,FP1)则可将无机铁转运出细胞,使之进入血液,这两个过程都需要消耗能量。此外,肠黏膜吸收铁的能力取决于黏膜细胞内的含铁量:由肠腔吸收入黏膜细胞的无机铁大部分被氧化为 Fe^{3+},并与细胞内的脱铁铁蛋白(apoferritin)结合成铁蛋白(ferritin,Fe-BP),暂时储存在细胞内,然后缓慢向血液中释放;吸收入黏膜细胞的 Fe^{2+} 仅一小部分在尚未与脱铁铁蛋白结合前可以主动吸收的方式转移到血浆中。黏膜细胞在刚吸收铁而尚未将它们转移至血浆中时,则暂时失去其由肠腔再吸收铁的能力。这样,存积在黏膜细胞内的铁量就成为再吸收铁的抑制因素。这种巧妙的平衡吸收机制既保证了肠黏膜对铁的强大吸收能力,又能防止过量的铁进入人体形成铁超载(iron overload)。

第五节 消化器官活动的调节

消化系统的各部分具有不同的结构和功能特点,它们相互配合、协调一致地进行活动,并与整体活动相适应,为机体代谢提供物质和能量。这一切都是在神经和体液调节下实现的。

一、神经调节

(一)消化器官的神经支配及其作用

消化器官的神经由外来神经(extrinsic nerve)和内在神经(intrinsic nerve)两部分组成。外来神经包括交感神经和副交感神经,内在神经包括黏膜下神经丛和肌间神经丛。

1. 外来神经

消化器官除口腔、食管上段及肛门外括约肌外,都受交感神经和副交感神经的双重支配。交感神经起源于脊髓 T5 到 L3 节段,在腹腔神经节和肠系膜上、下神经节换元后,节后纤维组成神经丛,随血管分布到胃肠各部分。交感神经兴奋时,其末梢释放去甲肾上腺素,与效应器细胞膜上相应受体结合后,能抑制胃肠运动,使其紧张性降低,蠕动减弱或停止;能使括约肌收缩,减慢胃肠内容物的推进速度;能使消化腺分泌减少;还可抑制胆囊的收缩,促进 Oddi 括约肌收缩,减少胆汁排出。

副交感神经主要来自迷走神经,但支配远端结肠和直肠的副交感神经是盆神经,唾液腺受面神经和舌咽神经的副交感纤维支配。副交感神经节前纤维进入消化器官管壁后,先与壁神经丛中的节后神经元发生突触联系,然后发出节后纤维支配消化管平滑肌和腺体。副交感神经兴奋时,其末梢释放 ACh,能促进胃肠运动,使其紧张性增强,蠕动加强加快,括约肌舒张,加快胃肠道内容物的推进速度;能使消化腺分泌增加,如引起唾液、胃液、胰液和胆汁的分泌;还可使胆囊收缩,Oddi 括约肌舒张,胆汁排出量增加。

2.内在神经

内在神经又称壁内神经丛(intramural plexus),是由从食管中段至肛门的大部分消化管壁内的神经纤维交织成网形成(见图 8-31)。内在神经由许多互相形成突触联系的神经节细胞和神经纤维组成,有的神经元与胃肠壁的机械、温度或化学感受器发生联系(感觉神经元),有的则与平滑肌和腺体发生联系(运动神经元),更多的神经元位于上述两种神经元之间(中间神经元),从而构成一个完整的局部神经反射回路。食物对消化管壁的机械、温度或化学刺激,可直接通过壁内神经丛引起消化道运动和腺体分泌,称为局部反射。其对胃肠活动调节具有重要作用,因而,壁内神经丛又被称为"肠脑"(gut brain)。当切断外来神经后,局部反射仍然存在,但正常情况下外来神经对壁内神经丛的调节作用消失。

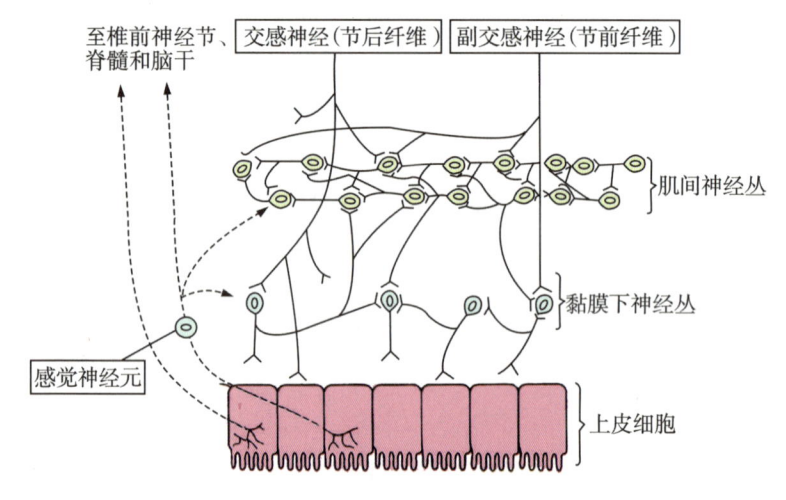

图 8-31　胃肠壁内神经丛

(二)消化器官活动的反射性调节

调节消化器官活动的神经中枢存在于延髓、下丘脑和大脑皮层等处。当食物或与食物有关的刺激作用于机体的某些内、外感受器时,可引起反射性调节活动,包括非条件反射性调节和条件反射性调节两种。

1.非条件反射性调节

食物刺激口腔黏膜的机械、温度或味觉感受器时,除能反射性地引起唾液分泌外,还能引起胃的容受性舒张以及胃液、胰液和胆汁的分泌。食物对胃肠的刺激可反射性地引起胃肠的运动和分泌。当胃内的酸性食糜排入十二指肠后,能反射性地抑制胃的运动和排空,使胃排空的速度与小肠内消化和吸收的速度相适应。通过上述反射活动,使消化器官各部分的活动相互影响、密切配合,更好地完成消化功能。

2.条件反射性调节

在进食前或进食时,食物的形状、颜色、气味,以及进食环境和有关的语言、文字,都能反射性地引起胃肠运动和消化腺分泌的改变,这些都属于条件反射性调节。条件反射性调节使消化器官的活动更加协调,并为食物的消化做好充分准备。因此,良好的情绪与饮食环境、色、香、味、形俱佳的食物等,均有助于引起食欲,对食物的消化也是有利的。

二、体液调节

消化器官的活动还受体液因素的调节。在胃肠道的黏膜层中,不仅存在多种外分泌腺,还含有 40 多种内分泌细胞,这些内分泌细胞分泌的激素称为胃肠激素(gastrointestinal hormone)。由于它们在化学结构上均属肽类,故又称胃肠肽(gastrointestinal peptides)。这些内分泌细胞数量大,其总数远超过体内其他所有内分泌腺细胞的总和,可见,胃肠道不仅是人体的消化器官,而且也是体内最大、最复杂的内分泌器官。多数胃肠激素也存在于神经系统中,这种在胃肠道和神经系统双重分布的肽类物质称为脑-肠肽(brain-gut peptide)。

胃肠激素的生理作用非常广泛,主要有以下三方面:①调节消化腺的分泌和消化道的运动;②调节其他激素的释放,如抑胃肽有促进胰岛素分泌的作用;③营养作用,许多胃肠激素有刺激消化道组织代谢和生长的作用,如促胃液素可促进胃黏膜细胞增生。

目前已发现和鉴定的胃肠激素有 20 余种,它们通过血液循环或以局部扩散的方式作用于消化器官的靶细胞,调节其功能活动。其中,最主要的有促胃液素、缩胆囊素、促胰液素、抑胃肽等。

(王双连)

第九章 呼吸系统

第一节 呼吸系统概述

一、呼吸的概念及意义

机体与外界环境之间的气体交换称为呼吸（respiration）。通过呼吸，机体从外界摄取 O_2，排出 CO_2，从而维持机体的新陈代谢。

机体在进行新陈代谢过程中，经呼吸系统从外界摄入 O_2，由循环系统将 O_2 输送至全身的组织和细胞，在细胞线粒体内氧化，为生命活动提供所需的能量，同时循环系统将氧化过程中产生的 CO_2 运送至呼吸系统排出体外，从而保证机体正常的生命活动。

体重为 70 kg 的人，体内储存的 O_2 量约为 1550 mL，在基础状态下，机体的耗氧量约为 250 mL/min，储存的全部 O_2 仅能够维持机体正常代谢 6 min 左右。因此，呼吸是维持机体生命活动所必需的基本生理过程之一，呼吸一旦停止，生命便将终结。

二、呼吸系统的组成

呼吸系统由鼻、咽、喉、气管、支气管和肺组成。根据功能不同，可分为导气部和呼吸部。导气部主要起传导气体作用，包括鼻、咽、喉、气管、支气管和肺内到达终末细支气管的各级结构。呼吸部是血液与外界吸入空气之间进行气体交换的部位，包括从肺内呼吸性细支气管、肺泡管、肺泡囊到末端肺泡等结构。临床上将鼻、咽、喉称为上呼吸道，气管以下的气体通道（包括肺内各级支气管）部分称为下呼吸道（见图 9-1）。

鼻、咽、喉除了具有传导气体作用外，还具有净化、湿润及温暖气体的作用，同时兼具嗅觉和发音功能。肺除具有气体交换功能外，还参与多种物质的分泌合成与代谢。

三、呼吸的全过程

在高等动物和人体，呼吸的全过程包括三个环节：①外呼吸：指外界空气与肺部血液之间的气体交换过程，包括肺通气和肺换气两个过程，前者为肺泡与外界环境之间的气体

第九章 呼吸系统

交换过程,后者指肺泡与肺毛细血管之间的气体交换过程。②气体运输:指血液将肺吸入的 O_2 运输至全身的组织细胞,同时把组织细胞产生的 CO_2 运送到肺。③内呼吸:指组织细胞与毛细血管之间的气体交换过程,也称组织换气或细胞换气。呼吸的这三个环节相互衔接,同时进行(见图 9-2)。从广义上来说,呼吸也包括细胞内的生物氧化过程。

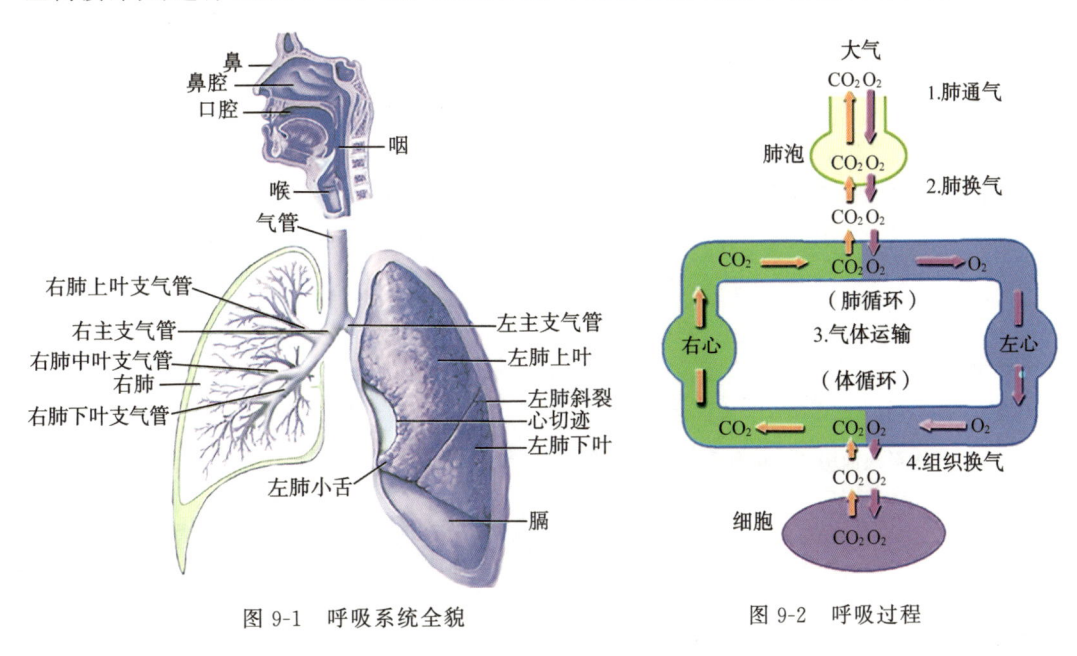

图 9-1 呼吸系统全貌

图 9-2 呼吸过程

第二节 呼吸系统的结构与功能

一、鼻

鼻由外鼻、鼻腔和鼻旁窦三部分组成。外鼻指突出于面部的部分,以骨和软骨为支架,外面覆盖皮肤。根据位置和形态结构的不同,外鼻可分为鼻根、鼻尖、鼻背和鼻翼。鼻翼及鼻尖处皮肤较厚,皮下组织较少,但皮脂腺和汗腺丰富,是痤疮及疖的好发部位。

鼻腔被鼻中隔分为左右两腔,鼻中隔由前部的软骨和后部的骨组成。鼻腔前方经鼻前孔与外界相通,后方经鼻后孔与咽腔相通。每侧鼻腔外侧壁上有圆弧状隆起,称为鼻阈(见图 9-3)。鼻阈将鼻腔分为前部的鼻前庭和后部的固有鼻腔。鼻前庭为鼻腔的入口处,是邻近外鼻孔的部分,内表面覆盖未角化的复层扁平上皮,生有鼻毛,可阻挡吸入空气中的尘粒,是净化吸入空气的第一道屏障。固有鼻腔是鼻阈至后鼻孔之间的腔隙,内表面衬以黏膜。固有鼻腔的外侧壁自上而下有三个卷曲的隆起,分别称为上鼻甲、中鼻甲、下鼻甲(见图 9-3)。三个鼻甲的下方分别有上、中、下三个鼻道。上鼻甲、其对应的鼻中隔及二者上方鼻腔顶部的黏膜含有嗅细胞,称为嗅区。除嗅区以外,固有鼻腔内的其他区域为呼吸区,呼吸区的黏膜由假复层纤毛柱状上皮及其深层的固有层构成。假复层纤毛柱状上皮含有丰富的杯状细胞,其分泌的黏液分布于上皮的游离面。固有层内富含混合性腺(浆液性腺泡和黏液性腺泡),其腺泡分泌的黏液经导管输送至黏膜表面,有湿润和净化吸入气体的作用。此外,固有层分布有大量毛细血管,使呼吸部黏膜呈微红色,有温暖吸入气体的作用。

鼻旁窦也称副鼻窦,是位于鼻腔周围内含空气的骨腔隙。鼻窦左右成对,共四对,分别称为上颌窦、额窦、筛窦和蝶窦(见图 9-3 和图 9-4)。各窦腔均有窦口与鼻腔相通。上颌窦、额窦开口于中鼻道,筛窦开口于中鼻窦和上鼻窦,蝶窦开口于上鼻甲上方的蝶筛隐窝。鼻旁窦腔内表面衬贴黏膜,该黏膜与鼻腔黏膜在开口处相延续。鼻旁窦主要对发音起共鸣作用。此外,鼻旁窦具有丰富的血管,可协助调节吸入空气的湿度和温度。

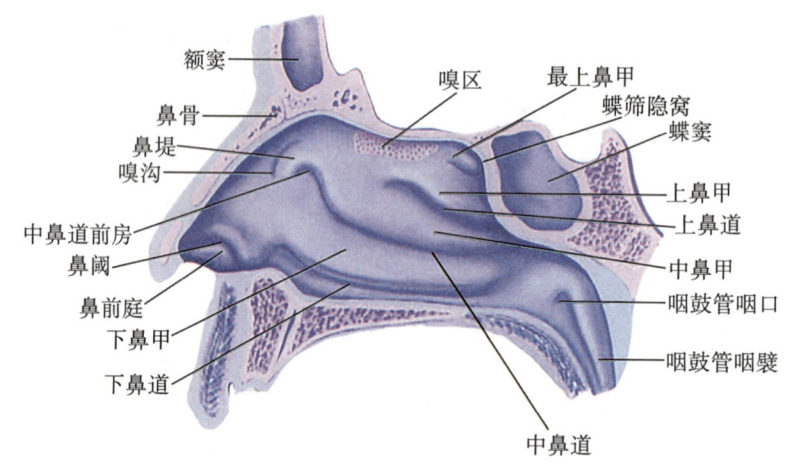

图 9-3 鼻腔外侧壁

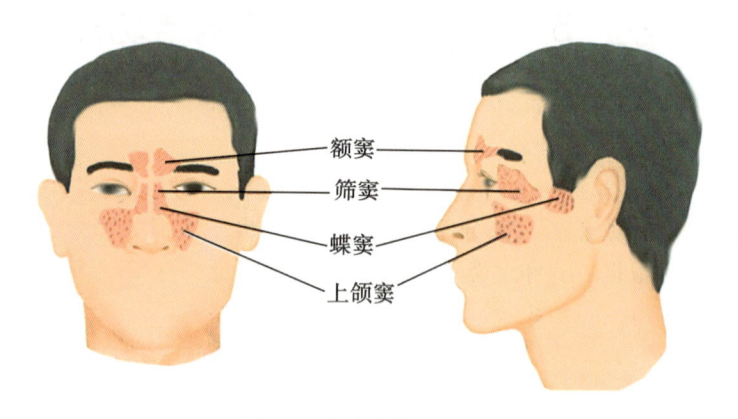

图 9-4 鼻旁窦体表投影

二、咽

咽的形态结构可参见消化系统相关内容。

三、喉

喉(larynx)既是气体的通道，又是发音器官。喉位于颈前部正中，上方达第 4 颈椎水平，下平对第 6 颈椎。喉上至会厌上缘与咽相通，下至环状软骨下缘接气管。喉以软骨为支架，借关节、韧带、肌肉连接，内衬黏膜。

喉软骨构成喉的支架，包括单一的甲状软骨、环状软骨、会厌软骨和成对的杓状软骨、楔状软骨、小角软骨(见图 9-5)。甲状软骨是喉软骨中最大的一块，由两块前缘相互融合的近似四边形的软骨板组成，构成喉的前壁和侧壁。左、右板融合处称前角，前角上端向前突出称喉结，在成年男子尤为显著。喉结上方呈"V"形的切迹称上切迹。左、右板的后缘均向上、下方发出突起，称上角和下角。上角较长，借韧带与舌骨大角相连；下角较短，内侧面有关节面，与环状软骨形成关节。环状软骨位于甲状软骨下方，形似指环，对保持呼吸道通畅有重要作用。杓状软骨位于环状软骨之上，略呈三棱锥体形，尖向上、底朝下与环状软骨板形成关节。会厌软骨位于甲状软骨后上方，喉入口前方，形似树叶，上宽下窄。会厌软骨上端游离，下端借韧带连于喉结后下方，吞咽时，咽部肌肉收缩使喉上提，舌肌收缩使舌根抬高，会厌软骨被压向喉口，使喉口关闭，防止食物和唾液误入喉腔和气管。

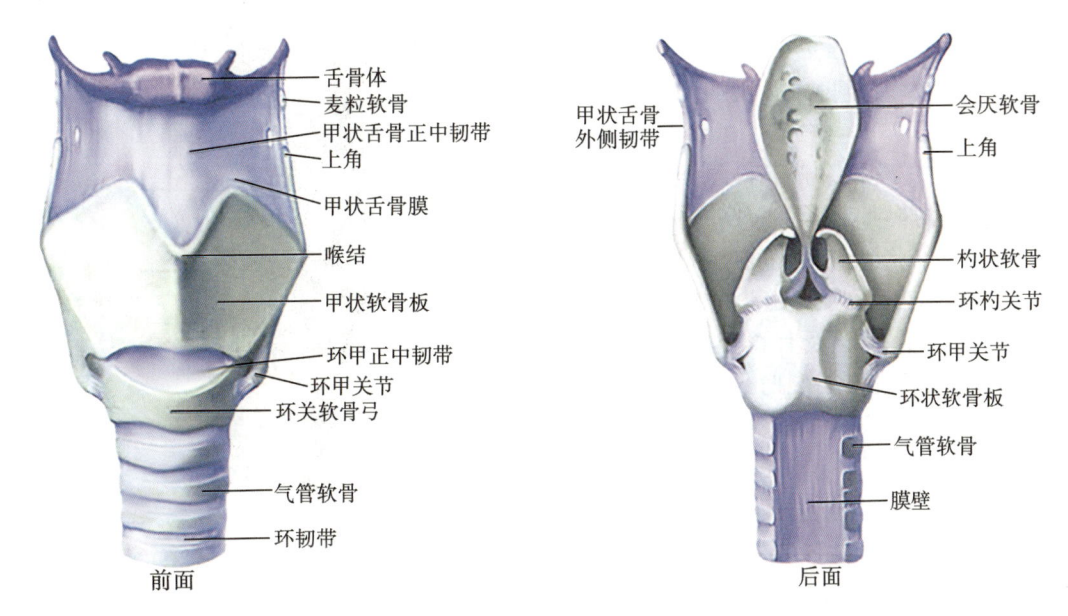

图 9-5 喉软骨及其关节

喉肌为骨骼肌，是发音的动力器官(见图 9-6)，均以起止点命名，包括环杓后肌、环杓侧肌、环甲肌、甲杓肌、甲状会厌肌等。根据功能不同，这些肌肉分为声门开大肌和声门括约肌。借助这些肌肉不同程度的舒缩，可使声门裂变大或变小，控制音量的大小；使声带紧张或松弛，控制音调的高低。

后面观　　　　　　　　　　　　　侧面观

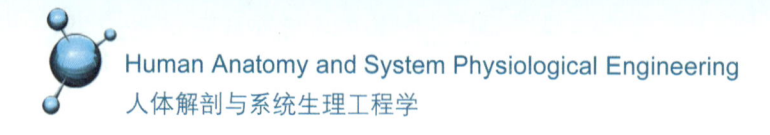

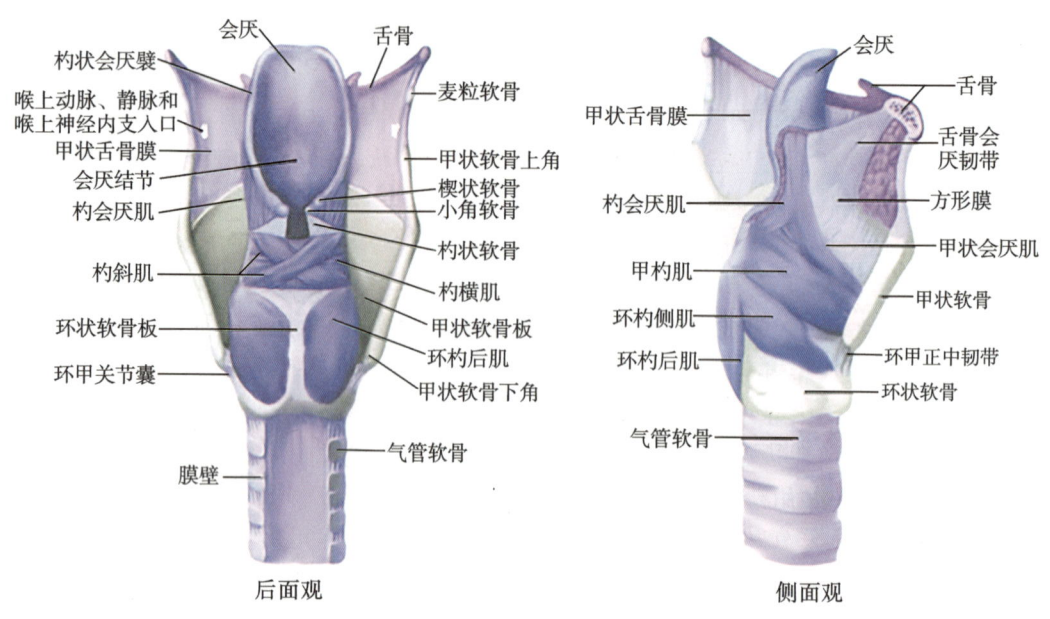

图 9-6　喉肌的分布

喉腔以软骨为支架,以韧带、关节和喉肌相连接,内表面衬以黏膜(见图 9-7)。喉向上通咽,向下连接气管。喉腔的黏膜上续咽部,下连气管的黏膜,在喉腔侧壁形成两对矢状位的黏膜皱襞,上方的一对为前庭襞,下方的一对为声襞。左、右两侧声襞之间的裂隙称声门裂,此处是喉腔内最狭窄的部位。声带由声襞及其覆盖的韧带和肌肉构成,气体通过声门裂时,振动声带可发出声音。因此,喉不仅是呼吸的通道,同时也是发音器官。

四、气管和主支气管

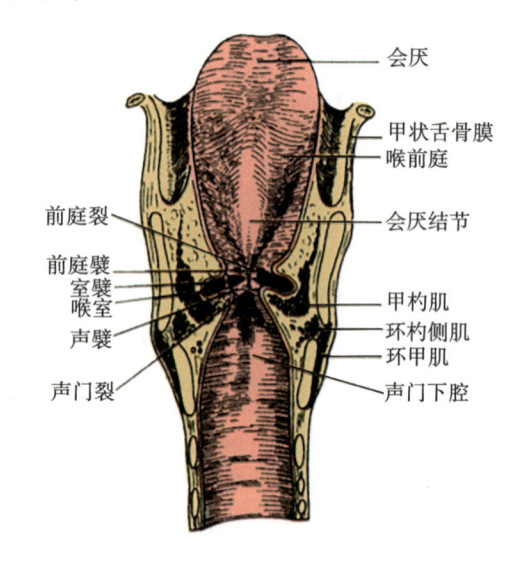

图 9-7　喉腔构造

气管(trachea)和主支气管(bronchus)不仅是传导气体的通道,还具有温暖、湿润和净化空气的功能。

气管位于食管前方,上端平第 6 颈椎下缘,经颈部正中,向下进入胸腔,在胸骨角平面分为左主支气管和右主支气管。成人气管平均长 10 cm,横径约 2 cm。气管主要由 14~16 个"C"形透明软骨环构成支架,软骨环之间以膜状韧带相连接。软骨环缺口位于气管后方,缺口之间由平滑肌和富含弹性纤维的韧带封闭。

左主支气管平均长 4~5 cm,走行较倾斜,其上方有主动脉弓跨过。右主支气管短而粗,平均长 2~3 cm,走行较陡直(见图 9-8),因此临床上气管内异物多坠入右主支气管。

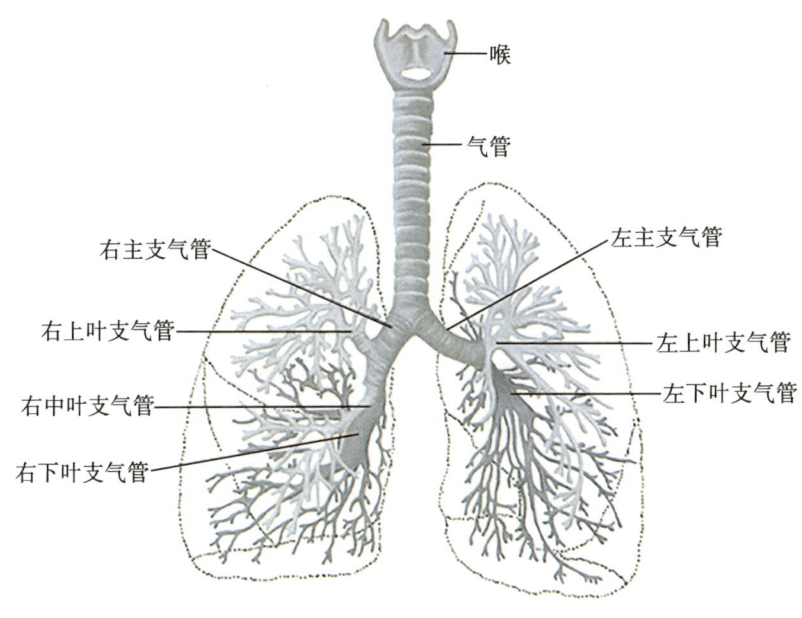

图 9-8　气管和左、右支气管

气管及主支气管结构相似,其管壁由内向外依次分为黏膜层、黏膜下层及外膜(见图9-9)。黏膜层由上皮和固有层组成(见图9-9)。上皮为假复层纤毛柱状上皮,由纤毛细胞、杯状细胞、刷细胞、小颗粒细胞及基细胞等组成。纤毛细胞的纤毛向咽喉部定向摆动,将吸附粉尘颗粒及病原微生物的黏液推送到咽部,经咳嗽反射排出;杯状细胞分泌黏液;小颗粒细胞分泌 5-羟色胺、蛙皮素等,调节呼吸道和血管壁平滑肌的收缩及腺体的分泌;基细胞是一种未分化的细胞,可分化形成杯状细胞和纤毛细胞。黏膜下层有混合性气管腺,可分泌黏液,经导管开口于黏膜表面。杯状细胞分泌的黏液与气管腺的分泌物共同形成黏膜表面的黏液屏障。外膜由半环状的透明软骨和结缔组织构成,软骨缺口处的平滑肌收缩时,气管管腔缩小,有助于清除痰液。

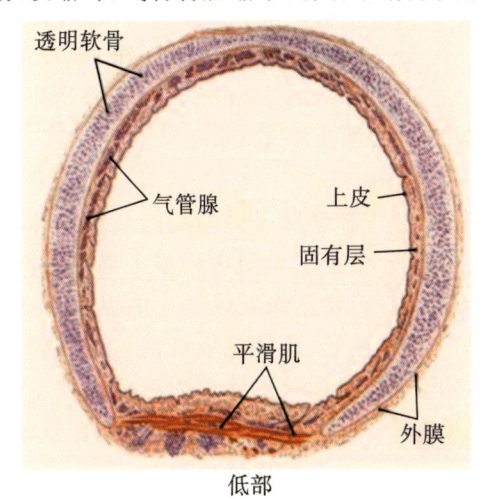

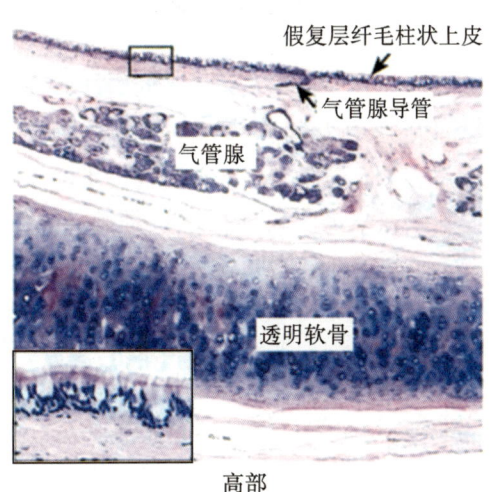

图 9-9　气管组织结构

五、肺

(一)肺的位置和形态

肺(lung)为呼吸系统中最重要的器官,位于胸腔内纵隔两侧,左右各一。肺组织质软而轻,富有弹性,呈海绵状。右肺因受肝位置的影响较宽短,左肺因受心偏向左侧的影响而较狭长。左、右肺大致呈圆锥形,具有一尖、一底和两面:肺尖呈钝圆形,高出锁骨内侧上方 2～3 cm;肺底位于膈上方;外侧面为肋面;内侧面邻贴纵隔,为肺的纵隔面。纵隔面中部有一凹陷,称肺门,是主支气管、血管、神经及淋巴管等出入的部位。这些出入肺门的结构被结缔组织包绕在一起,构成肺根。左肺被其斜裂分为上、下两叶,右肺被其斜裂和水平裂分为上、中、下三叶。初生儿的肺为淡红色;成人肺因不断吸入尘埃,沉积于肺泡壁内而变为深灰色;老年人的肺呈蓝黑色;吸烟者的肺呈棕黑色。

(二)肺的组织结构

肺表面被覆浆膜,后者属于胸膜脏层,表面光滑,有利于肺的运动。浆膜深部的肺组织由实质和间质构成。实质包括肺内支气管的各级分支及终末端的大量肺泡(见图 9-10);间质由肺内结缔组织及其中的血管、淋巴管和神经等构成。主支气管由肺门进入肺后,依次分支为叶支气管、段支气管、小支气管、细支气管、终末细支气管、呼吸性细支气管、肺泡管、肺泡囊和肺泡(见图 9-10)。其中,从叶支气管到终末细支气管为肺的导气部,主司传导气体;呼吸性细支气管及其以下的分支为肺的呼吸部,具有气体交换功能。每一细支气管连同它的各级分支和肺泡组成一个肺小叶(pulmonary lobule)。肺小叶是肺的结构单位,呈锥体形,其尖端朝向肺门,底面朝向肺表面。每叶肺有 50～80 个肺小叶。临床上称仅累及若干肺小叶的炎症为小叶性肺炎。

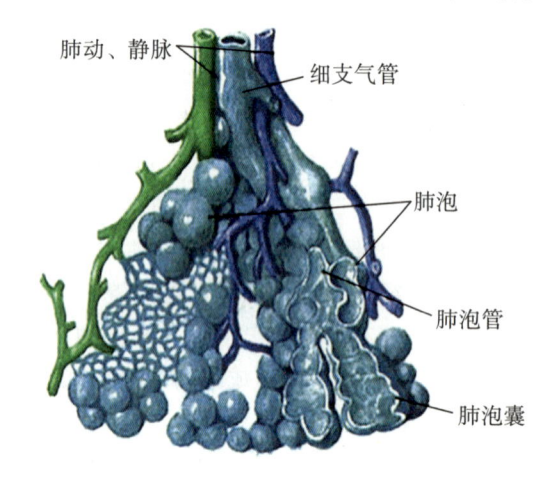

图 9-10 肺小叶

肺的血液供应有两个来源,即肺动脉和支气管动脉。肺动脉是肺的功能血管。肺动脉从右心室发出,经肺门入肺,其分支与各级支气管伴行,直至肺泡隔内形成毛细血管网。毛细血管内的血液与肺泡进行气体交换后,汇入小静脉,后者逐级汇成较大的血管,最终经肺静脉离开肺门回到左心房。支气管动脉是肺的营养血管,该动脉发自主动脉或肋间动脉,经肺门入肺,与支气管的分支伴行,沿途在各段支气管的分支管壁内形成毛细血管网,营养管壁组织。管壁内的毛细血管一部分汇入肺静脉,另一部分则形成支气管静脉,经上腔静脉回右心房。

1.肺导气部

肺导气部的支气管不断反复分支,其管径逐渐变小,管壁逐渐变薄,结构愈趋简单。其变化规律为:黏膜层逐渐变薄,纤毛细胞逐渐变矮且数量逐渐减少;黏膜下层的腺体数量逐渐减少;外膜的软骨环被软骨片取代,而且数量也逐步减少直至消失。相反,管壁上的平滑肌相对增多,这些平滑肌受副交感神经(行走在迷走神经中)和交感神经的双重支配。副交感神经兴奋时,平滑肌收缩,管腔变小;交感神经兴奋时,平滑肌舒张,管腔变大。这种改变具有控制进入肺泡内气流量的作用。

2.肺呼吸部

肺呼吸部是完成气体交换的部位,其共同特点是都有肺泡。呼吸性细支气管是终末细支气管的分支,其管壁上有肺泡开口。每个呼吸性细支气管分支形成2~3个肺泡管,后者再进一步分支形成2~3个肺泡囊。肺泡是呼吸部的终末部分,气体主要在此交换。肺泡为多面体形的囊泡,直径约为200 μm,开口于呼吸性细支气管、肺泡管或肺泡囊。肺泡壁由单层肺泡上皮组成。根据结构和功能的不同,肺泡上皮细胞分为Ⅰ型和Ⅱ型两种(见图9-11)。Ⅰ型肺泡上皮细胞极度扁平,只有含核的部分稍厚,覆盖肺泡约95%的表面积;Ⅱ型肺泡上皮细胞呈立方形,数量与Ⅰ型肺泡细胞相当,但仅覆盖肺泡约5%的表面积。Ⅱ型肺泡上皮细胞分泌的表面活性物质可在肺泡表面形成一层液体膜,具有降低肺泡表面张力的作用。成人每侧肺有3亿~4亿个肺泡,总表面积可达80~140 m²。肺泡之间有少量结缔组织,称肺泡隔(alveolar septum)。

六、胸膜、胸膜腔和纵隔

胸膜(pleura)属浆膜,分为脏层与壁层。脏层紧贴在肺的表面不易剥离,壁层覆盖于胸壁内面、膈肌上面和纵隔外侧面,依其衬覆部位不同分为肋胸膜、膈胸膜、纵隔胸膜和胸膜顶。脏层胸膜和壁层胸膜在肺

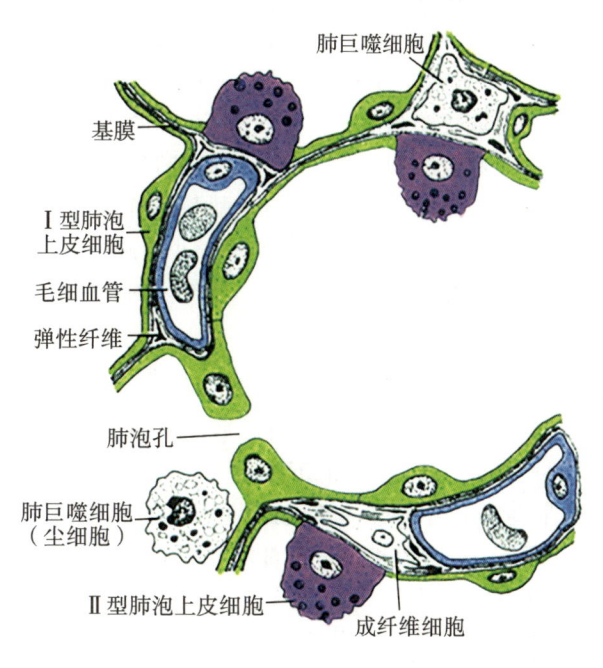

图9-11 肺的组织结构、肺泡

门处相互移行,因此在纵隔的两侧,胸膜的脏层和壁层之间形成密闭的潜在腔隙,称胸膜腔。正常情况下,胸膜腔内含极少量浆液,起润滑作用。由于液体分子之间具有较强的凝聚力,因此胸膜的脏、壁两层紧密相贴。因此,当胸腔扩大与缩小时,肺也随之扩大与缩小。同时,少量的液体可减少呼吸时的摩擦。

纵隔(mediastinum)是两侧纵隔胸膜间全部器官、结构和结缔组织的总称,其前界为胸骨,后界为脊柱胸段,两侧为纵隔胸膜,上界为胸廓上口,下界为膈。纵隔内的器官有胸腺、心包、心脏及其大血管、膈神经、气管、食管、胸主动脉、迷走神经、胸导管和奇静脉等,

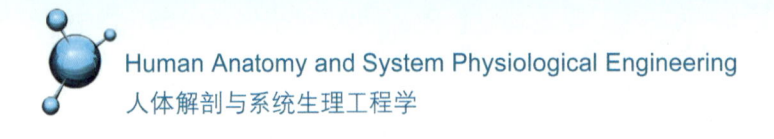

它们借疏松结缔组织相连。

第三节 肺通气

肺通气(pulmonary ventilation)是气体在外界大气和肺泡之间的交换过程。实现肺通气的结构包括呼吸道、肺泡、胸膜腔、膈和胸廓等。呼吸道是气体进出肺的通道,同时还可滤过、温暖、湿润进入体内的气体,并可通过引起咳嗽反射等来发挥防御功能。呼吸肌的收缩和舒张引起胸廓节律性扩张和缩小,即呼吸运动是实现肺通气的原动力。

肺通气是气体流动进出肺的过程,取决于推动气体流动的动力和阻止气体流动的阻力之间的相互作用,动力必须克服阻力才能实现肺通气。

一、肺通气的动力

气体进出肺的直接动力是肺泡与外界环境之间的压力差。在一定的海拔高度,外界大气的压力(即大气压)是相对恒定的,因而在呼吸过程中,发生变化的只能是肺泡内气体的压力,即肺内压(alveolar pressure 或 intrapulmonary pressure)。在呼吸过程中,肺内压的变化取决于肺的扩张和收缩,而肺的扩张和收缩依赖于胸廓的节律性扩张和收缩,胸廓的扩张和收缩则依赖于呼吸肌的扩张和收缩。

呼吸肌的扩张和收缩引起的胸廓节律性扩大和缩小称呼吸运动,是实现肺通气的原动力。胸廓扩大导致吸气运动,胸廓缩小导致呼气运动。主要的吸气肌为膈肌和肋间外肌,主要的呼气肌为肋间内肌和腹肌。此外,还有一些辅助吸气肌,如斜角肌、胸锁乳突肌等。

(一)呼吸运动的过程

平静呼吸时,吸气运动主要由膈肌和肋间外肌的收缩实现(见图 9-12),是一个主动过程。膈肌位于胸腔和腹腔之间,收缩时中心下移,从而增大胸腔的上下径。肋间外肌起自上一肋骨的下缘,斜向前下方走行,止于下一肋骨的上缘(见图 9-12)。当肋间外肌收缩时,肋骨和胸骨上举,同时肋骨下缘向外侧偏转,从而增大胸腔的前后径和左右径。胸腔的上下径、前后径和左右径都增大,引起胸腔扩大,进而肺的容积随之增大,肺内压降低。当肺内压低于大气压时,外界气体流入肺内,这一过程称为吸气。平静呼吸时,呼气运动并不是由呼气肌收缩引起的,而是由膈肌和肋间外肌舒张所致,是一个被动过程。膈肌和肋间外肌舒张时,肺依其自身的回缩力而回位,并牵引胸廓,使之上下径、前后径和左右径缩小,从而引起胸腔和肺的容积减少,肺内压升高。当肺内压高于大气压时,气体由肺内流出,这一过程称为呼气。

用力吸气时,除膈肌和肋间外肌收缩加强外,辅助吸气肌也参与收缩,使胸廓和肺的容积进一步扩大,更多的气体被吸入肺内。用力呼气时,除吸气肌舒张外,还有呼气肌参与收缩,此时呼气运动也是一个主动过程。肋间内肌的走行方向与肋间外肌相反(见图9-12),收缩时使肋骨和胸骨下移,肋骨还向内侧偏转,使胸腔的前后径和左右径进一步缩小,呼气运动增强,呼出更多的气体。

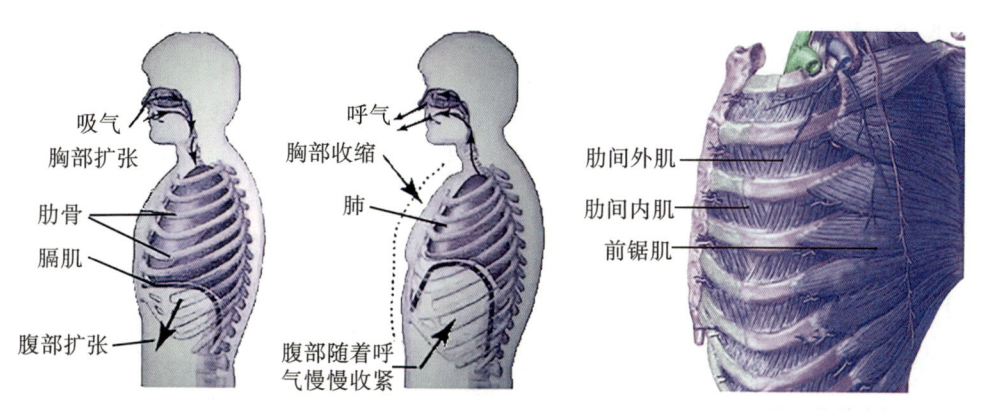

图 9-12 呼吸运动及相关肌肉

(二)呼吸运动的型式

根据呼吸肌的主次、多少和用力程度的不同,呼吸运动可分为腹式呼吸和胸式呼吸、平静呼吸和用力呼吸。

1.腹式呼吸和胸式呼吸

以膈肌舒缩活动为主的呼吸运动称为腹式呼吸,以肋间外肌舒缩活动为主的呼吸运动称为胸式呼吸。一般情况下,成年人的呼吸运动呈腹式呼吸和胸式呼吸混合的状态,只有在胸部或腹部活动受限时才会出现某种单一的呼吸运动。如妊娠后期的女性及腹腔巨大肿块、腹水、胃肠道胀气或腹膜炎症等患者,因膈肌运动受限,故主要依靠肋间外肌舒缩而呈胸式呼吸。

2.平静呼吸和用力呼吸

安静状态下,正常人的呼吸运动平稳而均匀,即吸气主动而呼气被动的呼吸型式称为平静呼吸,呼吸频率为 12~18 次/分,这种呼吸运动称为平静呼吸。当机体劳动或运动、呼吸道不通畅或肺通气阻力增大,或吸入气中 CO_2 含量增加而 O_2 含量减少时,呼吸运动将加深加快,这种呼吸运动称为用力呼吸或深呼吸。

(三)呼吸过程中肺内压的变化

肺内压在呼吸过程中呈周期性波动。吸气时,肺内压随着肺容积增大而降低,当低于大气压时,外界气体进入肺。随着肺内气体的增加,肺内压也逐渐升高,至吸气末,肺内压与大气压相等,气流随之停止。呼气时,肺内压随着肺容积减少而升高,待超过大气压时,肺内气体便流出肺。随着肺内气体逐渐减少,肺内压也逐渐降低,至呼气末,肺内压又降到与大气压相等,气流再次停止。

在呼吸过程中,肺内压变化的程度取决于呼吸运动的缓急、深浅和呼吸道是否通畅等因素。平静呼吸时,肺内压变化幅度较小,吸气时为 -2~-1 mmHg。用力呼吸或呼吸道不通畅时,肺内压将大幅波动,如紧闭声门并尽力做呼吸运动,吸气时肺内压可低至 -100~-30 mmHg,呼气时可高达 60~140 mmHg。

(四)呼吸过程中胸膜腔内压的变化

胸膜腔内的压力称为胸膜腔内压,简称胸内压,随呼吸运动而发生周期性波动。平静呼

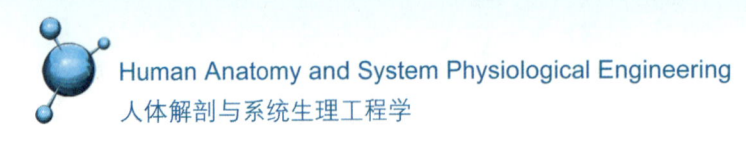

吸时,胸内压始终低于大气压,即为负压。平静呼气末胸膜腔内压为-5~-3 mmHg,平静吸气末为-10~-5 mmHg。肺通气阻力增大时,胸膜腔内压的波动幅度显著增大,呼气时有可能高于大气压。例如,在关闭声门并用力吸气时,胸膜腔内压可降至-90 mmHg;关闭声门并用力呼气时,由于呼气肌强烈收缩,胸膜腔内压可升高至110 mmHg。

胸膜腔负压的形成与肺和胸廓的自然容积不同有关。在人的生长发育过程中,胸廓的发育比肺快,因此胸廓的自然容积大于肺的自然容积。因为两层胸膜紧紧贴在一起,所以从胎儿出生后第一次呼吸开始,肺即被牵引而始终处于扩张状态。由此,胸膜腔便受到两种力的作用(见图9-13):一是肺内压,使肺泡扩张;二是肺回缩压,使肺泡缩小。胸膜腔内压就是这两种方向相反的力的代数和,即胸膜腔内压=肺内压-肺回缩压。在吸气末或呼气末,呼吸道内气流停止,并且呼吸道与外界环境相通,因此肺内压等于大气压,此时胸膜腔内压=大气压-肺回缩压;若大气压为零,则胸膜腔内压=-肺回缩压。

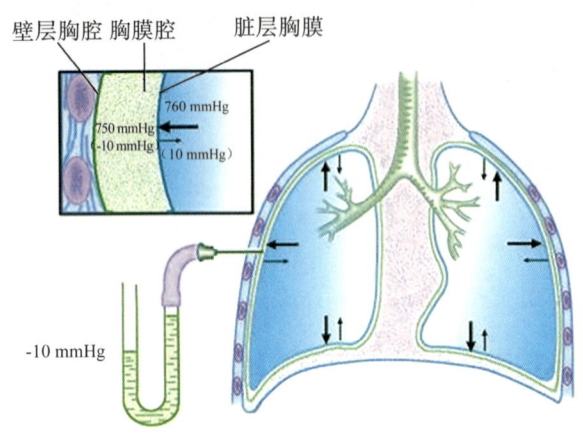

图9-13 胸膜腔负压产生的原理

在外伤或疾病等原因导致胸壁或肺破裂时,胸膜腔与大气相通,空气将立即自外界或肺泡进入负压的胸膜腔内,形成气胸。此时胸膜腔的密闭性丧失,胸膜腔内压等于大气压,肺将因其自身的内向回缩力的作用而塌陷,不再随胸廓的运动而节律性扩张和缩小。因此,胸膜腔负压对维持肺扩张状态具有非常重要的意义,而胸膜腔的密闭状态是形成胸膜腔负压的前提。

总之,呼吸肌的收缩和舒张所引起的胸廓扩大和缩小(呼吸运动)为肺通气提供原动力,由于胸膜腔和肺的结构功能特征,肺随胸廓的舒缩而舒缩,肺容积也随之发生变化,进而建立起肺内压和大气压之间的压力差,为肺通气提供直接动力,推动气体进出肺,从而实现肺通气。

二、肺通气的阻力

肺通气的阻力可分为弹性阻力和非弹性阻力两类。前者包括肺和胸廓的弹性阻力,后者包括气道阻力、惯性阻力和组织的黏滞阻力。平静呼吸时,弹性阻力约占肺通气总阻力的70%,非弹性阻力约占30%。肺通气阻力增大是临床上肺通气障碍最常见的原因。

(一)弹性阻力和顺应性

弹性体对抗外力作用所引起变形的力称为弹性阻力。机体各种组织(包括肺和胸廓)都具有弹性,故均属于弹性组织。弹性阻力的大小可用顺应性(compliance)的高低来度量。顺应性是指弹性组织在外力作用下发生变形的难易程度。就空腔性器官而言,顺应性(C)可用单位跨壁压的变化(ΔP)所引起的腔内容积的变化(ΔV)来表示,单位是L/cmH_2O,即

$$C = \Delta V / \Delta P$$

顺应性与弹性阻力成反比关系,即顺应性越大,弹性阻力越小,在外力作用下容易变形;顺应性越小,则弹性阻力越大,在外力作用下不易变形。肺和胸廓均为弹性组织,具有弹性阻力,其弹性阻力的大小亦可用顺应性来表示。

1.肺的弹性阻力和顺应性

肺在被扩张时产生回缩力,对抗外力所引起的肺扩张,是吸气的阻力,也是呼气的动力。肺的弹性阻力可用肺的顺应性(C_L)表示,即

$$C_L = \Delta V / \Delta P (跨肺压的变化,单位为 L/cmH_2O)$$

式中,跨肺压的变化是指肺内压与胸膜腔内压之差。肺顺应性还受肺总容量的影响,其大小与肺总容量呈正相关。

肺的弹性阻力与肺自身的弹性纤维、胶原纤维等弹性成分有关。当肺被扩张时,这些纤维被牵拉而趋于回缩。肺扩张越大,其牵拉作用越强,肺的回缩力和弹性阻力便越大;反之就越小。

除来自肺组织自身的弹性回缩力外,肺的弹性阻力还与肺泡表面张力有关。肺泡表面张力由肺泡表面液体活性物质与气体界面所形成,此力倾向于使肺泡缩小,因此它也是肺弹性阻力的来源之一。肺表面活性物质由Ⅱ型肺泡上皮细胞产生,为富含磷脂的混合物,其主要作用是降低肺泡表面张力,减小肺泡的回缩力。肺表面活性物质的生理意义在于消除上述表面张力对肺通气的不利影响,具体包括:①有助于维持肺泡的稳定性;②减少肺组织液生成,防止肺水肿;③降低吸气阻力,减少吸气做功。

在肺充血、肺组织纤维化或肺表面活性物质减少时,肺的顺应性减小,弹性阻力增加,表现为吸气困难;而在肺气肿时,肺弹性成分大量被破坏,肺回缩力减小,顺应性增大,弹性阻力减小,表现为呼气困难。

2.胸廓的弹性阻力和顺应性

胸廓的弹性阻力来自胸廓的弹性成分。胸廓处于自然位置时,肺容量约为肺总容量的67%(相当于平静吸气末的肺容量),此时胸廓无变形,不表现出弹性阻力。当肺容量小于肺总容量的67%(如平静呼气或深呼气)时,胸廓被牵引向内而缩小,其弹性阻力向外,是吸气的动力、呼气的阻力;当肺容量大于肺总容量的67%(如深吸气)时,胸廓被牵引向外而扩大,其弹性阻力向内,成为吸气的阻力、呼气的动力。所以胸廓的弹性阻力既可能是吸气或呼气的阻力,也可能是吸气或呼气的动力,应视胸廓的位置而定(见图9-14)。

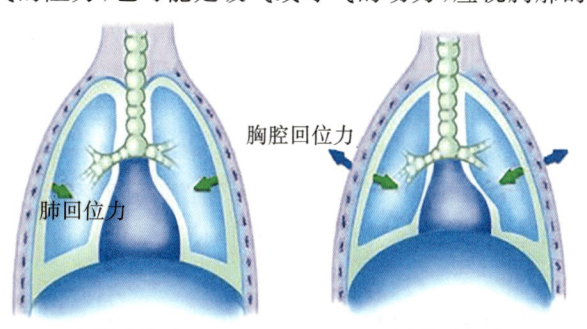

A.平静吸气末　　　　B.平静呼气末　　　　C.深吸气时

图9-14　不同情况下肺与胸廓阻力关系

3.肺和胸廓的总弹性阻力和顺应性

因为肺和胸廓呈串联排列,所以肺和胸廓的总弹性阻力应是两者弹性阻力之和。

(二)非弹性阻力

非弹性阻力包括惯性阻力、黏滞阻力和气道阻力。惯性阻力是气流在发动、变速、换向时因气流和组织的惯性所产生的阻止肺通气的力。黏滞阻力来自呼吸时组织相对位移所发生的摩擦。气道阻力是非弹性阻力的主要成分,占 80%~90%。健康人平静呼吸时,气道阻力主要发生在鼻、声门、气管和支气管等部位,气道管径缩小时,气道阻力将显著增加。因此,气道管径的大小是影响气道阻力的主要因素。气道管径主要受以下四方面因素的影响:跨壁压、肺实质对气道壁的牵引、自主神经的调节及化学因素(如儿茶酚胺等)。感冒鼻塞或患支气管炎症时,气道阻力都会显著增加,致呼吸困难。

三、肺的容积和肺通气量

(一)肺容积和肺容量

1.肺容积

肺所能容纳的气体量为肺容积。通常肺容积可分为潮气量、补吸气量、补呼气量和余气量,它们互不重叠,全部相加后即为肺总量(见图 9-15)。

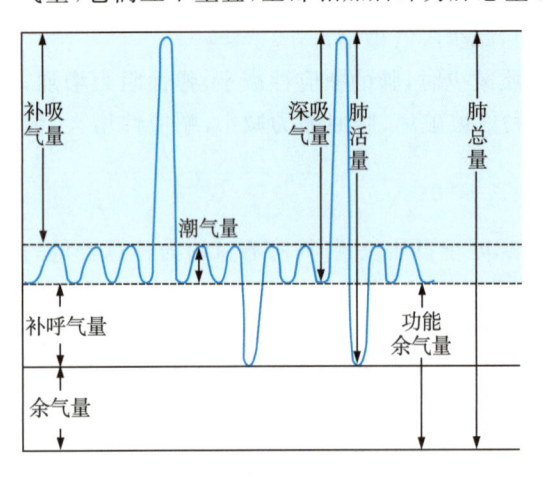

图 9-15 肺容积和肺容量

(1)潮气量。每次呼吸时吸入或呼出的气体量称为潮气量。正常成人平静呼吸时的潮气量为 400~600 mL。潮气量的大小由呼吸肌收缩的强度、胸廓和肺的机械特性决定,且与机体的代谢水平相关。

(2)补吸气量。补吸气量是指平静吸气末,再尽力吸气所能吸入气体的量(inspiratory reserve volume,IRV)。正常成年人的补吸气量为 1500~2000 mL,它反映吸气的储备量。

(3)补呼气量是指平静呼气末,再尽力呼气所能呼出的气体量。正常成年人的补呼气量为 900~1200 mL,它反映呼气的储备量。

(4)余气量(residual volume,RV)。最大呼气末,尚存留于肺内不能再呼出的气体量称为余气量。正常成年人的余气量为 1000~1500 mL。余气量的存在可避免肺泡在低肺容积条件下发生塌陷。支气管哮喘和肺气肿患者可因呼气困难而使余气量增加。

2.肺容量

肺容积中两项或两项以上的联合气体量为肺容量(pulmonary capacity)。肺容量包括深吸气量、功能余气量、肺活量和肺总量(见图 9-15)。

(1)深吸气量(inspiratory capacity,IC)。从平静呼气末做最大吸气时所能吸入的气体总量称为深吸气量,它为潮气量与补吸气量之和。胸廓、胸膜、肺组织和呼吸肌等发生病变时,均可使深吸气量减少而最大通气潜力降低。

(2)功能余气量(functional residual capacity,FRC)。平静呼气末尚存留于肺内的气体量称为功能余气量。功能余气量是余气量与补呼气量之和,正常成年人约为 2500 mL。

(3)肺活量(vital capacity,VC)。尽力吸气后,再尽力呼气,所能呼出的最大气体量称为肺活量,它是潮气量、补吸气量与补呼气量之和。肺活量存在较大的个体差异,受身材大小、性别、年龄、体位、呼吸肌强弱等因素的影响,正常成年男性平均约为 3500 mL,女性平均约为 2500 mL。肺活量测定方法简单,重复性好,可反映一次通气的最大能力,是测定肺功能的常用指标。

由于测定肺活量时不限制呼气的时间,某些肺疾病患者虽然通气功能已经受损,但如果延长呼气时间,所测得的肺活量仍可正常。因此,肺活量难以充分反映肺组织的弹性状态和气道通畅程度等。为了充分反映肺组织的弹性状态和气道通畅程度等变化,可测量用力肺活量(forced vital capacity,FVC)和用力呼气量(forced expiratory volume,FEV)。用力肺活量是指一次最大吸气后,尽力尽快呼气所能呼出的最大气体量。正常时,用力肺活量略小于在没有时间限制条件下测得的肺活量。用力呼气量是指一次最大吸气后尽力尽快呼气,在一定时间内所能呼出的气体量。为排除背景肺容量的影响,通常以第 1 s、2 s、3 s 末的 FEV 所占 FVC 的百分数来表示。正常人的 FEV_1/FVC、FEV_2/FVC 和 FEV_3/FVC 分别约为 83%、96% 和 99%,其中以 FEV_1/FVC 的应用价值最大,是临床上鉴别阻塞性肺疾病和限制性肺疾病最常用的指标。

(4)肺总量(total lung capacity,TLC)。肺所能容纳的最大气体量称为肺总量。肺总量是肺活量与余气量之和,其大小受性别、年龄、身材、运动锻炼情况和体位等因素影响,成年男性平均约为 5000 mL,成年女性平均约为 3500 mL。在限制性通气不足时,肺总量降低。

(二)肺通气量和肺泡通气量

1.肺通气量

肺每分钟吸入或呼出的气体总量称为肺通气量。肺通气量等于潮气量与呼吸频率的乘积。正常成年人平静呼吸时,呼吸频率为 12~18 次/分,潮气量为 500 mL,则肺通气量为 6~9 L/min。劳动或运动时,肺通气量增大。在尽力做深、快呼吸时,每分钟所能吸入或呼出的最大气体量称为最大随意通气量(maximal voluntary ventilation),它反映单位时间内充分发挥全部通气能力所能达到的通气量,是估计机体能进行最大运动量的生理指标之一。测定时,一般只测量 10 s 或 15 s 的最深最快的呼出或吸入气量,再换算成每分钟的最大通气量(见图 9-15)。正常成年人最大通气量一般可达 150 L/min,为平静呼吸时肺通气量(6 L/min)的 25 倍。对平静呼吸时的每分通气量与最大通气量进行比较,可了解肺通气功能的储备能力。通常用通气储量百分比来表示:通气储量百分比=(最大通气量-每分平静通气量)/最大通气量×100%。

2.无效腔和肺泡通气量

每次吸入的气体,有一部分将留在鼻至终末细支气管之间的呼吸道内,不参与肺泡与血液之间的气体交换,这部分导气部的容积称为解剖无效腔。解剖无效腔的大小取决于

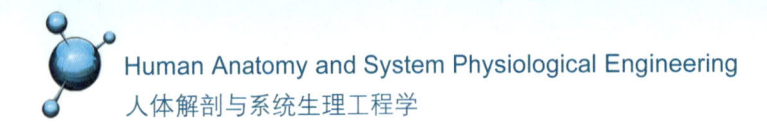

体重,约为2.2 mL/kg体重。体重为70 kg的成年人,其解剖无效腔约为150 mL。进入肺泡的气体也可因血流在肺内分布不均而不能全都与血液进行气体交换,未能进行气体交换的这部分肺泡容积称为肺泡无效腔,正常人肺泡无效腔接近于零。肺泡无效腔与解剖无效腔一起合称为生理无效腔。健康人平卧时,生理无效腔约等于解剖无效腔。

由于无效腔的存在,吸入的气体中只有部分实现肺泡与血液的气体交换。因此,为了计算真正有效的气体交换量,应以肺泡通气量为准。肺泡通气量是指每分钟吸入肺泡的新鲜空气量。肺泡通气量=(潮气量-无效腔气量)×呼吸频率。如果潮气量为500 mL,无效腔气量为150 mL,则每次吸入肺泡的新鲜空气量为350 mL。若功能余气量为2500 mL,则每次呼吸仅使肺泡内的气体更新1/7左右。在潮气量减半和呼吸频率加倍或潮气量加倍而呼吸频率减半时,肺通气量虽保持不变,但是肺泡通气量却发生了明显变化。可见,对肺换气而言,深而慢的呼吸比浅而快的呼吸更有效。

第四节 呼吸气体的交换与运输

一、气体的交换

气体交换包括肺换气(肺泡和血液之间)和组织换气(血液和细胞之间)。

(一)肺换气和组织换气的基本原理

气体分子不停地进行无定向运动,其结果是气体分子将从分压高处向分压低处发生净转移,这一过程称为气体的扩散。肺换气和组织换气就是以扩散方式进行的。单位时间内气体扩散的容积称为气体扩散速率。根据菲克(Fick)弥散定律,气体在通过薄层组织时扩散速率与组织两侧的气体分压差、温度、扩散面积和气体分子溶解度成正比,而与扩散距离和气体分子量的平方根成反比。

在混合气体中,每种气体分子运动所产生的压力称为该气体的分压。混合气体的总压力等于各气体分压之和。温度恒定时,每一气体的分压取决于它自身的浓度和气体总压力,而与其他气体无关,用公式可以表示为:

$$气体分压 = 总压力 \times 该气体的容积百分比$$

两个区域之间的分压差(ΔP)是气体扩散的动力,因此,气体扩散速率与分压差呈正比。

(二)肺换气

1. 肺换气过程

静脉血流经肺毛细血管时,血液中PO_2为40 mmHg,比肺泡气的102 mmHg低,O_2就在分压差的作用下由肺泡向血液净扩散,使血液PO_2最终接近肺泡的PO_2;相反,静脉血PCO_2为46 mmHg,肺泡气PCO_2为40 mmHg,因此CO_2从血液流向肺泡(见图9-16)。气体在血液和肺泡之间的扩散极为迅速,不到0.3 s即达到平衡。血液流经肺毛细血管的时间约为0.7 s,所以当血液流经肺毛细血管全长约1/3时,肺换气过程即已基本完成。

因此，肺换气有很大的储备力。

在安静状态下，经过肺换气过程，肺毛细血管内每 100 mL 血液的 O_2 含量由 15 mL 升至 20 mL，CO_2 含量则由 52 mL 降至 48 mL。若以心输出量为 5 L/min 计算，则流经肺毛细血管的血液每分钟可从肺泡摄取 O_2 250 mL，并释出 CO_2 200 mL。

2.影响肺换气的因素

如上所述，气体分压差、扩散距离、扩散面积、温度和扩散系数等因素均可影响气体的扩散。本书主要讨论扩散距离、扩散面积以及通气/血流比值对肺换气的影响。

(1)扩散距离。肺泡与血液进行气体交换须通过呼吸膜(也称气-血屏障)才能进行。呼吸膜由以下结构组成：含肺泡表面活性物质的液体层、Ⅰ型肺泡上皮细胞、Ⅰ型肺泡上皮与血管内皮融合的基膜、毛细血管内皮细胞(见图 9-11 和图 9-17)。气体扩散速率与呼吸膜厚度成反比，呼吸膜越厚，单位时间内交换的气体量就越少。呼吸膜厚度仅为 0.2～0.5 μm，气体很容易通过。

图 9-16 肺换气和组织换气　　　　图 9-17 呼吸膜结构

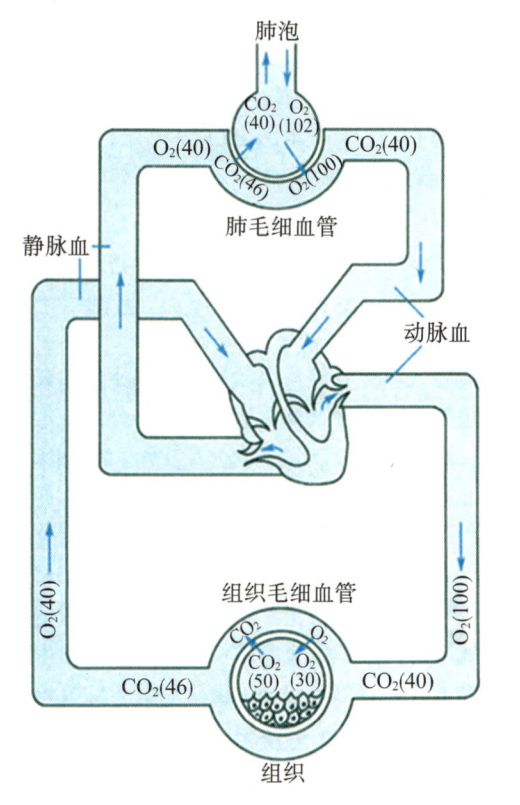

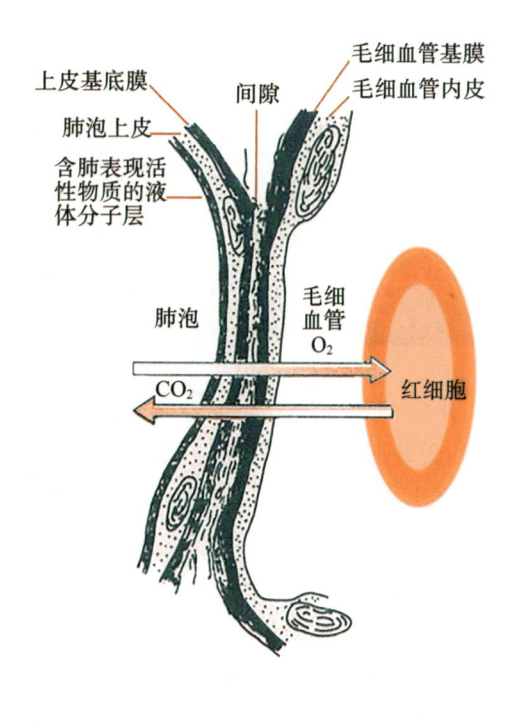

(2)扩散面积。气体扩散速率与扩散面积成正比。正常成年人的两肺约有 7 亿个肺泡，总扩散面积根据肺泡扩张程度可达 80～140 m^2。

(3)通气/血流比值。通气/血流比值指每分钟肺泡通气量(V_A)和每分钟肺血流量(Q)之间的比值(V_A/Q)。正常成年人安静时，V_A/Q 约为 0.84，在这一比值下，气体交换效率高。如果该比值增大，意味着通气过度或者血流相对不足，部分肺泡气体未能与血液

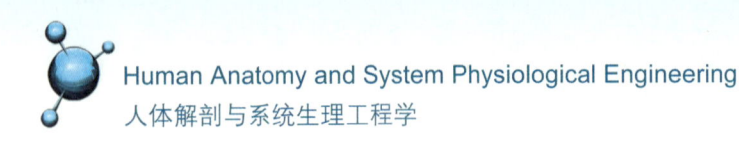

气体充分交换,导致肺泡无效腔增大。反之,该比值减小意味着通气不足或者血流相对增多,部分血液中的气体不能得到充分更新。因此,该比值无论增大还是减小,都表明两者匹配不佳,均妨碍肺换气,导致机体缺 O_2 和 CO_2 潴留,尤其是缺 O_2。因此,V_A/Q 值可作为衡量肺换气功能的指标之一。

(三)组织换气

组织换气(也称细胞换气)是体循环毛细血管中的血液与组织细胞之间的气体交换,其发生的机制和影响因素与肺换气相似,不同的是气体交换发生于液相介质(血液、组织液、细胞内液)。组织换气时,扩散膜两侧 O_2 和 CO_2 分压差的大小取决于细胞内氧化代谢的强度和组织血流量。在细胞内,由于有氧代谢,O_2 被消耗并产生 CO_2,所以 PO_2 可低至 30 mmHg 以下,而 PCO_2 可高达 50 mmHg 以上(见图 9-16)。

二、气体在血液中的运输

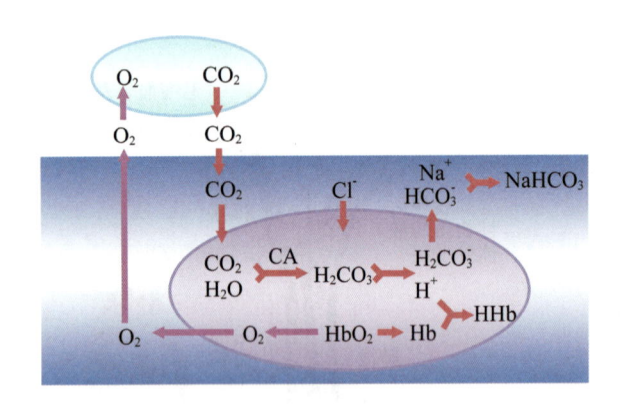

图 9-18 气体运输形式

经肺换气摄取的 O_2 通过血液循环运输至机体各部位供细胞利用,由细胞代谢产生的 CO_2 经组织换气进入血液后,被运输到肺部排出体外。因此,血液是运输 O_2 和 CO_2 的媒介。在血液中,O_2 和 CO_2 均以物理溶解和化学结合两种形式存在(见图 9-18),两者之间处于动态平衡。其中,化学结合的形式占主导地位,物理溶解的 O_2 和 CO_2 所占比例极小。尽管血液中以物理溶解形式存在的 O_2 和 CO_2 很少,但该形式具有"桥梁"式的重要作用。因为进入血液的 O_2 和 CO_2 必须先溶解,然后才能发生化学结合。

(一)O_2 的运输

血液中 O_2 主要以化学结合的形式存在,占血液 O_2 总含量的 98.5% 左右,其余 1.5% 以物理溶解的形式存在。

1.Hb 与 O_2 结合的特征

(1)快速性和可逆性。Hb 与 O_2 的结合反应迅速、可逆,结合和解离均不依赖酶的催化,但受 PO_2 的影响。当血液流经 PO_2 高的肺组织时,Hb 与 O_2 结合形成氧合血红蛋白(HbO_2);当血液流经 PO_2 低的组织时,HbO_2 迅速解离,成为去氧血红蛋白(Hb)和游离 O_2。

(2)氧合。Fe^{2+} 与 O_2 结合后,铁离子价态不发生改变,所以该反应是氧合,而非氧化。

(3)Hb 与 O_2 结合的量。1 分子 Hb 可与 4 分子 O_2 结合,在 100% 饱和状态下,1 g Hb 实际结合的最大 O_2 量为 1.39 mL。生理情况下,红细胞中含有少量不能结合 O_2 的高铁 Hb,因此 1 g Hb 实际结合的 O_2 量低于 1.39 mL,一般按 1.34 mL 计算。在 100 mL 血液中,

Hb 所能结合的最大 O_2 量称为 Hb 氧容量,而 Hb 实际结合的 O_2 量称为 Hb 氧含量。Hb 氧含量与 Hb 氧容量的百分比称为 Hb 氧饱和度。例如,血液中 Hb 浓度为 15 g/100 mL 时,Hb 氧容量约为 20 mL/100 mL(血液),如果 Hb 氧含量是 20 mL/100 mL,则 Hb 氧饱和度是 100%;如果 Hb 氧含量是 15 mL/100 mL,则 Hb 氧饱和度是 75%。正常时,血浆中溶解的 O_2 极少,可忽略不计。因此,Hb 氧容量、Hb 氧含量和 Hb 氧饱和度可分别视为血氧容量、血氧含量和血氧饱和度。HbO_2 和 Hb 分别呈鲜红色和紫蓝色。当血液中 Hb 浓度达 5 g/100 mL(血液)以上时,皮肤、黏膜呈暗紫色,此现象称为发绀。

2.氧解离曲线

氧解离曲线是表示血液 PO_2 与 Hb 氧饱和度关系的曲线,也称为氧合血红蛋白解离曲线。该曲线既表示在不同 PO_2 下 O_2 与 Hb 的解离情况,也反映在不同 PO_2 时 O_2 与 Hb 的结合情况。根据氧解离曲线的"S"形变化趋势和功能意义,可将曲线分为三段(见图 9-19)。

(1)氧解离曲线上段。氧解离曲线上段(右段)相当于 PO_2 为 60~100 mmHg 时的 Hb 氧饱和度,是反映 Hb 与 O_2 结合的部分。其特点是比较平坦,说明在这个范围内 PO_2 的变化对 Hb 氧饱和度的影响不大。因此,即使在高原、高空或患某些呼吸系统疾病时,吸入气或肺泡气 PO_2 有所下降,只要不低于 60 mmHg,Hb 氧饱和度仍能维持在 90% 以上,血液仍可携带足够量的 O_2,不致引起明显的低氧血症。

(2)氧解离曲线中段。氧解离曲线中段较陡,相当于 PO_2 为 40~60 mmHg 时的 Hb 氧饱和度,是反映 HbO_2 释放 O_2 的部分。PO_2 为 40 mmHg 时,相当于静脉血的 PO_2,Hb 氧饱和度约为 75%,即每 100 mL 血液流经组织时释放 5 mL O_2。血液流经组织时释放出的 O_2 量占主动脉血氧含量的百分数称为氧利用系数。安静时,心输出量约为 5 L,Hb 氧容量为 20 mL/100 mL(血液),每分钟耗氧量约为 250 mL,因此氧利用系数为 25% 左右。

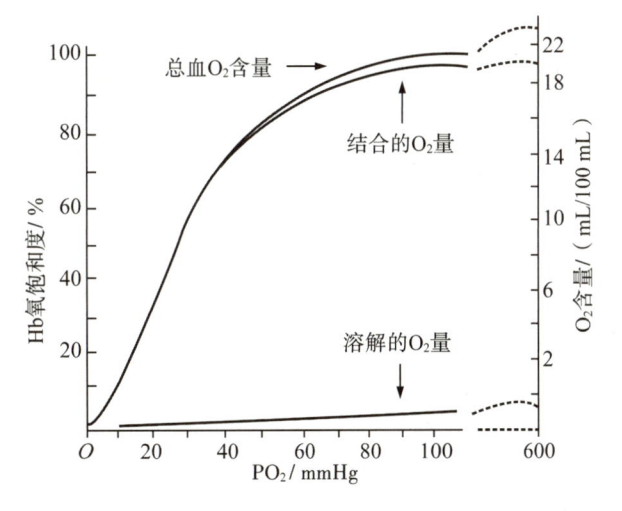

图 9-19 氧离曲线
(测定条件:血液 pH 值 7.4,PCO_2 为 40 mmHg,温度为 37 ℃,Hb 浓度为 15 g/100 mL)

(3)氧解离曲线下段。氧解离曲线下段(左端)相当于 PO_2 为 15~40 mmHg 时的 Hb 氧饱和度,是反映 HbO_2 与 O_2 解离的部分。其特点是曲线最为陡直,表明血液 PO_2 发生较小变化即可导致 Hb 氧饱和度的明显改变。在细胞活动加强时(如运动时),细胞中的 PO_2 可降至 15 mmHg,HbO_2 进一步解离,Hb 氧饱和度降至更低水平,每 100 mL 血液中血氧含量仅约 4.4 mL。这样,每 100 mL 血液能供给细胞 15 mL O_2,氧利用系数可提高到 75%,是安静时的 3 倍。因此,这段曲线可以反映血液供 O_2 的储备能力。

3. 影响氧解离曲线的因素

许多因素可影响 O_2 与 HbO_2 的结合或解离,使氧解离曲线的位置发生偏移,即 Hb 对 O_2 的亲和力发生了变化。通常用 P_{50} 来表示 Hb 对 O_2 的亲和力。P_{50} 是使 Hb 氧饱和度达 50% 时的 PO_2,正常约为 26.5 mmHg。若 P_{50} 增大,则氧解离曲线发生右移,表示 Hb 对 O_2 的亲和力降低,需更高的 PO_2 才能使 Hb 氧饱和度达到 50%;若 P_{50} 降低,则曲线发生左移,表示 Hb 对 O_2 的亲和力增加,达 50% Hb 氧饱和度所需 PO_2 降低。影响 Hb 与 O_2 亲和力或 P_{50} 的因素包括血液的 pH 值、PCO_2、温度、有机磷化合物[如 2,3-二磷酸甘油酸(2,3-DPG)]及其他因素(见图 9-20)。

(1)pH 值与 PCO_2。pH 值降低或 PCO_2 升高时,Hb 对 O_2 的亲和力降低,P_{50} 增大,氧解离曲线右移;反之,pH 值升高或 PCO_2 降低时,Hb 对 O_2 的亲和力增加,P_{50} 降低,氧解离曲线左移。pH 值和 PCO_2 对 Hb 与 O_2 亲和力的这种影响称为波尔效应(Bohr effect)。

波尔效应有重要的生理意义,它既可促进肺毛细血管血液摄取 O_2,又利于毛细血管血液释放 O_2。当血液流经肺组织时,CO_2 从血液向肺泡扩散,血液 PCO_2 随之下降,H^+ 浓度也降低,二者均使 Hb 对 O_2 的亲和力增大,促进 O_2 与 Hb 结合,使血液氧含量增加。当血液流经组织时,CO_2 从细胞扩散进入血液,血液 PCO_2 和 H^+ 浓度随之升高,Hb 对 O_2 的亲和力降低,促进 HbO_2 解离,向组织细胞提供更多的 O_2。

(2)温度。温度升高时,氧解离曲线右移,促进 O_2 的释放;温度降低时,氧解离曲线左移,抑制 O_2 的释放。细胞代谢增强(如运动时),局部温度升高,CO_2 和酸性代谢产物增加,氧解离曲线右移,有利于 HbO_2 解离,使细胞获得更多 O_2,以适应代谢增强的需要。

(3)2,3-DPG。红细胞中含有丰富的有机磷化合物,如 2,3-DPG、ATP 等,其中 2,3-DPG 在调节 Hb 对 O_2 的亲和力方面发挥着重要作用。当 2,3-DPG 浓度升高时,Hb 对 O_2 的亲和力降低,使氧解离曲线右移;反之,曲线左移。2,3-DPG 是红细胞无氧糖酵解的产物。在慢性缺氧、贫血、高山低氧等情况下,糖酵解加强,红细胞内 2,3-DPG 浓度增加,使氧解离曲线右移,促进更多的 O_2 释放,从而改善细胞的缺氧状态。

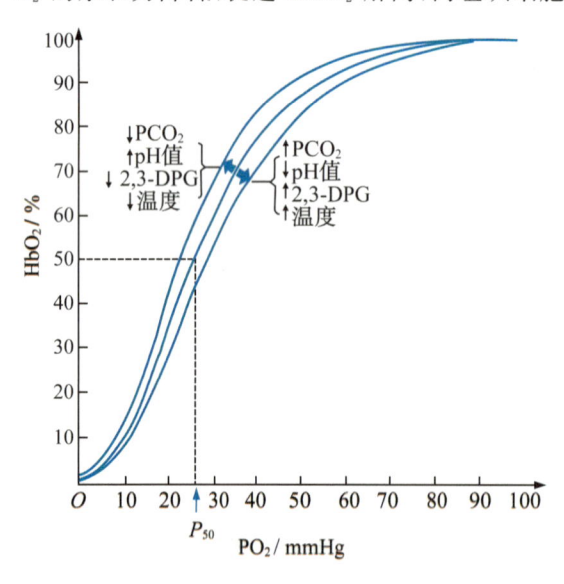

图 9-20 影响氧解离曲线移动的主要因素

(4)Hb 与 CO。如果 Hb 分子中的 Fe^{2+} 氧化成 Fe^{3+},Hb 便失去运输 O_2 的能力。此外,CO 可占据 Hb 分子中的 O_2 结合位点,与 Hb 结合,导致血液中 HbO_2 含量减少。CO 与 Hb 的亲和力是 O_2 的 250 倍,这表明在极低的 PCO 下,CO 即可取代 HbO_2 中的 O_2。

（二）CO_2 的运输

CO_2 在血液中约 95% 以化学结合的形式运输，其余以物理溶解的形式运输。化学结合的形式主要是碳酸氢盐和氨基甲酸血红蛋白。

1. 碳酸氢盐

血浆中的 CO_2 进入红细胞内与 H_2O 反应生成碳酸 H_2CO_3，再解离成 HCO_3^- 和 H^+，由此生成的一部分 HCO_3^- 主要与 Na^+ 结合，以 $NaHCO_3$ 的形式运输 CO_2，H^+ 主要与 Hb 结合而被缓冲。小部分 HCO_3^- 与 K^+ 结合，以 $KHCO_3$ 的形式运输 CO_2。红细胞内含有较高浓度的碳酸酐酶，在其催化下，CO_2 与 H_2O 结合生成 H_2CO_3 的反应极为迅速，不到 1 s 即达到平衡。随着该反应的进行，红细胞内 HCO_3^- 的浓度不断增加，大部分 HCO_3^- 便顺浓度梯度扩散进入血浆，红细胞内负离子因此而减少。由于红细胞膜不允许正离子自由通过，而允许小的负离子通过，所以 Cl^- 便借助其交换体由血浆进入红细胞，以保持离子的平衡，这一现象称为氯离子转移。

在肺部，上述反应向相反方向进行。因为肺泡气 PCO_2 比静脉血低，血浆中溶解的 CO_2 扩散入肺泡，而血浆红细胞内的 $NaHCO_3$ 则不断产生 CO_2 并溶解于血浆中。红细胞内的 $KHCO_3$ 解离出 HCO_3^-，HCO_3^- 与 H^+ 生成 H_2CO_3，后者经碳酸酐酶加速分解成 CO_2 和 H_2O，CO_2 从红细胞扩散入血浆，而血浆中的 HCO_3^- 便进入红细胞以补充被消耗的 HCO_3^-，Cl^- 则扩散出红细胞。这样，以 $NaHCO_3$ 和 $KHCO_3$ 形式运输的 CO_2 便在肺部被释放出来（见图 9-21）。

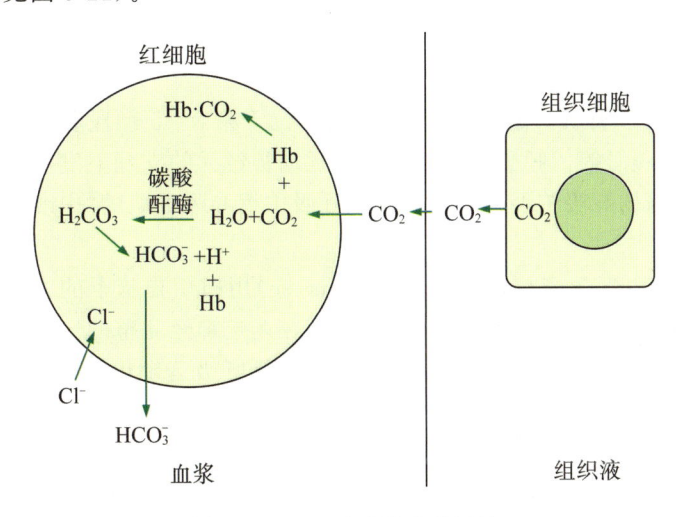

图 9-21 CO_2 在血液中的运输

2. 氨基甲酸血红蛋白

进入红细胞的一部分 CO_2 与 Hb 的氨基结合，生成氨基甲酸血红蛋白（HHbN-HCOOH），这一反应不需要酶的催化，且迅速、可逆。影响这一反应的主要因素是氧合作用。HbO_2 与 CO_2 结合形成 HHbN-COOH 的能力比去氧 Hb 小。在组织中，HbO_2 解离出 O_2，部分 HbO_2 变成 Hb，后者与 CO_2 结合成 HHbN-HCOOH。尽管氨基甲酸血红蛋白形式运输的 CO_2 比例较低，仅占 CO_2 总输出量的约 7%，但在肺部，高达 17.5% 的

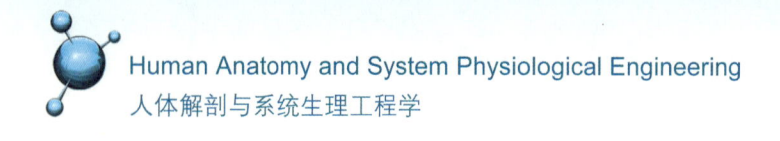

CO_2 是从氨基甲酸血红蛋白释放的,这也说明了此种运输形式的高效性。

O_2 与 Hb 结合可促使 CO_2 释放,而去氧 Hb 更易与 CO_2 结合,这一现象称为何尔登效应(Haldane effect)。可见,O_2 和 CO_2 的运输不是彼此孤立进行的,而是相互作用和相互影响的。CO_2 通过波尔效应影响 O_2 与 Hb 的结合和释放,O_2 又通过何尔登效应影响 CO_2 与 Hb 的结合和释放。

第五节 呼吸运动的调节

呼吸运动是呼吸肌的一种节律性舒缩活动。呼吸节律性起源于呼吸中枢。呼吸运动的深度和频率可随机体内、外环境的改变而发生相应改变,以适应机体代谢的需要。例如,在体育运动时,代谢增强,呼吸加深加快,使肺通气量增大,机体可摄取更多的 O_2 和排出更多的 CO_2。

一、呼吸中枢与节律性呼吸运动的发生机制

(一) 呼吸中枢

呼吸中枢指在中枢神经系统内,产生呼吸节律和调节呼吸运动的神经元群。呼吸中枢分布广泛,包括脊髓、延髓、脑桥和大脑皮层等不同水平的区域。各级中枢相互协调、相互制约,共同完成机体的正常呼吸运动。

1. 脊髓

脊髓中有支配呼吸肌的运动神经元,其胞体位于第 3~5 颈段和胸段灰质前角,可支配膈肌、肋间肌和腹肌等。呼吸肌在相应前角运动神经元的支配下发生节律性舒缩运动,即呼吸运动。脊髓的呼吸神经元是联系高位呼吸中枢和呼吸肌的"中继站"。

2. 脑干

1923 年,英国生理学家拉姆斯登(T. Lumsden)用横切猫脑干的方法提出了"三级呼吸中枢"学说:如果在中脑和脑桥之间横断脑干,在迷走神经完整的情况下,呼吸节律无明显变化(见图 9-22A);在延髓和脊髓之间横断脑干,则呼吸运动停止(见图 9-22D),表明呼吸的基本节律产生于脑桥和延髓;如果在脑桥的上、中部之间横断脑干,呼吸将变慢变深(见图 9-22B);如果再切断双侧迷走神经,吸气动作便大大延长,这种形式的呼吸称为长吸式呼吸。这一结果提示,脑桥上部有抑制吸气的中枢,称呼吸调整中枢;如果在脑桥和延髓之间横断脑干(见图9-22C),无论迷走神经是否完整,长吸式呼吸均消失,而出现不规则的呼吸节律。综上所述,延髓有基本呼吸节律中枢,脑桥下部有长吸中枢,脑桥上部有呼吸调整中枢,在三者的共同作用下,形成正常的呼吸节律。后来的研究证实,延髓存在基本呼吸节律中枢且脑桥上部有呼吸调整中枢,但未能证实脑桥中下部存在长吸中枢。

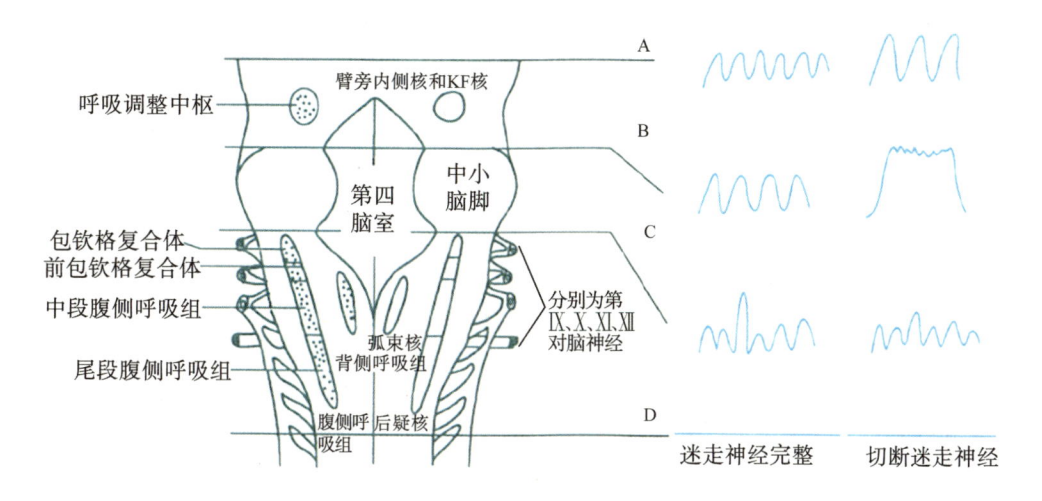

图 9-22　横切脑干对呼吸运动的影响

(二) 呼吸节律的形成

虽然呼吸节律起源于延髓已经得到证实,但呼吸节律形成的机制迄今尚未完全阐明。目前主要有两种学说,即起搏细胞学说和呼吸神经元网络学说。

起搏细胞学说认为,呼吸节律来自于自发性节律活动的神经元,就像窦房结起搏细胞的作用一样。有文献报道,包钦格复合体区域(见图 9-22)可能是呼吸节律起搏神经元的所在部位。呼吸神经元网络学说认为,呼吸节律的产生依赖于延髓内呼吸神经元之间的相互联系和相互作用。20 世纪,许多学者提出了多种网络模型,但均不能很好地解释呼吸节律产生的原理。

起搏神经元学说的实验依据多来自新生动物,呼吸神经元网络学说的实验依据多来自成年动物。因此,呼吸节律的产生机制至今尚无定论。

二、呼吸运动的反射性调节

尽管呼吸节律起源于脑,但呼吸运动的频率、深度和类型等均受来自呼吸器官自身以及其他器官感受器传入冲动的反射性调节,如化学感受性反射、肺牵张反射等。

(一) 化学感受性反射

化学因素对呼吸运动的调节是一种反射性活动,称为化学感受性反射。化学因素包括动脉血液、组织液或脑脊液中的 O_2、CO_2 和 H^+。机体通过呼吸运动调节血液中化学因素的水平,而化学因素又通过化学感受器反射性调节呼吸运动,从而维持机体内环境中上述化学因素的相对稳定和机体代谢活动的正常进行。

根据所在部位的不同,化学感受器分为外周化学感受器和中枢化学感受器。

1. 外周化学感受器

外周化学感受器是位于颈动脉体和主动脉体的外周化学感受器,在呼吸运动和心血管活动的调节方面发挥重要作用。在动脉血 PO_2 降低、PCO_2 或 H^+ 浓度升高时,化学感受器受到刺激,冲动分别经窦神经和迷走神经分支传入延髓,反射性地引起呼吸加深加快。

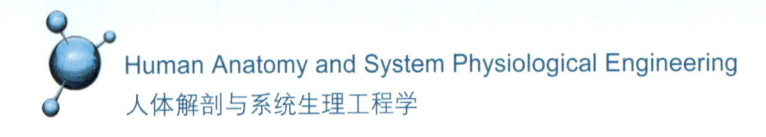

实验证实，PO_2、PCO_2 和 H^+ 对化学感受器的刺激作用存在相互增强的现象，两种因素同时作用比单一因素的作用强。这种协同作用的意义在于，当机体发生循环或呼吸衰竭时，PCO_2 升高和 PO_2 降低常常同时存在，它们协同刺激外周化学感受器，共同促进代偿性呼吸增强反应。

2.中枢化学感受器

摘除动物外周化学感受器或切断其传入神经后，吸入 CO_2 仍能增加肺通气量；提高脑脊液 CO_2 和 H^+ 浓度也能刺激呼吸。研究表明，在延髓还存在一些不同于呼吸中枢的化学感受区，这些区域可影响呼吸活动，被称为中枢化学感受器。

中枢化学感受器位于延髓腹外侧部的浅表部位，左右对称，可分为头、中、尾三个区。头区和尾区都有化学感受性；研究表明，中区不具有化学感受性，可能是头区和尾区传入冲动向脑干呼吸中枢投射的"中继站"。

中枢化学感受器的生理性刺激是脑脊液中的 H^+，而非 CO_2。但血液中的 CO_2 可迅速通过血-脑屏障，导致化学感受器周围细胞外液中的 H^+ 浓度升高，从而刺激中枢化学感受器，再引起呼吸中枢兴奋。由于脑脊液中碳酸酐酶含量很少，CO_2 与 H_2O 的水合反应很慢，所以对 CO_2 的反应有一定的时间延迟。因血液中的 H^+ 不易通过血-脑屏障，故血液 pH 值的变动对中枢化学感受器的作用较弱，也较缓慢。

与外周化学感受器不同，中枢化学感受器不感受低 O_2 的刺激，但对 H^+ 的敏感性比外周化学感受器高，反应潜伏期较长。中枢化学感受器的生理功能可能是调节脑脊液 H^+ 的浓度，维持中枢神经系统 pH 值稳定；而外周化学感受器的生理功能则是在机体低 O_2 时驱动呼吸运动。

(二)肺牵张反射

实验证明，肺扩张或向肺内充气可引起吸气活动的抑制，而肺萎陷或从肺内抽气则可引起吸气活动的加强。这种由肺扩张或肺萎陷引起的吸气抑制或吸气兴奋的反射称为肺牵张反射或黑-伯反射。肺牵张反射包括肺扩张反射和肺萎陷反射两种。

1.肺扩张反射

肺扩张反射是肺扩张时抑制吸气活动的反射。该反射的感受器分布于从气管到细支气管的平滑肌中，是牵张感受器，其阈值低、适应慢。肺扩张时，牵拉呼吸道从而使其扩张，使牵张感受器受到刺激，冲动经传入纤维沿着迷走神经进入延髓，经延髓和脑桥呼吸中枢作用，促使吸气转为呼气。肺扩张反射的生理意义在于加速吸气过程向呼气过程的转换，使呼吸频率增加。

2.肺萎陷反射

肺萎陷反射是肺萎陷时增强吸气活动或促进呼气转换为吸气的反射。该反射的感受器同样位于气道平滑肌内，其性质尚不清楚。肺萎陷反射一般在较大程度的肺萎陷时才出现，所以它在平静呼吸时并不参与调节。

三、CO_2、O_2 和 H^+ 对呼吸运动的调节

(一)CO_2 对呼吸运动的调节

CO_2 是调节呼吸运动最重要的生理性化学因素。在麻醉动物或人体内，动脉血液较

低水平的 PCO_2 可致呼吸暂停。因此,一定水平的 PCO_2 对维持呼吸中枢的基本活动是必需的。当吸入气中 CO_2 增加时,肺泡气 PCO_2 随之升高,动脉血 PCO_2 也升高,因此呼吸加深加快,肺通气量增加。肺通气量增加可使 CO_2 排出增加,使肺泡气和动脉血 PCO_2 重新接近正常水平。但当吸入气 CO_2 含量超过一定水平时,肺通气量不能相应增加,使肺泡气和动脉血 PCO_2 显著升高,导致中枢神经系统(包括呼吸中枢)的活动发生抑制,引起呼吸困难、头痛、头晕甚至昏迷,出现 CO_2 麻醉。

(二)O_2 对呼吸运动的调节

吸入气中 PO_2 降低时,肺泡气和动脉血 PO_2 都随之降低,因此呼吸运动加深加快,肺通气量增加。一般在动脉血 PO_2 低于 80 mmHg 时,肺通气量才可显著增加。因此,动脉血 PO_2 的改变对正常呼吸运动的调节作用不大,仅在特殊情况下(如急性高原反应)低 O_2 刺激才有重要意义。中枢化学感受器对长时间的 CO_2 潴留会发生适应,而外周化学感受器对低 O_2 刺激的适应很慢,此时,低 O_2 对外周化学感受器的刺激就成为驱动呼吸运动的主要刺激因素。

低 O_2 完全是通过外周化学感受器实现对呼吸运动的驱动。低 O_2 直接抑制中枢,而低 O_2 通过外周化学感受器对呼吸中枢的兴奋作用可对抗其直接抑制中枢作用。但是,在严重缺 O_2 时,外周化学感受器的反射效应不足以克服低 O_2 的直接抑制作用时,将导致呼吸运动的抑制。

(三)H^+ 对呼吸运动的调节

动脉血的 H^+ 浓度升高可导致呼吸运动加深加快,肺通气量增加;相反,H^+ 浓度降低则抑制呼吸运动,肺通气量降低。H^+ 对呼吸的调节主要是通过外周化学感受器实现的。虽然中枢化学感受器对 H^+ 的敏感性可以达到外周化学感受器的 25 倍左右,但 H^+ 通过血-脑屏障的速度很慢,限制了它对中枢化学感受器的作用。

四、高级中枢对呼吸运动的调节

呼吸运动还受脑干以上中枢部位的调节,如大脑皮层、边缘系统、下丘脑等。大脑皮层对呼吸运动的调节是随意的,而低位脑干对呼吸运动的调节则是非随意的,两者的下行通路是分开的。大脑皮层可在一定程度上随意控制低位脑干和脊髓呼吸神经元的活动,目的是保证其他呼吸运动相关活动的完成,如说话、唱歌、哭笑、吞咽、排便等。大脑皮层也可在一定程度上控制随意屏气或加深加快呼吸活动。

(张艳敏)

第十章　皮肤、能量代谢及体温

第一节　皮肤概述

皮肤覆盖身体表面，是人体面积最大的器官，成年人皮肤总面积为 1.5～2.0 m²。皮肤由表皮和真皮两部分组成，借皮下组织与深部的组织相连。皮肤内有毛发、皮脂腺、汗腺和指（趾）甲等由表皮衍生的附属器，还有丰富的神经末梢和血管网。皮肤具有保护、吸收、分泌、排泄、感觉等功能，还参与代谢、免疫和体温调节等过程。

一、表皮

表皮位于皮肤浅层，在身体各部厚薄不一，由角化的复层扁平上皮构成。表皮细胞分为两类：一类为角质形成细胞，占表皮细胞的 90% 以上；另一类为非角质形成细胞，包括黑素细胞、朗格汉斯细胞和梅克尔细胞，散在分布于角质形成细胞之间。

（一）表皮的分层

角质形成细胞在表皮内按一定顺序排列，由基部到表面依次形成基底层、棘层、颗粒层、透明层和角质层五层结构（见图 10-1 和图 10-2）。薄的表皮颗粒层和透明层不明显，角质层较薄。

1.基底层

基底层附着于基膜上，由一层立方或矮柱状基底细胞组成，胞质强嗜碱性，内含丰富的游离核糖体和分散或成束的角蛋白丝（又称张力丝）。基底细胞是表皮的干细胞，新生的细胞不断向浅层移动，分化为其他各层细胞。在皮肤创伤愈合中，基底细胞具有重要的再生修复作用。

2.棘层

棘层由 4～10 层体积较大、呈多边形的棘细胞组成。棘细胞表面有许多细短的棘状突起，胞质嗜碱性，可见丰富的游离核糖体和成束的角蛋白丝（即光镜下的张力原纤维）。胞质内还含有卵圆形膜被颗粒，内有明暗相间的平行板层，故又称板层颗粒，颗粒内主要含糖脂和固醇。

第十章 皮肤、能量代谢及体温

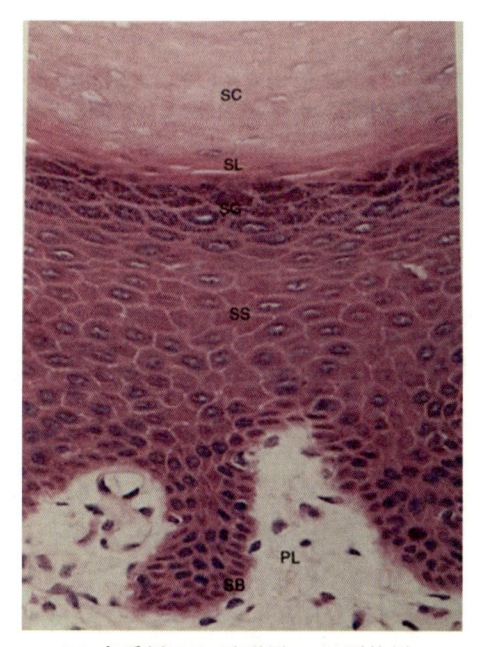

SC:角质层;SL:透明层;SG:颗粒层;
SS:棘层;SB:基底层;PL:乳头层

图10-1 表皮光镜图

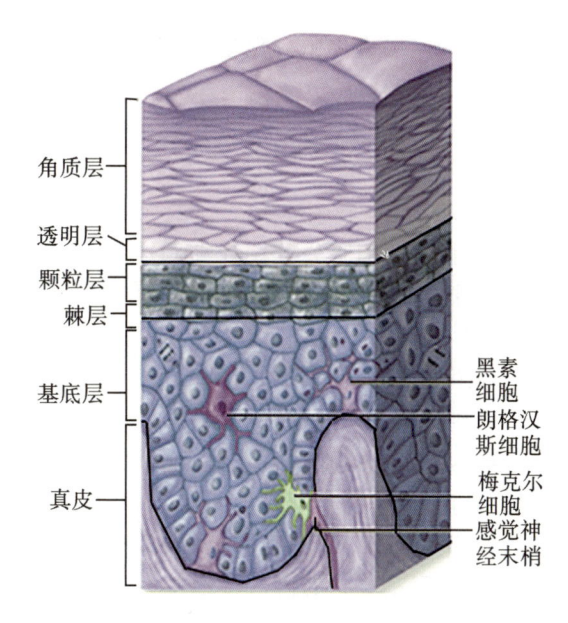

图10-2 表皮结构

3.颗粒层

颗粒层由3~5层梭形细胞组成,细胞核和细胞器渐趋退化。胞质内出现许多大小不等、强嗜碱性的透明角质颗粒,主要成分为富含组氨酸的蛋白质。角蛋白丝常穿入颗粒中,形成角蛋白的前体。颗粒层细胞内板层颗粒增多,多分布在细胞周边,与细胞膜融合后将其中的糖脂等物质释放到细胞间隙内并封闭细胞间隙,构成阻止物质通过表皮的主要屏障。

4.透明层

透明层由2~3层更扁的梭形细胞组成,细胞呈透明均质状,嗜酸性,细胞核及细胞器均消失,胞质内充满透明角质颗粒蛋白,大量角蛋白丝浸埋其中。透明层在手掌和足底皮肤中较为明显。

5.角质层

角质层由多层扁平的角质细胞组成,细胞核和细胞器均已消失,胞质中充满角蛋白,呈粉红均质状。浅层细胞间连接松散,细胞脱落后形成皮屑。

基底细胞向表层迁移形成角质细胞的过程称角化。表皮的结构变化反映了角质形成细胞增殖、分化、向表层迁移、最后脱落的动态过程。角质形成细胞的更新周期为3~4周。

(二)非角质形成细胞

1.黑素细胞

黑素细胞是生成黑色素的细胞,胞体位于表皮基底层,胞体伸出长而不规则的突起,伸入到基底细胞和棘细胞之间,胞质内可见充满黑色素的黑素颗粒。黑素颗粒可沿突起被转移到邻近的基底细胞及棘细胞内。黑素颗粒能吸收、散射紫外线,保护角质形成细胞的细胞核 DNA 免受辐射损伤。紫外线能促进黑色素的合成,使肤色变深。

人种间黑素细胞的数量无明显差别,肤色深浅主要取决于黑素细胞合成黑素颗粒的能力及黑素颗粒的分布范围。黑种人黑素颗粒多而大,分布于表皮全层;白种人黑素颗粒少而小,多分布在基底层;黄种人介于两者之间。肤色还与表皮厚度、血液供应及血液颜色等有关。

2.朗格汉斯细胞

朗格汉斯细胞分散在棘细胞之间,胞质内含杆状或网球拍形的伯贝克(Birbeck)颗粒,特殊染色可见细胞有许多呈树枝状的突起。朗格汉斯细胞是皮肤内的抗原呈递细胞,在对抗入侵皮肤的病原微生物、监视癌变细胞中起重要作用。

3.梅克尔细胞

梅克尔细胞是一种具有短指状突起的细胞,常分布在表皮基底层或表皮与真皮连接处,数量很少。细胞基底部胞质内含许多有膜包裹的致密颗粒,内含突触素和多种神经肽等物质,所以梅克尔细胞可能是一种神经内分泌细胞,通过旁分泌和自分泌产生不同功能,如调节角质形成细胞的增殖,影响朗格汉斯细胞的抗原呈递功能等。多数梅克尔细胞基底面与穿越基膜的传入神经的盘状终末相接触,形成化学突触,具有感受触觉刺激的功能。

二、真皮

真皮位于表皮下,分为乳头层和网织层两层,二者间无明确界限。

(一)乳头层

乳头层位于真皮浅层,为薄层疏松结缔组织,向表皮突出呈乳头状,称真皮乳头。真皮乳头使表皮与真皮的连接面扩大,增加牢固性,并便于表皮从真皮血管中获得营养。具有丰富毛细血管的真皮乳头称血管乳头,含游离神经末梢和触觉小体的真皮乳头称神经乳头。

(二)网织层

网织层位于乳头层下方,为较厚的致密结缔组织,粗大的胶原纤维束交织成网,弹性纤维丰富,使皮肤具有较大的韧性和弹性。网织层有许多血管、淋巴管及毛囊、皮脂腺、汗腺等,还可见环层小体,能感受压迫和振动的刺激。

三、皮下组织

皮下组织位于真皮下方,由疏松结缔组织和脂肪组织构成,将皮肤与深部组织相连,并使皮肤具有一定活动性。皮下组织具有保持体温、缓冲机械压力、贮存能量等作用。药物的皮下注射就是将药物注入此层组织,皮内注射则是将药物注入真皮组织内。

四、皮肤的附属器

皮肤的附属器有毛发、皮脂腺、汗腺和指(趾)甲。

第十章 皮肤、能量代谢及体温

(一)毛发

人体表面除手掌、足底等处外,均有毛发分布。毛发由毛干、毛根和毛球三部分组成。露在皮肤外面的称毛干,埋在皮肤内的称毛根。毛干和毛根由呈同心圆排列的角化上皮细胞组成,上皮细胞内充满角蛋白并含黑色素。包裹在毛根周围的上皮和结缔组织形成毛囊,毛囊分内、外两层:内层为上皮根鞘,包裹毛根,与表皮相延续,其结构与表皮相似;外层为结缔组织鞘,由致密结缔组织构成。毛根与毛囊末端融合,形成膨大的毛球。毛球底面凹陷,富含毛细血管、神经和结缔组织,称毛乳头(见图 10-3 和图 10-4)。毛球是毛干和毛囊的生长点,毛乳头对毛发的生长起诱导和营养作用。毛球的上皮细胞称毛母质细胞,为干细胞,细胞不断增殖,向上迁移并分化为毛根和上皮根鞘的细胞。毛的色素由分布在毛母质细胞间的黑素细胞生成,然后将色素输入新生的毛根上皮细胞中。

毛发斜长在皮肤内,在毛根与皮肤表面呈钝角的一侧,有一束斜行的平滑肌,称立毛肌,其一端附着于毛囊,另一端终止于真皮乳头层。立毛肌受交感神经支配,收缩时可使毛发竖立,产生"鸡皮疙瘩"现象。

毛发有一定的生长周期,如头发的生长周期一般为 4~5 年,其他部位毛发的生长周期只有数月。研究发现,毛囊隆起部(皮脂腺开口处和立毛肌毛囊附着处之间的部位)的细胞为毛囊干细胞,称隆起细胞,隆起细胞可能是毛母质细胞、表皮基底细胞和皮脂腺基底细胞的祖细胞。

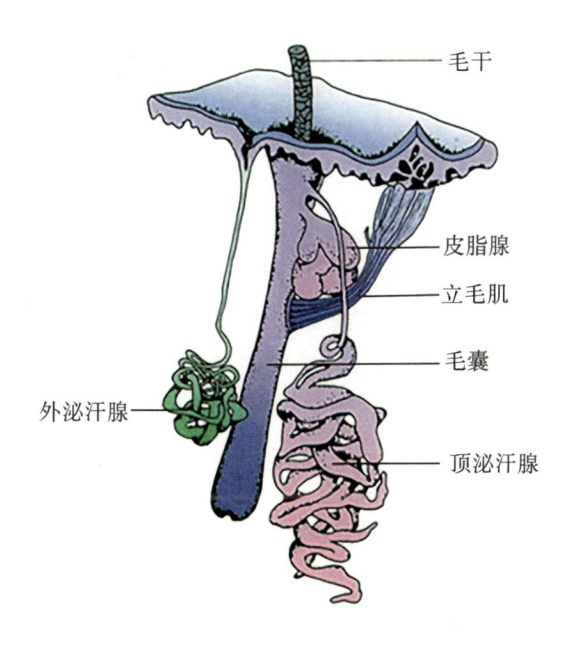

图 10-3 皮肤附属器

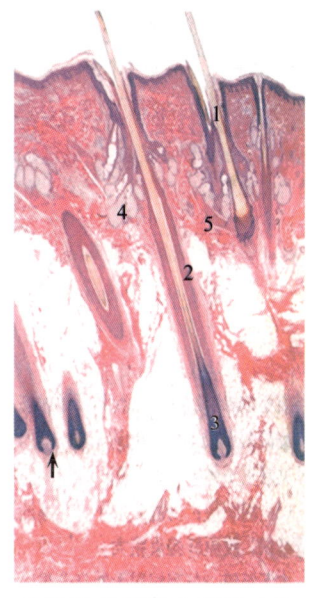

1.毛根;2.毛囊;3.毛球;4.皮脂腺;5.立毛肌;↑毛乳头

图 10-4 头皮结构光镜图

(二)皮脂腺

皮脂腺多位于毛囊和立毛肌之间,为泡状腺,导管很短,大多开口于毛囊上段,少数直接开口于皮肤表面。腺泡周边为一层较小的幼稚细胞,称基细胞,有很强的增殖能力,可不断生成新的腺细胞。新生的腺细胞逐渐增大,并向腺泡中心移动,胞质中脂滴越来越多。腺细胞成熟时,大多位于腺泡中央,胞质内充满脂滴,细胞核固缩,细胞器消失。最后腺细胞解体,连同脂滴一起排出,即为皮脂,此种分泌方式为全浆分泌。皮脂有润泽皮肤和保护毛发的作用。雄激素可促进皮脂生成,故在青春期皮脂腺分泌活跃,若导管排出不畅则易形成痤疮。

(三)汗腺

汗腺为弯曲的单管状腺,分外泌汗腺和顶泌汗腺两种。

1.外泌汗腺

外泌汗腺即通常所称的(小)汗腺,遍布全身大部分皮肤,手掌和足底等处尤多。外泌汗腺由分泌部和导管组成,其分泌部位于真皮深层和皮下组织中,盘曲成团,管壁由单层锥体形和立方形细胞组成。在腺细胞与基膜之间有肌上皮细胞,其收缩能帮助排出分泌物。外泌汗腺的导管较细,由两层小立方形细胞组成,胞质嗜碱性,染色深,导管直接开口于皮肤表面的汗孔。汗液分泌是机体散热的主要方式,汗液中含大量水分及钠、钾、氯、尿素等,有调节体温、排出代谢产物和离子等作用。

2.顶泌汗腺

在腋窝、乳晕、肛门及会阴等处还有一类顶泌汗腺,又称大汗腺,其分泌部管径粗,管腔大,也盘曲成团;腺细胞呈单层立方或矮柱状,胞质嗜酸性,腺细胞与基膜之间也有肌上皮细胞。顶泌汗腺的导管细而直,由两层上皮细胞组成,开口于毛囊上段。顶泌汗腺的分泌物为较黏稠的乳状液,含蛋白质、糖类和脂类,分泌物被细菌分解后产生特别的气味,分泌过盛而致气味过浓时则发生狐臭。大汗腺分泌活动受性激素影响,青春期分泌较旺盛。

(四)指(趾)甲

指(趾)甲为指(趾)端背面的硬角质板。外露部分称甲体,为坚硬透明的长方形角质板,由多层连接牢固的角化细胞构成。甲体下面的复层扁平上皮和真皮为甲床,甲体的近侧埋于皮肤内称甲根;甲根附着处的复层扁平上皮为甲母质,是甲体的生长区。甲母质细胞不断分裂增生,向指(趾)远端移动,角化后构成甲体细胞。甲体周缘的皮肤为甲襞,甲体与甲襞之间的沟为甲沟。指(趾)甲对指(趾)末节起保护作用。甲床真皮中有丰富的感觉神经末梢,故指(趾)甲能感受精细触觉。

第二节 能量代谢

新陈代谢是生命活动的基本特征之一,包括物质代谢和能量代谢。物质代谢是指糖类、脂肪、蛋白质等物质在机体内的合成与分解过程。合成代谢是指从外界摄取营养物质合成或更新机体的组织成分,并贮存能量;分解代谢是指分解机体自身的结构成分,同时释放能量。生物体内物质代谢过程中所伴随的能量释放、转移、储存和利用称为能量代谢。

一、能量的来源和去路

（一）三大主要能量物质及代谢

机体所需的能量主要来源于食物中的糖类、脂肪和蛋白质。这些能量物质分子结构中蕴藏着化学能，在氧化过程中被释放出来，其中50%以上转化为热能，用于维持体温，并向外散发；其余不足50%的能量以高能磷酸键的形式储存于体内，供机体利用。

1. 糖类

糖类是机体主要的供能物质，一般情况下，机体所需能量的70%左右由糖类提供，其余能量来源于脂肪等物质。糖类在消化道消化后的主要终产物为葡萄糖。葡萄糖被吸收入血后，在骨骼肌中被利用或合成肌糖原；在肝脏内合成肝糖原，或转化为α-磷酸甘油或脂肪酸，再合成甘油三酯或脂蛋白。糖类在脂肪细胞内较少被利用，多数被用于合成脂肪。当血糖浓度低时，肝糖原分解为葡萄糖。在氧充足时，葡萄糖在细胞内氧化生成CO_2和水，释放能量用于ATP的合成。当供氧不足时，葡萄糖经无氧酵解分解成乳酸，释放较少的能量，乳酸经血液循环至肝脏再合成糖原。机体多数细胞对葡萄糖的利用率主要受胰岛素等激素的调节。

2. 脂肪

脂肪是体内最重要的贮能物质。脂肪被消化分解后变为甘油一酯和脂肪酸，主要以乳糜微粒的形式被吸收入血。乳糜微粒在血管内皮细胞脂蛋白脂酶的作用下释放脂肪酸，后者进入脂肪细胞与α-磷酸甘油合成甘油三酯。当脂肪细胞内葡萄糖浓度下降或不足时，储存的脂肪分解产生甘油和脂肪酸，再经三羧酸循环氧化分解供给能量。通常情况下，脂肪氧化分解产生的能量在机体消耗的总能量中不超过30%。糖皮质激素、甲状腺激素、肾上腺素等参与脂肪代谢的调节。

3. 蛋白质

蛋白质是机体细胞结构和功能的主要物质。蛋白质经消化分解为氨基酸，氨基酸吸收入血后，多数进入细胞重新合成蛋白质，成为细胞结构的组成成分，以实现细胞的自我更新；或合成激素、酶等生物活性物质。生理情况下，蛋白质氧化分解用于供能的量很少。只有当机体长期禁食或体力极度消耗时，体内的糖和脂肪被大量消耗，肌肉和其他组织内蛋白质可分解释放氨基酸并氧化供能，供机体利用。生长激素、糖皮质激素、胰岛素等参与蛋白质代谢的调节。

（二）能量的储存与利用

组织细胞在生命活动中不能直接利用营养物质分解释放的能量，而是需要将能量转移到高能磷酸键中，伴随着高能磷酸键断裂，释放的能量用于组织细胞的生命活动。

ATP含高能磷酸键，是糖类、脂肪和蛋白质在生物氧化过程中合成的一种高能化合物，是机体储存与利用能量的主要物质形式。当ATP分解时，高能磷酸键断裂，ATP分解为腺苷二磷酸（ADP）和无机磷酸，同时释放出能量供机体利用。机体消耗的ATP由ADP氧化磷酸化来补充。

磷酸肌酸（CP）也是含有高能磷酸键的储能物质，主要存在于肌肉和脑组织中。虽然体内 CP 的储存量远大于 ATP，但 CP 不能直接为细胞活动提供能量。当机体产生的能量增多时，ATP 浓度升高，ATP 会将高能磷酸键转移给肌酸，生成 CP，将能量储存起来。当机体能量消耗增加时，ATP 浓度下降，CP 又将储存的能量转移给 ADP，生成 ATP。因此，CP 充当着 ATP 储存库的作用，而 ATP 的合成与分解是体内能量转换与利用的中心环节。

机体利用 ATP 提供的能量可用于完成各种功能活动，如合成各种细胞组分及生物活性物质；完成肌肉收缩与舒张；实现物质跨膜主动转运，维持膜两侧离子的电化学梯度；产生生物电现象及进行神经传导；用于腺体分泌和递质释放过程等。图 10-5 所示为体内能量的释放、转移、储存和利用过程。

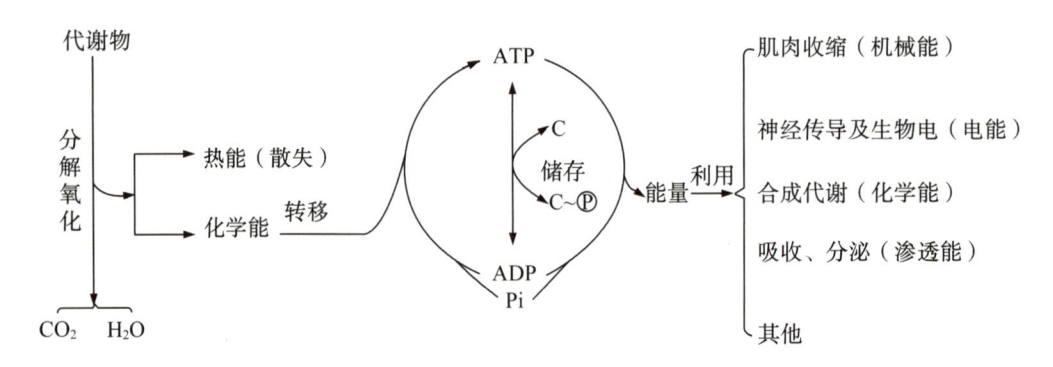

图 10-5　体内能量的释放、转移、储存和利用过程

（三）能量平衡

机体的能量平衡是指在一定时间内，摄入的能量与消耗的能量基本相等。机体摄入的能量等于机体产热、做功及储存的能量三部分的总和。

能量平衡与否，与机体体重变化有直接关系，体重变化可反映机体的能量平衡状态。通常情况下，能量主要以脂肪形式储存，因此能量摄入大于释放可导致肥胖。体重指数（body mass index，BMI）是衡量是否肥胖和体重是否标准的重要指标，为体重（单位为 kg）除以身高（单位为 m）的平方。中国人体重指数以 18.5～23.9 为正常，24～27.9 为超重，超过 28 为肥胖。

二、能量代谢的测定

能量代谢的测定是指测定机体单位时间所消耗的能量，即能量代谢率。机体的能量代谢也遵循能量守恒定律，即机体所利用的蕴藏于食物中的化学能应等于机体所做的外功和最终转化的热能之和。因此，测定机体在单位时间内所消耗的食物及这些食物所含的能量，或测定机体单位时间内所产生的热量与所做的外功，都可测算出整个机体的能量代谢率。测定机体单位时间内散发的总热量通常有两种方法，即直接测热法和间接测热法。

（一）直接测热法

直接测热法是将受试者置于特殊的检测装置中，收集受试者在一定时间内向外界环境散发的总热量。直接测热法所需装置结构复杂、操作烦琐,因此,研究能量代谢一般都采用间接测热法。

(二)间接测热法

在物质化学反应中,反应物的量与产物量之间成一定比例关系(定比定律)。间接测热法的基本原理就是利用定比定律,通过对单位时间内整个机体中氧化分解的糖类、脂肪、蛋白质的量推算出该段时间内整个机体所释放出来的热量,即测定单位时间内机体耗氧量、CO_2 产生量和尿氮排出量,从而推算各种能源物质的消耗量和产热量,间接测出能量代谢率。

1.食物的热价

1 g 食物氧化分解(或在体外燃烧)释放的能量称食物的热价(thermal equivalent of food)。食物的热价有物理热价和生物热价之分,前者指食物在体外燃烧时释放的热量,后者指食物在体内经生物氧化产生的热量。糖类和脂肪的物理热价和生物热价是相等的;蛋白质的生物热价小于它的物理热价,因为蛋白质在体内不能被彻底氧化分解,有一部分以尿素等形式从尿中排出。

2.食物的氧热价

食物氧化要消耗氧,氧的消耗量和物质氧化的产热量之间有一定的关系。通常将某种食物分解氧化时消耗 1 L 氧所产生的热量称该食物的氧热价(thermal equivalent of oxygen)。

3.呼吸商

机体通过呼吸从外界摄取氧,以供各种营养物质氧化分解需要,同时将代谢产生的 CO_2 呼出体外。一定时间内机体产生的 CO_2 量与消耗 O_2 量的比值称呼吸商(respiratory quotient,RQ)。呼吸商的大小取决于食物的成分,人体在特定时间内的呼吸商取决于主要的供能物质:糖类氧化时,消耗的 O_2 和产生的 CO_2 量相等,呼吸商接近 1.0;脂肪的呼吸商约为 0.71;蛋白质的呼吸商为 0.8。一般情况下,摄取混合食物时,呼吸商常在 0.82 左右。

有关糖类、脂肪和蛋白质三者的热价、氧热价及呼吸商等数据见表 10-1。

表 10-1 糖类、脂肪和蛋白质氧化时的几种数据

营养物质	产热量/(kJ/L)		耗氧量/(L/g)	CO_2 产量/(L/g)	氧热价/(kJ/L)	呼吸商
	物理热价	生物热价				
糖类	17.15	17.15	0.83	0.83	20.66	1.00
脂肪	39.75	39.75	2.03	1.43	19.58	0.71
蛋白质	23.43	17.99	0.95	0.76	18.93	0.80

一般情况下,体内能量主要来自糖类和脂肪的氧化,蛋白质的氧化可忽略不计。将糖类和脂肪按不同比例混合后氧化产生的 CO_2 量和耗氧量的比值,称为非蛋白呼吸商(non-protein respiratory quotient,NPRQ)。非蛋白呼吸商是估算非蛋白代谢中糖类和脂肪氧化的相对数量的依据。根据非蛋白呼吸商,可计算出糖类和脂肪两者各自氧化的

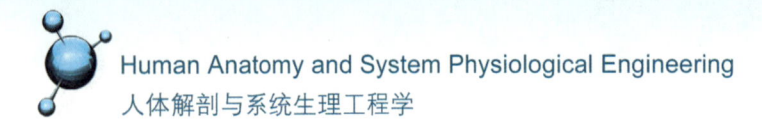

百分比及氧热价(见表10-2)。

表10-2 非蛋白呼吸商和氧热价

呼吸商	糖类/%	脂肪/%	氧热价/(kJ/L)
0.70	0.00	100.00	19.62
0.71	1.10	98.90	19.64
0.72	4.75	95.20	19.69
0.73	8.40	91.60	19.74
0.74	12.00	88.00	19.79
0.75	15.60	84.40	19.84
0.76	19.20	80.80	19.89
0.77	22.80	77.20	19.95
0.78	26.30	73.70	19.99
0.79	29.00	70.10	20.05
0.80	33.40	66.60	20.10
0.81	36.90	63.10	20.15
0.82	40.30	59.70	20.20
0.83	43.80	56.20	20.26
0.84	47.20	52.80	20.31
0.85	50.70	49.30	20.36
0.86	54.10	45.90	20.41
0.87	57.50	42.50	20.46
0.88	60.80	39.20	20.51
0.89	64.20	35.80	20.56
0.90	67.50	32.50	20.61
0.91	70.80	29.20	20.67
0.92	74.10	25.90	20.71
0.93	77.40	22.60	20.77
0.94	80.70	19.30	20.82
0.95	84.00	16.00	20.87
0.96	87.20	12.80	20.93

续表

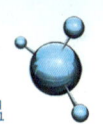

呼吸商	糖类/%	脂肪/%	氧热价/(kJ/L)
0.97	90.40	9.58	20.98
0.98	93.60	6.37	21.03
0.99	96.80	3.18	21.08
1.00	100.00	0.00	21.13

间接测热法的具体测算步骤包括：①测出机体在一定时间内的 O_2 消耗量和 CO_2 产量；②测出该时间内的尿氮排出量，并根据尿氮量（1 g 尿氮来自 6.25 g 蛋白质的氧化分解）算出氧化蛋白质的量及蛋白质的产热量；③根据蛋白质氧化量算出蛋白质代谢的 O_2 消耗量和 CO_2 产量，从总 O_2 消耗量和 CO_2 产量中扣除蛋白质氧化代谢的份额，计算出 NPRQ；④根据表 10-2 查出 NPRQ 对应的氧热价，进而算出非蛋白代谢产热量；⑤将蛋白质代谢产热量和非蛋白代谢产热量相加，计算出机体在该段时间内的总产热量。

例如，某受试者 24 h 的耗氧量为 400 L，尿氮排出量为 12 g，CO_2 产量为 340 L，则该受试者 24 h 的能量代谢值（产热量）计算如下：

(1) 蛋白质代谢的耗氧量、CO_2 产量及产热量：

$$氧化的蛋白质量 = 12 \text{ g} \times 6.25 = 75 \text{ g}$$
$$蛋白质的产热量 = 18.9 \times 75 = 1351.5 \text{ kJ}$$
$$耗氧量 = 0.95 \times 75 = 71.25 \text{ L}$$
$$CO_2 \text{ 产量} = 0.76 \times 75 = 57.0 \text{ L}$$

(2) 非蛋白呼吸商的计算：

$$非蛋白代谢耗氧量 = 400 - 71.25 = 328.75 \text{ L}$$
$$CO_2 \text{ 产量} = 340 - 57 = 283 \text{ L}$$
$$非蛋白呼吸商 = 283/328.75 = 0.86$$

(3) 根据 NPRQ 的氧热价计算非蛋白代谢的产热量，查表 10-2 可知，非蛋白呼吸商为 0.86 时，氧热价为 20.41 L，所以非蛋白代谢产热量 = 328.75 L × 20.41 kJ/L = 6709.8 kJ。

(4) 计算 24 h 产热量，24 h 产热量 = 非蛋白代谢产热量 + 蛋白代谢产热量 = 6709.8 + 1351.5 = 8061.3 kJ。

间接测热法测算步骤相对有些复杂，临床实践中常用简略法，即测得一定时间内的 O_2 消耗量和 CO_2 产生量，求出呼吸商作为 NPRQ（不考虑蛋白质代谢部分），根据表 10-2 查出 NPRQ 对应的氧热价，然后将氧热价乘以耗氧量，得出该时间内的产热量。另一种更简便的方法是利用肺量计测出受试者一定时间内（通常为 6 min）的耗氧量。由于受试者一般都吃混合食物，所以通常将非蛋白呼吸商定为 0.82，相应的氧热价为 20.20 kJ/L。因此，产热量就等于 20.20 与 O_2 消耗量的乘积。

三、影响能量代谢的主要因素

影响机体能量代谢的因素很多，其中重要的有以下几个。

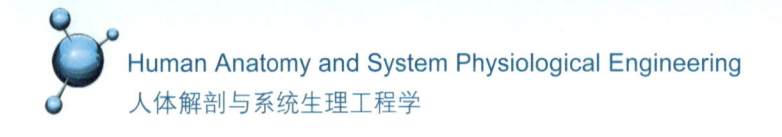

(一)肌肉活动

肌肉活动对能量代谢的影响最为显著,剧烈运动时产生的热量可达安静状态下的10~20倍。人在运动或劳动时耗氧量会显著增加,产热量也显著增加。机体耗氧量、产热量与肌肉活动的强度呈正比关系,即能量代谢值可作为评价劳动强度的指标。

(二)精神和情绪活动

精神和情绪活动对能量代谢也有显著影响。人在安静状态下思考问题时,对能量代谢影响不大。当人体处于精神紧张状态(如焦虑、恐惧或情绪激动)时,代谢率比安静时明显增加。这一方面是由于骨骼肌的紧张性增强,产热量增加;另一方面是由于交感神经兴奋,甲状腺激素、肾上腺素等分泌增多,使产热量显著增加,代谢率升高。

(三)食物特殊动力效应

人体在进食后一段时间内(进食后1 h左右开始,可延续7~8 h),即使机体处在安静状态下,产热量也比进食前多。这种由食物刺激引起机体额外产热的现象称为食物特殊动力效应。若进食蛋白质食物,额外产热量可增加30%左右;若进食糖类或脂肪食物,额外产热量可增加4%~6%。目前认为,食物特殊动力效应可能与肝脏内氨基酸的脱氨基反应以及由葡萄糖合成糖原等过程消耗能量有关。

(四)环境温度

人体安静时的能量代谢在20~30 ℃的环境中最为稳定,这主要是因为肌肉放松导致的。当环境温度低于20 ℃时,代谢率开始增加,在10 ℃以下代谢率显著增加,主要是寒冷刺激反射性地引起寒战以及骨骼肌肌紧张增强所致。当环境温度超过30 ℃时,代谢率又会逐渐增加,主要是因为随着体温升高,体内酶活性升高,化学反应速率加快,同时发汗功能旺盛,呼吸、循环功能也增强等。

四、基础代谢与基础代谢率

基础状态是指人体在20~25 ℃的室温下,空腹、平卧且处于清醒、安静时的状态。在这种状态下,体内能量的消耗只用于维持基本的生命活动,能量代谢比较稳定,这种基础状态下的能量代谢称为基础代谢。

基础代谢率(basal metabolic rate,BMR)是指在基础状态下单位时间内的能量代谢,临床上常用单位时间、单位平方米体表面积散发的热量来表示,其单位是 $kJ/(m^2 \cdot h)$。体表面积测量困难,但可根据身高和体重两项数值来推算,公式为:体表面积(m^2) = $0.0061 \times$ 身长$(cm) + 0.0128 \times$ 体重$(kg) - 0.1529$。

正常人基础代谢是比较恒定的,基础代谢率与性别、年龄、身高、体重、健康状况等有关。一般来说,男性比女性稍高,儿童比成年人高,老年人有所降低。我国男女各年龄组正常基础代谢率的平均值如表10-3所示。

表 10-3　我国正常人的基础代谢率平均值　　　　单位:kJ/(m²·h)

年龄/岁	11～15	16～17	18～19	20～30	31～40	41～50	51 以上
男性	195.5	193.4	166.2	157.8	158.6	154.0	149.0
女性	172.5	181.7	154.0	146.5	146.9	142.4	138.6

一般说来,基础代谢率的实际数值同上述正常的平均值比较,若相差在 10%～15% 以内属于正常;若相差超过 20% 时,则表示有可能是病理性的,常用来帮助诊断某些疾病。例如,甲状腺功能低下时,基础代谢率比正常值低 20%～40%;甲状腺功能亢进时,基础代谢率比正常值高 25%～80%。人体发热时,基础代谢率升高,体温升高 1 ℃,基础代谢率将升高 13%。糖尿病、红细胞增多症、白血病以及伴有呼吸困难的心脏病患者等往往伴有基础代谢率升高,垂体性肥胖、艾迪生病、肾病综合征等患者常伴有基础代谢率降低。

第三节　体温及其调节

鸟类和哺乳类动物(包括人类)在环境温度变化时,可通过机体的体温调节机制维持体温的相对恒定,因此它们被称为恒温动物。体温和呼吸、血压、心率一样,都是重要的生命体征。

一、人体的正常体温

(一)体壳温度

体壳温度是指人体外周组织(包括皮肤、皮下组织和肌肉等)的温度,亦称表层温度或体表温度。体壳温度不稳定,易受环境温度的影响,各部位之间的差异也较大,四肢末梢皮肤温度最低,越靠近躯干、头部,皮肤温度越高。环境温度达 32 ℃ 以上时,皮肤温度的部位差将变小(见图 10-6A)。在寒冷环境中,随着气温下降,四肢末梢(手和足)的皮肤温度降低最显著,但头部皮肤温度变动相对较小(见图 10-6B)。体壳温度与体表局部血流量有密切关系。凡是能影响皮肤血管舒缩的因素(如环境温度变化、精神紧张等)都能改变皮肤的

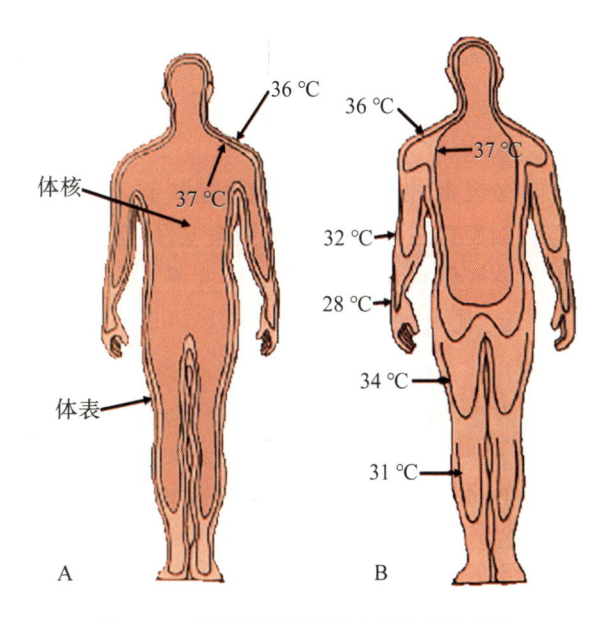

图 10-6　不同环境温度下人体体温分布图

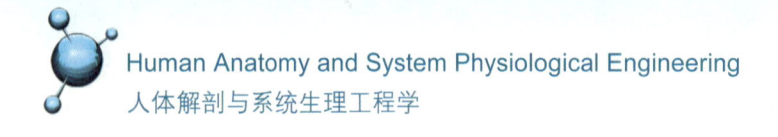

温度。出汗时,由于蒸发散热,皮肤温度也会出现波动。

(二)体核温度

体核温度是指机体深部(心、肺、脑及腹腔内脏等处)的温度,有时亦称深部温度。生理学所说的体温是指机体核心部分的平均体温。体核温度比体壳温度高,且比较稳定,各部位之间的差异也较小。但由于各器官代谢水平不同,它们的温度略有差异。血液循环是体内传递热量的重要途径,由于血液不断循环,机体深部各器官的温度趋于一致。因此,血液的温度可代表机体内部重要器官温度的平均值。

由于机体深部血液温度不易测量,因此在临床检查和实验研究中,通常用腋窝、口腔和直肠等处的温度来代表体温。生理情况下,直肠温度为 36.9～37.9 ℃,口腔温度为 36.7～37.7 ℃,腋窝温度为 36.0～37.4 ℃。所以报告体温时,应注明测定的部位。

二、体温的生理性波动

人的体温相对恒定,但不是一成不变的。在正常生理情况下,体温可随昼夜、年龄、性别、体力活动等因素而变化,但变化幅度一般不超过 1 ℃。

(一)昼夜节律

人类体温呈昼夜周期性波动。一般清晨 2～6 时体温最低,午后 3～6 时最高,波动幅度不超过 1 ℃。体温的这种昼夜周期性波动称为昼夜节律。一般认为,体温的昼夜节律是由生物体内在的生物节律所决定的。下丘脑的视交叉上核可能是控制生物节律的关键部位。

(二)性别

成年女性的体温平均比男性高 0.3 ℃,可能与女性皮下脂肪较多,散热较少有关。成年女性的基础体温随月经周期呈现周期性波动,排卵日体温最低,排卵后升高 0.2～0.5 ℃,并持续到下次月经开始。这种体温的变化可能与性激素(尤其是孕激素)的变化有关。

(三)年龄

一般说来,青少年、儿童的体温较高,新生儿和老年人的体温较低。新生儿由于体温调节机制发育还不完善,调节能力差,体温容易受环境温度的影响而变动。老年人则由于基础代谢降低导致,体温偏低,体温调节能力也较差。

(四)肌肉活动

肌肉活动时,代谢增强,产热量增多,导致体温升高。剧烈运动时体温可升高 2～3 ℃。因此,测体温前和测定过程中,患者应处于安静状态。测定小儿体温时应防止其哭闹。

此外,环境温度、精神紧张、情绪变化、进食等因素都会影响体温,测定体温时应考虑这些情况。

三、产热和散热

机体通过体温调节机制,使产热和散热两个生理过程处于动态平衡,从而维持相对恒定的体温。

(一)产热

体热主要是伴随代谢产生的。体内的总产热量主要包括基础代谢、食物特殊动力效应和肌肉活动等所产生的热量。基础代谢高,产热量多;基础代谢低,产热量少。安静状态下,主要由内脏器官产热,肝和脑是基础状态下主要的产热器官;骨骼肌是机体运动时主要的产热器官,运动时骨骼肌产热量可比安静时增加3~5倍,剧烈运动时可增加20~40倍。食物特殊动力效应亦可使机体进食后产热量增加。

在寒冷环境中,机体体温下降,机体可通过战栗产热(shivering thermogenesis)和非战栗产热两种方式来增加产热量,以维持体温。

1.战栗产热

当机体受到寒冷刺激时,会出现战栗(即寒战)。战栗是骨骼肌发生的不随意节律性收缩,由于屈肌和伸肌同时收缩,所以不做外功,但产热量很高,可为静止时的5~6倍。机体通过战栗的方式产热称战栗产热,亦称寒战产热。

2.非战栗产热

机体处于寒冷环境中时,可不发生战栗,而是通过提高组织代谢来增加产热,称非战栗产热,又称代谢产热。人体代谢组织中,褐色脂肪组织的产热量最多。新生儿不能发生战栗,但褐色脂肪组织较多,故非战栗产热对维持新生儿体温非常重要。

机体产热受到神经和体液等因素的调节。例如,甲状腺激素、肾上腺素和去甲肾上腺素等可增强氧化代谢反应,使产热量增加;交感神经兴奋可使肌紧张活动增强以增加产热,同时皮肤血管收缩以减少散热。

(二)散热

人体产生的热量大部分经皮肤散发到外界,小部分则随呼出气、粪、尿等排泄物而散失。皮肤是主要的散热部位,其散热方式包括辐射散热、传导散热、对流散热和蒸发散热。

1.辐射散热

辐射散热是指机体以热射线的形式将热量传给外界较冷物体的一种散热形式。辐射散热量的多少取决于皮肤与环境之间的温度差以及机体有效辐射面积。皮肤温度比环境温度高得越多,机体辐射的散热量就越多。若环境温度高于皮肤温度,则机体不能辐射散热,反而会吸收外界环境辐射的热量。机体有效辐射面积越大,散热量越多。安静状态下,辐射散发的热量约占总散热量的60%。

2.传导散热

传导散热是机体将热量直接传给与皮肤接触的较冷物体的一种散热方式。机体深部的热量以传导方式传到体表皮肤,再由皮肤直接传给同它相接触的物体(如床或衣服等)而散热。传导散热量取决于皮肤表面与接触物表面的温度差、接触面积、物体导热率等。人体脂肪的导热率较低,因此皮下脂肪可减少散热。水的导热率较大,因此临床上可利用

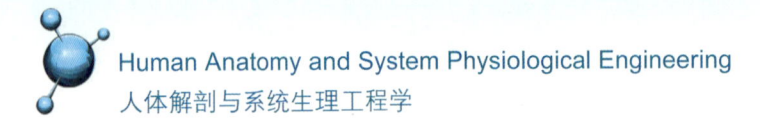

冰囊、冰帽给高热患者降温。如果皮肤与较热物体接触,机体会通过热传导从接触物中吸收热量。

3.对流散热

对流散热是传导散热的一种特殊形式,是指通过气体或液体的流动散发体热。人体周围总是绕有一薄层同皮肤接触的空气,皮肤将热量传给这一层空气,由于空气不断流动(对流),流动的空气将体热散发到周围空间。对流散失热量的多少除取决于皮肤温度与环境温度的差和机体的有效散热面积外,还受风速的影响:风速越大,对流散热量越多。辐射散热、传导散热和对流散热的散热效率都主要取决于皮肤和环境之间的温度差。

当外界温度低于皮肤温度并且相差较大时,人体主要以前面三种方式散热。当外界温度高于皮肤温度时,机体几乎全靠蒸发的方式来散失体热。

4.蒸发散热

蒸发散热是机体通过体表水分的蒸发来散失体热的一种方式。据测定,体表每蒸发 1 g 水要吸收 2.43 kJ 热量。蒸发散热分为不感蒸发和发汗两种形式。

(1)不感蒸发:人即使处在低温环境中,皮肤和呼吸道仍有水分渗出而被蒸发掉,这种水分蒸发一般不为人们所察觉,称为不感蒸发,其中皮肤的不感蒸发又称不显汗。不感蒸发与汗腺活动无关,也不受体温调节机制的调控。室温 30 ℃以下时,机体每昼夜不感蒸发量为 1 L 左右,其中通过皮肤蒸发 0.6~0.8 L,通过呼吸道蒸发 0.2~0.4 L。

(2)发汗:汗腺分泌汗液的过程称为发汗,又称可感蒸发。机体可通过汗液的蒸发而散热。发汗速度受环境温度、空气湿度以及风速影响。环境温度越高,发汗速度越快;湿度越大,汗液越不易蒸发,体热越不易散失。如果汗液被擦掉或流失,则不能起到散热的作用。人在安静状态下,当环境温度达 30 ℃左右时便开始发汗。如果空气湿度大且着衣较多时,气温达 25 ℃便可引起人体发汗。汗液是低渗液体,水分占 99%,固体成分中大部分为 NaCl,也有少量 KCl 及尿素等。所以当机体大量发汗时,应及时补充 NaCl,否则可导致高渗性脱水。

发汗是一种神经反射活动,汗腺的分泌受神经和体液的双重调节。发汗又分为温热性发汗和精神性发汗。温热刺激引起的发汗称温热性发汗,其调控中枢位于下丘脑的体温调节中枢,汗腺主要接受交感神经胆碱能节后纤维支配,分布于全身各处,参与体温调节,乙酰胆碱有促进汗腺分泌的作用。精神紧张或情绪激动引起的发汗称精神性发汗,其中枢位于大脑皮层,受肾上腺素能纤维支配,主要见于手掌、足跖和前额等部位,与体温调节关系不大。

四、体温调节

(一)行为性体温调节

行为性体温调节是人类通过有意识的行为活动(如身体姿势、衣着、行为等活动),有意识地改变机体的产热或散热,从而达到维持体温的目的。在极度寒冷环境中,行为性体温调节具有重要意义。

(二)自主性体温调节

自主性体温调节是体温调节的基础。当环境温度改变时,在体温调节中枢的作用下,

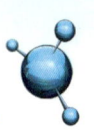

机体通过调节产热和散热过程,来维持体温的相对恒定。这种通过人体生理活动变化而调节体温的方式称为自主性体温调节。自主性体温调节是由体温自身调节系统来完成的,需要经过一系列神经反射和神经-体液调节过程,是一个典型的自动控制过程。

1.温度感受器

机体感受温度变化的神经元或神经纤维称温度感受器,根据存在部位的不同可分为外周温度感受器和中枢温度感受器两类。

外周温度感受器是指分布于中枢神经系统以外,如皮肤、黏膜、肌肉和内脏中的温度感受器,又可分为冷感受器和热感受器,分别感受温度下降和升高变化。当局部温度升高时,热感受器兴奋;反之,冷感受器兴奋。

中枢温度感受器是指存在于中枢神经系统内(如脊髓、延髓、脑干网状结构及下丘脑等处)的对温度变化敏感的神经元。温度升高时放电频率增加的神经元称为热敏神经元,温度降低时放电频率增加的神经元称为冷敏神经元。这两种神经元不仅能直接感受中枢温度的变化,还可以接受致热原、5-羟色胺、去甲肾上腺素等化学物质的刺激,调节体温的变化。

2.体温调节中枢

体温调节中枢位于脊髓、脑干和下丘脑等处。动物实验表明,体温调节的基本中枢在下丘脑,但确切部位尚不清楚。目前认为,视前区-下丘脑前部(preoptic-anterior hypothalamus area,PO/AH)在体温调节中起重要作用。此处中枢温度感受器既能感受到它们所在部位的温度变化,又能对外周传入的温度信息进行整合,继而调控与机体产热和散热有关的组织、器官的功能活动,如血流量、肌紧张、发汗、激素分泌等,从而维持体温的相对稳定。除 PO/AH 外,下丘脑后部的战栗运动中枢、发汗中枢和引起皮肤血管活动改变的交感中枢等都参与了体温的调节。

总之,当外界环境温度变化时,体温调节中枢接受皮肤温度感受器和中枢温度感受器的传入信息并加以整合,同时协同其他神经中枢,通过一系列机制调节体温,使体温维持相对的稳态(见图10-7)。

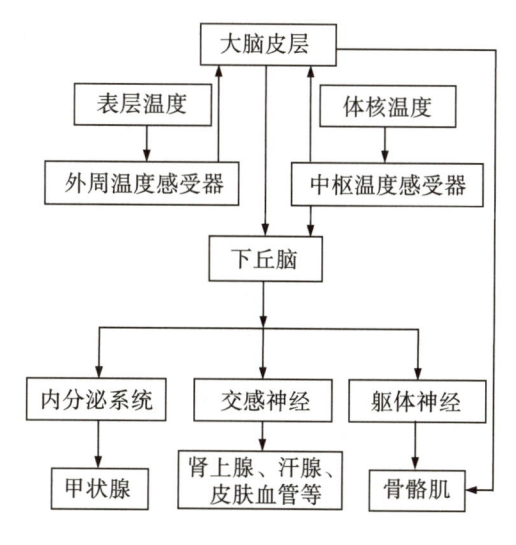

图 10-7　体温调节过程

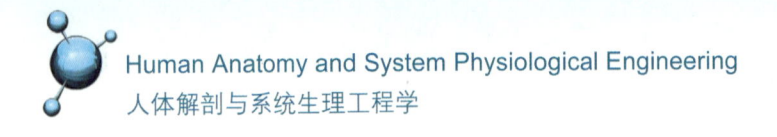

3. 体温调定点学说与体温恒定

目前,关于体温调节的确切机制,一般采用体温调定点学说来解释。该学说认为,体温调节有一个规定的数值,即调定点,它确定了体温的基准。PO/AH 的温度敏感神经元起着调定点的作用。正常人体温稳定的调定点一般为 37 ℃。当体温高于 37 ℃ 时,热敏神经元活动增强,使散热增加、产热减少,从而使体温降至正常水平;当体温低于 37 ℃ 时,冷敏神经元活动增强,使散热减少、产热增加,从而使体温升至正常水平。调定点相当于机体设定的温度标准值,体温调节系统通过产热和散热调节,使体温围绕调定点上下波动,维持体温在调定点水平。

五、体温调节障碍

人类体温调节能力有一定的限度。当环境温度持续而剧烈变化,或机体的体温调节机制发生障碍,导致机体产热与散热过程不能保持相对平衡时,就会出现体温异常,如发热、中暑和体温过低等。

(一)发热

发热又称发烧,是体温过高的一种特殊形式。发热时,机体体温调节中枢依然能调节体温,只是由于下丘脑体温调节中枢重新调整,使其处于一个较高的调定点水平。例如,细菌感染导致发热,致热原可使热敏神经元的温度反应阈值升高,而冷敏神经元的阈值降低,导致调定点上移(如 39 ℃)。调定点上移后,产热与散热过程在较高的水平(39 ℃)上达到平衡。解热镇痛药的作用机制就是使调定点下移,从而使体温恢复正常水平。

(二)中暑

在高温和热辐射的长时间作用下,体内产生的热量不能及时发散,引起体热过度蓄积或体温调节障碍,会造成中暑。中暑是热平衡机能紊乱而发生的一种急症,伴随着水、电解质代谢紊乱及神经系统功能损害等症状,如体温升高、血压下降、脉搏加速、头痛、头晕、虚脱及昏迷等。

(三)体温过低

人处在寒冷环境中,当机体散热量大于产热量时,容易引起体温过低。一般将低于 36 ℃ 的体温称为体温过低或低体温。研究发现,寒冷首先激活体温调节中枢,引起机体对寒冷的反应(如战栗),继而出现脑的抑制、昏迷等,即进入低温麻醉。最后,低温可直接作用于心脏而使心搏停止。相反,体温适当降低可使机体代谢率下降,组织耗氧量减少,可消除或减轻因缺氧对细胞的损害。临床上常用人工低温麻醉的方法进行大型外科手术,亦可用人工低温方法保存组织器官,供临床器官移植使用。

(李 玮)

第十一章 泌尿系统

泌尿系统由肾、输尿管、膀胱及尿道组成(见图 11-1),是体内重要的排泄系统。肾排出机体代谢过程中产生的废物、多余的水和无机盐,以及进入体内的异物(如毒物、药物等),从而调节机体的水、电解质及酸碱平衡,维持内环境的稳态。此外,肾还具有内分泌功能,如产生肾素,参与调节血压;分泌促红细胞生成素,参与红细胞的生成等。

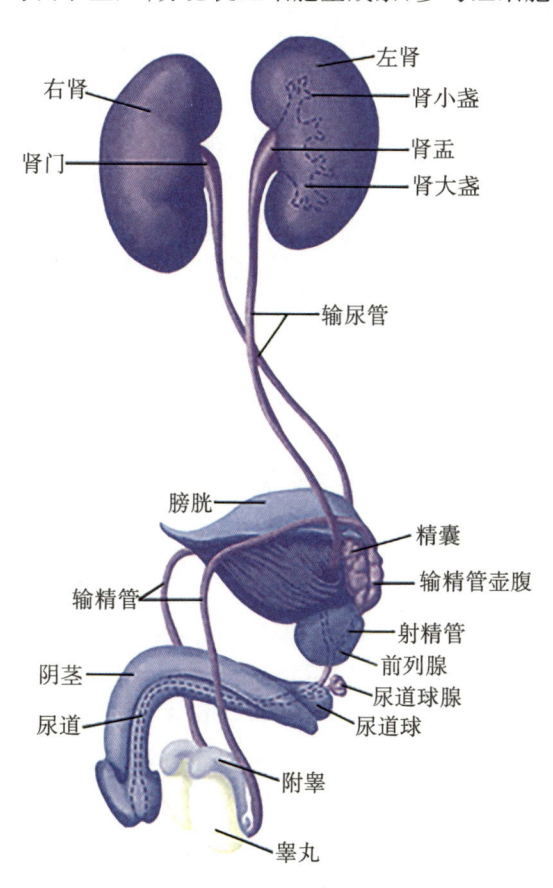

图 11-1 泌尿系统相关器官(男性)

第一节 肾脏的结构

一、肾脏的位置、形态和大体结构

肾(kidney)位于腹后壁脊柱两侧,成人相当于第 11 胸椎到第 3 腰椎的高度,左、右各一,因受肝的挤压,右肾较左肾稍低。肾形似蚕豆,长约 10 cm,宽约 6 cm,厚约 4 cm,质量 130~150 g。肾内侧缘中部凹陷,称肾门,为血管、神经、淋巴管及肾盂等进出肾的部位(见图 11-2)。

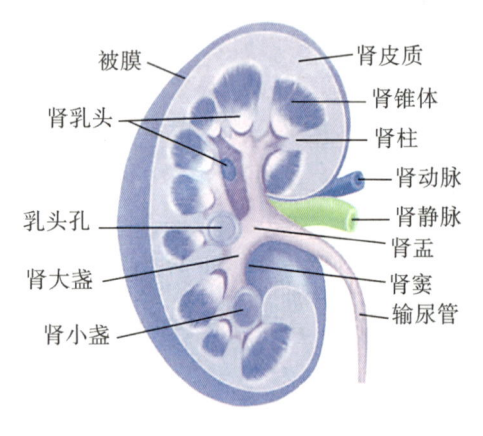

图 11-2 肾冠状切面

肾是实质性器官,表面光滑,有结缔组织膜包围,称被膜或纤维膜。肾实质可分为表层的皮质和深部的髓质。肾皮质位于肾的外侧部,包绕在髓质周围,厚约 0.5 cm,主要由肾小体与肾小管构成,富含血管,因而呈红褐色。肾髓质位于肾皮质深部,约占肾实质的 2/3,因血管较少,故呈淡红色。肾髓质由 15~20 个肾锥体组成,肾锥体之间有皮质深入髓质,称肾柱。肾锥体呈圆锥形,结构致密,富有光泽,可看到许多颜色较深的放射状条纹,主要为直行的肾小管。肾锥体的基部较宽大,与皮质相连,尖端呈钝圆形,称肾乳头。每个肾有 7~12 个肾乳头,其上有 10~30 个小孔,称乳头孔。每 1~3 个肾乳头被漏斗形膜性管所包绕,此管称为肾小盏。每个肾有 7~8 个肾小盏,相邻 2~3 个肾小盏合为一个肾大盏,2~3 个肾大盏继而汇合成前后扁平的漏斗状肾盂。肾盂出肾门后乳头孔逐渐变窄,连接于输尿管(见图 11-2)。

二、肾脏的组织结构

(一)肾单位

肾单位(nephron)是肾的基本功能单位,与集合管共同执行泌尿功能。每个肾约有 100 万个肾单位,每个肾单位由肾小体和所属的肾小管组成(见图 11-3)。肾小管汇入集合管,二者共同构成泌尿小管。

1. 肾小体

肾小体位于肾皮质和肾柱中,呈球形,直径约 200 μm。肾小体由肾小球和肾小囊组成(见图 11-4)。肾小球是一团蜷曲的毛细血管,其两端分别与入球微动脉和出球微动脉相连。入球微动脉进入肾小体后,分成 2~5 条初级分支,每支再分成毛细血管袢,毛细血管袢相互吻合形成血管球。最后,毛细血管再汇合成一条出球微动脉离开肾小体。肾小囊包绕血管球,为双层的杯形囊,其外层称壁层,与近曲小管上皮相连;内层称脏层,紧贴在肾小球毛细血管壁上,两层之间的腔隙为肾小囊腔,内含由血管球滤出的液体,也称原尿。肾小囊腔与近曲小管管腔相通。

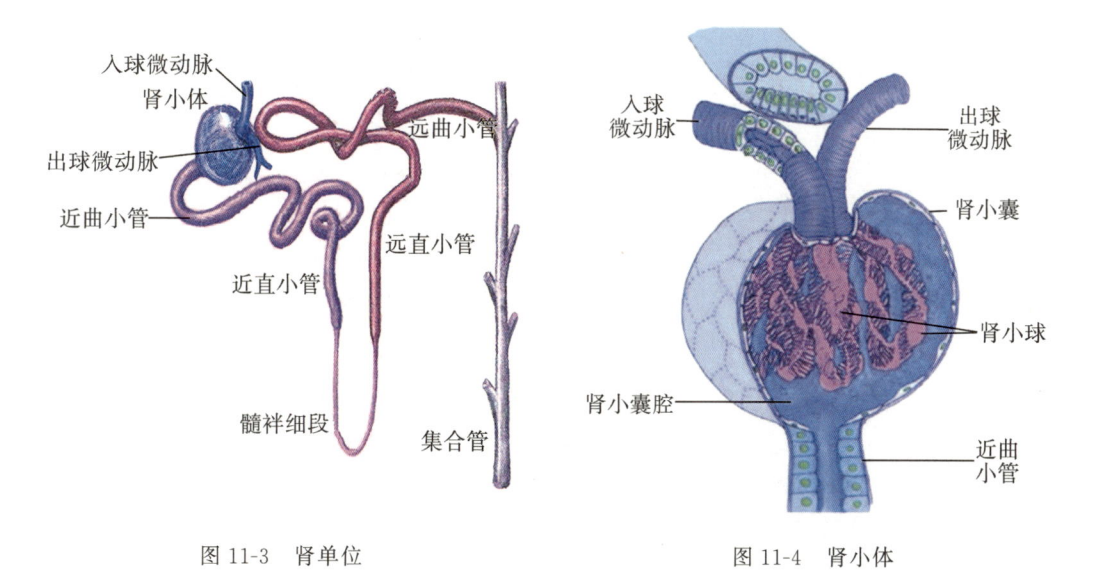

图 11-3　肾单位

图 11-4　肾小体

2.肾小管

肾小管管壁由单层上皮围成,长 30～50 mm,分为这样几部分:①近端小管:包括近曲小管和近直小管(构成髓袢降支粗段)。近曲小管盘曲在所属肾小体周围,与肾小囊腔相延续,是肾小管中最粗的一段。近端小管的管壁由单层立方上皮细胞构成,游离面有刷状缘。②髓袢细段:由降支和升支组成一"U"形小管,管径细,管壁薄,由单层扁平上皮细胞构成。③远端小管:包括远直小管(构成髓袢升支粗段)和远曲小管。远曲小管较短,迂曲盘绕在所属肾小体附近,管径变大,管壁由立方形上皮细胞组成。远曲小管末端与集合管相连。

(二)皮质肾单位和髓旁肾单位

根据肾小体在皮质内位置的不同,可将肾单位分为皮质肾单位和髓旁肾单位两类。

1.皮质肾单位

皮质肾单位主要位于肾的皮质浅层和中层,约占肾单位总数的85%。皮质肾单位的入球微动脉比出球微动脉粗,出球微动脉离开肾小体后,再次形成毛细血管网,分布在相应的肾小管周围。这类肾单位的髓袢较短,只达髓质外层,有的甚至不到髓质(见图11-5)。

2.髓旁肾单位

髓旁肾单位靠近髓质分布,约占肾单位总数的15%。髓旁肾单位肾小体较大,髓袢很长,可深入内髓质,甚至抵达肾乳头处。入球微动脉和出球微动脉直径无明显差异。出球微动脉离开肾小体后分成两种小血管:一种是网状毛细血管,盘曲在附近的近曲小管和远曲小管周围;另一种分成许多细长的"U"形直小血管,深入髓质,与髓袢伴行。这些特点构成了尿液浓缩的结构基础(见图11-5)。

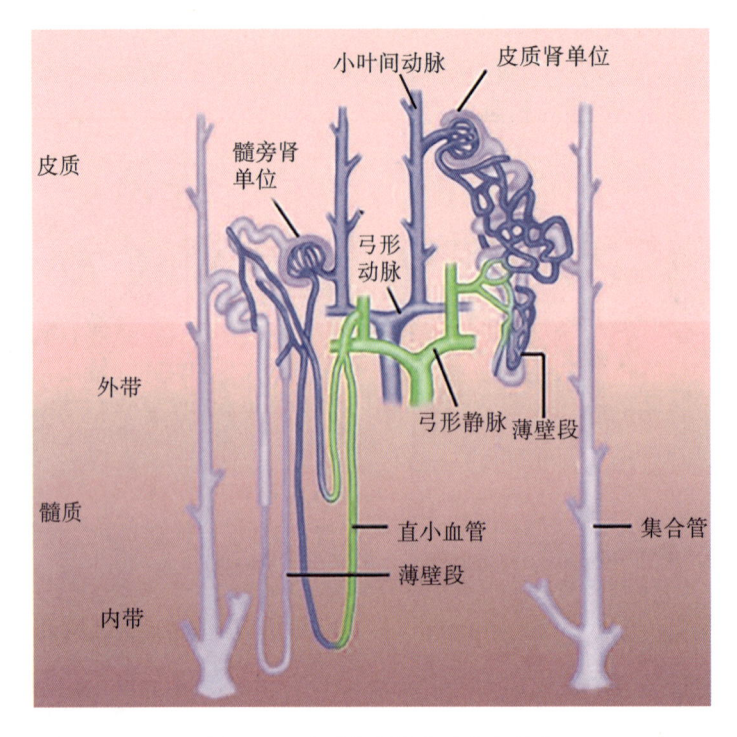

图 11-5　皮质肾单位和髓旁肾单位

(三) 集合管

集合管是由皮质走向髓质锥体乳头孔的小管,每一集合管沿途接受多条远曲小管,管径由细逐渐变粗,管壁逐渐变厚,由立方上皮逐渐增高为单层柱状上皮。许多集合管汇入乳头管,最后,形成的尿液汇入肾盏。集合管虽不属于肾单位,但在功能上与肾小管密切相关,特别是在尿液浓缩过程中起重要作用。

(四) 肾小球旁器

肾小球旁器是位于肾小球附近的特殊细胞群,由三种细胞组成(见图 11-6):①球旁细胞:球旁细胞位于肾小球的入球微动脉周围,由微动脉管壁的平滑肌细胞转变而成,胞质内有分泌颗粒,内含肾素。肾素是一种水解酶,与血管紧张素一起在调节血压方面发挥重要作用。②致密斑:远端小管靠近肾小体血管球的一侧,其上皮细胞增高、变窄,形成一个椭圆盘状隆起,故称致密斑。致密斑细胞可感受肾小管液中 Na^+ 浓度的变化。当滤液中 Na^+ 浓度降低时,致密斑细胞将信息传递给球旁细胞和球外系膜细胞,促进球旁细胞分泌肾素,增强远端小管和集合管对 Na^+ 的重吸收和 K^+ 的排出。③球外系膜细胞:球外系膜细胞位于入球微动脉、出球微动脉和致密斑之间形成的三角带内,功能目前尚不清楚。因球外系膜细胞与球旁细胞、血管系膜细胞之间形成缝隙连接,故推测其可能起信息传递作用。

第十一章 泌尿系统

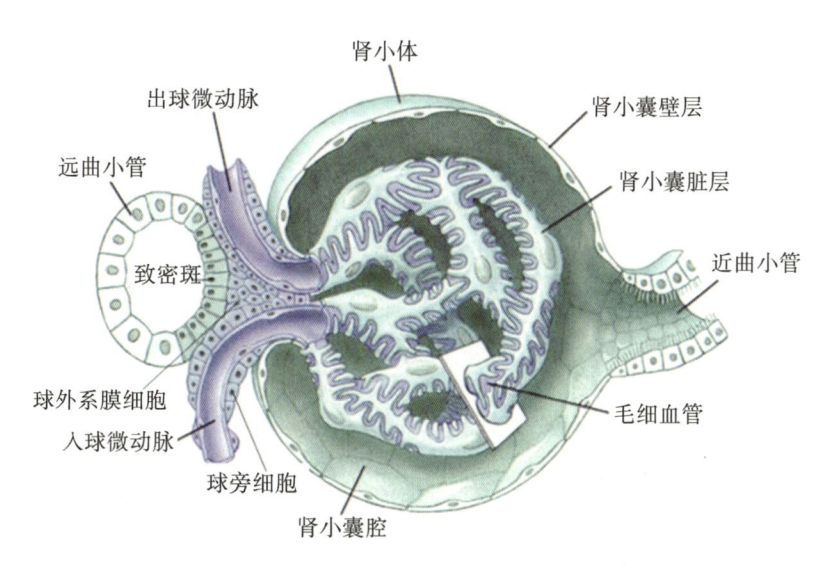

图 11-6 肾小球、肾小囊和肾小球旁器

三、肾脏的血液循环特点

肾的血液供应来自腹主动脉的分支,即肾动脉。肾血流量很大,正常成人安静状态下流经两肾的血流量约为 1200 mL/min,相当于心输出量的 20%~25%。如此大的血流量并非肾代谢所需,而是与尿液的形成和浓缩密切相关。

肾动脉在肾门处入肾,分支形成叶间动脉,后者沿髓质与皮质交界线再分支形成弓状动脉(见图 11-7)。由弓状动脉纵向发出小叶间动脉,呈放射状走行于肾皮质,每条小叶间动脉沿途发出侧支即入球微动脉,进入肾小体形成血管网。肾小体血管网再汇成出球微动脉离开肾小体,再次形成球后毛细血管网(见图 11-7),缠绕于肾小管和集合管周围;或形成直小血管,与髓袢相伴而行。因此,肾血液供应要经过两段微动脉(入球微动脉和出球微动脉)和两级毛细血管网,然后毛细血管汇集成小叶间静脉,并依次汇入弓形静脉、叶间静脉,最后经肾静脉离开肾。

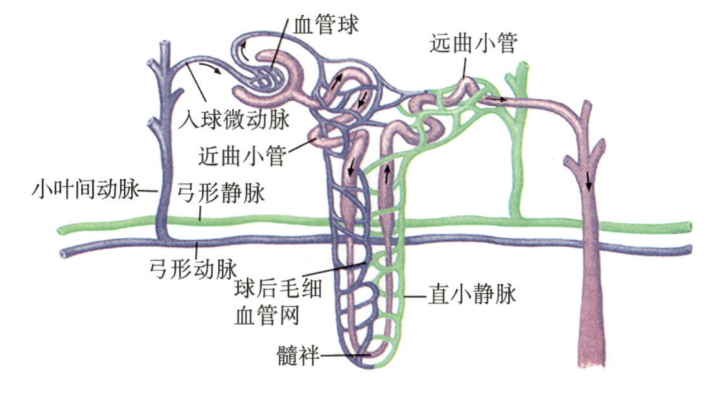

图 11-7 肾血液循环结构

肾动脉粗短,直接起于腹主动脉,因此肾内血流量大、流速快。肾小球毛细血管网介于入球微动脉和出球微动脉之间,且入球微动脉比出球微动脉粗,因此有利于血液的滤过;而肾小管和集合管周围的毛细血管网血浆胶体渗透压高,有利于肾小管和集合管的重吸收作用。髓质的"U"形血管袢与髓袢伴行,有利于尿液的浓缩。

第二节 尿的生成过程及原理

一、尿的理化性质

正常人每昼夜排出的尿量为 1000～2000 mL,平均 1500 mL 左右。尿量的多少取决于摄入的水量和经其他途径(如出汗)排出的水量。若尿量太多(超过 2500 mL/24 h),会因体内失水过多导致脱水;若尿量太少(低于 400 mL/24 h),则代谢终产物不能及时排出,会给机体带来不良影响;无尿(低于 100 mL/24 h)的后果则更为严重。

尿的组成中,95%～97%是水分,3%～5%是溶质。溶质的主要成分为电解质和非蛋白含氮化合物。电解质中 Cl^-、Na^+、K^+ 较多,硫酸盐和磷酸盐次之。非蛋白含氮化合物中以尿素最多,肌酐、尿酸、氨等较少(见表 11-1)。

表 11-1 正常成年人尿中的主要化学成分及排出量

无机成分	24 h 排出量/(g/d)	有机成分	24 h 排出量/(g/d)
Cl^-	5～9	尿素	10～30
Na^+	3～5	肌酐	1.0～2.0
K^+	2～4	尿酸	0.1～1.0
Ca^{2+}	0.1～0.3	马尿酸	0.1～1.0
Mg^{2+}	0.1～0.2	氨	0.3～1.2
硫*	0.6～1.0	糖类	0.13～0.50
磷*	0.7～1.5	高级脂肪酸	0.002～0.003
		尿胆素原	0.03～0.13

注:由相应的酸根换算得到。

尿液一般为淡黄色,比重为 1.015～1.025,最大变动范围为 1.001～1.035。尿的 pH 值受食物影响较大,一般呈酸性,变动范围为 5.0～7.0。吃混合食物时,因为蛋白质分解后产生的酸根(硫酸根和磷酸根)较多,故尿液多呈酸性;长期素食者则因果蔬类食物中的苹果酸和柠檬酸等化合物在体内氧化分解而转变为碳酸氢盐排出,使尿液酸性降低,甚至呈弱碱性。

二、肾小球的滤过作用

尿的生成过程包括肾小球的滤过,肾小管和集合管的重吸收,肾小管和集合管的分泌及排泄三个基本步骤。

(一)滤液的形成

肾小球滤过是指血液经过肾小球毛细血管时,除蛋白质外,血浆中其余成分经过血管壁滤入肾小囊腔,形成滤液(原尿),这是尿液生成的第一步。20 世纪 20 年代后期,应用显微穿刺法获得了哺乳动物肾小囊腔的滤液,分析结果表明,除蛋白质外,其余成分(如葡萄糖、氯化物、磷酸盐、尿素、尿酸、肌酐等)的浓度均与血浆基本一致,渗透压和酸碱度也与血浆非常接近(见表 11-2)。因此,肾小囊腔的滤液可认为是血浆的超滤液。

表 11-2 正常人血浆、肾小囊腔的滤液和尿液成分比较

成分	血浆/(g/100 mL)	肾小囊腔的滤液/(g/100 mL)	尿/(g/100 mL)	尿中浓缩倍数
水	90	98	96	1.1
蛋白质	8.00	0.03	0.00	—
葡萄糖	0.1	0.1	0.0	—
Na^+	0.33	0.33	0.35	1.1
K^+	0.02	0.02	0.15	7.5
Cl^-	0.37	0.37	0.60	1.6
$H_2PO_4^-$、HPO_4^{2-}	0.004	0.004	0.150	37.5
尿素	0.03	0.03	1.80	60.0
尿酸	0.004	0.004	0.060	12.5
肌酐	0.001	0.001	0.100	100.0
氨	0.0001	0.0001	0.0400	400.0

单位时间内两肾生成的滤液量称肾小球滤过率(glomerular filtration rate,GFR)。一般成年人约为 125 mL/min,因此,成人一般每 24 h 两肾可产生原尿约 180 L。肾小球滤过率与肾血浆流量的比值称为滤过分数。正常成年人的肾血浆流量为 660 mL/min,则滤过分数为 $125/660×100\%=19\%$。滤过分数表明,流经肾的血浆约 20% 滤入肾小囊囊腔。

(二)滤过膜及其通透性

肾小体毛细血管与肾小囊腔之间的隔膜是一种筛样的选择性屏障,它允许水和小分子溶质通过,而阻止大分子血浆蛋白和血细胞通过。肾小球的滤过作用主要取决于滤过膜的通透性、滤过面积和有效滤过压。

1.滤过膜及其通透性

肾小球滤过膜由三层结构组成:①肾小球毛细血管的内皮:其厚度约为 40 nm,电子显微镜下可见内皮细胞有窗孔,孔径 50~100 nm。②基膜层:其厚度约为 300 nm,是由水合凝胶构成的微纤维网,纤维网孔的大小决定滤过膜的通透性。③肾小囊脏层的上皮细胞层:其上皮细胞有许多足状突起,称足细胞(见图 11-8)。在足细胞的突起之间有裂

孔,孔上覆盖一层薄膜,膜上有直径 4~14 nm 的小孔,一些分子较小的物质虽然能通过基膜,却被足细胞的裂孔膜阻隔。足细胞裂孔膜的主要蛋白成分是肾病蛋白(nephrin),其作用是防止蛋白质漏出,若缺乏肾病蛋白,则尿中将出现蛋白质。因此,足细胞的裂孔膜被认为是肾小球滤过的最后一道屏障。血液内的物质流经肾小球毛细血管进入肾小囊时,必须通过有孔毛细血管内皮、基膜、足细胞突起间的裂孔膜,这三层结构构成滤过膜或滤过屏障。血液经滤过膜滤出,到达肾小囊腔的液体称肾小球滤液或原尿。因此,滤过膜又称血-尿屏障。

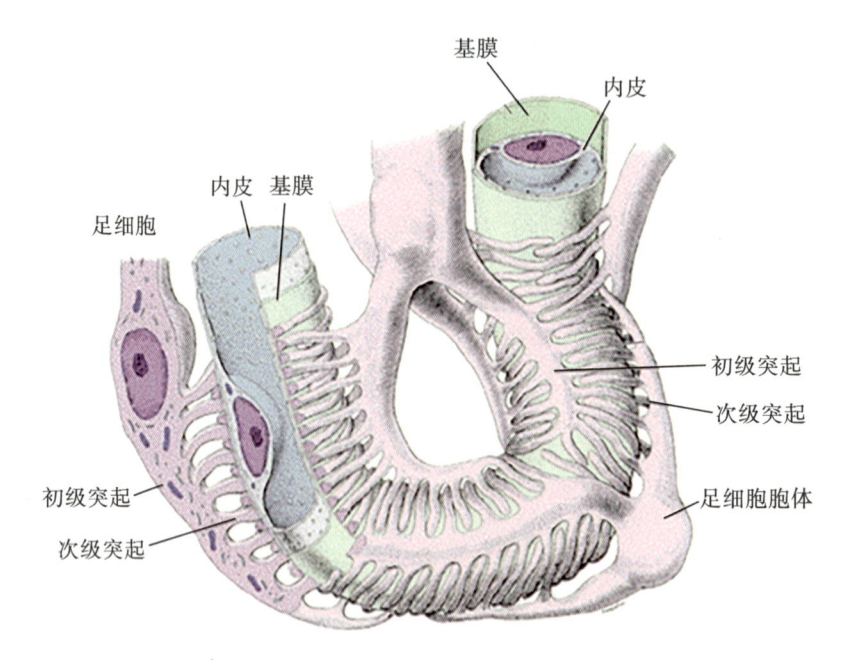

图 11-8 肾小球微细结构

物质通过肾小球滤过膜的通透性与被滤过物质的分子量大小及其所带的电荷密切相关。一般情况下,有效半径小于 1.8 nm 的小分子物质,如葡萄糖(分子量 180,有效半径为 0.36 nm)可以自由通过;有效半径大于 3.6 nm 的大分子物质,如血浆球蛋白(分子量大于 90 kD)则几乎不能通过。有效半径小于 3.6 nm 而大于 1.8 nm 的物质,被滤过的量与其半径成反比。

滤过膜的通透性还取决于被滤过物质所带的电荷。用带不同电荷的右旋糖酐进行实验发现,即使有效半径相同,带正电荷的右旋糖酐较带负电荷的也更容易被滤过,这一现象与滤过膜上带负电荷的唾液酸糖蛋白有关。受同性电荷排斥作用,带负电荷的物质(如血浆白蛋白)被阻止通过滤过膜。当患急性肾小球肾炎时,滤过膜上带负电荷的唾液酸糖蛋白减少或消失,可导致血浆蛋白滤过量显著增加,出现蛋白尿。

2. 滤过面积

人体两侧肾全部肾小球毛细血管总面积可达 1.5 m^2 以上,如此大的滤过面积有利于血浆的滤过。正常情况下,两肾的总滤过面积保持相对稳定;当发生急性肾小球肾炎时,肾小球毛细血管管腔变窄或阻塞,有滤过功能的肾小球数量减少,有效滤过面积也因此减少,导致肾小球滤过率降低,出现少尿或无尿。

（三）滤过的动力

肾小球滤过的动力是有效滤过压。肾小球有效滤过压＝肾小球毛细血管压－（血浆胶体渗透压＋肾小囊内压）。由于肾单位的结构和肾血液供应的特点,肾小球内血压较高,因此在肾小球毛细血管与肾小囊腔之间有足够的压差。肾小球毛细血管血压是推动血浆从肾小球滤出的动力,而血浆胶体渗透压和肾小囊内压是滤过的阻力(见图11-9)。

微穿刺法测得大鼠肾小球毛细血管血压平均为 45 mmHg,相当于主动脉平均血压的 45%,显著高于其他器官的毛细血管血压。毛细血管血浆的胶体渗透压随着水和小分子物质的滤出而逐渐升高,从入球端的约 25 mmHg 升高至出球端的 35 mmHg。肾小囊内滤液的蛋白质含量极低,其胶体渗透压可忽略不计。由于肾小囊与近曲小管相连,肾小囊内压接近于近曲小管内压,约为 10 mmHg。因此,根据有效滤过压的计算公式,肾小球入球微动脉端的有效滤过压＝45－(25＋10)＝10 mmHg,而出球微动脉端的有效滤过压＝45－(35＋10)＝0 mmHg。计算结果表明,随着肾小球滤过作用的进行,有效滤过压从入球微动脉端开始逐渐降低;当靠近出球微动脉时,有效滤过压为零,滤过作用消失。

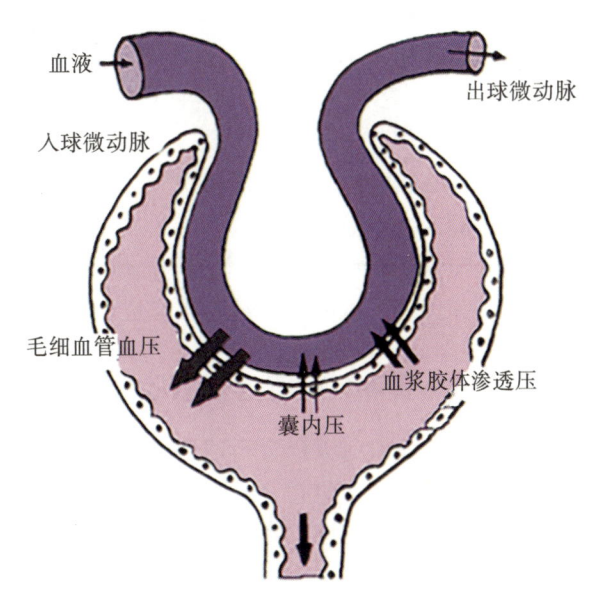

图 11-9　有效滤过压的形成

（四）影响肾小球滤过的因素

滤过膜和有效滤过压是影响肾小球滤过的主要因素。

1.滤过膜的改变

滤过膜面积和通透性改变均可影响肾小球的滤过。正常情况下,两侧肾的全部肾小球都处于活动状态。病理情况下(如急性肾小球肾炎),炎症部位的肾小球毛细血管管径变窄或完全阻塞,有效滤过面积减少,肾小球滤过率随之降低,导致原尿量减少。正常人肾小球滤过膜的通透性比较稳定,因而对滤过率的影响不大。但在某些病理情况下,如肾组织缺氧、急性肾炎或中毒时,滤过膜的通透性增大,血浆蛋白甚至红细胞被滤出,分别称为蛋白尿和血尿。

2.有效滤过压的变化

决定有效滤过压的三个因素为肾小球毛细血管血压、肾小囊内压与血浆胶体渗透压。

(1)肾小球毛细血管血压:全身动脉压在 80～180 mmHg 范围内波动时,由于肾血流量具有自身调节的机制,因此肾小球毛细血管血压常保持稳定,使肾小球滤过率基本维持

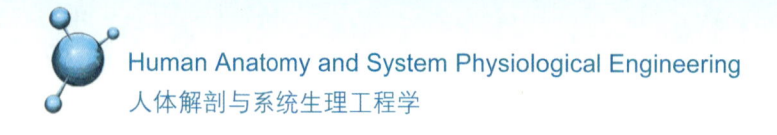

恒定,不至影响尿量。但一旦超出这一范围,肾小球毛细血管压可发生变化,肾小球滤过率也会随之变化。如在大失血时,若平均动脉压降至 70 mmHg 以下,肾小球毛细血管血压亦随之降低,肾小球滤过率下降,患者出现少尿或无尿。如果动脉血压不变,入球微动脉舒张(如服用咖啡因后),可使肾小球内血流量增加,肾小球毛细血管血压升高,滤过率增加,尿量增多;反之,入球微动脉收缩可使肾小球毛细血管血压降低,从而导致滤过率与尿量均减少。出球微动脉收缩导致肾小球毛细血管血压升高,可使滤过率轻度增加。

(2)肾小囊内压:生理情况下,肾小囊内压比较稳定。当输尿管或肾盂由于结石或肿瘤引起尿路梗阻时,导致小管液不能排出,逆行性导致囊内压升高,致使有效滤过压降低,肾小球滤过率减少。有些药物可在肾小管液中析出结晶,也会导致囊内压升高而影响肾小球的滤过作用。

(3)血浆胶体渗透压:正常情况下,人体血浆胶体渗透压变动幅度很小。在某些病理情况下,如肝功能严重受损时,机体的血浆蛋白浓度显著降低,血浆胶体渗透压下降,此时有效滤过压升高,肾小球滤过率也随之增加。静脉快速注射大量生理盐水时,肾小球滤过率增加的原因之一可能与血浆胶体渗透压降低有关。

三、肾小管和集合管的重吸收作用

人体两个肾脏每天经肾小球滤过生成的滤液约 180 L,但排出的终尿仅 1~2 L,这表明滤液经过肾小管与集合管时,约 99% 被重吸收回血液,只有约 1% 被排出体外。比较原尿和终尿的成分可发现,各种物质在终尿中的浓度与原尿不同(见表11-2),表明原尿在流经肾小管和集合管时,肾小管和集合管具有重吸收和分泌功能。

(一)重吸收的特点

1.选择性重吸收

肾小管和集合管对不同物质的重吸收具有选择性。应用肾小管微穿刺、截流及微量分析等技术,已证实滤液中的葡萄糖全部被肾小管重吸收;水和电解质(包括 Na^+、Cl^-、Ca^{2+}、Mg^{2+} 等)大部分被重吸收;而尿素、尿酸、SO_4^{2-}、PO_4^{3-} 等代谢终产物仅少量被重吸收;肌酐等代谢产物和进入体内的异物(如药物)不被重吸收而直接排出体外,同时排出 K^+、H^+、NH_3 等。肾脏的这种选择性重吸收,对维持机体的水、电解质平衡及内环境稳定具有重要作用。

2.重吸收的有限性

肾小管对物质的重吸收是有一定限度的,称之为重吸收的最大限度。重吸收的最大限度可能与该物质转运的膜载体有关,当膜载体完全饱和后,则该物质就不再被转运而从尿中排出。如当血糖浓度过高,滤液中葡萄糖含量超过肾小管重吸收限度时,尿中即出现葡萄糖,称为糖尿。

3.各段肾小管的重吸收能力不同

各段肾小管和集合管都具有重吸收功能,但因肾小管的结构不同,决定了其重吸收能力有所差异。如近端小管上皮细胞的管腔膜有大量密集的微绒毛,形成刷状缘,使吸收面积大大增加;管腔膜对 Na^+、Cl^-、K^+ 等离子的通透性大;上皮细胞的管腔膜上有大量载体,细胞侧膜和基底膜上的钠泵数量多,有利于物质的转运;等等。正常情况下,小管液中的葡萄糖、氨基酸等营养物质几乎全部在近端小管被重吸收;绝大部分 Na^+、Cl^-、K^+、HCO_3^- 及水等也在此处被重吸收。所以,近端小管是重吸收的主要部位。余下的水和盐类绝大部分在髓袢细段、远端小管和集合管被重吸收,少量随尿排出。虽然在这些部位重吸收的量较近端小管少,但却与机体内水盐和酸碱平衡的调节密切相关。

(二) 肾小管对主要物质的重吸收

1. Na^+ 的重吸收

人体每天从肾小球滤过的 Na^+ 可达 500 g 以上,但由尿排出的 Na^+ 仅为 3~5 g,说明滤液中约有 99% 的 Na^+ 被肾小管和集合管重吸收,这对机体维持细胞外液中 Na^+ 浓度和渗透压的相对稳定起重要作用。肾小管各段和集合管对 Na^+ 的重吸收能力有所不同,约 70% 的 Na^+ 在近端小管前半段被重吸收,约 20% 在髓袢和集合管被重吸收,其余的在远曲小管被重吸收。近端小管对 Na^+ 的重吸收是耗能的主动转运。

虽然肾小管管壁细胞之间有间隙,但在细胞间隙靠近小管腔一侧,相邻细胞之间有紧密连接,后者在细胞间隙与管腔之间形成了一道屏障。由于小管液中 Na^+ 浓度远高于管壁细胞,且小管腔内的电位为 -3~$+3$ mV,而细胞内电位为 -70 mV,导致 Na^+ 从管腔顺浓度差和电位差被动扩散进入细胞内。但 Na^+ 由小管细胞内滤出到管周细胞间隙时,则是逆电化学梯度,依赖细胞侧膜上的 Na^+ 泵主动转运。这样,一方面可保证细胞内保持较低的 Na^+ 浓度,促使小管中的 Na^+ 不断扩散到管壁细胞内;另一方面可促使细胞间隙中的 Na^+ 浓度和渗透压升高,促使小管液中的水渗透进入细胞间隙。由于细胞间隙的紧密连接结构,Na^+ 和水的进入使细胞间隙压力升高,促使 Na^+ 及水通过基膜进入管周毛细血管;同时也可促使 Na^+ 和水通过紧密连接漏回小管腔内,这一现象称为回漏。所以,Na^+ 的重吸收量等于主动重吸收量减去回漏量(见图 11-10)。

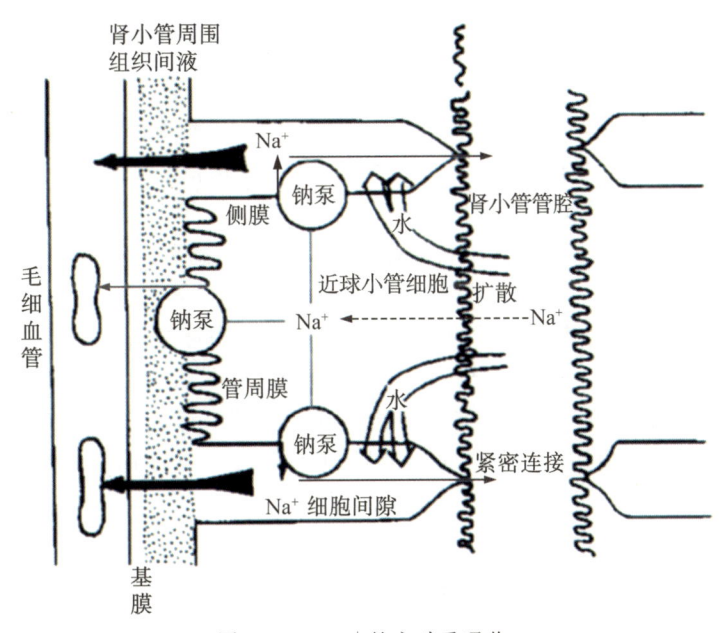

图 11-10 Na^+ 的主动重吸收

远曲小管对 Na^+ 的重吸收也是一个主动转运过程，其借助细胞膜上的 Na^+ 泵将 Na^+ 主动重吸收回血，该过程受肾上腺皮质激素（主要是醛固酮）的调节。因为远曲小管细胞间的紧密连接对 Na^+ 的通透性较低，所以漏回管腔的 Na^+ 量很少，导致管内外 Na^+ 浓度差和电位差更大。在远曲小管，Na^+ 的重吸收常伴有负离子的重吸收，同时还可与 H^+ 或 K^+ 交换。

肾小管髓袢各段和集合管对 Na^+ 的重吸收各不相同：内髓组织间液的 Na^+ 浓度高，Na^+ 可扩散进入髓袢降支细段的管腔内；而髓袢升支细段对 Na^+ 通透性较高，主要以顺浓度差被动扩散的方式重吸收。髓袢升支粗段对 Na^+ 及 Cl^- 的重吸收机制较复杂，依靠 Na^+ 泵将 Na^+ 从管腔主动转运至管周间隙。这一段的 Na^+ 重吸收与 Cl^- 及 K^+ 协同转运。集合管也具有主动重吸收 Na^+ 的功能。

2. Cl^- 的重吸收

Cl^- 的重吸收大部分是伴随 Na^+ 的主动重吸收而被动重吸收入血。在近端小管，由于 Na^+ 的主动重吸收，肾小管内外形成电位差，小管内比小管外低 4 mV，故 Cl^- 为顺电位差而被动吸收；此外，近端小管液中 Cl^- 的浓度比管周组织间液高约 1.3 倍，故 Cl^- 还可顺浓度差而被动重吸收。

在髓袢升支粗段，基于 Na^+ 主动重吸收，Cl^- 的重吸收为一个继发性主动重吸收过程。有证据显示，髓袢升支粗段管腔内呈现正电位（+2～+10 mV），因此，Cl^- 的重吸收为逆电位梯度进行。Cl^- 进入管壁细胞后，借助浓度差经管周膜扩散到组织间液。

3. 水的重吸收

从肾小球滤过的原尿在流经肾小管和集合管时，有 99% 的水分被重吸收，仅有 1% 的水分被排出体外。如果水的重吸收减少 1%，最后的尿量可增加 1 倍，说明水的重吸收直接关系到尿量的多少。

肾小管各段和集合管对水的重吸收均是随溶质的吸收而被动重吸收，但各段管壁对水的通透性不尽相同。滤液中约 70% 的水分在近端小管重吸收，其余的在髓袢、远曲小管及集合管重吸收。当溶质中 Na^+、Cl^-、葡萄糖、氨基酸被重吸收时，小管液渗透压降低而细胞间液渗透压增高，水在渗透压作用下，通过跨细胞途径和细胞旁途径进入细胞间隙。水的跨细胞转运方式有两种：约 10% 的水以单纯扩散方式通过脂质双分子层，约 85% 的水通过细胞膜上的水孔蛋白（又称为水通道）转运。远曲小管和集合管的重吸收作用对尿量的影响较大，脑垂体释放的抗利尿激素参与这一调节过程。

4. K^+ 的重吸收

正常成年人每天从肾小球滤过的 K^+ 约为 350 g，而由终尿排出的 K^+ 仅为 2～4 g，相当于滤过量的 7% 左右。微穿刺实验证明，滤过的 K^+ 绝大部分在近端小管重吸收，其余的在远曲小管和集合管重吸收，而终尿排出的 K^+ 主要由远曲小管和集合管分泌而来。K^+ 在近端小管的重吸收是一个主动转运过程，但重吸收机制目前尚不清楚。

5. HCO_3^- 的重吸收

正常成年人每天从肾小球滤出的 HCO_3^- 约为 300 g，而由终尿排出的仅为 0.3 g 左右。肾小球滤过的 HCO_3^- 绝大部分在近端小管重吸收。$NaHCO_3$ 是血浆中 HCO_3^- 的主要存在形式，$NaHCO_3$ 可解离成 Na^+ 和 HCO_3^-。小管腔膜对 HCO_3^- 的通透性较低，因此

HCO_3^- 与肾小管分泌的 H^+ 结合生成 H_2CO_3，后者再分解成 H_2O 和 CO_2。CO_2 是脂溶性物质，能迅速弥散通过管腔膜进入细胞，在碳酸酐酶的催化下又生成 H_2CO_3。H_2CO_3 进而解离成 H^+ 和 HCO_3^-。H^+ 分泌入管腔，而 HCO_3^- 则与 Na^+ 一起回血（见图 11-11）。因此，肾小管重吸收 HCO_3^- 是以 CO_2 而非 HCO_3^- 的形式进行的。

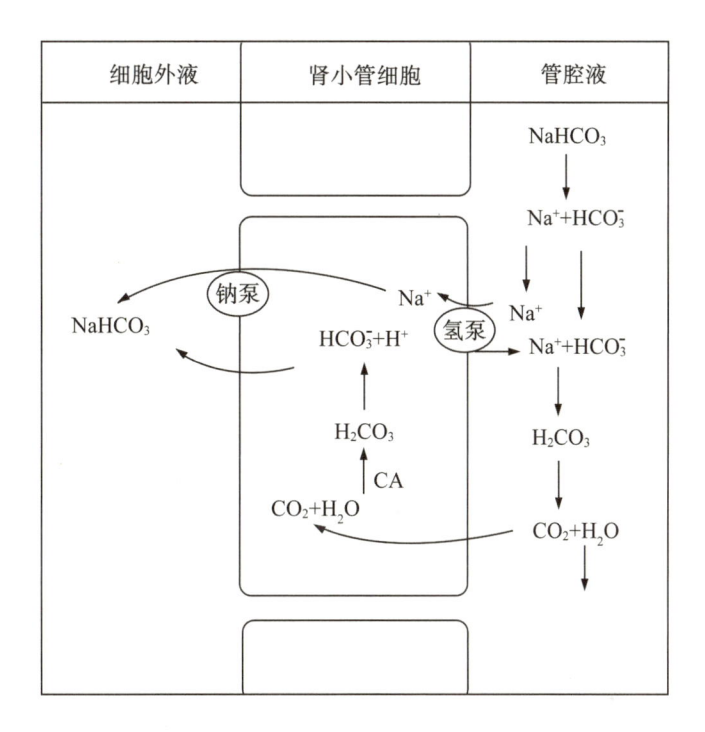

图 11-11　肾小管和集合管泌 H^+ 及重吸收 HCO_3^- 过程

6.葡萄糖的重吸收

实验证明，正常人肾小球滤液的葡萄糖浓度与血浆中基本相同，而终尿几乎没有葡萄糖，这表明葡萄糖在经过肾小管时全部被重吸收入血。近曲小管是葡萄糖重吸收的主要部位。葡萄糖重吸收是一个依赖 Na^+ 的主动转运过程。目前认为，在近端小管的刷状缘上具有能与 Na^+ 和葡萄糖同时结合的载体蛋白，称为 Na^+-葡萄糖同向转运体。当该转运体与葡萄糖、Na^+ 结合形成复合体后，能迅速将两者从管腔膜外侧转运到膜内侧。

在一定范围内，肾小管对葡萄糖的重吸收能力与血液中糖浓度呈正比。但当血中葡萄糖浓度超过一定值时，滤液中葡萄糖含量就会超过肾小管重吸收的限度，此时尿中出现葡萄糖，这个限度为葡萄糖的最大转运量或者葡萄糖重吸收极限量。当血糖浓度超过 $160\sim180$ mg/100 mL 时，部分近曲小管重吸收葡萄糖的能力已达饱和，尿中开始出现葡萄糖，该值即为肾糖阈。肾脏之所以有葡萄糖重吸收限量，主要与肾小管细胞膜的载体蛋白含量有关。当所有载体蛋白都与葡萄糖结合时，小管液中过多的葡萄糖就不能再被转运而从尿中排出。

7.其他物质的重吸收

与葡萄糖的重吸收机制相同，氨基酸的重吸收也需要与 Na^+ 伴随。滤液中的少量蛋

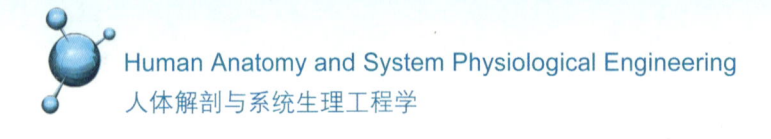

白质的重吸收是通过近曲小管上皮的吞饮作用实现的。滤液中的尿素有30%～40%被肾小管重吸收，其余则随尿排出。尿素的重吸收为顺浓度梯度的被动扩散过程。

四、肾小管和集合管的分泌作用及其对酸碱平衡的调节

肾小管和集合管上皮细胞除了重吸收机体重要的物质外，同时也分泌或排泄一些物质到管腔中，随尿液排出，这些物质包括肌酐、K^+、H^+和磷等；此外，还有肾小管上皮细胞本身合成的物质(如氨、马尿酸)以及进入机体的外来物质(如药物或异物)。

(一)K^+的分泌

实验证明，肾小管既可重吸收K^+，也可分泌K^+，但这两个过程发生的部位不同：重吸收发生在近曲小管和髓袢，分泌主要发生在远曲小管和集合管。K^+的分泌机制目前尚不清楚。一般认为，以离子泵消耗能量进行的主动转运和顺电化学梯度进行的被动扩散可能均起重要作用，而且两者都与Na^+的主动重吸收密切相关。目前认为，Na^+-K^+-ATP酶在主动转运Na^+进入细胞间隙时，同时可将K^+主动转运至细胞内，这可能是K^+分泌的机制之一。另外，Na^+的重吸收导致肾小管内外形成电位差，促使K^+从组织间液弥散到小管内，以上为被动转运。

无论主动或被动转运，K^+的分泌均与Na^+的重吸收密切相关，即分泌一个K^+，就重吸收一个Na^+，故称为K^+-Na^+交换，此过程受肾上腺皮质分泌的醛固酮的调节。除了Na^+-K^+-ATP酶外，Na^+-H^+交换对K^+的分泌也有影响。Na^+-K^+与Na^+-H^+存在竞争性抑制作用，当某些原因引起高钾血症时，可促进Na^+-K^+交换，而Na^+-H^+交换受到抑制，从而引起H^+分泌量减少，血液pH值降低，机体发生酸中毒；反之，低钾血症则会造成碱中毒。

(二)H^+的分泌

肾小管及集合管均可分泌H^+，但约84%的H^+是由近曲小管分泌。H^+的分泌为主动转运，主要以H^+-Na^+交换或H^+泵的方式进行。肾小管细胞内，CO_2和H_2O在碳酸酐酶催化下生成H_2CO_3，后者快速解离生成H^+和HCO_3^-，H^+由肾小管细胞主动分泌入管腔，而HCO_3^-在细胞内形成一定的电位梯度，使小管液中的$NaHCO_3$解离出Na^+，并被动扩散入细胞内，这一过程被称为H^+-Na^+交换(见图11-10)。小管细胞每分泌一个H^+就同时吸收一个Na^+和一个HCO_3^-回血，这对维持机体的酸碱平衡有重要意义。

一般情况下，细胞本身代谢产生的CO_2是小管细胞内CO_2的主要来源。因此，细胞内可不断生成H_2CO_3，并不断将H^+分泌到小管内。小管将$NaHCO_3$解离的Na^+全部重吸收，所解离的HCO_3^-则与H^+结合生成CO_2和H_2O，故正常尿液中含有极少量的$NaHCO_3$。

(三)NH_3的分泌

远端小管和集合管上皮细胞的NH_3大部分由谷氨酰胺脱氨而来，其余为其他氨基酸的代谢产物。NH_3是一种脂溶性物质，通过单纯扩散进入周围组织间液和小管腔。由于小管腔液的H^+浓度较高，所以有利于NH_3向小管液中扩散。NH_3与小管液中的H^+结

合生成铵盐,有利于 H^+ 的继续分泌;生成的 NH_3 还可与小管液中的强酸盐(如 NaCl 等)的负离子结合,生成酸性的铵盐(如 NH_4Cl)随尿排出。强酸盐的正离子(如 Na^+)则与 H^+ 交换进入细胞内,和 HCO_3^- 一起转运回血。因此,NH_3 的分泌与 H^+-Na^+ 交换密切相关。在此过程中,同时促进 H^+ 的分泌与 $NaHCO_3$ 的重吸收,有助于维持体液的酸碱平衡(见图 11-12)。正常情况下,远端小管和集合管分泌 NH_3;在酸中毒情况下,近端小管也可参与分泌 NH_3。

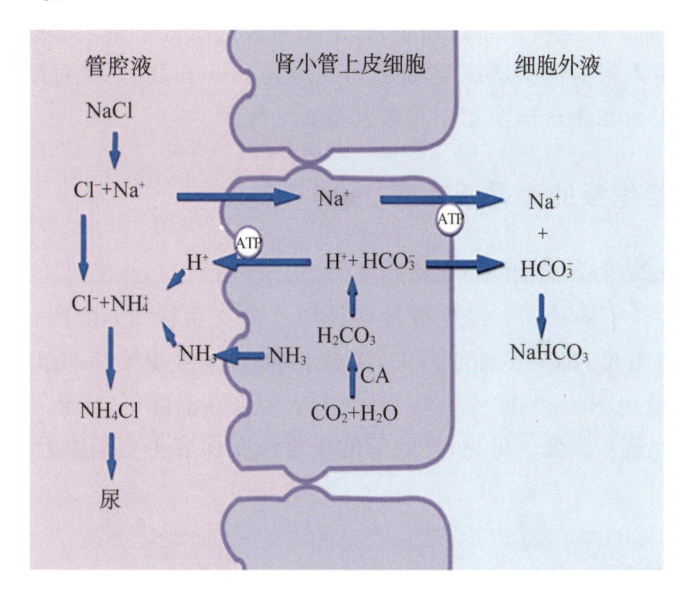

图 11-12　NH_3 的分泌与铵盐的排出

五、影响肾小管功能的因素

(一)小管液的溶质浓度

肾小管液的渗透压随管液溶质浓度增加而升高,从而阻止肾小管对水的重吸收,导致较多的水随终尿排出,这种现象称为渗透性利尿。临床药物(如甘露醇)随血浆过滤至肾小囊,但不被肾小管重吸收,因此可产生渗透性利尿现象,可用于利尿,消除水肿。糖尿病患者的多尿也是由于糖在肾小管液中浓度升高所引起的渗透性利尿。

(二)肾小球滤过率对肾小管机能的影响

肾小管的重吸收会随着肾小球滤过率的变化而改变,即当肾小球滤过率增加时,肾小管的重吸收也会相应增加,反之亦然。实验证明,近端小管重吸收率总是占肾小球滤过率的 65%~70%,这种现象称为球-管平衡。

(三)肾小管上皮机能的变化

肾小管上皮重吸收水和电解质的机能受神经-体液调节,具体详见后文。

第三节 尿液的浓缩和稀释

尿液的浓缩和稀释与尿液渗透压和血浆渗透压有关,其中尿液的渗透压可随体内液体量的变化而大幅变动。当机体缺水时,终尿渗透压可达到血浆渗透压的4～5倍,称为高渗尿,即尿被浓缩。而当体内水过剩时,排出终尿渗透压低于血浆渗透压,称为低渗尿,即尿被稀释。正常人尿液的渗透压范围为50～1200 mOsm/L。肾对尿液的浓缩和稀释能力在维持体液平衡和渗透压恒定中有极其重要的作用。

一、肾髓质组织液的渗透压梯度

(一)外髓部渗透浓度梯度的形成

髓袢升支粗段位于外髓部。当小管液流经髓袢升支粗段时,由于此段通过 Na^+-K^+-$2Cl^-$ 协同转运体重吸收 NaCl(见图 11-13),而对水不通透,故使外髓部组织间液的 NaCl 渗透浓度升高;随着管内 NaCl 浓度逐渐降低,渗透浓度也逐渐降低,导致小管外周组织间液 NaCl 的渗透浓度也逐步降低。可见,外髓部的渗透浓度梯度主要是由升支粗段 NaCl 的重吸收所形成。

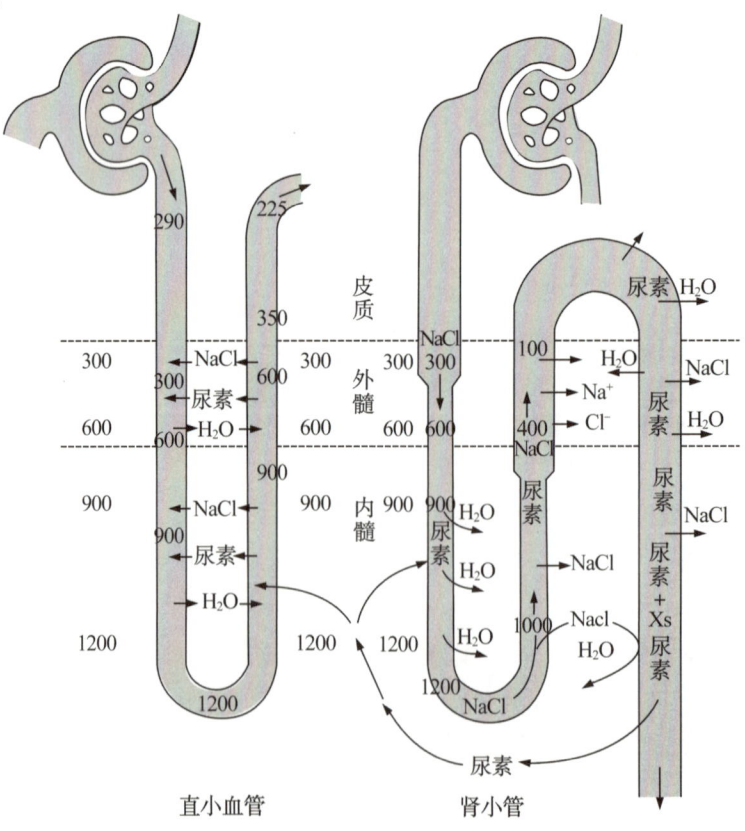

图 11-13 髓质浓缩机制(数字为渗透压,单位 mOsm/L)

(二)内髓部渗透浓度梯度的形成

内髓部渗透浓度梯度的形成与尿素再循环和髓袢对 NaCl 的重吸收密切相关。

1.尿素再循环

从髓袢升支粗段至外髓部集合管,对尿素均不通透,而对水通透性较大。在 ADH 作用下,远曲小管、皮质和外髓部集合管不断重吸收水,同时在外髓部高渗透浓度的作用下,也促进小管液中的水不断被重吸收。以上两种因素导致小管液内的尿素浓度逐渐升高,当小管液流到内髓部集合管时,尿素浓度达到顶峰,上述过程为尿素的浓缩过程。而内髓部集合管对尿素具有高通透性,因此高浓度的尿素顺电化学浓度梯度从集合管扩散到内髓组织间液,形成内髓部高渗透浓度。ADH 对上述过程有正向调控作用。髓袢升支细段对尿素具有中等程度的通透性,从内髓部集合管透出的尿素又可以进入升支细段,随小管液流经升支粗段、远曲小管等,回到内髓部集合管时又重复上述过程,形成了尿素的再循环。

2.髓袢降支细段和髓袢升支细段的逆流倍增系统

髓袢降支细段对水高度通透,但对 NaCl 等溶质不易通透。当降支细段进入内髓部后,在周围组织间液渗透浓度梯度(由尿素重吸收形成)的作用下,小管液中的水不断向外渗透,小管液的 NaCl 浓度逐渐升高,到髓袢顶端达最大值。当小管液绕过髓袢顶端折返而逆向流入髓袢升支细段后,与降支细段相反,升支细段对水不通透,而对 NaCl 有较大的通透性。故小管液内高浓度的 NaCl 被动重吸收至髓质组织间液。随着升支细段上行,小管液渗透浓度逐渐降低,产生逆流倍增现象,而扩散至小管周围组织间液中的 NaCl 则参与内髓部渗透浓度梯度的形成。

综上,内髓部组织间液的渗透浓度梯度是由髓袢升支细段扩散出来的 NaCl 以及内髓部集合管扩散出来的尿素两个因素造成的。

二、直小血管的逆流交换作用

在髓质渗透浓度梯度的建立过程中,NaCl 和尿素在小管外组织间隙中积聚而不被循环血液带走,从而维持肾髓质间液的高渗环境,这依赖于髓质内直小血管逆流交换的作用。逆流交换的机制可根据图 11-14 的模型来理解:模型中,容器内盛放 100 ℃ 的热水和一个简单的"U"形管,管弯曲部浸润在水中,冷水从"U"形管的降支流入后,经升支反向流出,构成逆流系统。在图 11-14A 中,"U"形管的升支和降支之间不能进行热量交换,降支中的冷水在流到热源之前得不到加温,升支中的水温在离开热源以后也不能降温。这样,冷水流过"U"形管时,便从热源中带走相当多的热量,热源温度很快下降。而图 11-14B 中"U"形管的升支和降支之间能够交换热量,降支中的冷水在进入热源之前就被来自升支的热源加热,而升支中的热量则大部分由降支的水重新带回热源方向,从而形成一个热量的短途循环。冷水流经"U"形管时,从热源带走的热量很有限,热源损失的热量也很少。

髓旁肾单位的出球微动脉离开肾小体后,分支形成球后毛细血管网和直小血管(见图 11-5)。其中的直小血管呈"U"形且与髓袢并行,血管壁对水、NaCl 和尿素等均可通透。

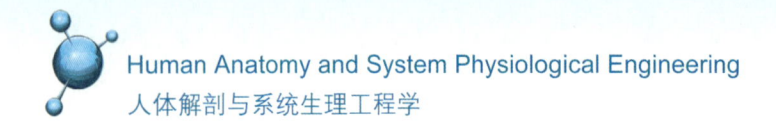

直小血管降支的血液最初是等渗的,流入髓质后,由于髓质组织间液中的 NaCl 和尿素浓度高,故 NaCl 和尿素顺浓度梯度进入降支;同时,降支中的水渗出到组织间液,使直小血管降支的血液渗透浓度升高,且越向乳头方向延伸渗透浓度越高,到降支顶点折返处达最高值(见图 11-14)。随后,当血液由升支向皮质方向流动时,高渗透浓度的血液促使 NaCl 和尿素重新回到组织间液,继而扩散到降支内。由此就形成了溶质从组织间液到直小血管降支、直小血管升支,再到组织间液的循环。这种逆流交换作用使血液从升支离开髓质时,带走的溶质量较少。水分则相继进入升支血液,然后返回体循环,升支血液到达皮质部时又变成等渗液。因此,直小血管通过逆流交换作用,既可将重吸收的一少部分溶质和水带回血液循环,又维持了肾髓质中高渗浓度的稳定,从而保证了肾浓缩和稀释功能的正常进行。

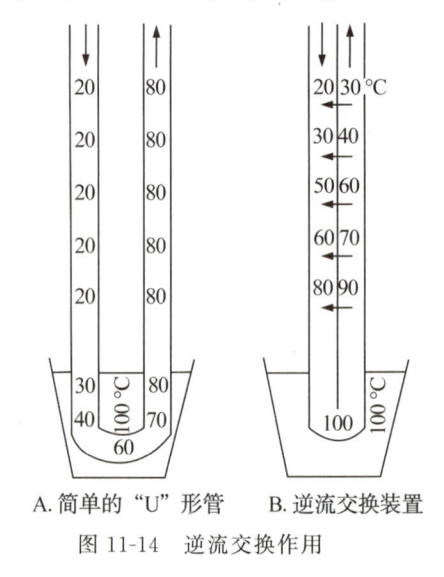

A. 简单的"U"形管　　B. 逆流交换装置

图 11-14　逆流交换作用

三、影响尿液浓缩或稀释的因素

尿液浓缩或稀释与髓质渗透浓度的形成及抗利尿激素的调节密切相关。如前所述,髓袢、直小血管及尿素的循环在髓质渗透浓度梯度形成及维持方面具有重要作用。因此,上述任何一个环节出问题,均会影响尿液浓缩与稀释。

髓袢发育成熟是形成及维持髓质渗透浓度梯度所不可或缺的。在婴幼儿,髓袢尚未发育成熟,髓质渗透浓度梯度无法很好地建立及维持,因此常常排出低渗尿。慢性肾盂肾炎导致肾髓质结构破坏(肾髓质纤维化),从而削弱了浓缩或稀释尿液的能力。

髓袢升支粗段对 NaCl 的重吸收是形成渗透浓度梯度的主要动力。利尿药(如呋塞米和依他尼酸)通过抑制髓袢升支粗段 Na^+-K^+-$2Cl^-$ 同向转运体的功能,使此处 NaCl 的重吸收受到限制,导致髓质组织间液高渗梯度难以形成,降低对水的重吸收,干扰了尿的浓缩机制,从而导致利尿作用。

直小血管的血流速度是维持渗透浓度梯度的重要因素。如果直小血管血流太快,较多的溶质可从肾髓质组织间液中被带走,从而不易保持髓质的高渗浓度梯度;相反,如果血流太慢,则水分不能及时被血液带走,高渗浓度梯度也不易保持。以上各种情况均导致尿液浓缩能力降低。尿素浓度是影响渗透浓度梯度形成的另外一个重要因素。患低蛋白血症时,由于体内尿素生成减少,肾髓质高渗浓度梯度的建立遭到破坏,所以尿的浓缩能力减弱。

抗利尿激素通过调节远曲小管和集合管对水的通透性,从而影响尿液的浓缩或稀释。在大量出汗、严重呕吐或腹泻等情况下,机体大量失水导致血浆晶体渗透压升高,下丘脑抗利尿激素释放增多,从而提高远曲小管和集合管对水的通透性。因此,从髓袢升支粗段来的小管液流经远曲小管和集合管时被重吸收;此外,由于髓质组织间液的高渗性,集合管内的水可快速进入髓质组织间液,从而使小管液的渗透浓度逐渐升高,最后形成浓缩尿进入肾盏,使尿量大大减少。

第四节　肾泌尿功能的调节

正常情况下,肾小球血液经滤过屏障形成原尿,后者通过肾小管和集合管的重吸收及分泌再形成终尿。肾小球滤过率与肾血流量密切相关。因此,机体对肾泌尿功能的调节是通过对肾血流量及肾小管、集合管上皮细胞功能活动的影响来实现的。

一、肾血流量的调节

(一)肾血流量的自身调节

动脉血压在一定范围内变动时,肾脏能通过本身内部的活动变化来保持肾血流量处于相对稳定的状态。离体肾实验发现,当肾动脉灌注压在 20～80 mmHg 时,肾血流量与肾灌注压成正比;而肾动脉灌注压在 80～180 mmHg 时,肾血流量基本保持不变,表明肾内有某种维持血流量相对恒定的机制。当进一步加大肾动脉灌注压时,肾血流量随肾动脉灌注压的升高而增加(见图 11-15)。

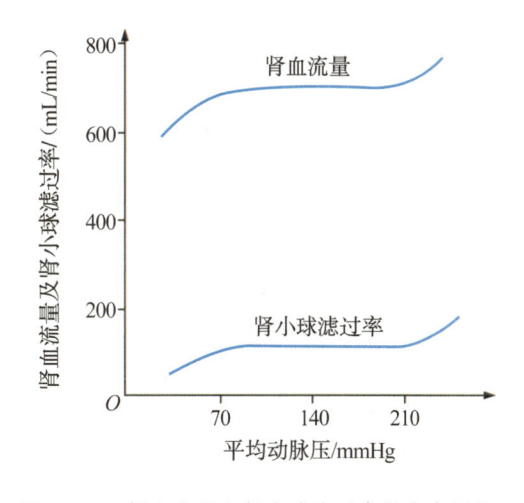

图 11-15　肾血流量和肾小球滤过率的自身调节

(二)肾血流量的神经-体液调节

肾脏受交感神经和副交感神经双重支配。交感神经主要分布于肾内各种血管的平滑肌上,特别是在入球微动脉和出球微动脉上的分布密度较大,具有明显的缩血管作用。当机体处于应激状态时,交感神经兴奋,神经末梢释放去甲肾上腺素,同时也可促进肾上腺髓质释放肾上腺素和去甲肾上腺素,使肾小球滤过率减少,以保证重要器官的血供。当机体处于安静状态时,交感神经对肾血流量和尿量基本没有影响,此时肾的自身调节发挥主要作用。支配肾的副交感神经为迷走神经,该神经对肾脏的作用尚不明确,有待进一步研究。

二、肾小管及集合管功能的调节

肾小管和集合管的重吸收功能受神经-体液因素的调节,其中下丘脑通过神经垂体释放的抗利尿激素和肾上腺皮质分泌的醛固酮起重要作用。

(一)抗利尿激素的分泌及作用

抗利尿激素(antidiuretic hormone,ADH)也称血管升压素,是下丘脑视上核和室旁核神经元分泌的一种九肽激素,合成后经下丘脑-垂体束运输到神经垂体,在此释放入血。

ADH 与远曲小管和集合管上皮细胞受体结合,激活膜内的腺苷酸环化酶,后者可提高 cAMP 依赖的相关激酶活性,从而提高肾小管和集合管对水的通透性,促进水的重吸收,使尿量减少。ADH 的分泌和释放主要受血浆晶体渗透压和循环血量的影响。

1. 血浆晶体渗透压对 ADH 的调节

血浆晶体渗透压是调节 ADH 分泌的最重要因素。当机体缺水时(如大量发汗或严重腹泻、呕吐等),血浆晶体渗透压升高(尤其对 Na^+ 和 Cl^- 形成的渗透压敏感),刺激位于下丘脑视上核及其周边的渗透压感受器,可引起 ADH 释放增加,促进肾小管和集合管对水的重吸收,尿量减少,保留体内的水分。反之,大量饮清水后,血浆晶体渗透压降低,减少对渗透压感受器的刺激,抑制 ADH 的释放,肾小管和集合管对水的重吸收减少,排尿量增多,排出体内多余的水分,该现象称水利尿。

2. 循环血量对 ADH 的调节

左心房和胸腔大静脉处存在着容量感受器。当循环血量过多时,心房和腔静脉扩张,刺激容量感受器,传入冲动经迷走神经传入中枢,抑制 ADH 的释放,从而引起利尿,维持血量的稳定。反之,当循环血量减少时(如失血时)则发生相反的变化:一方面,血浆晶体渗透压、循环血量改变调节 ADH 的分泌释放;另一方面,ADH 释放影响肾对水的排出,从而使血浆晶体渗透压、循环血量得以恢复正常,于是 ADH 的释放量也恢复正常水平,这也是一种反馈性调节(见图 11-16)。

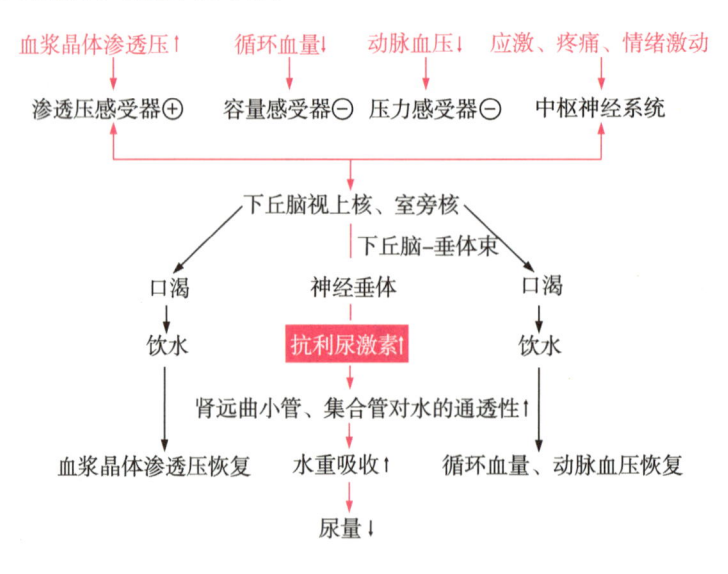

图 11-16 ADH 分泌调节

(二)醛固酮的作用

醛固酮是由肾上腺皮质球状带分泌的一种激素,其作用是促进远曲小管和集合管对 Na^+ 的主动重吸收,同时促进 K^+ 的排出。醛固酮促进 Na^+ 主动重吸收的机制方面,目前认为,醛固酮进入远曲小管和集合管上皮细胞后,与胞浆内受体结合,形成激素-受体复合体;后者进入细胞核,与核内 DNA 特异性结合位点相互作用,调节特异性 mRNA 转录,最终合成多种醛固酮诱导蛋白;进而使管腔膜对 Na^+ 的通透性增大,线粒体内 ATP 合成和管周膜上钠泵的活动性增加,从而导致对 Na^+ 的重吸收增强,对水的重吸收增加,K^+ 的排出量增加。

醛固酮在维持细胞外液的 Na^+、K^+ 浓度和细胞外液量相对恒定方面都具有重要意义。如果醛固酮分泌减少,可导致肾重吸收 Na^+、Cl^- 和水减少,K^+ 潴留,从而引起血量减少、血压下降、血 Na^+ 降低、血 K^+ 升高,严重时甚至可危及生命。反之,醛固酮分泌过多会造成体内 Na^+、水潴留,细胞外液量增多,进而导致水肿。

醛固酮分泌受循环血量、细胞外液量及 Na^+、K^+ 浓度等多种因素的影响。目前认为,这些因素的作用途径主要是通过肾素-血管紧张素系统、血浆中 Na^+ 及 K^+ 浓度的改变对肾上腺皮质的直接作用而完成。

1.肾素-血管紧张素系统

肾素是球旁细胞分泌的一种蛋白水解酶,入血后将血浆中的血管紧张素原转换成血管紧张素Ⅰ(AngⅠ,十肽);在肺组织转换酶的作用下,血管紧张素Ⅰ降解为血管紧张素Ⅱ(AngⅡ,八肽)。血管紧张素维持机体血压和血容量平衡的作用显著,尤以血管紧张素Ⅱ活性最强。其可通过使全身小动脉平滑肌收缩,促进神经垂体释放血管升压素和催产素,强烈刺激肾上腺皮质分泌醛固酮,促进肾小管重吸收水、Na^+,兴奋交感神经等多种机制升高血压。

肾素的分泌受多方面因素调节,主要有:①当肾动脉压降低导致肾血流量减少时,一方面使入球微动脉管壁的牵张刺激减弱,从而促进球旁细胞释放肾素;另一方面导致肾小球滤过率随之下降,滤液中的 Na^+ 减少,从而激活致密斑感受器,促进球旁细胞释放肾素增加。②肾交感神经兴奋,球旁细胞受肾交感神经终末支配,肾交感神经兴奋时肾素释放增加。③肾上腺素和去甲肾上腺素可直接刺激球旁细胞,促进肾素分泌(见图 11-17)。

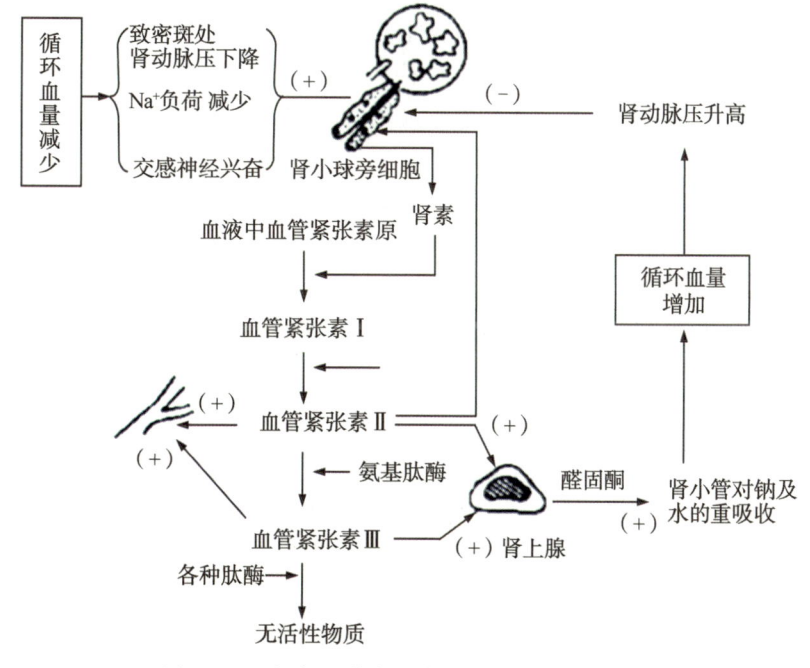

图 11-17 肾素-血管紧张素-醛固酮系统作用

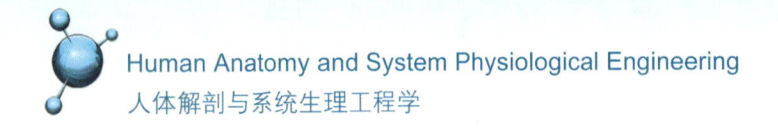

2.血浆 K^+ 和 Na^+ 浓度

当血 K^+ 升高或血 Na^+ 降低,使 Na^+/K^+ 比值降低时,可使醛固酮分泌增加,尿中排 Na^+ 减少;反之,发生与上述相反的变化。

第五节 排尿活动及其调节

尿的生成是连续不断的,终尿经肾盂、输尿管流入膀胱内暂时储存。尿液在膀胱内储存达一定量时,能引起反射性排尿活动。膀胱的排尿活动受中枢神经系统调节,并受意识控制。

一、膀胱和尿道括约肌的神经支配

膀胱与尿道连接处有两种括约肌:内括约肌(平滑肌)和外括约肌(横纹肌)。膀胱的平滑肌称为逼尿肌,逼尿肌和内括约肌受交感和副交感神经支配。副交感纤维兴奋能使膀胱壁(逼尿肌)收缩、内括约肌松弛,因而促成排尿;交感纤维兴奋能使膀胱壁松弛、内括约肌收缩,因而有促使膀胱储尿的作用。支配外括约肌的是阴部神经(躯体神经),兴奋时可使外括约肌收缩,有阻止排尿的作用。上述神经中也含有传入纤维。膀胱充胀感觉引起排尿反射的传入纤维在盆神经中,传导膀胱痛觉的纤维在腹下神经中,传导尿道感觉的纤维在阴部神经中。

二、膀胱的储尿机能与生理性容量

膀胱壁富含平滑肌,具有良好的伸展性。随着膀胱内尿液的积累,膀胱的体积也随之增大,柔韧的膀胱壁则维持膀胱内压基本不变。只有当尿液增加到一定程度时,逼尿肌开始节律性收缩,从而引起排尿活动。当尿液增加至 400~500 mL 时,膀胱内压会急剧上升,这时膀胱内压可超过 7 mmHg。

正常成年人膀胱内尿量达到 100~150 mL 时,可有膀胱充盈的感觉;尿量达到 250~450 mL 时,则引起排尿活动,这时的尿量是膀胱所能耐受而无不适感的最大容量,称为膀胱生理性容量。膀胱生理性容量随年龄及精神因素而变化,如新生儿为 20~50 mL,成年人可高达 600 mL。若膀胱内尿量增加到 700 mL 以上,膀胱处于过度扩张状态,便出现明显的痛觉,导致必须排尿。

三、排尿反射

排尿活动是一个反射活动。当膀胱充盈到一定程度时(尿量 400~500 mL),膀胱壁的牵张感受器受刺激而兴奋,冲动沿盆神经中的传入纤维传入,到达骶髓的排尿反射中枢。同时,冲动还上传至大脑皮层,并产生排尿欲。

排尿反射进行时,冲动沿盆神经传出,引起膀胱逼尿肌收缩,尿道内括约肌松弛,尿液进入后尿道。这时尿液又可刺激尿道的感受器,冲动沿阴部神经传入排尿中枢,进一步加强排尿中枢的活动,并且反射性地抑制阴部神经的传出活动,使尿道外括约肌松弛,于是在膀胱收缩时产生的强大内压(可高达 110 mmHg)下,尿液从尿道排出体外(见图 11-18)。尿液对尿道的刺激进一步反射性加强排尿中枢的活动,这是一种正反馈作用,它使排尿反射一再加强,直至尿液排完为止。在排尿末期,由于尿道海绵体肌收缩,可将残留于尿道的尿液排出体外。此外,在排尿时腹肌、膈肌的强力收缩也能产生较高的腹内压,协助克服排尿阻力。

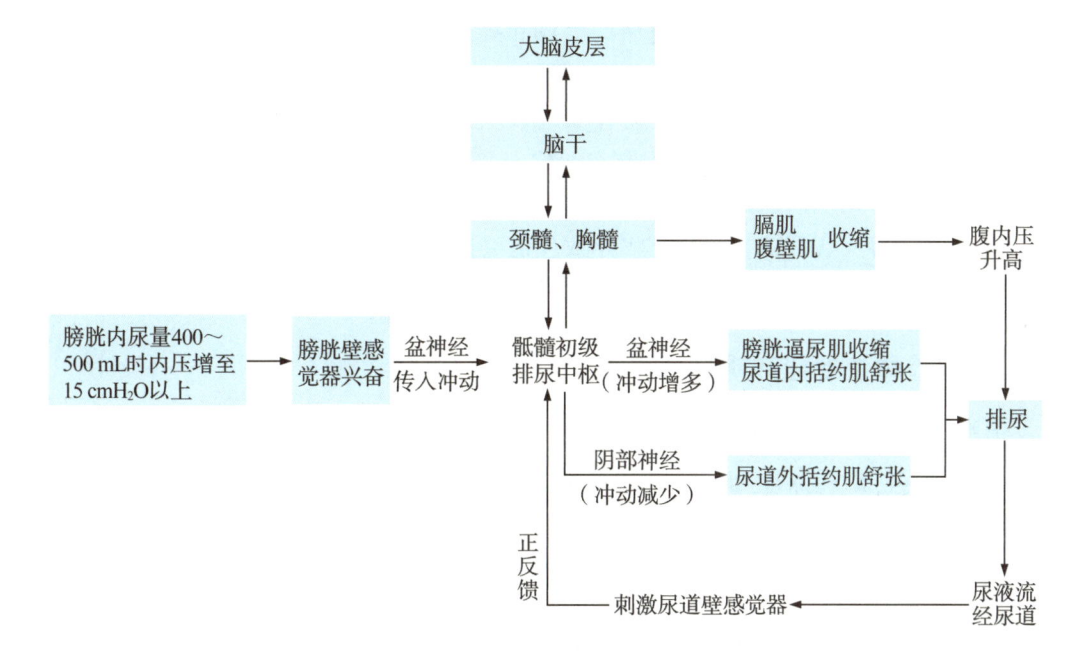

图 11-18　排尿反射过程

排尿结束后,尿道外括约肌立即收缩,内括约肌紧张性缓慢增强,膀胱逼尿肌舒张,膀胱内压降低到零,于是再度充盈尿液。

四、高级中枢对排尿的控制作用

脊髓的排尿中枢受大脑皮层的控制和调节。大脑皮层对脊髓骶段的排尿中枢经常给予抑制性影响,因此在膀胱逐渐充盈时并不引起膀胱收缩,只有充盈达到一定容量时,大脑皮层才有膀胱需要排尿的感觉。在成年人,排尿可受大脑的随意控制,如没有合适的场所或时机时,能够主观控制而继续憋尿,并抑制排尿;也可以在膀胱充盈不足时有意识地引起排尿,排尿过程中也可以随意中断排尿。如果破坏大脑皮层的 4 区及 6 区,则随意排尿功能丧失。双侧大脑皮层损伤时,抑制被解除,排尿反射表现亢进。

幼儿大脑皮层尚未发育完善,对初级排尿中枢的控制较弱,故小儿排尿次数多,且易发生夜间遗尿现象。随着幼儿发育成长,大脑机能逐渐发育完善,对排尿的控制作用也会逐渐完善。老年人大脑皮层的功能衰退时,或患某些疾病时,也有可能发生尿频或尿失禁等现象。

第六节　肾在维持内环境相对稳定中的作用

一、及时排出体内的代谢终产物

肾是体内重要的排泄器官,通过尿的生成和排出维持内环境稳定。机体在新陈代谢过程中产生的废物主要通过血液循环运至肾,通过滤过、重吸收和分泌等复杂的生理过程,形成尿液排出体外。机体代谢废物有 H^+、K^+、NH_3 等,排泄的物质有肌酐、对氨基马尿酸以及进入机体的物质(如青霉素、酚红)等,从而维持机体内环境的稳定。正常人 24 h 尿量为 1000～2000 mL。如果 24 h 尿量为 100～500 mL 称为少尿,如果 24 h 尿量不足 100 mL 称为无尿。无尿或者少尿都将导致代谢终产物不能及时排出,聚积在体内,给机体带来不良影响。

二、调节体液容量和渗透压平衡

细胞外液容量和渗透压的相对稳定是通过神经-内分泌系统的调节实现的。

(一)渴感、抗利尿激素、醛固酮的作用

渗透压感受器主要位于视上核和颈内动脉附近,正常渗透压感受器阈值为 280 mmol/L。ADH 对细胞外液渗透压的变化极其敏感,当成人细胞外液渗透压仅有 1%～2%变动时,就足以刺激 ADH 的释放,而 ADH 对细胞外液容量敏感性相对较低。血容量和血压的变化(非渗透性刺激)可作用于容量感受器(左心房和胸腔大静脉处)和压力感受器(颈动脉窦、主动脉弓处),从而调节 ADH 的分泌。其他因素如精神紧张、疼痛、创伤以及某些药物和体液因子(如氯磺丙脲、长春新碱、环磷酰胺、血管紧张素Ⅱ)等也能促进 ADH 分泌或增强 ADH 的作用。

当机体缺水时,细胞外液渗透压升高,下丘脑的视上核及颈内动脉的渗透压感受器和侧面的口渴中枢受到刺激,兴奋传到大脑皮质,反射性地引起口渴,从而引起 ADH 释放及主动饮水。ADH 可促进肾远曲小管和集合管对水的重吸收,减少水的排出。ADH 还可抑制醛固酮的分泌,减弱肾小管对 Na^+ 的重吸收并促进 Na^+ 排出,从而降低细胞外液的 Na^+ 浓度。上述调节结果使体内水容量增加,血浆渗透压恢复正常。若血浆渗透压降低则引起相反的反应,即抑制渴感、抑制 ADH 的释放和促进醛固酮分泌。

(二)心房肽的作用

心房肽也称心房钠尿肽(atrial natriuretic peptide,ANP),是影响水、Na^+ 代谢的重要因素。ANP 是心房肌细胞分泌的活性多肽,由 21～33 个氨基酸组成。当心房扩展、血容量增加、血 Na^+ 增高或血管紧张素增多时,均可刺激心房肌细胞合成释放 ANP,其中容量负荷和心房肌张力是其主要刺激因素。ANP 释放入血后,通过抑制肾素及醛固酮的分泌、拮抗血管紧张素的缩血管效应等作用机制,发挥利钠、利尿、舒张血管、降低血压作用。

(三)水通道蛋白

水通道蛋白(aquaporins,AQP)是影响水、Na^+代谢的另一重要因素。AQP 是介导水跨膜转运的一大膜蛋白家族,广泛存在于动物、植物及微生物中。AQP 在结构上是由亚单位组成的四聚体,在渗透压驱动下实现水双向驱动。目前在哺乳动物组织中鉴定出的 AQP 有 8 种($AQP0$、$AQP1$、$AQP2$、$AQP3$、$AQP4$、$AQP5$、$AQP6$、$AQP7$),其中 AQP2 是调节肾脏集合管对水通透性的关键蛋白,主要受 ADH 的调节。其调节机制如下:基础状态时,AQP2 存在于集合管主细胞的囊泡和管腔膜内。当血浆 ADH 水平升高时,ADH 与远曲小管和集合管上皮细胞管周膜上的 V2 受体(vasopressin 2 receptor)结合,促使含 AQP2 的囊泡与管腔膜融合,囊泡膜上的 AQP2 嵌入管腔膜,并使水通道开放,从而提高管腔膜对水的通透性。ADH 也可以通过长期调节(几小时到几天的时间)机制,促进 *AQP2* 基因的转录及蛋白的合成。当血浆 ADH 水平降低时,集合管主细胞管腔膜出现胞吞作用,使得管腔膜上的 AQP2 数量相应减少,管腔膜对水的通透性也相应降低。

在生理情况下,AQP 基本上处于激活状态。AQP 对水的转运渗透性远大于扩散通透性,利用水通道蛋白,水可以向高渗方向移动。这一过程非常迅速,不需要"门控"等调节,且不受质膜分子组成及温度等因素的影响。AQP 的发现对于水代谢研究有重要意义,但目前的了解还是初步的,许多问题尚待进一步研究。

三、维持电解质平衡

体内的重要盐类均以电解质形式存在于体液中,其中,Na^+、K^+是体内最重要的电解质,对维持细胞内外液体的相对稳定及细胞的正常功能都是极其重要的。

(一)Na^+的平衡

原尿中的 Na^+ 在流经肾小管各段时,其重吸收的百分比是不同的,约 99.4% 的 Na^+ 都被重吸收回到血液。每日从正常饮食中摄入的 Na^+ 约 155 mmol,而每日由尿中排出的 Na^+ 约为 150 mmol,加上其他途径排出少量 Na^+,摄入与排出之间保持相对平衡。

下面介绍两种异常情况下,肾对 Na^+ 重吸收的调节。

1. 肾小球 GFR 的改变

理论上讲,GFR 若从 125 mL/min 提高至 126 mL/min(变化不足 1%),则 Na^+ 的排出量就要增加一倍,从而导致机体 Na^+ 的平衡遭到破坏。相反,若 GFR 减少,就会导致体内 Na^+ 过剩而影响机体功能。然而在正常情况下,GFR 总是保持相对稳定,即使 GFR 稍有增加,滤出的 Na^+ 增多时,又可因球-管平衡的调节,使 Na^+ 的排出增加并不明显,从而仍然保持体内 Na^+ 的相对平衡。

(1) GFR 的自身调节:GFR 具有自身调节机制。当动脉血压变动于 80~180 mmHg 范围时,入球微动脉直径能发生相应的变化,使肾小球毛细血管血压维持相对稳定,从而使 GFR 保持不变。

(2) 球-管平衡:近端小管中 Na^+ 和水的重吸收率总是占肾小球滤过率的 65%~70%,这种定比吸收的现象称为球-管平衡。产生球-管平衡的机制主要与肾小管周围毛细血管内血浆胶体渗透压的变化相关。近端小管周围毛细血管内的血液直接来源于肾小球的出球微动脉,如果肾血流量不变而肾小球滤过率增加,那么流入近端小管周围毛细血管的血量就会减少,毛细血管血压下降,而血浆胶体渗透压升高,这些改变都可促进近端小管对 Na^+ 和水的重吸收;当肾小球滤过率减少时则发生相反的变化,近端小管对 Na^+ 和水的重吸收减弱。所以球-管平衡可以确保在肾血流量不变的前提下,无论 GFR 增加或减少,均能维持近端小管对 Na^+ 的重吸收率基本不变。

2.摄入 Na^+

摄入 Na^+ 量增加时,机体通过神经-体液的调节,肾排出 Na^+ 的量也相应增加。摄入 Na^+ 量减少时,则发生相反的变化,以维持机体 Na^+ 的相对稳定。

(1)摄入 Na^+ 量增加时的体内调节:机体摄入 Na^+ 量增加时,细胞外液量会随之增加,血容量相应增加。这些变化会引起体内一系列的继发性效应,包括:①神经调节:血容量增多可刺激容量感受器,动脉血压升高(摄入 Na^+ 量引起血压升高的机制尚不清楚)可使压力感受器兴奋,细胞外液晶体渗透压升高可激活渗透压感受器,以上机制均可反射性地抑制交感神经,通过神经递质作用于受体,从而促进肾的排水增加。②GFR 增加:血容量的增加导致血浆胶体渗透压下降,使有效滤过压提高,GFR 增加。肾小球滤过 Na^+ 量增加,通过球-管平衡机制,机体排出 Na^+ 量也相应增加。③ANP 水平上升:当体内血容量增加时,心房壁受到牵拉刺激,引起 ANP 合成和释放增加。如前所述,ANP 具有显著的排 Na^+ 和排水作用。上述所有过程均可导致 Na^+ 的排出增加,有利于维持体内 Na^+ 浓度的稳定。

(2)肾素-血管紧张素-醛固酮系统:肾素-血管紧张素-醛固酮系统在肾功能的调节中具有重要作用。肾素主要由入球微动脉壁的球旁细胞分泌。肾素是一种水解酶,能催化一系列血管紧张素(AngⅠ、AngⅡ、AngⅢ)的生成。AngⅡ可直接刺激近端小管对 NaCl 的重吸收,从而使尿中 NaCl 的排出量降低。AngⅡ也可间接刺激肾上腺皮质分泌醛固酮。AngⅢ也具有促进肾上腺皮质分泌醛固酮的作用。醛固酮可促进远曲小管和集合管的主细胞对 Na^+ 的重吸收,同时促进 K^+ 的分泌,即醛固酮有"保钠排钾"作用。

(二)K^+ 的平衡

在肾小管,K^+ 既可被重吸收,同时也可被分泌。肾小球滤过液中的 K^+ 主要在近曲小管和髓袢部位被重吸收,而远曲小管和集合管既可重吸收也可分泌 K^+。正常情况下,肾小管以净分泌 K^+ 为主。因此,肾排 K^+ 的量主要取决于对 K^+ 的分泌功能。K^+ 的分泌主要受醛固酮的调节:血 K^+ 浓度增高时,醛固酮分泌增加,远曲小管和集合管重吸收 Na^+ 和排 K^+ 增多;相反,血 K^+ 浓度降低时,其排量也相应减少。醛固酮的分泌对血 K^+ 浓度升高十分敏感,血 K^+ 仅增加 0.5 mmol/L 就能引起醛固酮分泌。Na^+ 浓度必须降低很多才能引起同样的反应。

很多利尿剂的药理作用机制是通过抑制肾对 Na^+ 或(和)Cl^- 的重吸收,而造成 NaCl 及水的大量排出。有些利尿剂在利尿的同时可使 K^+ 分泌量增加,因此使用这些利尿剂时常需要补充钾盐,以防并发低钾血症。

(张艳敏)

第十二章 神经系统

神经系统（nervous system）是人体结构和功能最复杂的系统，在人体生理功能活动的调节中发挥主导作用。神经系统既能使机体感受到外环境和机体内环境的变化，也能调节机体内环境和内、外环境的相互关系，使机体能及时做出适当的反应，保证生命活动的正常进行。

第一节 神经系统概述

一、神经系统的分部

神经系统分为中枢部和周围部。中枢部包括脑和脊髓，也称中枢神经系统（central nervous system）；周围部是指与脑和脊髓相连的神经，又称周围神经系统（peripheral nervous system），与脑相连的周围神经部分为脑神经，与脊髓相连的周围神经部分为脊神经。周围神经又可根据在各器官、系统中分布对象的不同，分为躯体神经（somatic nerves）和内脏神经（visceral nerves），躯体神经分布于体表、骨、关节和骨骼肌，内脏神经分布于内脏、心血管、平滑肌和腺体。周围神经根据其功能，又可分为感觉神经（sensory nerves）和运动神经（motor nerves）。感觉神经将神经冲动自感受器传向中枢，故又称传入神经（afferent nerve）；运动神经是将神经冲动自中枢传向周围的效应器，故又称传出神经（efferent nerve）。

二、神经系统的机能

神经系统在人体生理功能活动的调节中发挥主导作用。神经系统通过分布在全身各处的各种感受器获得体内外环境变化的信息，通过各种传入通路进入中枢神经系统，最终到达大脑皮层形成各种感觉。脑和脊髓则对这些信息进行分析、综合，然后通过传出神经迅速而精确地调节各器官系统的活动，使它们互相联系、互相配合以适应不断变化的内、外环境，从而进行正常的生命活动。

三、学习神经系统的某些常用术语

在中枢和周围神经系统中,神经元胞体和突起在不同部位有不同的组合编排方式,故用不同的术语表示。

(1)灰质(gray matter):在中枢部,神经元胞体及其树突的集聚部位称灰质,因富含血管,在新鲜标本中色泽灰暗,如脊髓灰质。

(2)白质(white matter):神经纤维在中枢部集聚的部位,因髓鞘含类脂质而色泽白亮而得名,如脊髓白质。

(3)皮质(cortex):灰质在大脑及小脑表面成层配布,称为皮质。

(4)髓质(medulla):位于大脑和小脑的白质因被皮质包绕而位于深部,称为髓质。

(5)神经核(nucleus):在中枢部皮质以外,形态和功能相似的神经元胞体聚集成团或柱,称为神经核。

(6)神经节(ganglion):在周围部,神经元胞体集聚处称神经节。其中,由假单极或双极神经元等感觉神经元胞体集聚而成的为感觉神经节;由传出神经元胞体集聚而成的,与支配内脏活动有关的称内脏运动神经节。

(7)纤维束(fasciculus):在白质中,起止、行程和功能基本相同的神经纤维集合在一起称为纤维束。

(8)神经(nerve):神经纤维在周围部集聚在一起称为神经。包绕在每条神经外面的结缔组织称神经外膜;结缔组织伸入束内将神经分为若干小束并包绕之,称神经束膜;包在每根神经纤维外面的结缔组织称神经内膜。

第二节 中枢神经系统

一、脊髓

(一)位置和外形

脊髓(spinal cord)位于椎管内,上端平枕骨大孔处与延髓相连,下端在成人平第1腰椎体下缘,新生儿可达第3腰椎下缘平面,全长42～45 cm,最宽处横径为1～1.2 cm。脊髓呈前后稍扁的圆柱形,全长粗细不等,有两个梭形的膨大,即颈膨大和腰骶膨大。前者自第4颈节至第1胸节,后者自第2腰节至第3骶节。脊髓末端变细,称为脊髓圆锥,自此处向下延伸为细长的无神经组织的终丝,长约20 cm,向上与软脊膜相连,向下在第2骶椎水平以下由硬脊膜包裹,止于尾骨背面(见图12-1)。

第十二章　神经系统

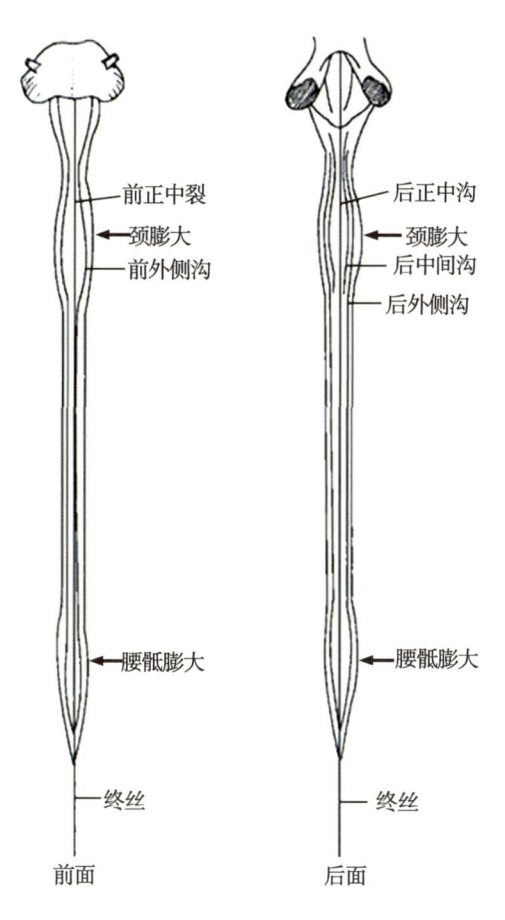

图 12-1　脊髓外形

脊髓表面可见 6 条纵行浅沟，前面正中较明显的沟称前正中裂，后面正中较浅的沟称后正中沟。此外还有两对外侧沟，即前外侧沟和后外侧沟，分别有脊神经前根、后根的根丝附着。

脊髓在外形上没有明显的节段性，但每一对脊神经及其前根、后根的根丝附着范围的脊髓即构成一个脊髓节段。因为有 31 对脊神经，故脊髓也可分为 31 个节段，即 8 个颈节（C）、12 个胸节（T）、5 个腰节（L）、5 个骶节（S）和 1 个尾节（Co）（见图 12-2）。

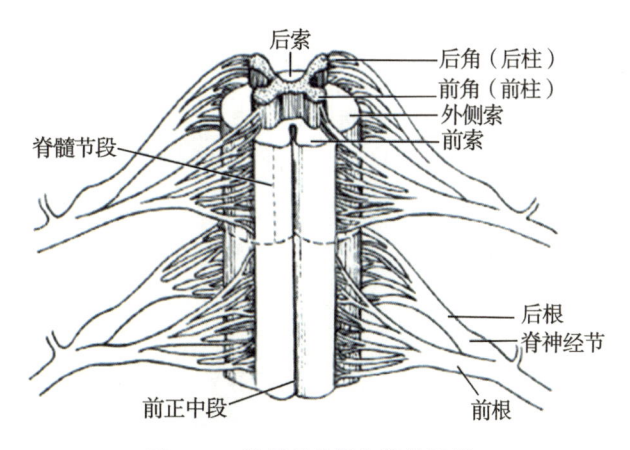

图 12-2　脊髓的节段与脊神经根

由于自胚胎第 4 个月起,脊柱的生长速度比脊髓快,因此成人脊髓和脊柱的长度不等,脊柱的长度与脊髓的节段并不完全对应。在成人,一般的推算方法为:上颈髓节(C1～C4)大致与同序数椎骨相对应,下颈髓节(C5～C8)和上胸髓节(T1～T4)与同序数椎骨的上一节椎体平对,中胸部的脊髓节(T5～T8)约与同序数椎骨上两节椎体平对,下胸部的脊髓节(T9～T12)约与同序数椎骨上三节椎体平对,全部腰髓节约平对第10～12 胸椎,全部骶、尾髓节约平对第1腰椎(见图 12-3)。

与脊髓相连的脊神经前后根汇合形成脊神经,经相应的椎间孔离开椎管。因为脊髓比脊柱短,故腰、骶、尾部的脊神经前后根要在椎管的硬膜囊内下行一段距离,才能到达各自相应的椎间孔。这些在脊髓末端平面以下下行的脊神经根称马尾(cauda equina)。

(二)内部结构

脊髓由灰质和白质两大部分组成。在脊髓的横切面(见图 12-4)上,可见中央有一细小的中央管,围绕在中央管周围的是"H"形灰质,灰质外周是白质。

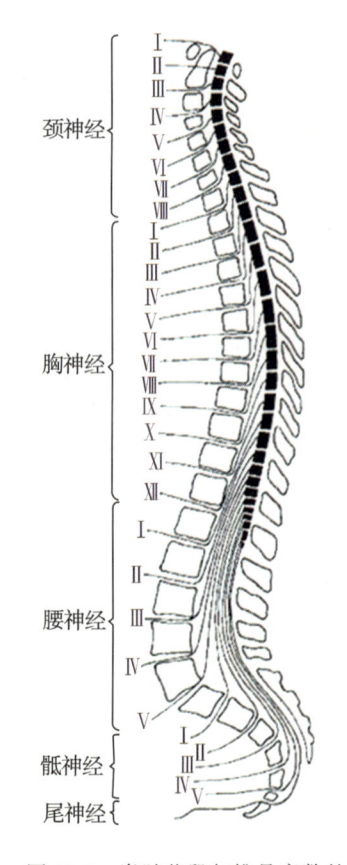

图 12-3 脊髓节段与椎骨序数的关系

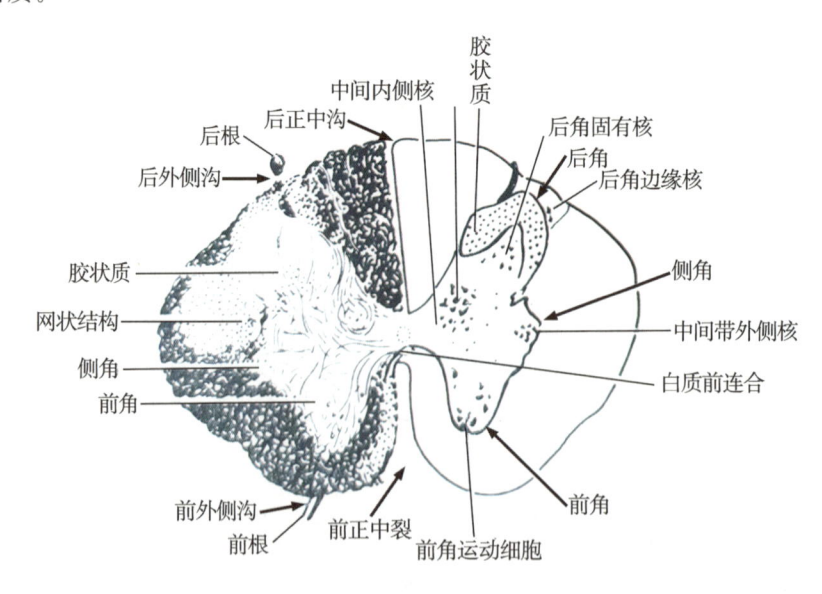

图 12-4 新生儿脊髓胸部横切面

每侧的灰质前部扩大为前角或前柱,后部狭细为后角或后柱。在胸髓和上部腰髓(L1~L3),前、后角之间有向外伸出的侧角或侧柱,前、后角之间的区域为中间带,中央管前后的灰质分别称为灰质前连合和灰质后连合,连接两侧的灰质。因灰质前连合和灰质后连合位于中央管周围,故又称中央灰质。

白质借脊髓的纵沟分为三个索,前正中裂与前外侧沟之间为前索(anterior funiculus),前、后外侧沟之间为外侧索(lateral funiculus),后外侧沟与后正中沟之间为后索(posterior funiculus)。在灰质前连合的前方有纤维横越,称白质前连合。在后角基部外侧与白质之间,灰质与白质混合交织,称网状结构(reticular formation),在颈部比较明显。

1.灰质

脊髓灰质内有各种不同大小、形态和功能的神经元,其中大多数神经元的胞体往往集聚成群或成层,称为神经核或板层。

根据20世纪50年代对猫脊髓板层的研究,有学者提出了被普遍认可的人类脊髓灰质的板层模式,将脊髓灰质分为10个板层,这些板层从后向前分别用罗马数字Ⅰ~Ⅹ命名(见图12-5)。

第Ⅰ~Ⅳ层是皮肤感受外界痛、温、触、压觉等刺激的初级传入纤维终末和侧支的主要接受区。第Ⅴ~Ⅵ层接受后根本体感觉性初级传入纤维,以及自大脑皮质运动区、感觉区和皮质下结构发出的大量下行纤维,与调节运动有密切关系。板层Ⅶ占中间带的大部,中间内侧核位于第Ⅶ层最内侧和第Ⅹ层的外侧,占脊髓全长,接受后根传入的内脏感觉纤维,发出纤维到内脏运动神经元并上行至脑。中间外侧核位于T1~L2(或L3)节段的侧角,是交感神经节前神经元胞体所在的部位,即交感神经的低级中枢。S2~S4节段第Ⅶ层的外侧部有骶副交感核,是副交感神经节前神经元胞体所在的部位,即副交感神经的低级中枢(骶部),发出纤维组成盆内脏神经。第Ⅷ层的细胞为中间神经元,接受一些下行纤维束的终末,可发出纤维到第Ⅸ层,影响运动神经元。第Ⅸ层由前角运动神经元和中间神经元组成,位于前角的最腹侧。在颈膨大和腰骶膨大处,前角运动神经元可分为内侧群和外侧群。内侧群又称前角内侧核,支配躯干的固有肌;外侧群又称前角外侧核,支配四肢肌。前角运动神经元包括大型的α运动神经元和小型的γ运动神经元,α运动神经元的纤维支配跨关节的梭外肌纤维,引起关节运动;γ运动神经元支配梭内肌纤维,其作用与肌张力的调节有关。第Ⅹ层位于中央管周围,包括灰质前连合和后连合,某些后根的纤维终于此处。

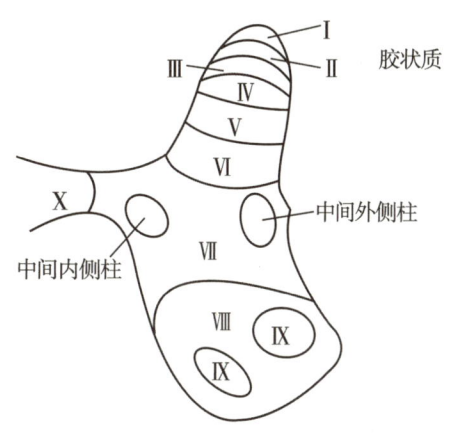

图12-5 脊髓灰质内的板层

2.白质

脊髓白质主要由许多纤维束组成。纤维束一般是按其起止命名,可分为长的上行纤维束、下行纤维束和短的固有束(见图12-6)。上行纤维束将不同的感觉信息上传到脑;下行纤维束从脑的不同部位将神经冲动下传到脊髓;固有束起止均在脊髓,紧靠脊髓灰质分

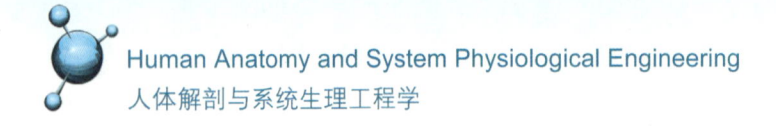

布,参与完成脊髓节段内和节段间反射活动。

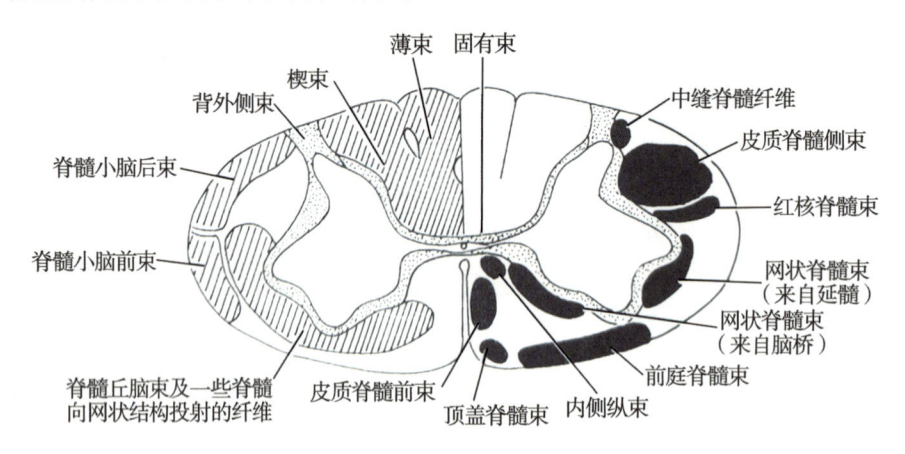

图 12-6 颈髓纤维束的分布

（1）上行传导束。上行传导束又称感觉传导束,包括薄束（fasciculus gracilis）与楔束（fasciculus cuneatus）、脊髓小脑束和脊髓丘脑束。

薄束与楔束是脊神经后根内侧部的粗纤维在同侧后索的直接延续。薄束成自同侧第5胸节以下的脊神经节细胞的中枢突,楔束成自同侧第4胸节以上的脊神经节细胞的中枢突。这些脊神经节细胞的周围突分别至肌肉、肌腱、关节、皮肤的感受器,中枢突经后根内侧部进入脊髓形成薄束和楔束,在脊髓后索上行,止于延髓的薄束核和楔束核。薄束和楔束分别传导来自同侧下半身和上半身的肌肉、肌腱、关节、皮肤的本体感觉（肌肉、肌腱、关节的位置觉、运动觉和震动觉）和精细触觉（如通过触摸辨别物体纹理粗细和两点距离）信息。

脊髓小脑后束分为前束和后束。脊髓小脑后束（posterior spinocerebellar tract）位于外侧索周边的后部,仅见于L2以上脊髓节段,主要起自同侧第Ⅶ层的背核,经小脑下脚上行,终于小脑皮质。脊髓小脑前束（anterior spinocerebellar tract）位于脊髓小脑后束的前方,主要起自腰骶膨大节段第Ⅴ～Ⅶ层的外侧部,大部分交叉至对侧上行,小部分在同侧上行,经小脑上脚进入小脑皮质。此二束传递下肢和躯干下部的非意识性本体感觉和触觉、压觉信息至小脑。

脊髓丘脑束可分为脊髓丘脑侧束（lateral spinothalamic tract）和脊髓丘脑前束（anterior spinothalamic tract）。脊髓丘脑侧束位于外侧索的前半部,传递由后根细纤维传入的痛觉、温觉信息。脊髓丘脑前束位于前索,前根纤维的内侧,传递由后根粗纤维传入的粗触觉、压觉信息。脊髓丘脑束主要起自脊髓灰质第Ⅰ层和第Ⅳ～Ⅶ层,纤维经白质前连合越边后,在同节或上1～2节的外侧索和前索上行,止于背侧丘脑。

（2）下行传导束又称运动传导束,起自脑的不同部位,直接或间接止于脊髓前角或侧角,包括锥体系的皮质脊髓束和锥体外系的红核脊髓束、前庭脊髓束等。

皮质脊髓束（corticospinal tract）起源于大脑皮质中央前回和其他一些皮质区域,下行至延髓锥体交叉,其中大部分（75%～90%）纤维交叉至对侧,称为皮质脊髓侧束;少量未交叉的纤维在同侧下行,称为皮质脊髓前束;另有少量不交叉的纤维沿同侧外侧索下行,称为巴恩(Barne)前外侧束。

脊髓前角运动神经元主要接受来自对侧大脑半球的纤维,但也接受来自同侧的少量纤维。支配上肢、下肢的前角运动神经元只接受对侧半球来的纤维,而支配躯干肌的运动神经元接受双侧皮质脊髓束的支配。当脊髓一侧的皮质脊髓束损伤后,出现同侧损伤平面以下的肢体骨骼肌痉挛性瘫痪(表现为肌张力增高、腱反射亢进等,也称硬瘫),而躯干肌不瘫痪。

锥体外系的下行传导束中,红核脊髓束起自中脑红核,纤维交叉至对侧,在脊髓外侧索内下行,对支配屈肌的运动神经元有较强兴奋作用。前庭脊髓束起于前庭神经外侧核,在同侧前索外侧部下行,主要兴奋躯干和肢体的伸肌,在调节身体平衡中起作用。网状脊髓束起自脑桥和延髓的网状结构,大部分在同侧下行,行于白质前索和外侧索前内侧部,主要参与对躯干和肢体近端肌运动的控制。顶盖脊髓束起自中脑上丘,在前索内下行,可兴奋对侧颈肌,抑制同侧颈肌活动。内侧纵束位于前索,其作用主要是协调眼球的运动和头颈部的运动。

二、脑

脑(brain)位于颅腔内,由胚胎时期神经管前部分化发育而成。成年人脑的平均质量约为 1400 g。一般可将脑分为 6 个部分:端脑、间脑、中脑、脑桥、延髓和小脑。通常将中脑、脑桥和延髓合称为脑干(见图 12-7)。

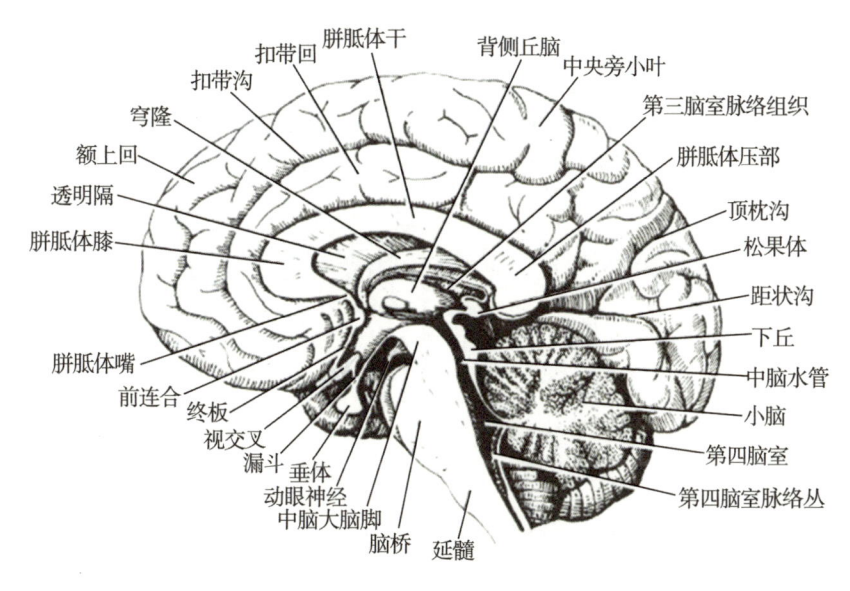

图 12-7 脑的正中矢状面

(一)脑干

脑干(brain stem)是位于脊髓和间脑之间的较小部分,位于颅后窝前部,自下而上由延髓(medulla oblongata)、脑桥(pons)和中脑(midbrain)组成。其中,延髓和脑桥的腹侧邻接枕骨斜坡,背面与小脑相连。延髓、脑桥和小脑之间围成的腔隙为第四脑室,其向下

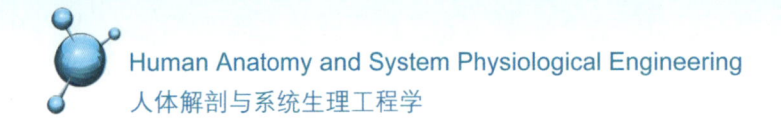

续于延髓和脊髓的中央管,向上接中脑的中脑水管。

1.脑干的外形

(1)脑干腹侧面。延髓下部与脊髓外形相似,脊髓表面的各条纵行沟、裂向上延续到达延髓。其腹侧面正中为前正中裂,两侧的纵行隆起称锥体(pyramid),由大脑皮质发出的锥体束(主要为皮质脊髓束)纤维构成。在锥体下端,大部分皮质脊髓束纤维左右交叉,形成发辫状的锥体交叉(decussation of pyramid)。在延髓上部,锥体外侧的卵圆形隆起称橄榄。每侧橄榄和锥体之间有舌下神经(Ⅻ)根丝穿出。在橄榄的背外侧,自上而下依次有舌咽神经(Ⅸ)、迷走神经(Ⅹ)和副神经(Ⅺ)根丝穿出。脑桥腹侧面中部宽阔隆起,称脑桥基底部。基底部向两侧逐渐缩细的部分称小脑中脚。基底部与小脑中脚交界处有三叉神经(Ⅴ)根相连。脑桥腹侧下缘与延髓之间为深而明显的横行的延髓脑桥沟,沟内自中线向外依次有展神经(Ⅵ)、面神经(Ⅶ)和前庭蜗神经(Ⅷ)根穿出。中脑两侧粗大的纵行柱状隆起为大脑脚。两侧大脑脚之间的凹陷称脚间窝,动眼神经(Ⅲ)由此穿出(见图12-8)。

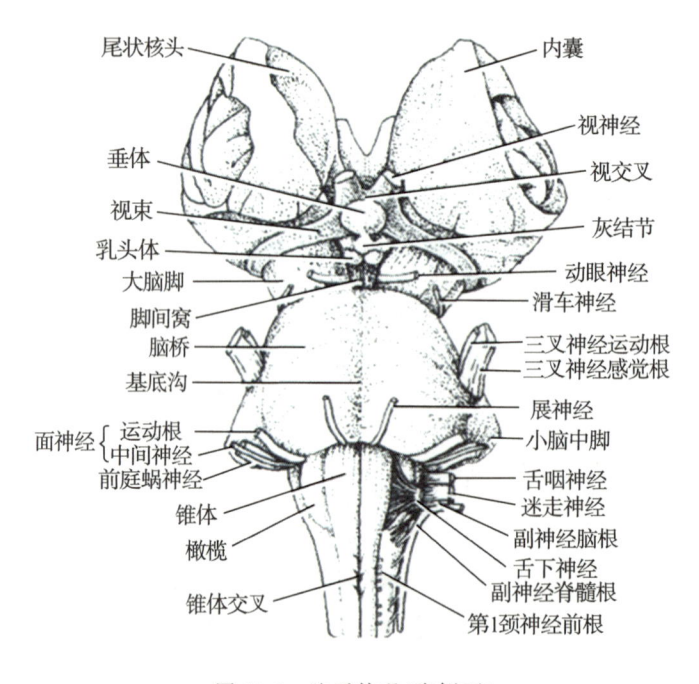

图 12-8 脑干外观(腹侧面)

(2)脑干背侧面。脑干背侧面与小脑相连。延髓上半部和脑桥由于中央管的敞开而形成一菱形浅窝,即菱形窝(rhomboid fossa),与小脑之间围成第四脑室(见图12-9)。

延髓背面的上部构成菱形窝的下半;下部形似脊髓,正中线的纵行浅沟为脊髓后正中沟的延伸。脊髓后索内的薄束、楔束向上延伸至延髓下部时,分别扩展为膨隆的薄束结节和楔束结节,二者深面分别含有薄束核及楔束核。楔束结节外上方的隆起为小脑下脚。脑桥背面中部为菱形窝上半部,其两侧为小脑上脚和小脑中脚,连于小脑。中脑背面有两对圆形隆起,上方者称上丘,下方者称下丘。二者的深面分别有上丘核和下丘核,通常将

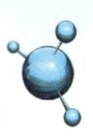

上丘和下丘合称为四叠体。在上丘和下丘外侧各有一横行的隆起,称上丘臂和下丘臂,分别与间脑的外侧膝状体和内侧膝状体相连。下丘下方有滑车神经(Ⅳ)出脑。

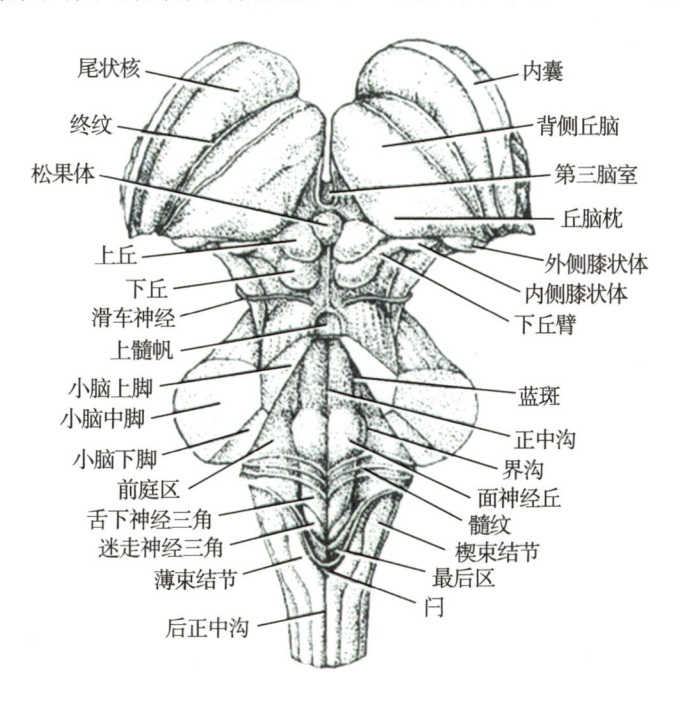

图 12-9　脑干外观(背侧面)

2.脑干的内部结构

脑干的内部结构也主要由灰质和白质构成,但较脊髓更为复杂,同时还出现了大面积的网状结构。

(1)脑干的灰质。脑干内灰质不再像脊髓内的灰质那样相互连续成纵贯脑干全长的灰质柱,而是聚合成彼此相互独立的各种神经核。根据其纤维联系及功能,可分为三类:脑神经核(与第Ⅲ～Ⅻ对脑神经发生联系)、中继核(经过脑干的上、下行纤维束在此进行中继换元)、网状核(位于脑干网状结构中)。后两类合称"非脑神经核"。

脊髓灰质内含有与脊神经内四种纤维成分相对应的四种核团,在生物进化过程中,随着头部出现高度分化的视、听、嗅、味觉感受器,以及由鳃弓演化而成的面部和咽喉部骨骼肌,脑神经的纤维成分亦变得更加复杂,含有七种不同性质的纤维,脑干内部也随之出现了与其相应的七种脑神经核团,具体包括:①一般躯体运动核:自上而下依次为动眼神经核、滑车神经核、展神经核和舌下神经核。它们发出一般躯体运动纤维,分别支配由肌节衍化的眼外肌和舌肌的随意运动。②特殊内脏运动核:自上而下依次为三叉神经运动核、面神经核、疑核以及副神经核。它们发出特殊内脏运动纤维,支配由鳃弓衍化而成的表情肌、咀嚼肌、咽喉肌及胸锁乳突肌和斜方肌。将鳃弓衍化的骨骼肌视为"内脏",是因为在种系发生上,鳃弓与属于内脏的呼吸功能有关。③一般内脏运动核:又称副交感核,自上而下依次为动眼神经副核、上泌涎核、下泌涎核和迷走神经背核。它们发出一般内脏运动(副交感)纤维,管理头、颈、胸、腹部平滑肌和心肌的收缩以及腺体的分泌。④一般内脏感觉核:即孤束核下部,相当于脊髓的中间内侧核,接受来自内脏器官、心血管系统的一般内脏感觉纤维。⑤特殊内脏感觉核:即孤束核头端,接受来自味蕾的味觉传入纤维。⑥一般躯体感觉核:自上而下依次为三叉神经中脑核、三叉神经脑桥核以及三叉神经脊束核,它们接受来自头面部皮肤和口、鼻黏膜的一般躯体感觉冲动。⑦特殊躯体感觉核:分别为位于前庭区深面的前庭神经核、蜗腹侧核以及听结节深面的蜗背侧核,接受来自内耳的平衡觉和听觉纤维(见图 12-10)。

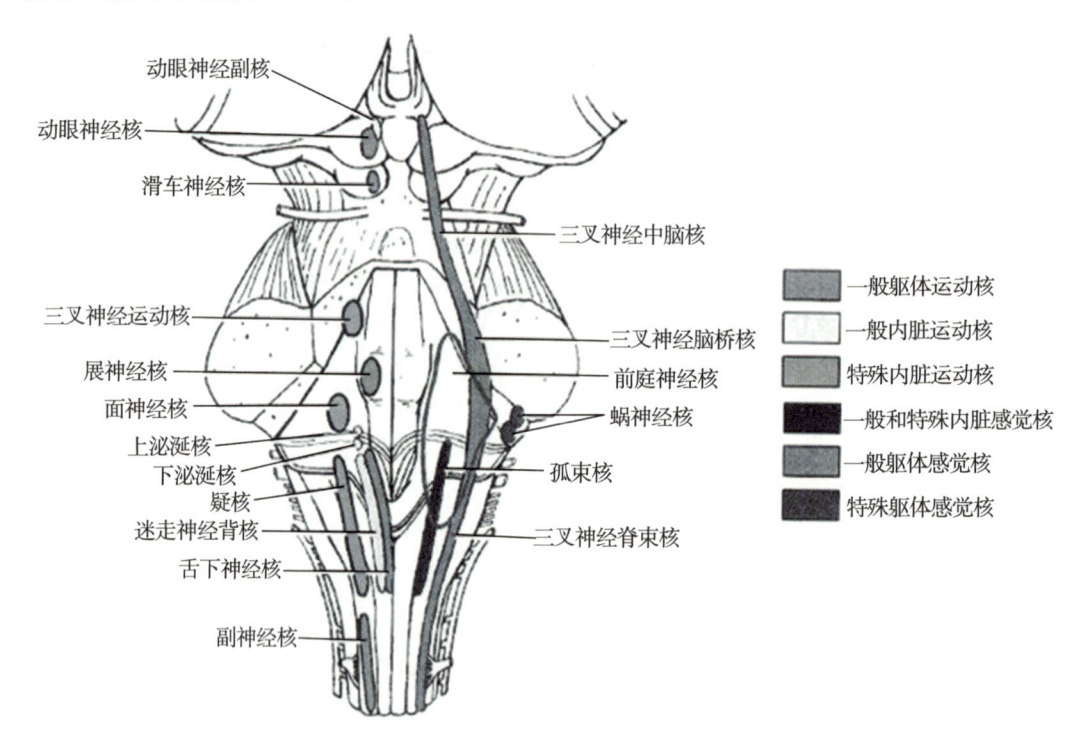

图 12-10 脑神经核在脑干背面的投影

脑干内的非脑神经核包括以下几种:

①上丘(superior colliculus),位于中脑背侧,构成重要的视觉反射中枢。

②下丘核(nucleus of inferior colliculus),位于下丘深面,为听觉传导通路的重要中继站,接受外侧丘系的大部分纤维,传出纤维经下丘臂投射至内侧膝状体。同时,下丘核也是重要的听觉反射中枢,可发出纤维终止于上丘,再经顶盖脊髓束终止于脑干和脊髓,参与听觉反射活动。

③顶盖前区(pretectal area),位于中脑和间脑的交界部,参与完成直接和间接瞳孔对光反射。

④红核(red nucleus),位于中脑上丘高度,主要接受来自小脑的纤维,其传出纤维下行形成红核脊髓束。

⑤黑质(substantia nigra),位于中脑,有多巴胺能神经元,其合成的多巴胺可调节纹状体的功能活动。

⑥脑桥核(pontine nucleus),位于脑桥基底部,可作为大脑皮质和小脑皮质之间纤维

联系的中继站。

⑦上橄榄核(superior olivary nucleus)，位于脑桥中下部，参与声音的空间定位。

⑧薄束核(gracile nucleus)和楔束核(cuneate nucleus)，分别位于延髓下部薄束结节和楔束结节的深面，分别接受脊髓后索内薄束和楔束纤维的终止，是向脑的高级部位传递躯干、四肢意识性本体感觉和精细触觉冲动的中继核团。

⑨下橄榄核(inferior olivary nucleus)，位于延髓橄榄深面，是大脑皮质、红核等与小脑之间纤维联系的重要中继站，参与小脑对运动的调控。

(2)脑干的白质。脑干的白质主要由长的上、下行纤维束和出入小脑的纤维组成，其中出入小脑的纤维在脑干背面集合成3对小脑脚。

长的上行纤维束主要有以下几类：

①内侧丘系(medial lemniscus)，由薄束核和楔束核发出的二级感觉纤维组成。此束依次穿过延髓、脑桥和中脑，止于背侧丘脑腹后外侧核。内侧丘系传递对侧躯干、四肢的本体感觉和精细触觉。

②脊髓丘脑束(spinothalamic tract)，为脊髓内脊髓丘脑侧束和脊髓丘脑前束的延续，两者在脑干内逐渐靠近，又称脊丘系，止于背侧丘脑腹后外侧核。该束传递对侧躯干、四肢的痛温觉和粗略触压觉。

③三叉丘脑束(trigeminothalamic tract)，又称三叉丘系(trigeminal lemniscus)，由三叉神经脊束核及大部分三叉神经脑桥核发出的二级感觉纤维组成，终于背侧丘脑腹后内侧核，主要传导对侧头面部皮肤、牙齿及口、鼻黏膜的痛温觉和触压觉。

④外侧丘系(lateral lemniscus)，由起于双侧蜗神经核和双侧上橄榄核的纤维组成，大部分终止于下丘核。外侧丘系主要传导双侧耳的听觉冲动。

⑤脊髓小脑前、后束(anterior and posterior spinocerebellar tracts)，起于脊髓，分别经小脑上脚和小脑下脚进入小脑，参与本体感觉的反射活动。

长的下行纤维束中，锥体束(pyramidal tract)主要由大脑皮质中央前回及中央旁小叶前部的巨型锥体细胞(Betz细胞)和其他类型锥体细胞发出的轴突构成，亦有部分纤维起自额叶、顶叶的其他皮质区。锥体束包括皮质核束和皮质脊髓束，纤维经端脑的内囊下行达脑干，穿经中脑的大脑脚底中3/5。皮质核束由此向下陆续分出纤维，终止于大部分双侧的一般躯体运动核、特殊内脏运动核及对侧支配面下部肌的面神经核神经元细胞群和舌下神经核。皮质脊髓束穿经中脑的大脑脚底中3/5、脑桥基底，至延髓腹侧聚集为锥体，大部分纤维在此越中线交叉至对侧，形成锥体交叉，交叉后的纤维在对侧半脊髓内下降，称皮质脊髓侧束；小部分未交叉的纤维仍在本侧半脊髓前索内下降，称皮质脊髓前束。皮质脊髓束主要支配对侧肢体骨骼肌和双侧躯干肌的随意运动。除锥体束外，还有起自对侧红核的红核脊髓束、起自上丘的顶盖脊髓束、起自前庭核的前庭脊髓束和起自网状结构的网状脊髓束等。

(3)脑干的网状结构。在脑干的被盖区内，除了明显的脑神经核、中继核以及长的纤维束之外，还有一个非常广泛的区域存在纵横交错成网状的神经纤维，其间散在有大小不等的神经细胞团块的结构，称脑干网状结构(reticular formation of brain stem，见图12-11)。脑干网状结构参与睡眠、觉醒周期和意识状态的调节，中枢内上、下行信息的整合，躯体和内脏

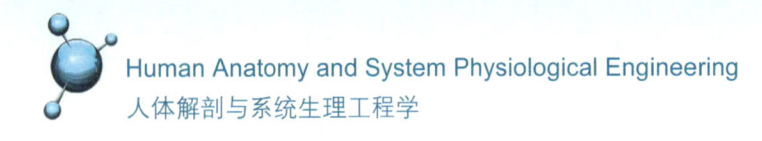

各种感觉和运动功能的调节,还存在呼吸中枢和心血管中枢等重要的生命中枢,并与脑的学习、记忆等高级功能有关。

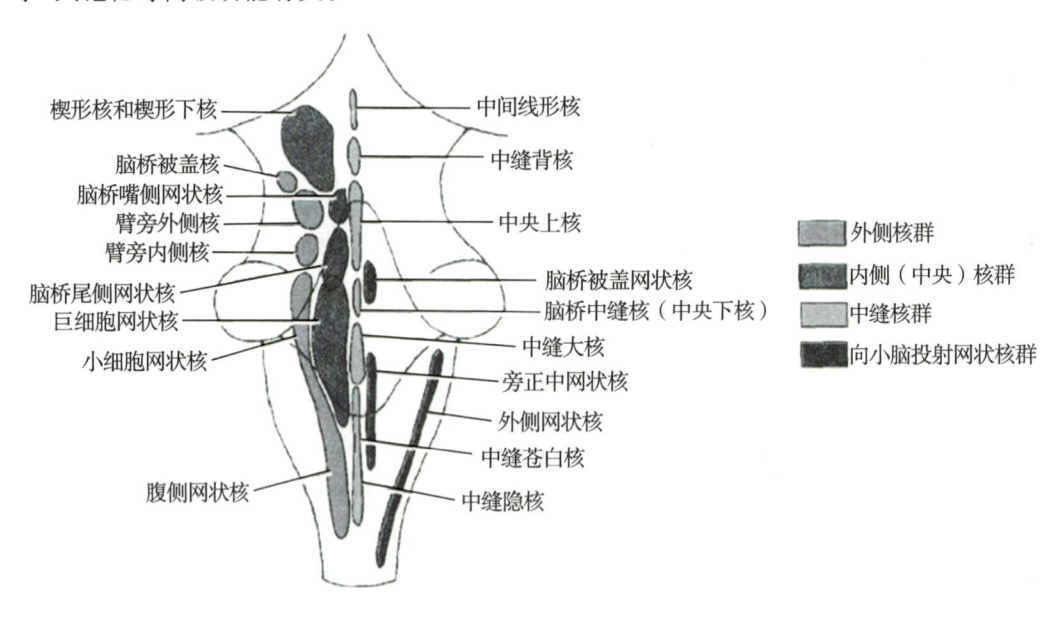

图 12-11　脑干网状结构核团在脑干背面的投影

(二)小脑

小脑(cerebellum)是重要的运动调节中枢,位于颅后窝,前面隔第四脑室与脑干相邻,上方隔小脑幕与大脑半球枕叶相邻(见图12-7)。

1.小脑的外形

小脑两侧部膨大,为小脑半球;中间部狭窄,为小脑蚓(见图12-16)。小脑上面稍平坦,其前、后缘凹陷,称小脑前、后切迹;下面膨隆,在小脑半球下面的前内侧各有一突出部,称小脑扁桃体。小脑表面有许多相互平行的浅沟,将其分为许多狭窄的小脑叶片。其中,小脑上面前、中1/3交界处有一略呈"V"形的深沟,称为原裂;小脑下面绒球和小结的后方有一深沟,为后外侧裂;在小脑半球后缘有一明显的水平裂(见图12-12)。根据原裂和后外侧裂以及小脑的发生,可将小脑分成三个叶:前叶、后叶和绒球小结叶。

绒球小结叶在种系发生上出现最早,因此称原小脑,由于其主要和前庭神经及前庭神经核发生联系,所以又称前庭小脑。前叶又称旧小脑,由于此叶主要接受脊髓小脑前、后束的纤维,故又称脊髓小脑。后叶在种系发生上出现最晚,也称新小脑,主要和大脑皮质的广泛区域发生联系,故又称大脑小脑。

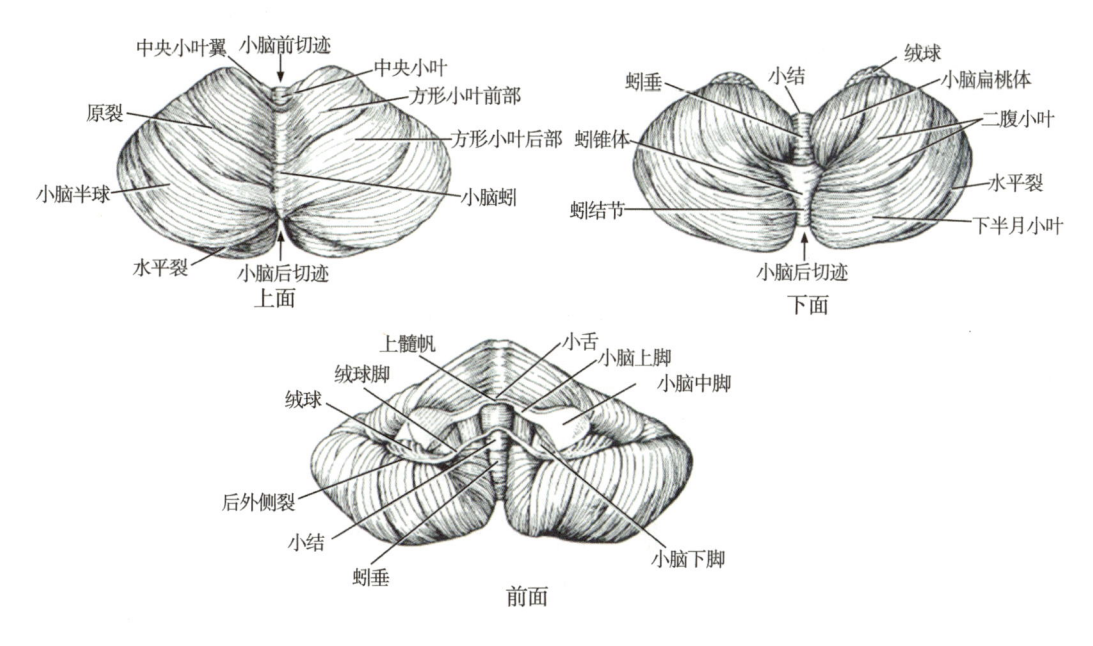

图 12-12 小脑外形

2.小脑的内部结构

小脑由表面的皮质、深部的髓质以及小脑核构成。

（1）小脑皮质：位于小脑表面，并向内部深陷形成沟，将小脑表面分成许多大致平行的小脑叶片。小脑皮质由神经元的胞体和树突组成，其细胞构筑分为 3 层（见图 12-13），由深至浅依次为颗粒层、梨状细胞层和分子层。

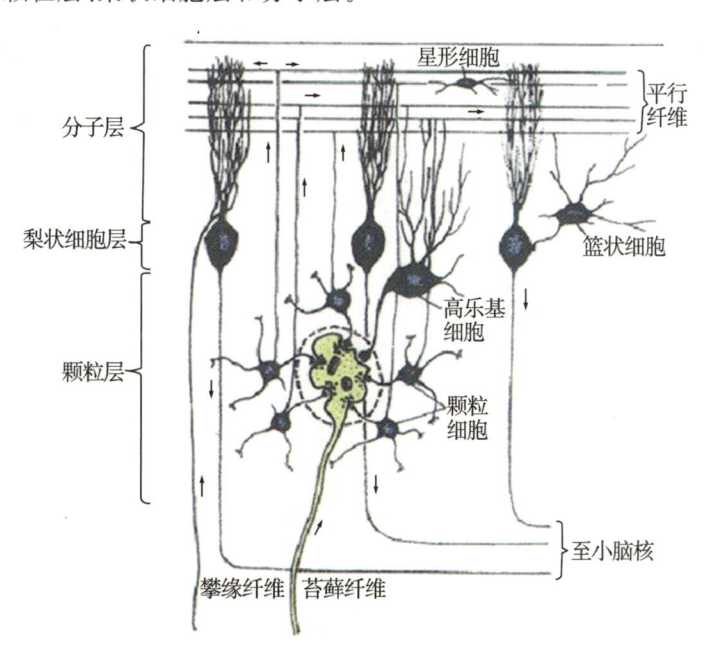

图 12-13 小脑皮质神经元及其与传入纤维的关系（虚线范围代表一个小脑小球）

269

(2)小脑核:又称小脑中央核,位于小脑内部,埋于小脑髓质内,共有4对,由内侧向外侧依次为顶核、球状核、栓状核和齿状核(见图12-14)。

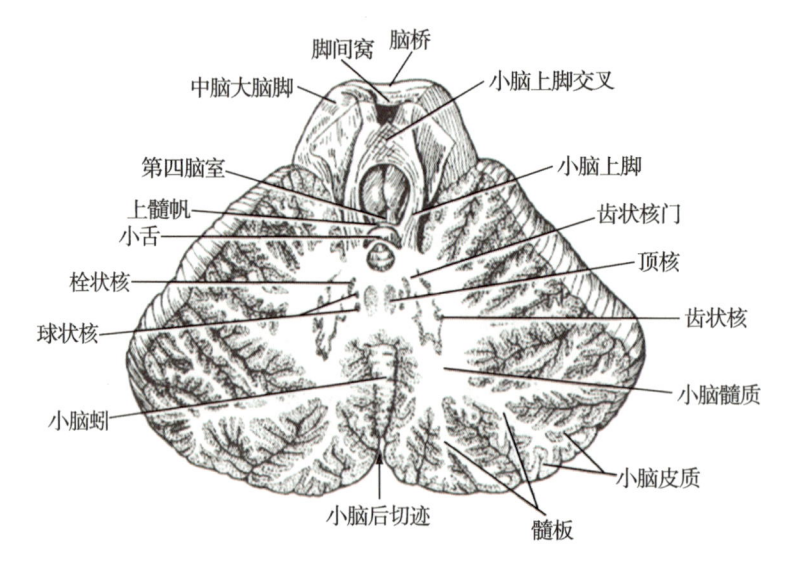

图12-14 小脑水平切面(示小脑核)

(3)小脑髓质(白质):小脑白质由3类纤维构成:小脑皮质梨状细胞发出的轴突终止于小脑中央核和中央核投射至小脑皮质的纤维,相邻小脑叶片间或小脑各叶之间的联络纤维,联系小脑和小脑以外其他脑区的传入、传出纤维。这些纤维主要组成3对小脑脚,即小脑上、中、下脚。小脑下脚又称绳状体,连于小脑和延髓、脊髓之间,包含小脑的传入纤维和传出纤维。小脑中脚又称脑桥臂,为3个脚中最粗大者,位于最外侧,连于小脑和脑桥之间,主要成分为由对侧脑桥发出到小脑的纤维。小脑上脚又称结合臂,连于小脑和中脑、间脑之间,包含小脑的传入纤维和传出纤维。

3.小脑的功能

原小脑的功能是维持身体的平衡,旧小脑的功能是调节肌张力,新小脑的功能是协调骨骼肌的随意运动。

(三)间脑

间脑(diencephalon)由胚胎时期的前脑泡发育而成,位于脑干与端脑之间,连接大脑半球和中脑,由于大脑半球高度发展而掩盖了间脑的两侧和背面,仅部分腹侧部露于脑底(见图12-15)。间脑中间有一窄腔即第三脑室,分隔间脑的左右部分。虽然间脑的体积不到中枢神经系统的2%,但结构和功能却十分复杂,是仅次于端脑的中枢高级部位。间脑可分为5个部分:背侧丘脑、后丘脑、上丘脑、底丘脑和下丘脑。

1.背侧丘脑

背侧丘脑(dorsal thalamus)又称丘脑,由一对卵圆形的灰质团块组成,借丘脑间黏合相连,其前端突起称丘脑前结节,后端膨大称丘脑枕,背外侧面的外侧缘与端脑尾状核之间隔有终纹,内侧面有一自室间孔走向中脑水管的浅沟,称下丘脑沟,它是背侧丘脑与下丘脑的分界线。

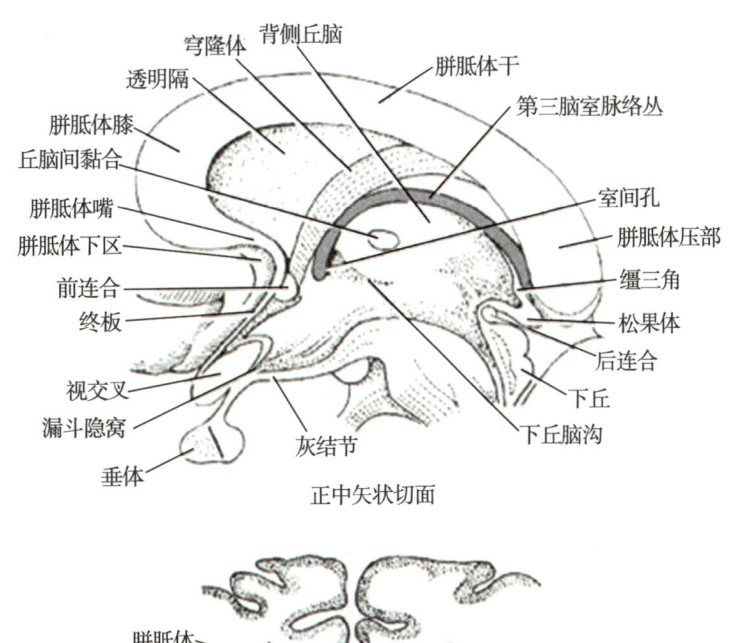

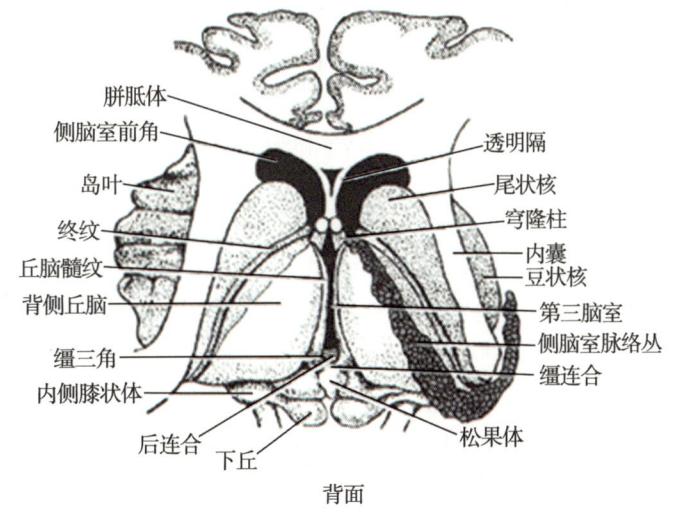

图 12-15　间脑

在背侧丘脑灰质内部,有一由白质构成的内髓板。此板在水平面上呈"Y"形,将背侧丘脑大致分为三大核群:前核群、内侧核群和外侧核群。各核群中均含有多个核团,其中外侧核群分为背侧组和腹侧组,背侧组从前向后分为背外侧核、后外侧核及枕,腹侧组由前向后分为腹前核、腹外侧核(又称腹中间核)和腹后核,腹后核又包括腹后内侧核和腹后外侧核(见图 12-16)。

按进化顺序的先后,背侧丘脑又可分为古、旧、新三类核团。古丘脑为非特异性投射核团,包括中线核、板内核和网状核。旧丘脑为特异性中继核团,包括腹前核、腹外侧核和腹后核,其中腹后内侧核接受三叉丘系和由孤束核发出的味觉纤维,腹后外侧核接受内侧丘系和脊髓丘系的纤维,腹后核发出纤维投射至大脑皮质中央后回的躯体感觉中枢。新丘脑为联络性核团,包括前核、内侧核和外侧核的背侧组,在功能上进入高级神经活动领域,能汇聚躯体和内脏的感觉信息及运动信息,并伴随情感意识的辨别分析能力,也参与学习记忆活动。

2.后丘脑

后丘脑(metathalamus)位于背侧丘脑后下方,中脑顶盖上方,包括内侧膝状体(medial geniculate body)和外侧膝状体(lateral geniculate body)(见图12-16),属特异性中继核。内侧膝状体接受来自下丘臂的听觉传导通路的纤维,发出纤维至颞叶的听觉中枢;外侧膝状体接受视束的传入纤维,发出纤维至枕叶的视觉中枢。

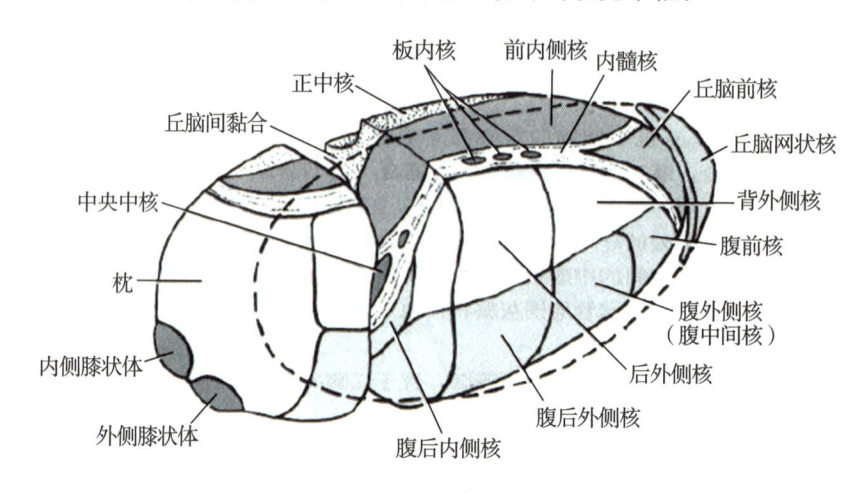

图12-16 背侧丘脑核团

3.上丘脑

上丘脑(epithalamus)位于间脑背侧部与中脑顶盖前区相移行的部分,包括松果体、缰连合、缰三角、丘脑髓纹和后连合(见图12-15)。

4.底丘脑

底丘脑(subthalamus)位于间脑与中脑的过渡区,内含底丘脑核,与黑质、红核、苍白球间有密切的纤维联系,参与发挥锥体外系的功能。

5.下丘脑

下丘脑(hypothalamu)位于背侧丘脑的下方,上方借下丘脑沟与背侧丘脑分界,前端达室间孔,后端与中脑被盖相续,下面最前部是视交叉,视交叉的前上方连接终板,后方有灰结节,向前下移行于漏斗,漏斗下端与垂体相接。灰结节后方有一对圆形隆起,称乳头体(见图12-15)。下丘脑自前至后分为视前区、视上区、结节区和乳头体区,各区又以穹隆柱为标志,分内侧部和外侧部。下丘脑的主要核团有位于视上区的视交叉上核、室旁核和视上核,位于结节区的漏斗核(在哺乳动物又称弓状核)、背内侧核和腹内侧核,位于乳头体区的乳头体核和下丘脑后核等。

下丘脑与中枢神经系统其他部位,如垂体、背侧丘脑、脑干和脊髓、边缘系统等都有复杂的纤维联系。下丘脑既是神经-内分泌的调控中心,又是内脏活动的高级调节中枢,主要功能包括神经-内分泌调节、自主神经调节、体温调节、摄食行为调节、昼夜节律调节和情绪活动调节。

（四）端脑

端脑(telencephalon)是脑的最高级部位,由胚胎时的前脑泡演化而来。在演化过程中,前脑泡两侧高度发育,形成端脑即左、右大脑半球,遮盖着间脑和中脑,并把小脑推向后方。大脑半球表面的灰质层又称大脑皮质(cerebral cortex),深部的白质又称髓质,位于白质内的灰质团块为基底核。大脑半球内的腔隙为侧脑室。

1. 端脑的外形和分叶

大脑半球在颅内发育过程中,其表面积增加较颅骨快,因而形成起伏不平的外表,凹陷处称沟,沟之间形成长短、大小不一的隆起,为大脑回。

左右大脑半球之间为纵行的大脑纵裂,大脑纵裂的底为连接两半球的宽厚的纤维束板,即胼胝体。大脑和小脑之间为大脑横裂。每个大脑半球分为上外侧面、内侧面和下面。上外侧面隆凸,内侧面平坦,两面以上缘为界。下面凹凸不平,它和内侧面之间无明显分界,和上外侧面之间以下缘为界。大脑半球内有三条恒定的沟,将每侧大脑半球分为五叶,分别为额叶(frontal lobe)、顶叶(parietal lobe)、枕叶(occipital lobe)、颞叶(temporal lobe)及岛叶(insula)(见图 12-17、图 12-18)。外侧沟起于大脑半球下面,行向后上方,至上外侧面。中央沟起于大脑半球上缘中点稍后方,斜向前下方,下端与外侧沟隔一大脑回,上端延伸至大脑半球内侧面。顶枕沟位于大脑半球内侧面后部,自距状沟起,自下向上并略转至上外侧面。在外侧沟上方和中央沟以前的部分为额叶,外侧沟以下的部分为颞叶。枕叶位于大脑半球后部,其前界在内侧面为顶枕沟,在上外侧面的界限是顶枕沟至枕前切迹(在枕叶后端前方约 4 cm 处)的连线。顶叶为外侧沟上方、中央沟后方、枕叶以前的部分。岛叶呈三角形岛状,位于外侧沟深面,被额叶、顶叶、颞叶所掩盖。

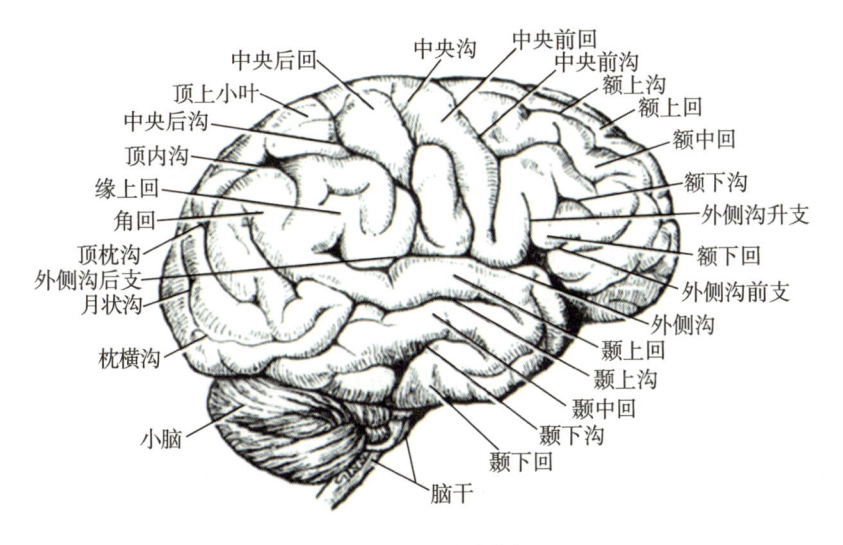

图 12-17　大脑半球外侧面

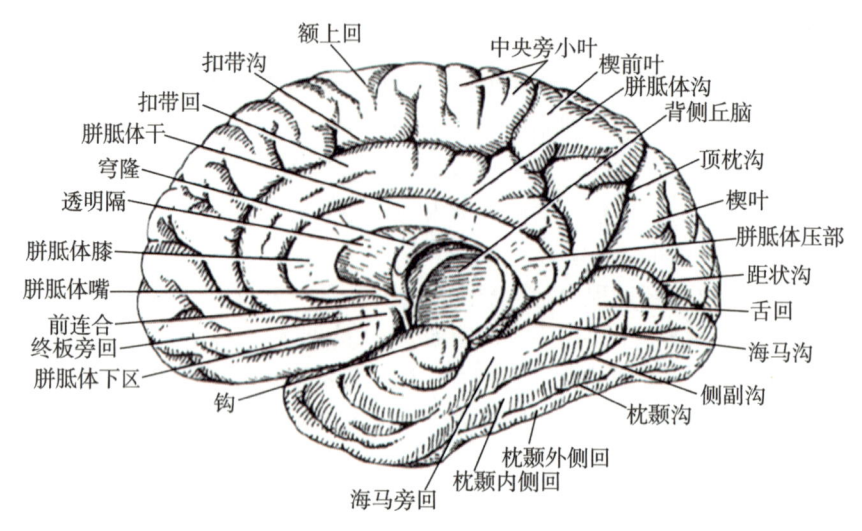

图 12-18 大脑半球内侧面

在大脑半球上外侧面,中央沟前方和后方,分别有与之平行的中央前沟和中央后沟,中央沟和中央前沟之间为中央前回,中央后沟与中央沟之间为中央后回。包绕外侧沟后端的为缘上回,在外侧沟下方,有与之平行的颞上沟和颞下沟。围绕颞上沟末端的称角回,颞上沟的上方为颞上回;自颞上回转入外侧沟的下壁上,有两个短而横行的脑回,称颞横回。

在半球的内侧面,中央前回和中央后回自背外侧面延伸到内侧面的部分为中央旁小叶。在中部有前后方向向上略呈弓形的胼胝体。胼胝体下方的弓形纤维束为穹隆。在胼胝体后下方,有呈弓形的距状沟,向后至枕叶后端,此沟中部与顶枕沟相连。距状沟与顶枕沟之间称楔叶,距状沟下方为舌回。

在半球下面,额叶内有纵行的嗅束,其前端膨大为嗅球,后者与嗅神经相连。颞叶下面有与半球下缘平行的枕颞沟,在此沟内侧并与之平行的为侧副沟,侧副沟的内侧为海马旁回(又称海马回),后者的前端弯曲,称钩;在海马旁回的内侧为海马沟,在海马沟的上方有呈锯齿状的窄条皮质,称齿状回。从内侧面看,在齿状回的外侧,侧脑室下角底壁上有一弓形隆起,称海马(hippocampus),海马和齿状回构成海马结构。

2.大脑皮质功能定位

大脑皮质是脑的最重要部分,是高级神经活动的物质基础。机体各种机能活动的最高中枢在大脑皮质上具有定位关系,形成许多重要中枢,但这些中枢只是执行某种功能的核心部分,例如中央前回主要管理全身骨骼肌运动,但也接受部分感觉冲动;中央后回主要是管理全身感觉,但刺激它也可产生少量运动,因此大脑皮质功能定位的概念是相对的。除了一些具有特定功能的中枢外,还存在广泛的脑区,它们不局限于某种功能,而是对各种信息进行加工和整合,完成高级神经精神活动,称为联络区。联络区在高等动物中显著增加,主要有以下几种。

(1)第Ⅰ躯体运动区:位于中央前回和中央旁小叶前部(4区和6区)。

(2)第Ⅰ躯体感觉区:位于中央后回和中央旁小叶后部(3区、1区、2区)。

注意,在人类还有第Ⅱ躯体运动中枢和第Ⅱ躯体感觉中枢,它们均位于中央前回和中央后回下面的岛盖皮质,与对侧上、下肢运动和双侧躯体感觉(以对侧为主)有关。

(3)视觉区:在距状沟上、下方的枕叶皮质,即上方的楔叶和下方的舌回(17区)。

(4)听觉区:在颞横回(41区、42区),接受内侧膝状体来的纤维,每侧的听觉中枢都接受来自两耳的冲动。

(5)平衡觉区:关于此中枢的位置存在争议,一般认为在中央后回下端,头面部感觉区的附近。

(6)嗅觉I区:在海马旁回钩的内侧部及其附近。

(7)味觉区:可能在中央后回下部(43区),舌和咽的一般感觉区附近。

(8)内脏运动中枢:一般认为在边缘叶,在此叶的皮质区可找到呼吸、血压、瞳孔、胃肠和膀胱等各种内脏活动的代表区。因此有人认为,边缘叶是自主神经功能调节的高级中枢。

(9)语言中枢:人类大脑皮质与动物的本质区别是能进行思维和意识等高级活动,并进行语言的表达,所以在人类大脑皮质上具有相应的语言中枢,如说话、阅读和书写等中枢。

①运动性语言中枢(motor speech area)(说话中枢)在额下回后部(44区、45区),又称Broca区。

②书写中枢(writing area)(8区)在额中回的后部,紧靠中央前回的上肢代表区,特别是手的运动区。

③听觉性语言中枢(auditory speech area)在颞上回后部(22区),它能调整自己的语言和听取、理解别人的语言。

④视觉性语言中枢(visual speech area)又称阅读中枢,在顶下小叶的角回(39区),靠近视觉中枢。

研究表明,听觉性语言中枢和视觉性语言中枢之间没有明显界限,有学者将它们统称为韦尼克(Wernicke)区,该区包括颞上回、颞中回后部、缘上回以及角回。此外,各语言中枢不是彼此孤立存在的,它们之间有着密切的联系。语言能力需要大脑皮质有关区域的协调配合才能完成。

除上述功能区外,大脑皮质广泛的联络区中,额叶的功能与躯体运动、发音、语言及高级思维运动有关,顶叶的功能与躯体感觉、味觉、语言等有关,枕叶与视觉信息的整合有关,颞叶与听觉、语言和记忆功能有关,边缘叶与内脏活动有关。

3.端脑的内部结构

大脑半球表层的灰质称大脑皮质,皮质下的白质称髓质,蕴藏在白质深部的为基底核。端脑的内腔为侧脑室。

(1)基底核(basal nuclei)。基底核位于白质内,位置靠近脑底,包括纹状体、屏状核和杏仁体。纹状体由尾状核和豆状核组成。尾状核是由前向后弯曲的圆柱体,分为头、体、尾三部分,位于背侧丘脑背外侧。豆状核位于岛叶深部,借内囊与内侧的尾状核和丘脑分开;此核在水平切面上呈三角形,并被两个白质板分隔成三部分,外侧部分最大称壳,内侧两部分合称苍白球(见图12-19)。在种系发生上,尾状核和壳是较新的结构,合称新纹状体。苍白球为较古老的结构,称旧纹状体。屏状核位于岛叶皮质与豆状核之间。杏仁体在侧脑室下角前端的上方,海马旁回钩的深面。

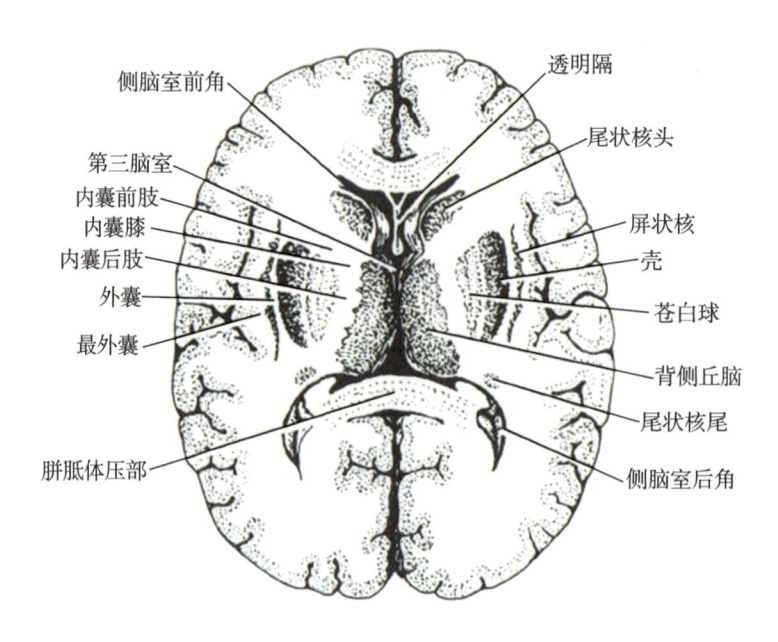

图 12-19 基底核、背侧丘脑和内囊

(2)大脑皮质。大脑皮质是覆盖在大脑半球表面的灰质,从系统发生的角度看,人类大脑皮质可分为原皮质(海马、齿状回)、旧皮质(嗅脑)和新皮质(除原皮质和旧皮质以外的大脑皮质部分)。

原皮质和旧皮质为 3 层结构,新皮质基本为 6 层结构(见图 12-20)。新皮质的 6 层结构从外向内依次为:①分子层:位于大脑皮质的最表面,神经元较少,主要是水平细胞和星形细胞,水平细胞的树突和轴突与皮质表面平行分布;还有许多与皮质表面平行的神经纤维。②外颗粒层:由许多星形细胞和少量小型锥体细胞构成。此层有髓纤维很少,染色很浅,也叫无纤维层。③外锥体细胞层:较厚,主要是中、小型锥体细胞,以中型占多数。④内颗粒层:细胞密集,多数是星形细胞。⑤内锥体细胞层:主要由大、中型锥体细胞组成。⑥多形细胞层:以梭形细胞为主,还有锥体细胞和上行轴突细胞。

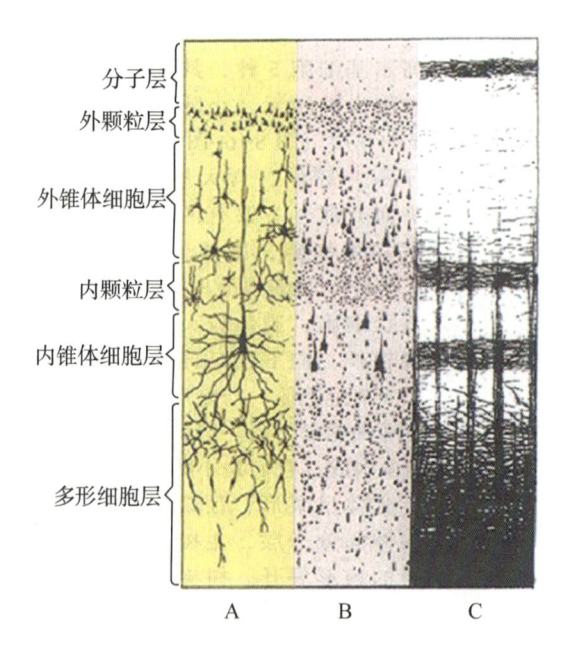

A 为镀银染色,示神经元形态;B 为尼氏染色,示神经元胞体;C 为髓鞘染色,示神经纤维分布

图 12-20 大脑皮质 6 层结构

不同区域的大脑皮质,各层的厚薄、纤维的疏密以及细胞成分都不同。学者们依据皮质各部细胞的纤维构筑,将全部皮质分为若干区。现在广为采用的是布罗德曼

(Brodmann)分区,将皮质分成52区(见图12-21)。

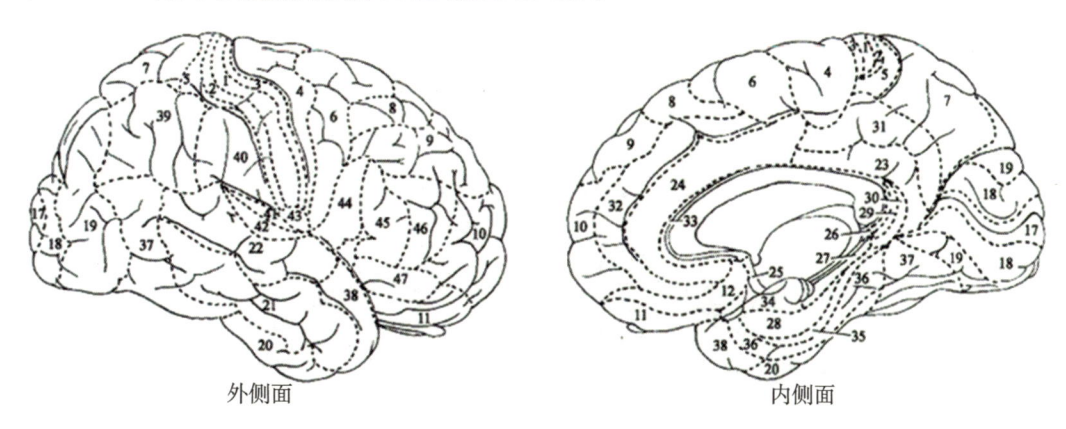

外侧面　　　　　　　　　　　　内侧面

图12-21　大脑皮质分区(Brodmann分区)

(3)大脑半球的髓质。大脑半球的髓质主要由联系皮质各部和皮质与皮质下结构的神经纤维组成,可分为三类:①联络纤维,联系同侧半球内各部分皮质。②连合纤维,连合左右半球皮质,包括胼胝体、前连合和穹隆连合。③投射纤维,由大脑皮质与皮质下各中枢间的上、下行纤维组成。它们大部分经过内囊(internal capsule)。内囊是位于背侧丘脑、尾状核和豆状核之间的白质板,在水平切面上呈向外开放的"V"形,分内囊前肢、内囊膝和内囊后肢三部分。内囊前肢的投射纤维主要有额桥束和由丘脑背内侧核投射到额叶前部的丘脑前辐射,内囊膝的投射纤维有皮质核束,内囊后肢的下行纤维束有皮质脊髓束、皮质红核束和顶桥束等,上行纤维束有丘脑中央辐射和丘脑后辐射。

4.边缘系统

大脑半球的内侧面环绕胼胝体周围和侧脑室下角底壁的结构,包括隔区(即胼胝体下区)和终板旁回、扣带回、海马旁回、海马和齿状回等,加上岛叶前部、颞极共同构成边缘叶(limbic lobe)。边缘系统(limbic system)是由边缘叶及与其密切相联系的皮质下结构,如杏仁体、隔核、下丘脑、背侧丘脑的前核和中脑被盖的一些结构等共同组成。

边缘系统在进化上是脑的古老部分,它司内脏调节、情绪反应和性活动等,在维持个体生存和种族生存(延续后代)方面发挥着重要作用。同时,边缘系统(特别是海马)与机体的高级精神活动学习、记忆密切相关。

三、脑脊髓被膜、脑室、脑脊液

(一)脑和脊髓的被膜

脑和脊髓的表面均有三层被膜,有保护、支持脑和脊髓的作用。

1.脊髓的被膜

脊髓的被膜由外向内依次为硬脊膜、脊髓蛛网膜和软脊膜(见图12-22)。

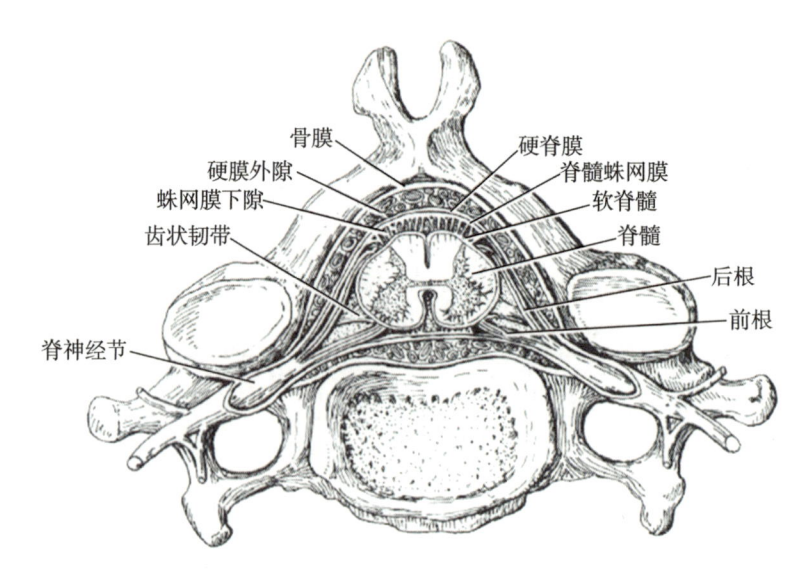

图 12-22 脊髓的被膜

硬脊膜由致密结缔组织构成,厚而坚韧。硬脊膜与椎管内面骨膜之间的间隙称硬膜外隙,内含疏松结缔组织、脂肪、淋巴管和静脉丛等,此间隙略呈负压,有脊神经根通过。临床上进行硬膜外麻醉时,就是将药物注入此间隙。

脊髓蛛网膜为半透明的薄膜,位于硬脊膜与软脊膜之间。脊髓蛛网膜与软脊膜之间有较宽阔的间隙,称蛛网膜下隙,脊髓蛛网膜下隙的下部,自脊髓下端马尾神经根部至第2骶椎水平扩大的马尾神经周围蛛网膜下隙称终池。临床上常在第3～4或4～5腰椎间进行腰椎穿刺,以抽取脑脊液或注射药物而不易伤及脊髓。

软脊膜薄而富有血管,紧贴在脊髓表面并延伸至脊髓沟裂中,在脊髓下端移行为终丝。

2.脑的被膜

脑的被膜自外向内依次为硬脑膜、脑蛛网膜和软脑膜。

硬脑膜坚韧而有光泽,由内、外两层合成,外层兼具颅骨内膜的作用,内层可折叠形成若干板状突起,伸入脑各部之间。由硬脑膜形成的结构有大脑镰、小脑幕、小脑镰和鞍膈等。硬脑膜在某些部位内、外两层分开,内面衬以内皮细胞,构成硬脑膜窦,窦内含静脉血,窦壁无平滑肌,不能收缩。主要的硬脑膜窦有上矢状窦、下矢状窦、直窦、横窦、乙状窦和海绵窦等(见图 12-23)。

脑蛛网膜薄而透明,缺乏血管和神经,与软脑膜之间有蛛网膜下隙。脑蛛网膜下隙内充满脑脊液,此隙向下与脊髓蛛网膜下隙相通。脑蛛网膜紧贴硬脑膜,在上矢状窦处形成许多绒毛状突起,突入上矢状窦内,称蛛网膜粒。脑脊液经这些蛛网膜粒渗入硬脑膜窦内,回流入静脉。

软脑膜薄而富有血管和神经,覆盖于脑的表面并伸入沟裂内。在脑室的一定部位,软脑膜及其血管与该部的室管膜上皮共同构成脉络组织。在某些部位,脉络组织的血管反复分支成丛,连同其表面的软脑膜和室管膜上皮一起突入脑室,形成脉络丛。脉络丛是产生脑脊液的主要结构。

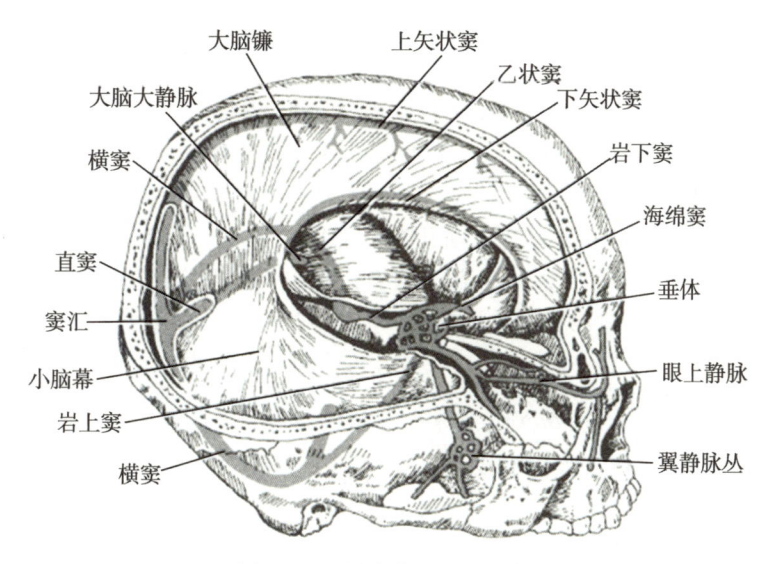

图 12-23　硬脑膜及硬脑膜窦

(二) 脑室

1. 侧脑室

侧脑室位于大脑半球内，左右各一，延伸至半球的各个叶内。分为中央部、前角、后角和下角四部分（见图 12-24）。侧脑室经左、右室间孔与第三脑室相通。中央部和下脚的脑室腔内有脉络丛。

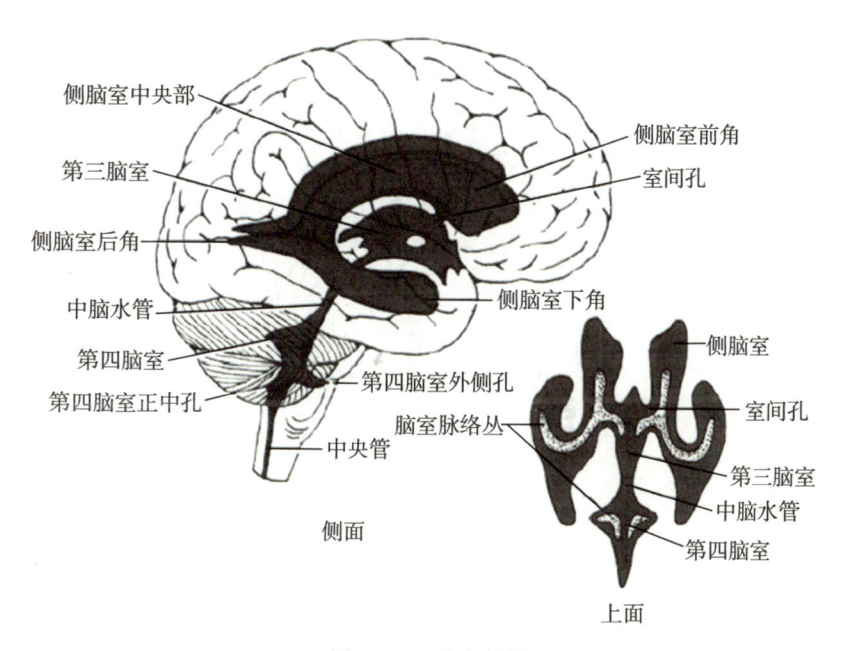

图 12-24　脑室投影

2. 第三脑室

第三脑室位于两侧间脑之间，其顶部为脉络丛，底为视交叉、灰结节、漏斗和乳头体，

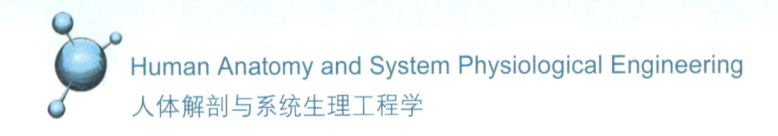

前界为终板,后经中脑水管通第四脑室(见图12-24),两侧为背侧丘脑和下丘脑。

3. 第四脑室

第四脑室位于延髓、脑桥和小脑之间,底为菱形窝,尖朝向后上(见图12-24)。第四脑室向上经中脑水管与第三脑室相通,向下可通延髓和脊髓的中央管。第四脑室顶的前上部由两侧小脑上脚及中央的上髓帆构成,后下部由下髓帆及第四脑室脉络组织构成。第四脑室脉络组织上有一个第四脑室正中孔和一对第四脑室外侧孔,第四脑室通过这三个孔与蛛网膜下隙相通。脉络组织内的部分血管反复分支,相互缠绕成丛状,夹带着软膜和室管膜上皮突入室腔,形成第四脑室脉络丛,可产生脑脊液(cerebral spinal fluid, CSF)。

(三) 脑脊液

脑脊液是充满脑室系统、蛛网膜下隙和脊髓中央管的无色透明液体,内含多种浓度不等的无机离子、葡萄糖、微量蛋白和少量淋巴细胞,pH值约为7.4,对中枢神经系统起缓冲、保护、运输代谢产物和调节颅内压等作用。脑脊液总量在成人平均约150 mL,处于不断产生、循环和回流的平衡状态。

脑脊液主要由脑室脉络丛产生,少量由室管膜上皮和毛细血管产生。由侧脑室脉络丛产生的脑脊液经室间孔流至第三脑室,与第三脑室脉络丛产生的脑脊液一起,经中脑水管流入第四脑室,再汇合第四脑室脉络丛产生的脑脊液一起经第四脑室正中孔和两个外侧孔流入蛛网膜下隙,脑脊液再沿此隙流向大脑背面的蛛网膜下隙,经蛛网膜粒渗透到硬脑膜窦(主要是上矢状窦)内,回流入血液中(见图12-25)。

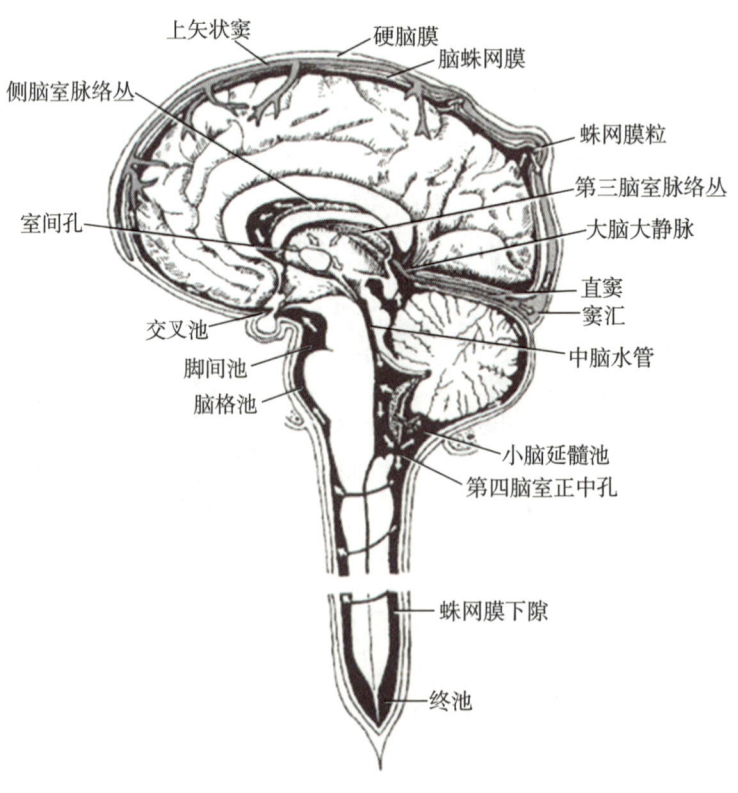

图12-25 脑脊液循环

第三节 周围神经系统

一、脊神经

脊神经(spinal nerves)共31对,包括8对颈神经、12对胸神经、5对腰神经、5对骶神经和1对尾神经。每对脊神经连于一个脊髓节段,借前根连于脊髓前外侧沟,借后根连于脊髓后外侧沟。脊髓前、后根均由许多根丝构成,前根是运动性的,后根是感觉性的,两者在椎间孔处合成一条脊神经。脊神经后根在椎间孔附近有椭圆形的膨大,称脊神经节(spinal ganglion),其中假单极感觉神经元的中枢突构成了脊神经后根,周围突随脊神经分布至感受器(见图12-26)。

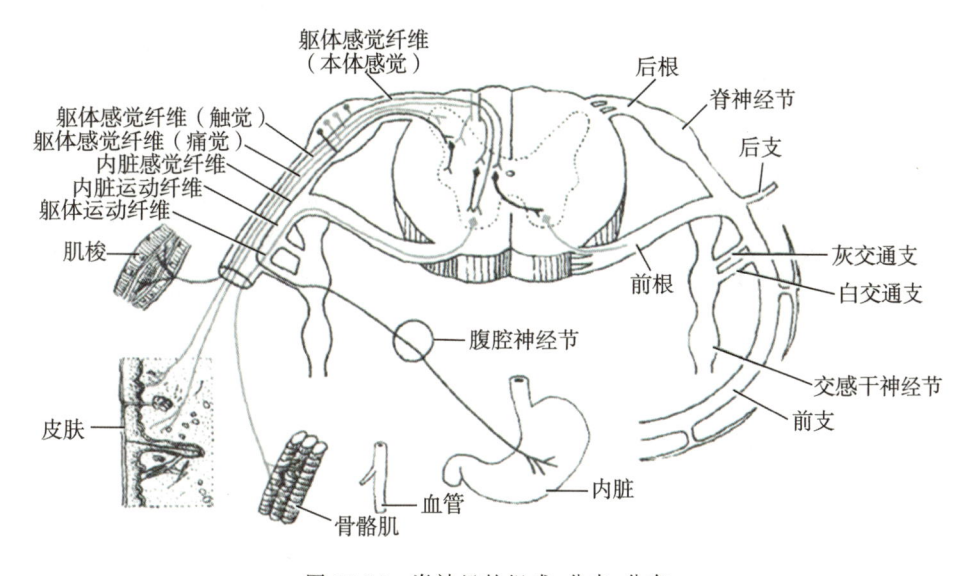

图12-26 脊神经的组成、分支、分布

脊神经干很短,出椎间孔后立即分为前支、后支、交通支和脊膜支。前支粗大,其中胸神经前支保持原有的节段性走行和分布;其余各部脊神经前支分别交织成丛,形成了颈丛、臂丛、腰丛、骶丛四个脊神经丛,由各丛再发出分支分布。

(一)颈丛

颈丛(cervical plexus)由第1~4颈神经前支交织构成,位于胸锁乳突肌上部深面。颈丛的分支包括皮支、肌支和与其他神经相互连接的交通支等。皮支较集中于胸锁乳突肌后缘中点附近浅出,再以辐射状分布于一侧颈部皮肤,主要有枕小神经、耳大神经、颈横神经和锁骨上神经等。肌支主要支配颈部深层肌、肩胛提肌、舌骨下肌群等。

膈神经(C3~C5)是颈丛中最重要的分支,经前斜角肌前面降至该肌内侧,经胸廓上口进入胸腔,经肺根前方在心包的外侧下行,穿入膈肌。膈神经中的运动纤维支配膈肌,

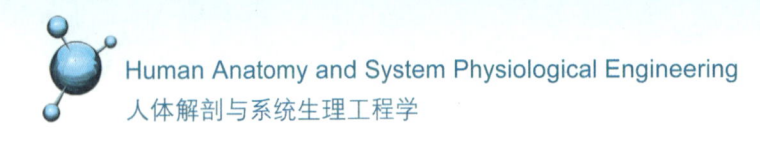

感觉纤维分布于胸膜、心包及膈下面的部分腹膜。一般认为,右膈神经的感觉纤维尚分布到肝、胆囊和肝外胆道的浆膜。

(二) 臂丛

臂丛(brachial plexus)由第5~8颈神经前支和第1胸神经前支大部分纤维组成,这5条脊神经前支经过反复分支、交织和组合后,最后形成3个束,分别称为臂丛内侧束、后束和外侧束。臂丛的主要分支有以下几条(见图12-27):

(1) 胸长神经(C5~C7):起自神经根,经胸侧壁前锯肌表面下行,分布于前锯肌和乳房外侧。

(2) 胸背神经(C6~C8):起自后束,沿肩胛骨外侧缘伴肩胛下血管下行,分布于背阔肌。

(3) 腋神经(C5~C6):发自臂丛后束,与旋肱后血管伴行向后外,穿过腋窝后壁分布于三角肌和小圆肌以及肩部、臂外侧区上部的皮肤。

(4) 肌皮神经(C5~C7):发自臂丛外侧束,向外侧斜穿喙肱肌,经肱二头肌与肱肌间下行,发出的肌支分布于这三块肌。皮支称为前臂外侧皮神经,分布于前臂外侧皮肤。

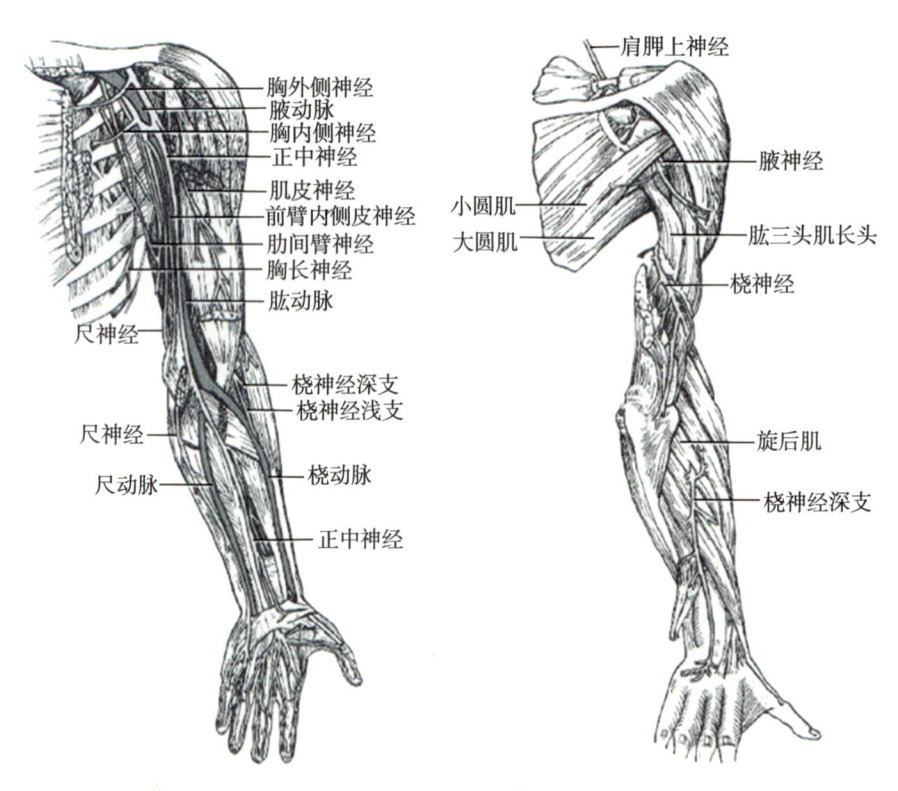

图 12-27 上肢的神经

(5) 正中神经(C6~T1):分别发自臂丛内、外侧束的内、外侧两根,两根合成正中神经干,沿肱二头肌内侧沟下行至肘窝。继而在前臂正中下行,穿经腕管达手掌。正中神经在前臂分布于除肱桡肌、尺侧腕屈肌和指深屈肌尺侧半以外的所有前臂前群肌以及附近关节等,在手部分布于第1、第2蚓状肌及鱼际肌(拇收肌除外)、掌心、桡侧3½指掌面及其中节和远节指背面的皮肤。

(6)尺神经(C8、T1):发自臂丛内侧束,沿肱二头肌内侧沟下行至臂中份,穿内侧肌间隔至肱骨内上髁后方的尺神经沟,继而在前臂前内侧向下,经掌腱膜深面、腕管浅面进入手掌。尺神经在前臂分布于尺侧腕屈肌和指深屈肌尺侧半,在手部分布于小鱼际肌、拇收肌、骨间掌侧肌、骨间背侧肌及第3、第4蚓状肌和小鱼际、小指和环指尺侧半掌面皮肤,以及手背尺侧半和尺侧两个半手指的背侧皮肤。

(7)桡神经(C5~T1):臂丛后束发出的最粗大神经,与肱深动脉伴行,沿桡神经沟旋向下外,在肱骨外上髁前方分为浅、深两支。肌支分布于肱三头肌和前臂后群肌,皮支分布于臂后区、前臂后面皮肤、手背桡侧半和桡侧两个半手指近节背面的皮肤。

(三)胸神经前支

胸神经前支共12对,第1~11对各自位于相应肋间隙中,称肋间神经(intercostal nerves),第12对胸神经前支位于第12肋下方,故名肋下神经(subcostal nerve)。上6对肋间神经的肌支分布于肋间肌、上后锯肌和胸横肌,皮支分布于胸前壁皮肤、胸侧壁皮肤、肩胛区皮肤以及胸膜壁层;下5对肋间神经及肋下神经发出的肌支分布于肋间肌及腹肌前外侧群。皮支除分布至胸腹部皮肤外,还分布到胸膜、腹膜的壁层。胸神经前支在胸、腹壁皮肤的节段性分布最为明显,由上向下按顺序依次排列。

(四)腰丛

腰丛(lumbar plexus)是由第12胸神经前支一部分、第1~3腰神经前支及第4腰神经前支的一部分组成。腰丛位于腰大肌深面腰椎横突前方,除发出支配髂腰肌和腰方肌的肌支外,还发出许多分支分布于腹股沟区、大腿前部和内侧部。腰丛的主要分支有髂腹下神经、髂腹股沟神经、股外侧皮神经、股神经、闭孔神经和生殖股神经等。

股神经(L2~L4)是腰丛最大分支,经腰大肌外缘穿出,经腹股沟韧带深面进入股三角区,随即分为数支。肌支分布于髂肌、耻骨肌、股四头肌和缝匠肌,皮支分布于大腿及膝关节前面的皮肤。最长的皮支为隐神经,可分布于髌下、小腿内侧面及足内侧缘皮肤(见图12-28)。

(五)骶丛

骶丛(sacral plexus)是全身最大的脊神经丛,由第4腰神经前支余部和第5腰神经前支合成的腰骶干及全部骶神经和尾神经前支组成。骶丛位于盆腔内,骶骨和梨状肌前面,髂血管后方。骶丛发出分支分布于盆壁、臀部、会阴、股后部、小腿和足部的肌及皮肤,主要分支包括臀上神经、臀下神经、股后皮神经、阴部神经和坐骨神经。

坐骨神经(L4,L5,S1~S3)是全身最粗大、最长的神经,起始段最宽可达2 cm;经梨状肌下孔出盆腔后,位于臀大肌深面,在坐骨结节与大转子之间下行至股后区;继而在股二头肌长头深面下行,一般在腘窝上方分为胫神经和腓总神经两大终支(见图12-28)。坐骨神经干在股后区发出肌支分布于股二头肌、半腱肌和半膜肌,同时发出分支分布于髋关节。胫神经为坐骨神经本干的直接延续,于股后区下部沿中线下行入腘窝,继而在小腿后区下行,经内踝后方的踝管处分成两终支进入足底区。胫神经分布于小腿后群和足底肌以及小腿后面和足底的皮肤。腓总神经由坐骨神经分出后,沿腘窝上外侧界向外下走行,继而绕过腓骨颈向前,分为腓浅神经和腓深神经。腓浅神经分布于小腿外侧肌群以及小

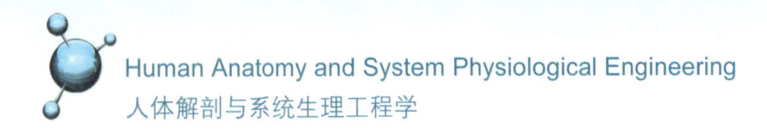

腿外侧、足背和第2~5趾背的皮肤。腓深神经分布于小腿前群肌、足背肌和第1~2趾相对缘的皮肤。

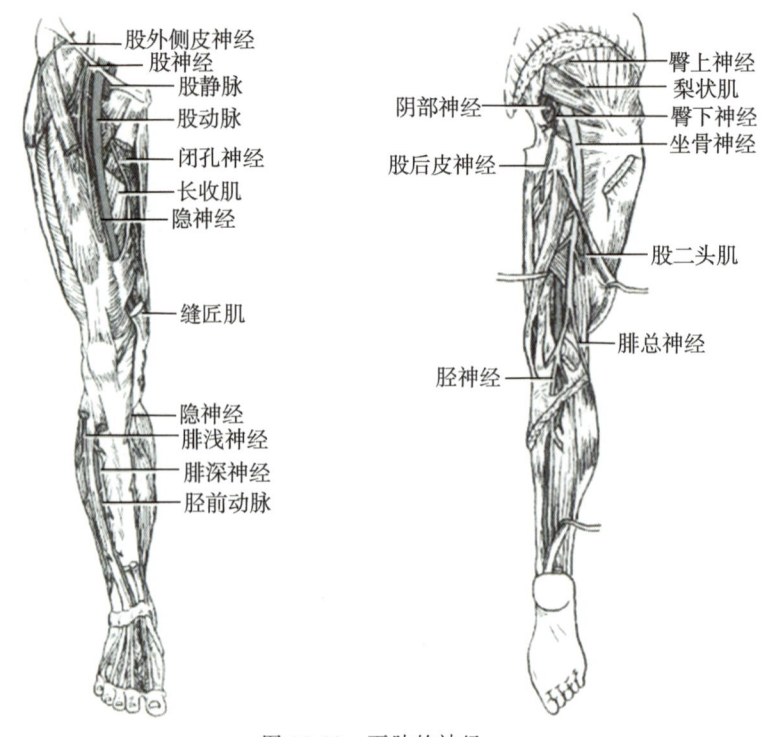

图12-28 下肢的神经

二、脑神经

脑神经(cranial nerves)共12对,其排列顺序一般用罗马数字表示。脑神经的纤维成分较脊神经复杂,主要根据胚胎发生、功能等方面的特点划分为以下七种纤维成分:

(1)一般躯体感觉纤维:分布于皮肤、肌、肌腱和眶内、口、鼻大部分黏膜。
(2)特殊躯体感觉纤维:分布于外胚层衍化来的特殊感觉器官,即视器和前庭蜗器。
(3)一般内脏感觉纤维:分布于头、颈、胸、腹的脏器。
(4)特殊内脏感觉纤维:分布于味蕾和嗅器。
(5)一般躯体运动纤维:分布于中胚层衍化来的眼球外肌、舌肌等横纹肌。
(6)一般内脏运动纤维:分布于平滑肌、心肌和腺体。脑神经中的内脏运动纤维均属副交感成分。
(7)特殊内脏运动纤维:分布于咀嚼肌、表情肌和咽喉肌等。

脑神经虽然总体上包括七种纤维成分,但就每一对脑神经而言,所包含的纤维成分种类多少不同。根据脑神经所含纤维成分的不同,可将其分为运动性脑神经(Ⅲ、Ⅳ、Ⅵ、Ⅺ、Ⅻ)、感觉性脑神经(Ⅰ、Ⅱ、Ⅷ)和混合性脑神经(Ⅴ、Ⅶ、Ⅸ、Ⅹ)(见图12-29)。

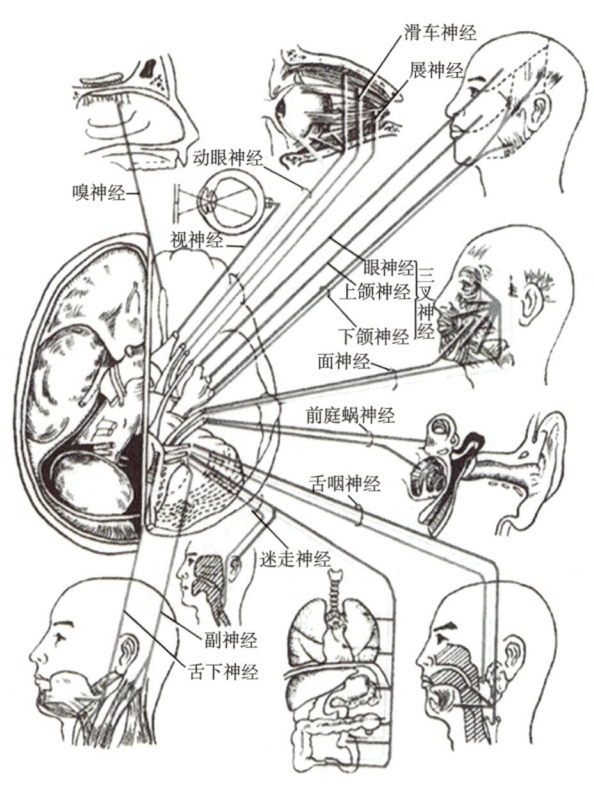

图 12-29 脑神经

(一) 嗅神经

嗅神经(olfactory nerve)由特殊内脏感觉纤维组成,由上鼻甲以上和鼻中隔上部黏膜内的嗅细胞中枢突聚集而成,包括 20 多条嗅丝。嗅神经穿过筛孔入颅前窝,连于嗅球传导嗅觉。

(二) 视神经

视神经(optic nerve)由特殊躯体感觉纤维组成,传导视觉冲动。视网膜节细胞的轴突在视神经盘处聚集,穿过巩膜后形成视神经,入颅后走行至垂体前方连于视交叉,再经视束连于间脑。

(三) 动眼神经

动眼神经(oculomotor nerve)为运动性神经,含有一般躯体运动纤维和一般内脏运动纤维两种纤维。一般躯体运动纤维起于动眼神经核,一般内脏运动纤维起于动眼神经副核。两种纤维合并成动眼神经后,穿经海绵窦外侧壁,再经眶上裂入眶。一般躯体运动纤维分布于上睑提肌、上直肌、下直肌、内直肌和下斜肌;一般内脏运动纤维进入睫状神经节交换神经元,节后纤维分布于睫状肌和瞳孔括约肌,参与眼的调节反射和瞳孔对光反射。

(四) 滑车神经

滑车神经(trochlear nerve)含有一般躯体运动纤维,起于滑车神经核,自中脑背侧下丘下方出脑,是脑神经中最细者,穿经海绵窦外侧壁向前,经眶上裂入眶,支配上斜肌。

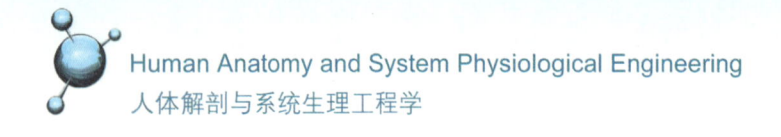

(五)三叉神经

三叉神经(trigeminal nerve)含有一般躯体感觉纤维和特殊内脏运动纤维两种纤维。一般躯体感觉纤维的神经元胞体位于三叉神经节内,神经节内为假单极神经元,神经元的中枢突集中构成了粗大的三叉神经感觉根,传导痛温觉的纤维主要终止于三叉神经脊束核,传导触觉的纤维主要终止于三叉神经脑桥核。周围突组成三叉神经三大分支,即眼神经、上颌神经和下颌神经,分布于面部皮肤、眼及眶内、口腔、鼻腔、鼻旁窦的黏膜、牙齿、脑膜等,传导痛、温、触觉等浅感觉。特殊内脏运动纤维起于脑桥的三叉神经运动核,纤维组成三叉神经运动根,最后进入下颌神经,经卵圆孔出颅,随下颌神经分支分布于咀嚼肌等(见图 12-30)。

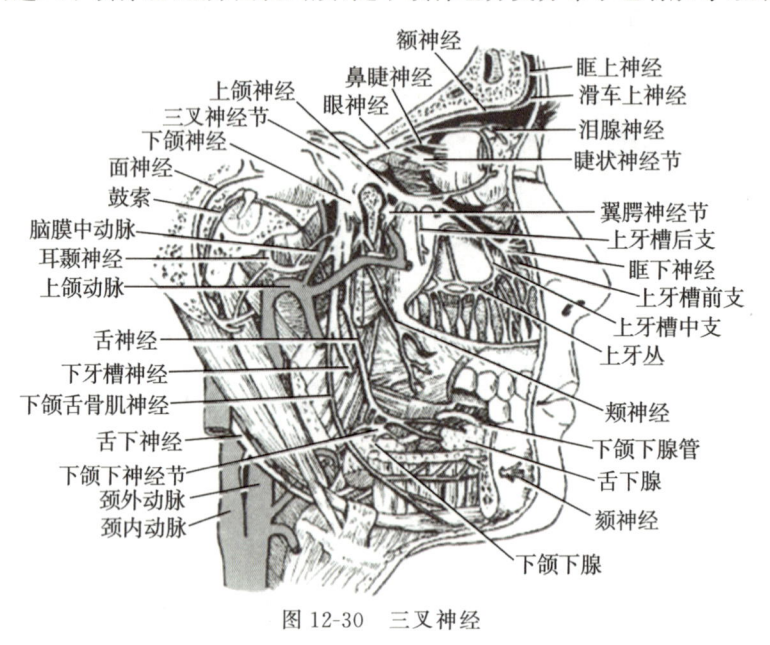

图 12-30 三叉神经

(六)展神经

展神经(abducent nerve)含有一般躯体运动纤维,起于脑桥的展神经核,纤维向腹侧自延髓脑桥沟中线两侧出脑,穿入海绵窦,经眶上裂入眶,分布于外直肌。展神经损伤可引起外直肌瘫痪,产生内斜视。

(七)面神经

面神经(facial nerve)为混合性脑神经,由较大的运动根和其外侧较小的混合根组成,自延髓脑桥沟出脑,进入内耳门合成一干,穿内耳道底进入面神经管,先水平走行,后垂直下行,由茎乳孔出颅,向前穿过腮腺到达面部。在面神经管内发出鼓索、岩大神经、镫骨肌神经等分支。面神经出茎乳孔后即发出数小支,支配附近的肌,主干前行进入腮腺实质,在腺内分支组成腮腺内丛,辐射状穿出腮腺边缘,分布于面部诸表情肌,具体分支包括颞支、颧支、颊支、下颌缘支和颈支等(见图12-31)。

面神经含有四种纤维成分:①特殊内脏运动纤维起于脑桥的面神经核,主要支配表情肌的运动。②一般内脏运动纤维起于脑桥的上泌涎核,属副交感神经节前纤维,在翼腭神经节和下颌下神经节换元后,节后纤维分布于泪腺、下颌下腺、舌下腺及鼻、腭的黏膜腺,控制其分泌。③特殊内脏感觉纤维,即味觉纤维,其胞体位于面神经管起始部弯曲处的膝神经节,周围突分布于舌前 2/3 黏膜的味蕾,中枢突终止于脑干内的孤束核上部。④一般躯体感觉纤维传导耳部皮肤的躯体感觉和面部肌的本体感觉。

（八）前庭蜗神经

前庭蜗神经(vestibulocochlear nerve)是特殊感觉性脑神经,含有传导平衡觉和听觉的特殊躯体感觉纤维,包括前庭神经和蜗神经两部分。前庭神经传导平衡觉,其双极感觉神经元胞体在内耳道底聚集成前庭神经节,其周围突穿内耳道底分布于内耳球囊斑、椭圆囊斑和壶腹嵴,中枢突组成前庭神经。蜗神经传导听觉,其双极感觉神经元胞体在耳蜗聚集成蜗神经节,其周围突分布于内耳螺旋器,中枢突集成蜗神经。前庭蜗神经经内耳门入颅,经延髓脑桥沟外侧部入脑。

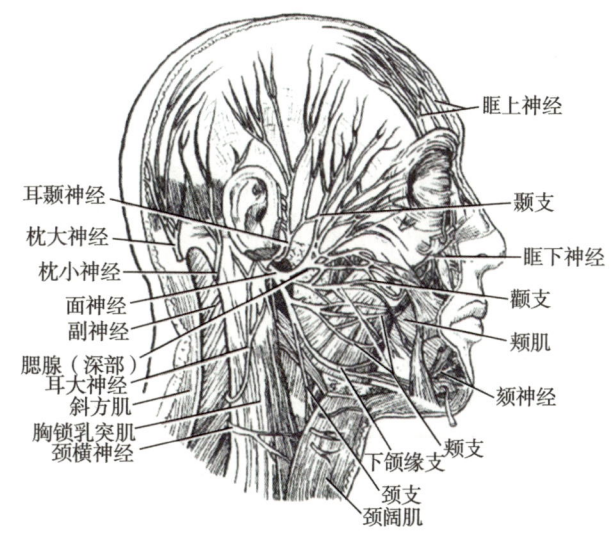

图 12-31　面神经在面部的分支

（九）舌咽神经

舌咽神经(glossopharyngeal nerve)为混合性脑神经,其根丝在橄榄后沟上部连于延髓,与迷走神经、副神经同穿颈静脉孔前部出颅,在孔内神经干上有膨大的上神经节,出孔时又形成稍大的下神经节。舌咽神经出颅后,先在颈内动脉、静脉间下降,继而弓形向前,经舌骨舌肌内侧达舌根。其主要分支有舌支、咽支、鼓室神经和颈动脉窦支等(见图 12-32)。

舌咽神经含有五种纤维成分:①特殊内脏运动纤维起于疑核,支配茎突咽肌。②一般内脏运动纤维起于下泌涎核,在耳神经节内交换神经元后分布于腮腺,支配腮腺分泌。③一般内脏感觉纤维的神经元胞体位于颈静脉孔处的舌咽神经下神经节,周围突分布于咽、舌后 1/3 及咽鼓管和鼓室等处的黏膜,以及颈动脉窦和颈动脉小球;中枢突终于孤束核下部,传导一般内脏感觉。④特殊内脏感觉纤维的神经元胞体位于颈静脉孔处的舌咽神经下神经节,周围突分布于舌后 1/3 的味蕾,中枢突终止于孤束核上部。⑤一般躯体感觉纤维很少,其神经元胞体位于舌咽神经上神经节内,周围突分布于耳后皮肤,中枢突入脑后止于三叉神经脊束核。

（十）迷走神经

迷走神经(vagus nerve)为混合性脑神经,是行程最长、分布最广的脑神经,分布到硬脑膜、耳郭、外耳道、咽喉、气管、支气管、心、肺、肝、胆、胰、脾、肾及结肠左曲以上的消化管等众多器官。迷走神经以多条根丝自橄榄后沟的中部出延髓,经颈静脉孔出颅,在此处有膨大的迷走神经上、下神经节。迷走神经干出颅后,在颈部下行于颈动脉鞘内,发出喉上神经、颈心支、耳支、咽支和脑膜支,继而下行进入胸部,左迷走神经在经左肺根的后方下行至食管前面,分支构成左肺丛和食管前丛,行于食管下段又逐渐集中延续为迷走神经前干。右迷走神经经右肺根后方达食管后面,分支构成右肺丛和食管后丛,继续下行又集中形成迷走神经后干。迷走神经在胸部主要发出喉返神经和支气管支。迷走神经前、后干伴食管一起穿膈肌进入腹腔,前干发出胃前支和肝支,后干发出胃后支和腹腔支,终支参加主要由内脏运动神经构成的腹腔丛(见图12-32)。

迷走神经含有四种纤维成分:①一般内脏运动纤维起于延髓的迷走神经背核,属于副交感节前纤维,随迷走神经分支分布于颈、胸、腹部多个器官,并在器官旁或器官壁内的副交感神经节交换神经元,其节后纤维控制这些器官的平滑肌、心肌和腺体的活动。②特殊内脏运动纤维起于延髓的疑核,随迷走神经分支支配咽喉部肌。③一般内脏感觉纤维的神经元胞体位于颈静脉孔下方的迷走神经下神经节内,中枢突终于孤束核,周围突随迷走神经分支分布于颈、胸、腹部的多个器官,传导一般内脏感觉冲动。④一般躯体感觉纤维的感觉神经元胞体位于迷走神经的上神经节内,其中枢突入脑后止于三叉神经脊束核,周围突随迷走神经分支分布于硬脑膜、耳郭及外耳道皮肤,传导一般感觉。

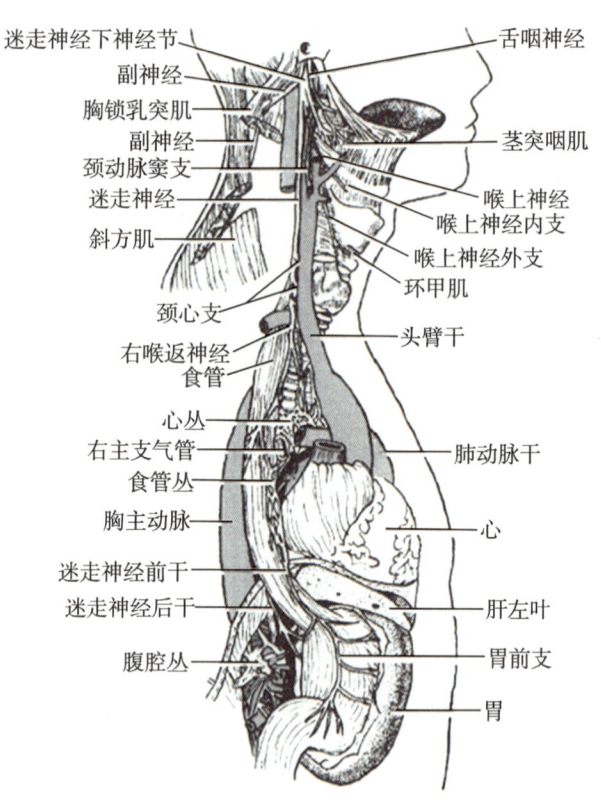

图 12-32 舌咽神经、迷走神经和副神经

(十一)副神经

副神经(accessory nerve)是运动性脑神经,为特殊内脏运动纤维,由脑根和脊髓根两部分组成。脑根起于延髓的疑核,自橄榄后沟下部出脑,与副神经的脊髓根同行,一起经颈静脉孔出颅,此后加入迷走神经,随其分支支配咽喉部肌。脊髓根起自颈部脊髓节段的副神经核,自脊髓前、后根之间出脊髓,在椎管内上行,经枕骨大孔入颅腔,再与脑根一起经颈静脉孔出颅;此后又与脑根分开,经胸锁乳突肌深面进入斜方肌深面,分支支配此两肌(见图12-32)。

(十二)舌下神经

舌下神经(hypoglossal nerve)为运动性脑神经,主要由一般躯体运动纤维组成。舌下神经自延髓的舌下神经核发出,自延髓前外侧沟出脑,经舌下神经管出颅,达舌骨舌肌浅面,穿颏舌肌入舌内,支配全部舌内肌和大部分舌外肌。

第四节 神经系统功能活动的基本原理

一、突触传递

突触传递是神经系统中信息交流的一种重要方式。反射弧中,神经元与神经元之间、神经元与效应器细胞之间都通过突触传递信息。神经元与效应器细胞之间的突触也称接头(junction)。根据突触传递媒介物性质的不同,突触传递可分为化学性突触(chemical synapse)传递和电突触(electrical synapse)传递两类。

(一)化学性突触传递

化学性突触传递是以神经递质为媒介而进行的信息交流形式,是神经系统信息传递的主要方式。化学性突触传递可分为定向突触传递和非定向突触传递两种不同类型。

1.定向突触传递

传递神经元之间经典的化学性突触和骨骼肌神经-肌接头属于典型的定向突触传递。下面以经典的化学性突触为例进行介绍。

经典的化学性突触由突触前膜、突触间隙和突触后膜构成,其前后两部分之间有紧密的解剖关系。电子显微镜下,突触前膜和突触后膜较一般神经元膜稍增厚,突触间隙宽20~40 nm。在靠近前膜的轴浆内含有较多的线粒体和大量囊泡,后者称为突触囊泡或突触小泡,直径20~80 nm,内含神经递质。突触后膜上存在特异性受体或化学门控通道。按照神经元相互接触的部位,突触主要分为轴突-树突式、轴突-胞体式和轴突-轴突式三类(见图12-33)。

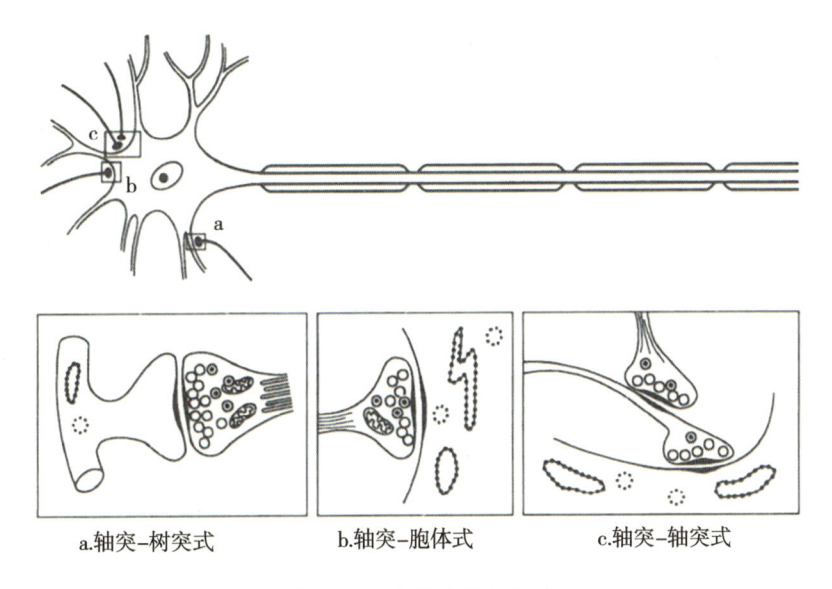

a.轴突-树突式　　b.轴突-胞体式　　c.轴突-轴突式

图12-33　突触的基本类型

突触传递(synaptic transmission)指突触前神经元的信号经过突触,传递给突触后细胞的过程。经典的化学性突触传递过程如图 12-34 所示:当突触前神经元有冲动传到末梢时,突触前膜发生去极化,当去极化达到一定水平时,前膜上的电压门控钙通道开放,细胞外 Ca^{2+} 进入末梢轴浆内,导致轴浆内 Ca^{2+} 浓度瞬时升高,由此触发突触囊泡的出胞,引起末梢递质的量子式释放。然后,轴浆内的 Ca^{2+} 通过 Na^+-Ca^{2+} 交流迅速外流,使 Ca^{2+} 浓度迅速恢复正常。

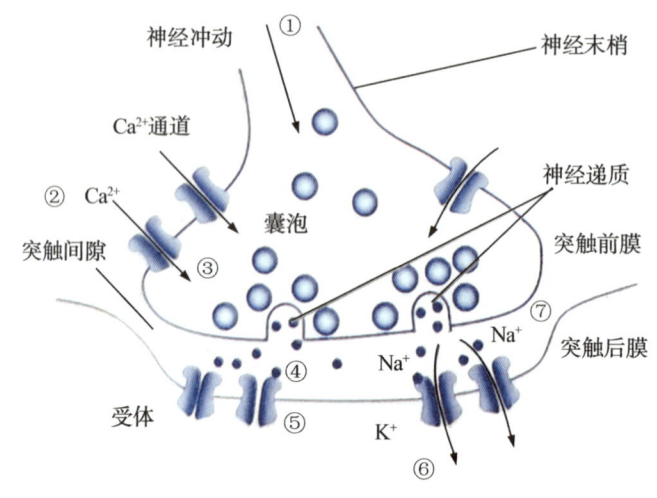

①神经冲动传递;②钙通道开放;③钙内流;④神经递质释放;
⑤与突触后膜受体结合;⑥钠离子内流;⑦突出后膜去极化

图 12-34　化学性突触传递过程

根据突触后电位去极化和超极化的方向,可将突触后电位分为兴奋性突触后电位和抑制性突触后电位。

(1)兴奋性突触后电位:突触后膜在递质作用下发生去极化,突触后神经元的兴奋性升高,这种去极化电位称为兴奋性突触后电位(excitatory postsynaptic potential,EPSP)。EPSP 的产生是由于突触前膜释放的兴奋性递质与突触后膜相应受体结合,引起化学门控开放,突触后膜对阳离子(Na^+ 和 K^+)的通透性增大,离子跨膜移动(其中尤以 Na^+ 内流为主),结果使膜发生去极化(见图 12-35)。

(2)抑制性突触后电位:突触后膜在递质作用下发生超极化,突触后神经元的兴奋性下降,这种超极化电位称为抑制性突触后电位(inhibitor postsynaptic potential,IPSP)。IPSP 的产生是由于突触前膜释放的抑制性递质与突触后膜的相应受体结合,引起化学门控 Cl^- 通道或 K^+ 通道开放,Cl^- 内流或 K^+ 外流,结果使膜发生超极化(见图 12-35)。

一个突触后神经元可与其他神经元之间形成几百个到几万个不等的突触,突触后神经元产生的突触后电位既有 EPSP 也有 IPSP。因此,突触后神经元胞体就好比是个"整合器",其兴奋性的高低取决于同时产生的 EPSP 和 IPSP 的代数和。只有在突触后膜去极化并达到阈电位水平时,神经元才会在轴突始端产生动作电位。

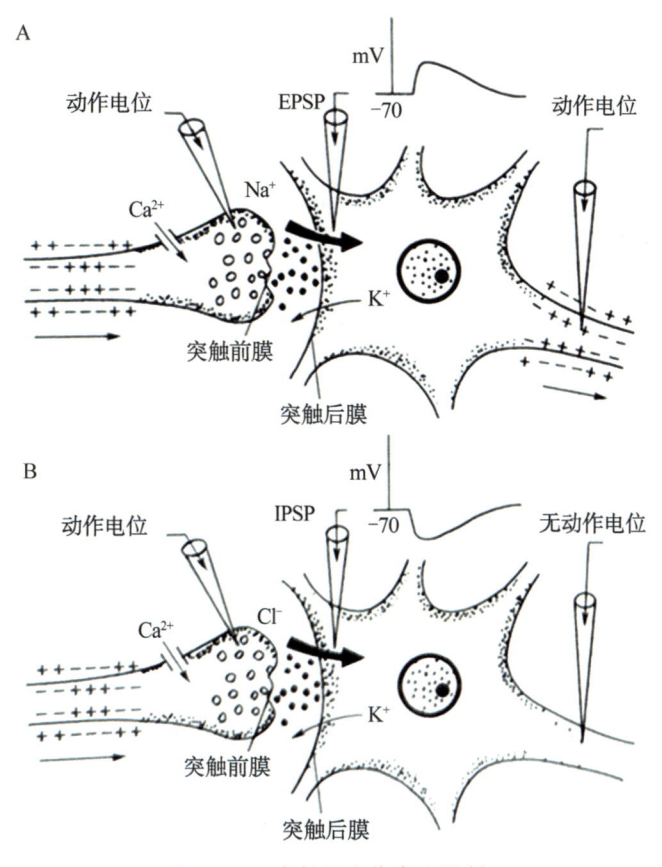

图 12-35　突触后电位产生机制

2. 非定向突触传递

非定向突触传递的突触前、后末梢两部分之间无紧密的解剖关系，即神经纤维末端并未膨大形成突触小体，并与效应器构成经典的化学性突触结构，而是在其末端的许多分支上形成大量串珠状的膨大结构，称为曲张体(varicosity)(见图 12-36)。曲张体内含有大量突触小泡。神经冲动到达曲张体时，递质从曲张体被释放出来，与周围效应细胞上相应的受体结合，使效应器活动发生改变。这种传递模式也称为非突触性化学传递(non-synaptic chemical transmission)。与定向突触传递相比，非定向突触传递具有以下特点：①突触前、后成分无特化的突触前膜和后膜；②曲张体与突触后成分不一一对应，一个曲张体释放的递质可作用于较多的突触后成分，即无特定的靶点；③释放的递质能否产生效应，取决于突触后成分上有无相应的受体；④递质扩散距离

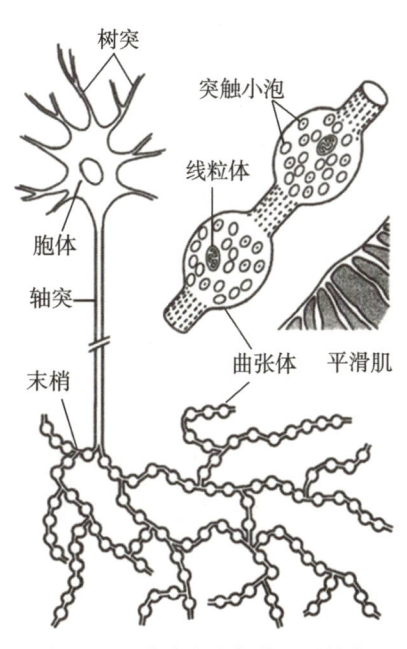

图 12-36　非定向突触传递的结构

较远且远近不等,突触传递时间较长且长短不一。

非定向突触传递存在于外周和中枢神经系统,例如,外周的自主神经交感节后纤维、中枢的黑质多巴胺能纤维及5-羟色胺能纤维均是以这类方式传递信息。

(二)电突触传递

电突触传递的结构基础是缝隙连接(gap junction)。连接处相邻两细胞膜间隔2～3 nm。两侧连接体端端相连,形成连接体通道,两侧细胞内的小离子和小于1.0 kD或直径小于1.0 mm的小分子可经此通道流动。因此,局部电流能以电紧张性扩布的形式从一个神经元传到另一个神经元。电突触传递为双向性,传递速度快,广泛存在于中枢神经系统和视网膜中,主要发生在同类神经元之间,有助于促进神经元同步化活动。

二、神经递质和受体

神经递质作为化学性突触传递的媒介,通过与相应的受体结合,完成信息在细胞间的传递。因而,神经递质和受体是化学性突触传递最重要的物质基础。

(一)神经递质

1.神经递质及其分类

神经系统有大量化学物质,但要确认为神经递质(neurotransmitter)则应符合这些条件:①突触前神经元内含有合成递质的前体和酶系统,并能合成该物质;②递质储存于突触囊泡内,当兴奋冲动抵达末梢时,囊泡内的递质能释放入突触间隙;③递质释出后,经突触间隙作用于突触后膜上的特异受体而发挥其生理作用;④存在使该递质失活的酶或其他失活环节;⑤用特异的受体激动剂或阻断剂能分别模拟或阻断该递质的突触传递作用。有研究发现,一些物质(如一氧化氮、一氧化碳)虽不完全符合上述经典递质的五个条件,但在细胞之间所起的信息传递作用与递质完全相同,故也将它们视为神经递质。

此外,还有一类由突触前神经元产生和释放的化学物质,虽不直接参与神经元之间的信息传递,但可增强或削弱递质的信息传递效率,这类对递质传递信息起调节作用的物质称为神经调质(neuromodulator)。在某些情况下,递质和调质的角色可以互换,因此两者之间并无十分明确的界限。

目前已知的哺乳动物神经递质有100多种,根据其化学结构,可分为胆碱类、胺类、氨基酸类、肽类、嘌呤类、气体类及脂类(见表12-1)。递质与受体结合后,或直接引起通道蛋白通透性改变,离子跨膜移动,对效应细胞产生快速效应;或与膜上G蛋白偶联,引发细胞内产生第二信使,间接引起膜上通道活动改变,对效应细胞产生较慢且持续时间较长的效应。

表12-1 哺乳动物神经递质的分类

分类	主要成员
胆碱类	乙酰胆碱
胺类	去甲肾上腺素、肾上腺素、多巴胺、5-羟色胺、组胺
氨基酸类	谷氨酸、门冬氨酸、γ-氨基丁酸、甘氨酸

续表

分类	主要成员
肽类	P物质和其他速激肽*、阿片肽*、下丘脑调节肽*、血管升压素、缩宫素、脑-肠肽*、心房钠尿肽、降钙素基因相关肽、神经肽Y等
嘌呤类	腺苷、ATP
气体类	一氧化氮、一氧化碳
脂类	花生四烯酸及其衍生物(前列腺素等)*、神经活性类固醇*

注:*为一类物质的总称。

2.递质共存

一个神经元内可以存在两种或两种以上的递质,这种现象称为递质共存(neurotransmitter coexistence)。递质共存的意义在于协调某些生理功能活动。

(二)神经递质的受体

受体(receptor)是指位于细胞膜上或细胞内能与某些化学物质(如递质、调质、激素等)特异结合并诱发特定生物学效应的特殊生物分子。位于细胞膜上的受体称为膜受体,是带有糖链的跨膜蛋白质分子。与递质结合的受体一般为膜受体,主要分布于突触后膜上。能与受体特异结合,结合后能产生特定效应的化学物质称为受体的激动剂(agonist);能与受体特异结合,但结合后本身不产生效应,反因占据受体而产生对抗激动剂效应的化学物质,称为受体的拮抗剂(antagonist)或阻断剂(blocker)。激动剂和拮抗剂二者统称为配体(ligand)。

神经系统的受体具有一般受体的基本特征,一般以神经递质为自然配体。每个配体可有数个受体亚型,因此特定的递质能在不同的效应细胞中引发多样化效应。

1.受体的分类

根据作用于受体的递质名称,将受体分为胆碱能受体、肾上腺素能受体等;根据受体在突触前膜、后膜的分布,将受体分为突触前受体和突触后受体。突触前受体数量少,激活后可调节突触前膜递质的释放量。突触后受体激活后介导跨膜信号转导。根据递质与受体结合后激活通道机制的不同,可将受体分为离子通道型受体(促离子型受体)和G蛋白偶联受体(促代谢型受体)。

2.受体的调节

膜受体蛋白的数量和与递质结合的亲和力在不同的生理或病理情况下均可发生改变。当神经递质释放减少时,膜受体蛋白的数量和亲和力均会逐渐增加,称为受体的上调(up regulation);反之,当神经递质释放过多时,膜受体蛋白的数量和亲和力均会下降,称为受体的下调(down regulation)。

(三)人体内主要的神经递质和受体系统

1.乙酰胆碱及其受体

以乙酰胆碱(acetylcholine,ACh)作为递质的神经元称为胆碱能神经元(cholinergic neuron)。胆碱能神经元在中枢分布极为广泛,如脊髓前角运动神经元、丘脑的特异性感

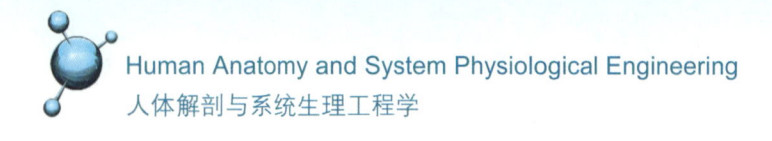

觉投射神经元都是胆碱能神经元。脑干网状结构上行激动系统、边缘系统的梨状区、纹状体、杏仁核、海马等部位也都有胆碱能神经元。

能与 ACh 特异结合的受体称为胆碱能受体(cholinergic receptor)。根据药理特性，胆碱能受体可分为毒蕈碱型受体(muscarinic receptor, M 受体)和烟碱型受体(nicotinic receptor, N 受体)两大类。M 受体能与天然植物中的毒蕈碱结合，已分离出 $M_1 \sim M_5$ 五种亚型，均为 G 蛋白偶联受体；N 受体能与天然植物中的烟碱结合，有 N_1 和 N_2 两种亚型，都是离子通道受体。M、N 两类受体与 ACh 结合后产生不同的生物学效应。

胆碱能受体广泛分布于中枢和周围神经系统。分布有胆碱能受体的神经元称为胆碱能敏感神经元。在中枢，M 受体介导的胆碱能系统功能包括学习与记忆、觉醒与睡眠、感觉与运动、内脏活动以及情绪等多方面的活动。在外周，M 受体激活时引起的作用统称为毒蕈碱样作用(muscarine-like action)，简称 M 样作用。临床上可使用 M 受体阻断剂阿托品解除胃肠平滑肌痉挛，使心率加快、唾液和汗液分泌减少等。N 受体激活所产生的作用为烟碱样作用(nicotine-like action)，简称 N 样作用，该作用可被 N 受体阻断剂筒箭毒碱等拮抗剂所阻断。

2. 去甲肾上腺素和肾上腺素及其受体

去甲肾上腺素(norepinephrine, NE 或 noradrenaline, NA)和肾上腺素(epinephrine, E 或 adrenaline)均属儿茶酚胺类物质，即含邻苯二酚结构的胺类。以 NE 为递质的神经元称为去甲肾上腺素能神经元，以 E 为递质的神经元称为肾上腺素能神经元。NE 分布于中枢和和周围神经系统，E 仅分布于中枢神经系统。

能与 NE 和 E 结合的受体称为肾上腺素受体(adrenergic receptor)，该类受体可分为 α 型肾上腺素受体和 β 型肾上腺素受体，它们可再分为 $α_1$、$α_2$ 以及 $β_1$、$β_2$、$β_3$ 受体亚型。所有的肾上腺素受体都属于 G 蛋白偶联受体，它们广泛分布于中枢和周围神经系统。分布有肾上腺素受体的神经元称为肾上腺素能敏感神经元。中枢肾上腺素受体介导的作用主要涉及心血管活动、情绪、体温、摄食和觉醒等方面的调节。

3. 多巴胺及其受体

多巴胺(dopamine, DA)也属于儿茶酚胺类。DA 系统主要存在于中枢的黑质纹状体、中脑缘系统和结节漏斗三条通路。已发现并克隆的多巴胺受体有 $D_1 \sim D_5$ 五种，它们都是 G 蛋白偶联受体。DA 系统主要参与对躯体运动、精神情绪活动、垂体内分泌功能以及心血管活动等的调节。

4. 5-羟色胺及其受体

5-羟色胺(5-hydroxytryptamine, 5-HT)系统主要存在于低位脑干的中缝核内，其纤维向上投射到纹状体、丘脑、下丘脑、边缘前脑和大脑皮质，向下投射到脊髓，脑干局部则分布于低位脑干内部。5-羟色胺受体有 $5-HT_1 \sim 5-HT_7$ 等七种，少数是离子通道型受体(如 $5HT_3$ 受体)，大多数为 G 蛋白偶联受体。5-HT 系统主要调节情绪、情感行为和睡眠等功能活动。

5. 组胺及其受体

组胺(histamine)系统和其他单胺能系统一样，中枢组胺能神经元集中于下丘脑后部的结节乳头核，其上行纤维弥散地投射到前脑的广泛区域，下行纤维投射至脑干和脊髓。

组胺受体有 H_1、H_2、H_3 三型,受体广泛存在于中枢和周围神经系统内。中枢组胺系统可能与觉醒、性行为、腺垂体激素分泌、血压、饮水和痛觉等调节有关。

6.氨基酸类递质及其受体

兴奋性氨基酸主要有谷氨酸(glutamic acid 或 glutamate,Glu)和门冬氨酸(aspartic acid 或 aspartate,Asp),抑制性氨基酸主要有甘氨酸(glycine)和 γ-氨基丁酸(γ-aminobutyric acid,GABA)。

Glu 能神经元在中枢内分布极为广泛。Glu 受体有促离子型受体和促代谢型受体两大类型。促离子型受体通常可再分为海人藻酸(kainic acid 或 kainate,KA)受体、AMPA(α-amino-3-hydroxy-5-methyl-4-isoxazoleproprionate)受体和 NMDA(N-methyl-date)受体三类。这些受体的激活使 Na^+、K^+ 及 Ca^{2+} 跨膜流动,产生去极化作用,对神经元产生兴奋作用。目前关于 Asp 受体的资料还较少。

甘氨酸能神经元主要分布在脊髓和脑干,甘氨酸受体介导 Cl^- 跨膜流动。GABA 是抑制性反馈回路的主要递质,在脑中分布广泛。GABA 受体可分 $GABA_A$、$GABA_B$ 和 $GABA_C$ 三种亚型,也分为促离子型受体和促代谢型受体两大类。$GABA_A$ 和 $GABA_C$ 属于促离子型受体,偶联通道为 Cl^- 通道;$GABA_B$ 为促代谢型受体,通过升高 IP3 和 DG 而增加 K^+ 电导,二者都对突触后神经元产生抑制作用。

7.神经肽及其受体

神经肽(neuropeptide)是指分布于神经系统内,起信息传递或调节信息传递作用的肽类物质。它们在神经元胞体生成,突触囊泡内贮存,轴突末梢释放,其活性由神经肽酶终止。神经肽都是 G 蛋白偶联受体,以调质、递质或激素形式发挥作用。神经肽主要有速激肽、阿片肽(opioid peptide)、下丘脑调节肽、脑-肠肽等。

8.嘌呤类递质及其受体

嘌呤类递质主要有腺苷(adenosine)和 ATP。腺苷是中枢神经系统中的一种抑制性调质,ATP 在体内也具有广泛的突触传递效应。嘌呤能受体可分为腺苷(P1)受体和嘌呤核苷酸(P2)受体两类。P1 受体以腺苷为自然配体,在中枢和周围神经系统均有分布;P2 以 ATP 为自然配体,主要存在于周围神经系统。

9.气体类递质一氧化氮(nitric oxide,NO)

与经典的递质不同,NO 不储存于突触囊泡内,不以出胞的形式释放,也不与靶细胞膜上的特异性受体结合。NO 以扩散的方式达到临近的靶细胞,直接结合并激活一种可溶性鸟苷酸环化酶,使胞质内 cGMP 水平增高,引起一系列生物学效应。一氧化碳(carbon monoxide,CO)也是一种气体分子,作用与 NO 相似,也通过激活鸟苷酸环化酶而发挥其生物学效应。

10.其他递质

前列腺素(prostaglandin,PG)也存在于神经系统中。糖皮质激素和一些性激素可影响脑的功能,故称之为神经活性类固醇。脑内神经元存在多种性激素和糖皮质激素受体。

三、反射活动的基本规律

（一）反射及反射弧

反射（reflex）是指在中枢神经系统的参与下，机体对内外环境刺激的规律性应答。反射是神经调节的基本方式。反射的基本过程是信息经感受器、传入神经、神经中枢、传出神经和效应器五个反射弧环节按顺序传递的过程。反射中枢是由调节某一特定生理功能的神经元群构成，在反射活动中决定反射的性质、形式和强度。在传入神经元和传出神经元之间（即在中枢）只经过一次突触传递的反射称为单突触反射（monosynaptic reflex），这是最简单的反射；在中枢经过多次突触传递的反射称为多突触反射（polysynaptic reflex）。人和高等动物体内的大部分反射都属于多突触反射，唯一的单突触反射是腱反射。

整体情况下，脊髓或脑干通常作为传入信息的初级反射中枢发出冲动，而脑的其他核团，如丘脑、下丘脑、小脑、大脑皮质等作为更高级中枢对传入信息进一步整合，调整反射的传出冲动。因此，进行反射时，既有初级水平的整合，也有较高级水平的整合。通过多级水平的整合，使反射活动更具复杂性和适应性。

（二）中枢神经元的联系方式

构成反射弧的神经元有传入神经元、中间神经元和传出神经元，尤以中间神经元为最多。中枢神经元之间联系方式多样，不同联系方式产生不同的传递效应，其主要联系方式如图 12-37 所示。

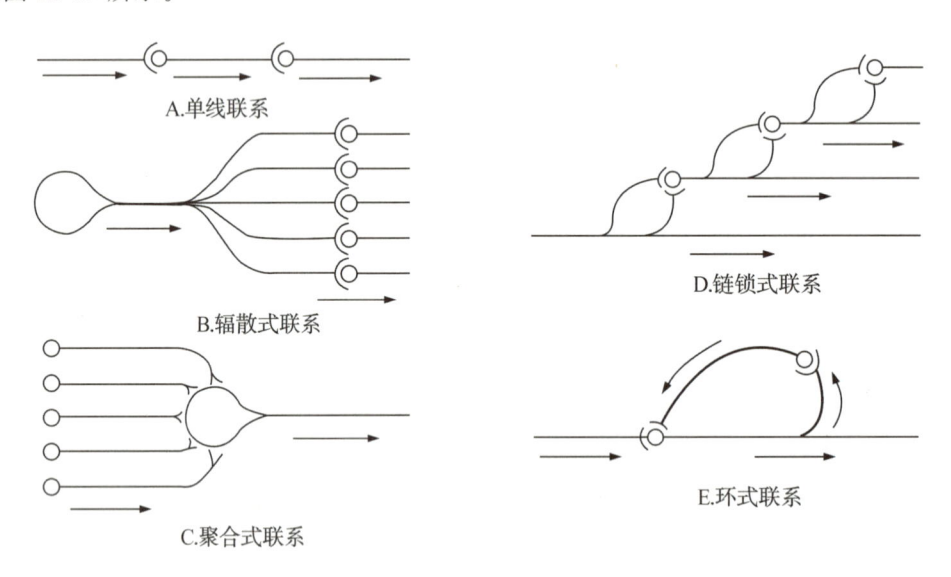

图 12-37　中枢神经元的联系方式

1. 单线式联系

单线式联系（single line connection）指一个突触前神经元仅与一个突触后神经元发生突触联系（见图 12-37A），这种联系方式可产生高分辨能力的传递效果。例如，视网膜中央凹处的视锥细胞与双极细胞、双极细胞再与神经节细胞就常采用这种单线式联系，它使视锥系统具有较高的分辨能力。

2.辐散式和聚合式联系

辐散式联系(divergent connection)指一个神经元通过其轴突末梢分支与多个神经元形成突触联系(见图12-37B),从而使与之相联的许多神经元同时兴奋或抑制,这种联系方式在传入通路中较多见。例如,传入脊髓的感觉神经元纤维既有分支与脊髓的运动神经元及中间神经元发生联系,又有侧支上传至延髓或丘脑与其他神经元发生突触联系。聚合式联系(convergent coonection)是指一个神经元可接受来自多个神经元轴突末梢的投射而建立突触联系,可使来源于不同神经元的兴奋和抑制信息汇聚在同一神经元上,产生整合性的传递效果(见图12-37C),这种联系方式在传出通路中较为多见。例如,脊髓前角运动神经元接受来自感觉传入纤维及高位中枢下传通路的突触联系,对来源不同的信息进行整合,然后作为传出通路后公路发出信息控制骨骼肌的运动。

3.链锁式和环式联系

链锁式联系(chain connection)指在中间神经元之间辐散与聚合联系同时存在的突触联系方式,它可扩大信息在空间上的作用范围(见图12-37D)。环式联系(recurrent connection)指神经环路中传出通路上的神经元发出侧支返回最初被传入刺激兴奋的神经元并与之形成反馈环路(见图12-37E)。在环式联系中,即使最初的刺激已经停止,传出冲动发放仍能持续几毫秒至几分钟,这种现象称为后发放或后放电(after discharge)。后发放现象可见于各种神经反馈活动中。兴奋冲动通过环式联系既可因正反馈使兴奋增强和延续,也可因负反馈而使活动及时终止。

(三)兴奋在反射中枢内传播的特征

1.单向传递

单向传递(one-way conduction)是指兴奋经化学性突触传递时,只能从突触前神经元向突触后神经元传递,而不能逆向传递。这是因为神经递质通常由突触前膜释放后作用于突触后膜的受体。化学性突触传递的单向传递具有重要意义,它限定了神经兴奋传递所携带的信息只能沿着指定的路线运行。

2.中枢延搁

兴奋在中枢传播时,往往需要较长时间,这一现象称为中枢延搁(central delay)。这主要是因为兴奋通过化学性突触传递时要经历递质释放、递质在突触间隙的扩散、递质与突触后膜受体结合以及后膜离子通道开放等多个环节。这些过程所耗费的时间是 0.3～0.5 ms,即兴奋通过一个突触的时间。反射通路上跨越的化学性突触数目越多,则中枢延搁的时间就越长,反射所需的时间也越长。

3.兴奋的总和

单个神经末梢传入的一次冲动一般不能引起突触后神经元的兴奋,因为一次冲动在突触后膜上引起的 EPSP 通常不足以引发外传性动作电位。但若干传入纤维引起的多个 EPSP 可发生空间性总和与时间性总和,如果总和达到阈电位即可爆发动作电位;如果总和未到达阈电位,此时突触后神经元虽未出现兴奋,但膜电位与阈电位水平之间的差距缩小,此时只需接受较小刺激使之进一步去极化,便能达到阈电位,因此表现为易化(facilitation)。

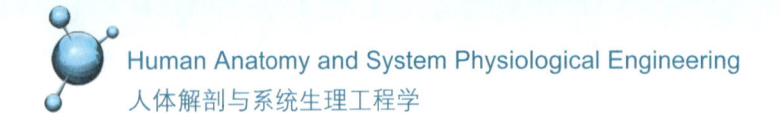

4.兴奋节律的改变

反射活动中,传入神经(突触前神经元)和传出神经(突触后神经元)在兴奋传递过程中的放电频率往往不同,即兴奋节律发生了改变。这是因为突触后神经元常同时接受多个突触传递,并且自身功能状态也可能不同,因此最后传出冲动的频率取决于各种影响因素的综合效应。

5.后发放

后发放是指在传入神经环路的刺激已经停止后,传出通路仍有冲动持续发放的现象。后发放可发生在环式联系的反射通路和各种神经反馈活动中。

6.对内环境变化敏感和易疲劳

神经递质必须在突触间隙从突触前膜扩散到突触后膜才能发挥信息传递作用,因此内环境中理化因素的变化,如 pH 值变化、缺氧、CO_2 过多、使用麻醉剂以及某些药物等均可影响突触传递。此外,对于突触前快速反复地刺激,突触后神经元的活动会逐渐降低,出现突触传递的疲劳现象,其主要原因可能与递质的耗竭有关。

(四)中枢抑制

反射中枢活动既有兴奋又有抑制,二者保证平衡反射活动能协调进行。中枢抑制(central inhibition)和中枢易化(central facilitation)均为主动过程,且都可发生在突触前和突触后。中枢抑制可分为突触后抑制(postsynaptic inhibition)和突触前抑制(presynaptic inhibition)两类。中枢易化包括突触后易化(postsynaptic facilitation)和突触前易化(presynaptic facilitation)。

1.突触后抑制

突触后抑制是由抑制性中间神经元释放的抑制性递质引起突触后神经元产生 IPSP 而引起,从而使突触后神经元产生抑制。突触后抑制有传入侧支性抑制和回返性抑制两种形式。

(1)传入侧支性抑制。冲动沿传入纤维进入中枢后,一方面直接兴奋某一中枢的神经元;另一方面通过侧支先使一个抑制性的中间神经元兴奋,通过后者所释放的抑制性递质在另一个中枢的神经元产生 IPSP,这种抑制称为传入侧支性抑制(afferent collateral inhibition)。传入侧支性抑制可使不同中枢之间的活动相互协调。例如,伸肌肌梭的感觉传入纤维进入脊髓后,直接兴奋支配伸肌的运动神经元,而其侧支则通过兴奋抑制性中间神经元,转而抑制支配屈肌的运动神经元,使伸肌在收缩时屈肌舒张(见图 12-38)。

(2)回返性抑制。中枢神经元沿轴突发出传出冲动的同时,又经轴突侧支兴奋一个抑制性中间神经元,并由它返回抑制原先发生兴奋的神经元及同一中枢的其他神经元,这种抑制称为回返性抑制(recurrent inhibition)。回返性抑制可使神经元的活动及时终止,或使同一中枢内许多神经元的活动同步化。例如,脊髓前角运动神经元的传出冲动沿轴突到达骨骼肌发动运动,同时,冲动经轴突发出的侧支兴奋与之构成突触的闰绍细胞;闰绍细胞兴奋时释放甘氨酸,抑制原先发生兴奋的运动神经元和同类的其他运动神经元(见图 12-38)。

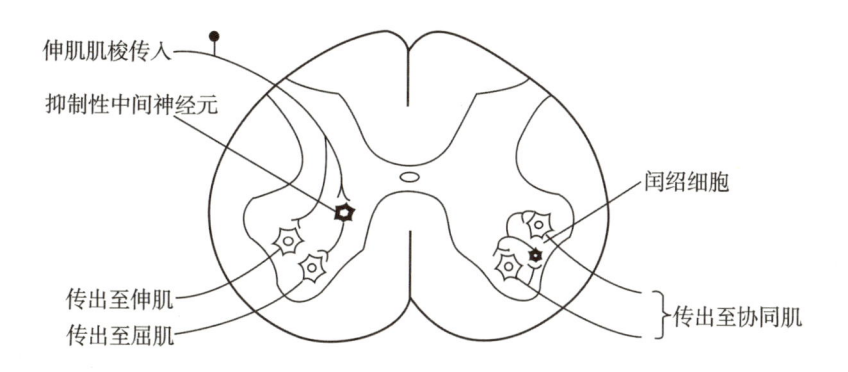

图 12-38 传入侧支性抑制和回返性抑制(左半侧表示传入侧支性抑制,右半侧表示回返性抑制)

2. 突触前抑制

与突触后抑制不同,突触前抑制是由突触前神经元递质释放量减少,引起突触后神经元去极化幅度降低,导致神经元不易甚至不能兴奋。如图 12-39 所示,轴突末梢 A 与运动神经元形成轴突-胞体式突触,轴突末梢 B 又与轴突末梢 A 形成轴突-轴突式突触。轴突末梢 A 与运动神经元无直接接触。若仅兴奋轴突末梢 A,则引起运动神经元产生一定大小的 EPSP;若仅兴奋轴突末梢 B,则运动神经元不出现膜电位改变;若轴突末梢 B 先兴奋,轴突末梢 A 后兴奋,则运动神经元产生的 EPSP 将明显减少。

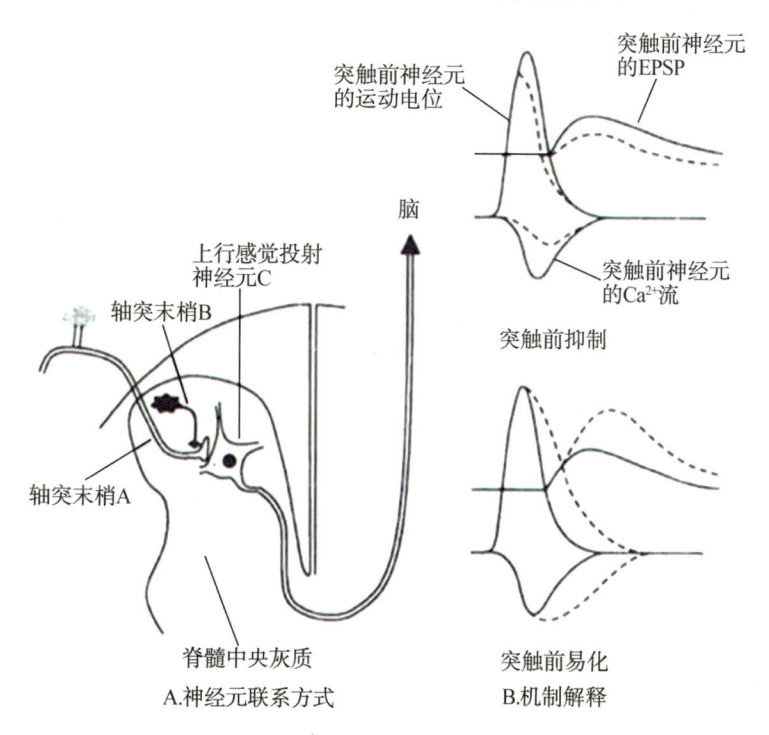

图 12-39 突触前抑制和突触前易化的神经元联系方式及机制(虚线表示发生突触前抑制和突触前易化时的情况)

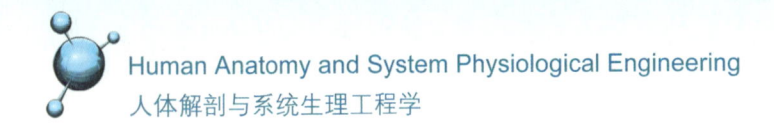

突触前抑制广泛存在于中枢神经系统内,尤其多见于感觉传入途径中,对调节感觉传入活动有重要作用。例如,感觉传入纤维向高位中枢上传的同时,其侧支通过多个神经元的接替,转而与其近旁的其他感觉传入纤维形成轴突-轴突式突触联系,对其活动产生突触前抑制,限制感觉的传入。

3.突触后易化

突触后易化表现为 EPSP 的总和。由于突触后膜的去极化,使膜电位靠近阈电位水平,如果在此基础上再出现一个刺激,就较容易达到阈电位水平而爆发动作电位。

4.突触前易化

突触前易化与突触前抑制具有同样的结构基础。

第五节　神经系统的感觉功能

一、感觉概述

体内外各种刺激首先由感受器感受,然后被转换成传入神经的神经冲动,并通过特定的神经通路传向特定的中枢加以分析。因此,各种感觉都是由专门的感受器、特定的传入神经及中枢的特定部位共同活动而完成的。感觉传入通路的任何一部分损伤,都会发生感觉障碍。

二、躯体感觉

(一)感觉传入通路

躯体感觉的传入通路一般由三级神经元接替。初级传入神经元的胞体位于脊神经节或脑神经节中,其周围突与感受器相连,中枢突进入脊髓和脑干后发出两类分支:一类在不同水平直接或间接通过中间神经元与运动神经元相连构成反射弧,完成各种反射;另一类经多级神经元接替后向大脑皮层投射而形成感觉传入通路,产生各种不同感觉。

1.丘脑前的传入系统

深感觉的传入纤维进入脊髓后沿后索上行,在延髓下部的薄束核和楔束核更换神经元(简称换元),换元后的第二级神经元发出纤维交叉至对侧组成内侧丘系,后者抵达背侧丘脑的特异感觉接替核——腹后外侧核,此处存在第三级神经元。这条通路称为后索内侧丘系传入系统。精细触、压觉的传入纤维也走行于该系统中。浅感觉的传入纤维进入脊髓后在后角换元,第二级神经元发出纤维经白质前连合交叉至对侧,在脊髓前外侧部上行,形成前外侧索传入系统。前外侧索传入系统中,部分纤维终止于丘脑的特异感觉接替核(见图 12-40),也有一部分纤维投射到丘脑中线区和髓板内的非特异投射核。

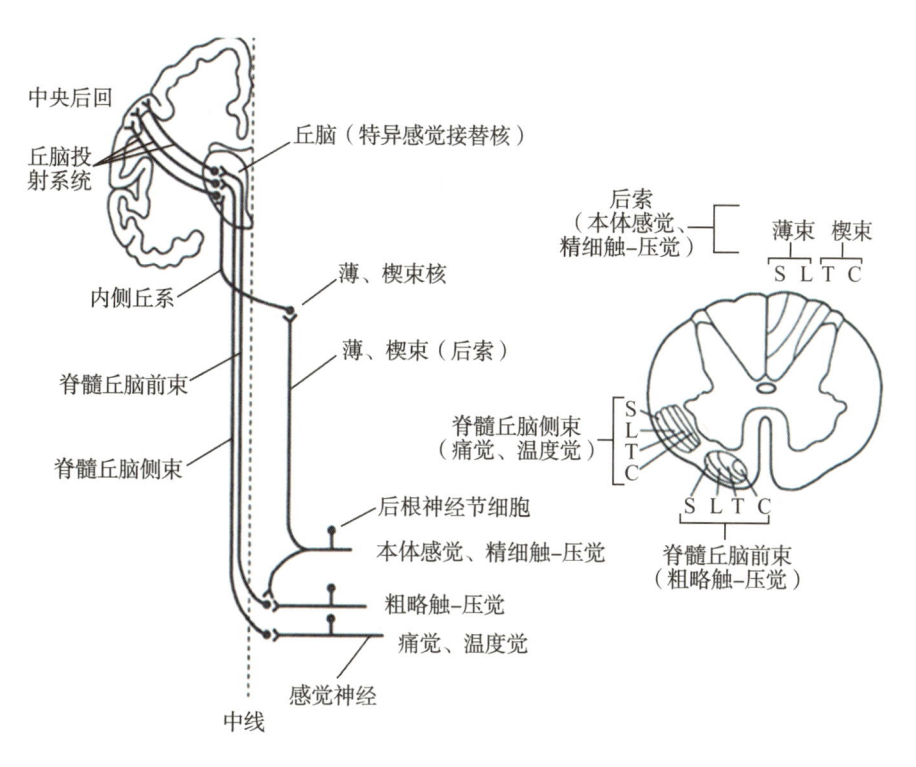

图 12-40 躯体感觉传导通路(左)和感觉通路的脊髓横断面(右)

头面部的痛、温觉和触、压觉信息分别由三叉神经脊束核和三叉神经脑桥核中继,自三叉神经脊束核和三叉神经脑桥核发出的二级纤维越至对侧组成三叉丘系,与脊髓丘脑束毗邻上行,终止于背侧丘脑腹后内侧核。头面部的本体感觉则主要由三叉神经中脑核中继。

2.丘脑的核团

丘脑是除嗅觉外的各种感觉传入通路的重要中继站,并能对感觉传入进行初步分析和综合。丘脑的核团或细胞群可分为以下三大类。

(1)特异感觉接替核。特异感觉接替核(specific sensory relay nucleus)接受第二级感觉投射纤维,换元后投射到大脑皮层感觉区。其中,腹后核是躯体感觉的中继站,来自躯体不同部位的纤维在腹后核内换元。此外,内侧膝状体和外侧膝状体也归入此类,它们分别是听觉和视觉传导通路的换元站,发出的纤维分别向大脑皮质听觉中枢和视觉中枢投射。

(2)联络核。联络核(associated nucleus)接受来自特异感觉接替核和其他皮层下中枢的纤维,换元后投射到大脑皮层的特定区域,其功能与各种感觉在丘脑和大脑皮层的联系协调有关,主要有丘脑前核、丘脑外侧核和丘脑枕核。

(3)非特异投射核。非特异投射核(nonspecific projection nucleus)是指靠近中线的内髓板内各种结构,主要是髓板内核群,包括中央中核、束旁核、中央外侧核等。这些细胞群通过多突触换元接替弥散地投射到整个大脑皮层,具有维持和改变大脑皮层兴奋状态的作用。

3. 感觉投射系统

根据丘脑各部分向大脑皮层投射特征的不同,可把感觉投射系统(sensory projection system)分为以下两个不同系统。

(1) 特异投射系统。丘脑特异感觉接替核及其投射至大脑皮层的神经通路称为特异投射系统(specific projection system)。它们投向大脑皮层的特定区域,具有点对点的投射关系。其功能是引起特定的感觉,并激发大脑皮层发出传出冲动。联络核在结构上大部分也与大脑皮层有特定的投射关系,因此也归入该系统。

(2) 非特异投射系统。丘脑非特异投射核及其投射至大脑皮层的神经通路称为非特异投射系统(nonspecific projection system)。特异性感觉传导路的纤维上传经过脑干时,发出侧支与脑干网状结构的神经元发生突触联系,反复换元后抵达丘脑髓板内核群,再行换元后发出纤维,弥散地投射到大脑皮层的广泛区域。非特异性投射系统是不同感觉的共同上传路径,其投射纤维广泛终止于大脑皮层各层,不具有点对点的投射关系。该投射系统的主要功能是维持与改变大脑皮层的兴奋状态。从脑干网状结构到丘脑的传入通路称为脑干网状结构上行激动系统,是经多突触接替上行,功能活动易受药物影响而发生传导阻滞。

感觉传入的特异性投射系统和非特异性投射系统在功能上相互作用和配合,使大脑皮层既能处于觉醒状态,又能产生各种特定的感觉。

(二) 大脑皮层的感觉代表区

背侧丘脑腹后核接受的躯体感觉信息经特异投射系统投射到大脑皮层的特定区域,该区域称为躯体感觉代表区(somatic sensory area),主要包括体表感觉区和本体感觉区。

1. 体表感觉区

体表感觉区有第一和第二两个感觉区,其中第一感觉区更重要。

第一感觉区位于中央后回,主要接收对侧腹后核的纤维投射,其感觉投射规律为:①交叉性投射,即躯体一侧的传入冲动向对侧皮层投射;②投射区域的大小与感觉分辨精细程度有关,分辨愈精细的部位,代表区愈大;③投射区域具有一定的分野,下肢代表区在中央后回顶部,膝以下的代表区在半球内侧面,上肢代表区在中央后回中间,而头面部则在中央后回的底部,总体安排是倒置的,但在头面部代表区内部,其安排却是正立的(见图12-41)。

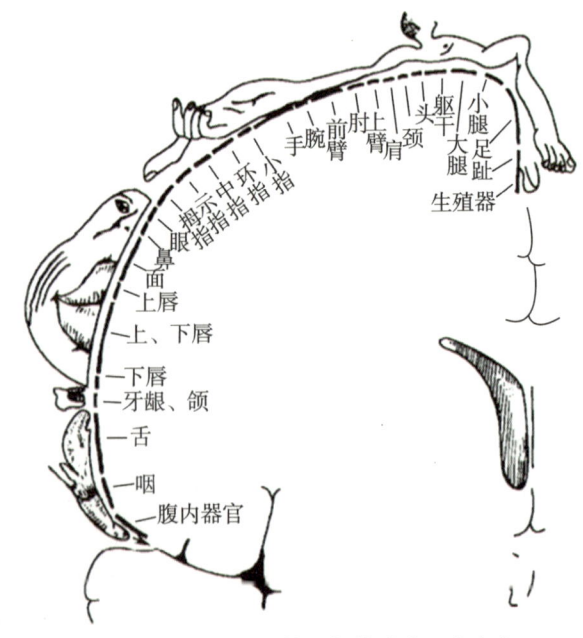

图12-41 人体各部在第一躯体感觉区的定位

中央后回皮质的细胞呈纵向柱状排列,从而构成感觉皮层最基本的功能单位,称为感觉柱(sensory column)。同一感觉柱内的神经元对同一感受野的同一类感觉刺激起反应,是一个传入-传出信息整合处理单位。

第二感觉区位于大脑外侧沟上壁,由中央后回底部延伸到脑岛区域,其面积远较第一感觉区小。在第二感觉区,头部代表区位于和中央后回底部相连的区域,足部代表区则位于外侧沟上壁最深处,身体各部分的定位不如中央后回那么完善和具体。切除人脑第二感觉区并不产生显著的感觉障碍。此外,第二感觉区还接受痛觉传入的投射。

2.本体感觉代表区

中央前回(4区)是运动区,也是本体感觉代表区。在猫、兔等较低等的哺乳动物,体表感觉区与运动区基本重合在一起,称为感觉运动区;在猴、猩猩等灵长类动物,体表感觉区和运动区逐渐分离,前者位于中央后回,后者位于中央前回,但这种分化也是相对的。应该指出,运动区主要接受从小脑和基底神经节传来的反馈投射,这可能与随意运动的形成有关。

(三)躯体感觉

1.触、压觉

触、压觉在内侧丘系和脊丘系两条通路中上行,只有当中枢损伤非常广泛时,触、压觉才可能完全被阻断。这两条通路传导的触、压觉类型是不同的:经内侧丘系传导的精细触、压觉与刺激的具体定位、空间和时间的形式等有关,该通路损伤时,振动觉(一种节律性压觉)和肌肉本体感觉降低,触、压觉阈值升高,皮肤触、压觉敏感区数量减少,触、压觉定位也受损;经脊髓丘脑束传导的粗略触、压觉仅有粗略定位的功能,该通路受损时也有触、压觉阈值升高和皮肤触、压觉敏感区数量减少的表现,但触、压觉的缺损较轻微,触、压觉定位仍然正常。

2.本体感觉

本体感觉经脊髓后索上行,大量传入冲动进入小脑,但有些冲动则经内侧丘系和丘脑投射到大脑皮层。患后索疾病时产生运动共济失调是因为本体感觉至小脑的传导受阻,也有部分本体感觉传入冲动在脊髓前外侧索内上行。感觉皮层的许多神经元主要对运动时的体位,而不是对静止时的体位起反应。

3.温度觉

有证据表明,来自丘脑的温度觉投射纤维除到达中央后回外,还投射到同侧的岛叶皮层,后者可能是温度觉的初级皮层。目前对丘脑和大脑皮层在温度信息加工中的具体作用尚不清楚。

4.痛觉

躯体痛包括体表痛和深部痛。

(1)体表痛:发生在体表某处的痛感称为体表痛。当伤害性刺激作用于皮肤时,可先后出现两种性质不同的痛觉,即快痛和慢痛。快痛主要经特异投射系统到达大脑皮层的第一和第二感觉区,而慢痛主要投射到扣带回。此外,许多痛觉纤维经非特异投射系统投射到大脑皮层的广泛区域。

(2)深部痛:发生在躯体深部,如骨、关节、骨膜、肌腱、韧带和肌等处的痛感称为深

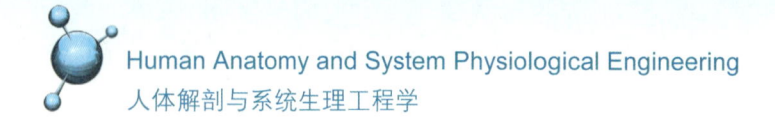

部痛。深部痛一般表现为慢痛,其特点是定位不明确,可伴有恶心、出汗和血压改变等自主神经反应。出现深部痛时,可反射性地引起邻近骨骼肌收缩而导致局部组织缺血,缺血又使疼痛进一步加剧。缺血性疼痛的可能机制是肌肉收缩时局部组织释放某种致痛物质。

三、内脏感觉

(一)传入通路与皮层代表区

内脏感觉神经与躯体感觉神经类似,其初级感觉神经元也位于脑神经节和脊神经节内,周围支则分布于内脏和心血管等处的内感受器。内脏感觉的传入冲动进入中枢后,沿着躯体感觉的同一通路上行,即沿着脊髓丘脑束和感觉投射系统到达大脑皮层。内脏感觉的皮层代表区混杂在体表第一感觉区中。人脑的第二感觉区和运动辅助区也与内脏感觉有关。

(二)内脏感觉

内脏中有痛觉感受器,但无本体感受器,所含温度觉和触、压觉感受器也很少,因此内脏感觉主要是痛觉。内脏痛是临床常见症状,常由机械性牵拉、痉挛、缺血和炎症等刺激所致。内脏痛的特点是:①定位不准确,对刺激的分辨力差;②发生缓慢,持续时间较长;③对机械性牵拉、痉挛、缺血、炎症等刺激敏感,而对切割、烧灼等刺激不敏感;④有明显的情绪反应,并常伴有牵涉痛。

某些内脏疾病往往引起远隔的体表部位发生疼痛或痛觉过敏,这种现象称为牵涉痛(referred pain)。例如,心肌缺血时,常感到心前区、左肩和左上臂疼痛;患胃溃疡和胰腺炎时,可出现左上腹和肩胛间疼痛;胆囊炎、胆石症发作时,可感觉右肩区疼痛;发生阑尾炎时,发病开始时常觉上腹部或脐周疼痛;肾结石时可引起腹股沟区疼痛等。由于牵涉痛的体表放射部位比较固定,因而在临床上常用于提示某些疾病的发生。

四、特殊感觉

(一)视觉

1.传入通路与皮层代表区

视神经入颅后,来自两眼鼻侧视网膜的视神经纤维交叉而形成视交叉,来自颞侧视网膜的纤维则不交叉。因此,左眼颞侧视网膜和右眼鼻侧视网膜的纤维汇集成左侧视束,投射到左侧外侧膝状体;而右眼颞侧视网膜和左眼鼻侧视网膜的纤维则汇集成右侧视束,投射到右侧外侧膝状体。两侧外侧膝状体各自投射到同侧初级视皮层。初级视皮层位于枕叶皮层内侧面的距状沟之上、下缘,距状沟上缘接受视网膜上半部的投射,距状沟下缘接受视网膜下半部的投射;距状沟后部接受视网膜中央凹黄斑区的投射,而距状沟前部则接受视网膜周边区的投射(见图 12-42)。

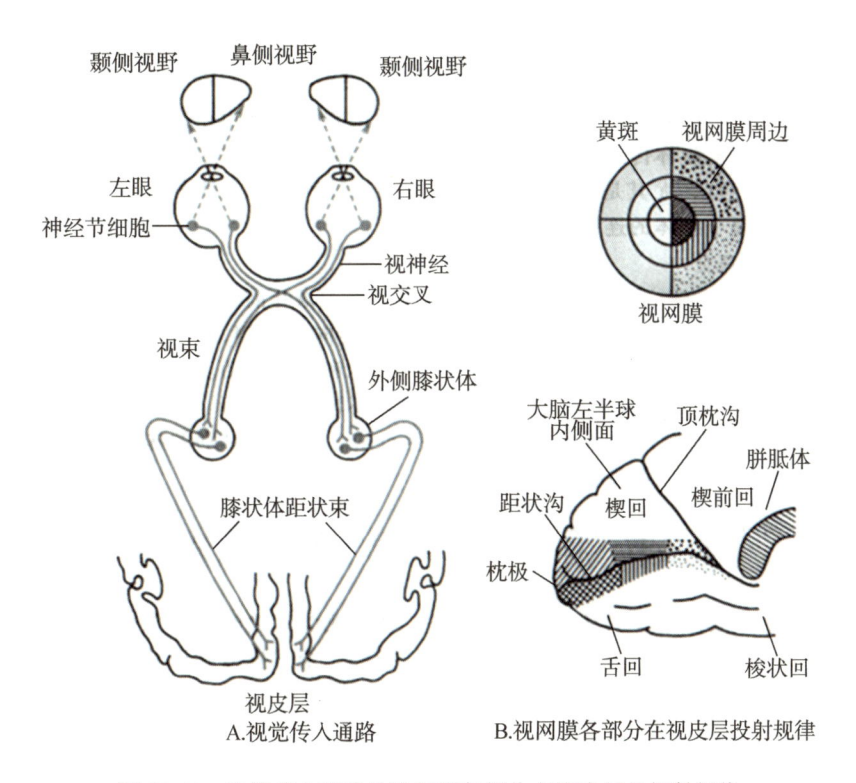

图 12-42　视觉传入通路及视网膜各部分在视皮层的投射规律

2.中枢对视觉的分析

视网膜神经节细胞轴突和外侧膝状体以及初级视皮层之间具有点对点的投射关系。视皮层也有6层结构，在浅表4C层的细胞能产生移动、位置和立体视觉，在深部4C层的细胞则能产生颜色、形状、质地和细微结构视觉，而在2～3层内的多簇状细胞也与色觉有关。此外，视皮层与躯体感觉皮层一样，也以相同的功能而纵向排列成柱状。视皮层的感觉柱称为方位柱。

（二）听觉

听神经传入纤维首先在同侧脑干的蜗神经核换元，换元后的纤维大部分交叉到对侧，小部分不交叉，在同侧上行。对侧交叉过的纤维和同侧未交叉的纤维共同构成外侧丘系，部分纤维经上橄榄核中继后加入外侧丘系，外侧丘系的纤维或直接或经下丘换元后抵达内侧膝状体，后者再发出听辐射至初级听皮层。由于上橄榄核以上通路为双侧性的，故该水平以上一侧通路损伤不会产生明显的听觉障碍。

初级听皮层位于颞叶上部（41区），在人脑位于颞横回和颞上回（41和42区）。听皮层的各个神经元能对听觉刺激的激发、持续时间、重复频率的诸参数，尤其是传来的方向做出反应，这与视皮层神经元的某些特性具有相似之处。

（三）平衡感觉

人体的平衡感觉主要与头部的空间方位有关。头部的空间方位在很大程度上取决于前庭感受器的传入信息，但视觉的提示作用也很重要。传入信息也来自关节囊本体感受

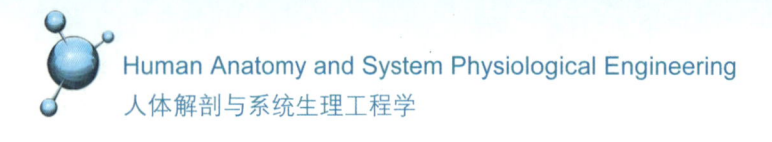

器的躯体传入冲动,它提供了躯体不同部分相对位置的信息。传入信息还包括皮肤的外感受器,尤其是触、压觉感受器的传入冲动。以上四种传入信息在皮层水平进行综合,形成整个躯体的连续空间方位图像。

(四)嗅觉和味觉

嗅皮层随进化而渐趋缩小,在高等动物仅存在于边缘叶前底部,包括梨状区皮层的前部和杏仁核的一部分。嗅信号可通过前连合从一侧脑传向另一侧,但两侧嗅皮层并不对称。此外,通过与杏仁核、海马的纤维联系可引起嗅觉记忆和情绪活动。

味信息的处理可能在孤束核、丘脑和味皮层等不同区域进行。味皮层位于中央后回底部(43区),其中有些神经元仅对单一味质发生反应,有些还对别的味质或其他刺激发生反应,表现为一定程度的信息整合。

第六节 神经系统对躯体运动的调节

运动是机体的基本功能之一。躯体的各种运动和姿势都是骨骼肌在神经系统的控制下完成的。神经系统对躯体运动的调节是复杂的反射活动。

一、脊髓对躯体运动的调节

脊髓运动神经元接受脑对躯体运动的调控信息并发出轴突支配骨骼肌,调节其收缩。脊髓具有完成运动功能所必需的神经环路,可作为许多反射的基本中枢,在脊髓水平完成一些反射活动。然而,完整机体的脊髓经常处于高位中枢控制下,脊髓本身的功能不易表现出来。

(一)脊髓运动神经元和运动单位

脊髓前角灰质中主要有α和γ运动神经元。α运动神经元胞体较大,轴突形成的纤维直径较粗,末梢分为许多小支,每一小支支配骨骼肌的一根梭外肌纤维。当一个α运动神经元产生兴奋时,会引起它所支配的所有肌纤维同时收缩。由一个α运动神经元及其末梢所支配的所有肌纤维组成的功能单位称为运动单位。γ运动神经元胞体较小,其轴突形成的纤维支配梭内肌。γ运动神经元的兴奋性较高,常以较高频率持续放电。当γ传出纤维传出冲动增加时可使梭内肌纤维收缩,其作用是提高肌梭对牵拉刺激的敏感性。

(二)脊髓的躯体运动反射

1.脊髓休克

脊髓休克(spinal shock)简称脊休克,是指人和动物的脊髓在与高位中枢离断后反射活动能力暂时丧失而进入无反应状态的现象。在动物实验中,切断平面一般在颈脊髓第5节段以下,以保持其呼吸功能。这种脊髓与高位中枢离断的动物称为脊动物。

脊休克主要表现为断面以下躯体感觉和运动功能丧失,肌紧张减退甚至消失,外周血管扩张,血压下降,发汗反射消失,粪、尿潴留等。脊休克发生后,一些脊髓反射可在不同时间、不同程度上恢复。反射恢复所需的时间与动物的进化程度有关,如蛙类只需数分钟,犬需要数天,人类则需要数周以至数月。恢复过程中,简单原始的反射先恢复,如屈肌反射、腱反射等;较复杂的反射随后恢复,如对侧伸肌反射、搔扒反射等。与此同时,内脏反射也逐渐恢复,如血压回升到一定水平,并有一定的排尿、排便反射能力,但脊髓断面水平以下的感觉和随意运动将永久丧失。上述现象说明,脊髓是躯体反射和内脏反射的初级中枢,但平时它的活动受到高位中枢的控制。

2.牵张反射

牵张反射(stretch reflex)是指骨骼肌受外力牵拉时引起受牵拉的同一肌肉收缩的反射活动。牵张反射的感受器是骨骼肌中的肌梭。肌梭是一种能感受牵拉刺激或肌肉长度变化的梭形感受装置,属于本体感受器。肌梭外有一结缔组织囊,囊内所含肌纤维为梭内肌纤维,囊外肌纤维一般称为梭外肌纤维。肌梭与梭外肌纤维呈并联关系。梭内肌纤维的收缩成分位于两端,而感受装置位于中间,两者呈串联关系。因此,当梭外肌纤维收缩时,肌梭感受装置所受牵拉刺激减少;而当梭内肌纤维收缩时,肌梭感受装置对牵拉刺激的敏感性增高。肌梭作为对长度变化敏感的感受器,既可通过梭外肌牵拉而激活,也可通过梭内肌纤维的收缩使感受部分拉长而激活。

肌梭的传入神经纤维有Ⅰa和Ⅱ类纤维两类,两类纤维都终止于脊髓前角的α运动神经元,α运动神经元发出α传出纤维支配梭外肌纤维,γ运动神经元发出γ传出纤维支配梭内肌纤维。当肌梭受到牵拉刺激时,Ⅰa类纤维的传入冲动增加,使支配该肌的脊髓前角α运动神经元兴奋;而支配肌梭的γ传出纤维传出冲动增加时,梭内肌纤维两端收缩成分缩短,中间感受装置受牵拉,引起Ⅰa传入神经纤维放电增加。冲动传入中枢后,再使支配同一块肌肉的α运动神经元兴奋,导致梭外肌收缩,这一反射途径称为γ-环路(见图12-43)。

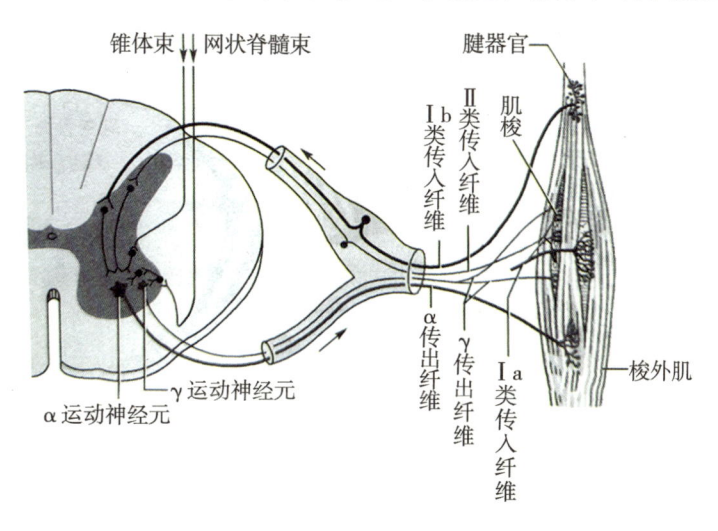

图12-43 牵张反射反射弧

除肌梭外,还有一种称为腱器官的牵张感受装置,分布于肌腱胶原纤维之间,与梭外肌纤维呈串联关系,其传入神经是Ⅰb类纤维。腱器官是一种张力感受器,其传入冲动对同一肌肉的α运动神经元起抑制作用,可避免肌肉被过度牵拉而受损(见图12-43)。

牵张反射有腱反射和肌紧张两种类型。腱反射(tendon reflex)是指快速牵拉肌腱引起的牵张反射。如当膝关节处于半屈曲状态时,叩击股四头肌肌腱,股四头肌因受牵拉而发生快速收缩,称为膝跳反射。腱反射的传入纤维直径较粗,传导速度较快,反射的潜伏期很短,仅够一次突触接替所需的时间,可见腱反射是单突触反射。

肌紧张(muscle tonus)是指缓慢而持续地牵拉肌腱引起的牵张反射,表现为受牵拉肌肉处于持续、轻度的收缩状态,如人体处于直立位时,抗重力肌(伸肌)为对抗重力的持续牵拉而发生的牵张反射。肌紧张是维持躯体姿势最基本的反射,是姿势反射的基础。肌紧张常表现为同一肌肉的不同运动单位交替收缩,故能持久收缩,不易疲劳,肌肉张力增加而不出现明显的肌肉缩短。肌紧张中枢的突触接替不止一个,属多突触反射。

正常情况下,腱反射和肌紧张要受到脊髓以上高位中枢的控制。临床上也常用检查腱反射和肌紧张(肌张力)的方法来了解神经系统的功能状态。腱反射和肌紧张减弱或消失提示反射弧某部分受到损伤,而腱反射和肌紧张亢进则提示高位中枢可能有病变。

(三)脊髓的其他反射

1.屈肌反射

脊动物的皮肤受到伤害性刺激时,受刺激一侧肢体屈肌收缩而伸肌舒张,肢体屈曲,称为屈肌反射(flexor reflex)。屈肌反射可使肢体避开伤害性刺激,具有保护意义,但不属于姿势反射。

2.对侧伸肌反射

当一侧肢体受到较强的伤害性刺激时,则在该侧肢体发生屈曲的基础上,出现对侧肢体的伸直反射,称为对侧伸肌反射(crossed extensor reflex)。对侧肢体伸直可以支持体重,维持姿势,保持身体平衡。对侧伸肌反射是一种姿势反射。

二、脑干对躯体运动的调节

(一)脑干对肌紧张的调节

脑干对肌紧张具有调节作用,该调节作用可用去大脑动物实验予以研究和证实。在中脑上、下丘之间横断脑干,动物立即出现四肢伸直、硬如柱、头尾昂起、脊柱挺硬等抗重力肌(伸肌)过度紧张的现象,称为去大脑僵直(decerebrate rigidity)(见图12-44)。

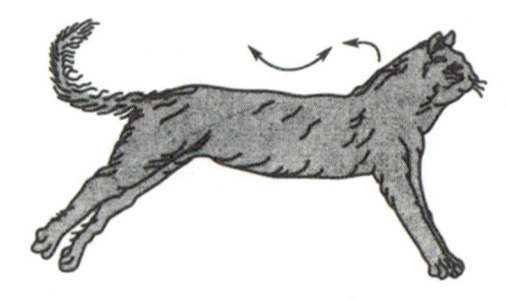

图12-44 猫去大脑僵直

电刺激动物脑干网状结构的不同部位可观察到,网状结构腹内侧部分具有抑制肌紧张及运动的作用,这些部位称为抑制区(见图12-45)。抑制区下行冲动抑制脊髓前角γ运动神经元的活动。抑制区神经元没有自发放电,其神经元放电活动要受大脑皮质、基底神经节、小脑前叶蚓部等传入神经冲动的驱动。而脑干网状结构的背外侧部分、脑桥被盖、中脑中央灰质及被盖则具有加强肌紧张及运动的作用,称为易化区(见图12-45)。易化区下行冲动可兴奋脊髓前角γ运动神经元。易化区神经元兴奋性高,有自发放电活动。此外,易化区还受到来自前庭核、脑前叶两侧等部位传入神经冲动的兴奋性作用。因此,一般情况下,易化区的活动相对比较强,抑制区的活动相对比较弱,二者相互拮抗,调节肌紧张的平衡。

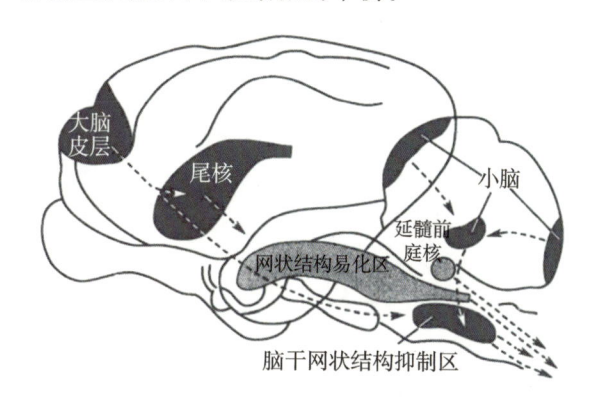

图 12-45　网状结构的抑制区和易化区

在动物中脑上、下丘之间横断脑干后,大脑皮质、底神经节等高位中枢与脑干网状结构抑制区的神经联系通路被阻断,抑制肌紧张的活动减弱,而易化肌紧张的活动则占有相对优势,易化区和抑制区二者的平衡被打破,因而出现伸肌(抗重力肌)紧张性明显亢进。而当局部肌内注射麻醉药或切断相应的脊髓后根,消除了肌梭的传入冲动后,伸肌紧张性增强的现象便消失,说明去大脑僵直是一种过强的牵张反射。

(二)脑干对姿势的调节

由脑干整合而完成的姿势反射有状态反射、翻正反射、直线和旋转加速度反射等。

1.状态反射

头部在空间的位置发生改变及头部与躯干的相对位置发生改变,都可反射性地改变躯体肌肉的紧张性,这一反射称为状态反射(attitudinal reflex)。在正常情况下,状态反射常受高级中枢的抑制而不容易表现出来。状态反射包括迷路紧张反射和颈紧张反射。迷路紧张反射是内耳迷路的椭圆囊和球囊的传入冲动对躯体伸肌紧张性的反射性调节,其反射中枢主要是前庭核。颈紧张反射是颈部扭曲时颈部脊椎关节韧带和肌肉本体感受器的传入冲动对四肢肌肉紧张性的反射性调节,其反射中枢位于颈部脊髓。

2.翻正反射

正常动物可保持站立姿势,若将其推倒则可翻正过来,这种反射称为翻正反射(righting reflex)。

三、基底神经节对躯体运动的调节

基底神经节是皮质下一些神经核团的总称,包括尾状核和壳、苍白球、丘脑底核和黑质(见图 12-46)。尾状核和壳在发生上较新,称为新纹状体;苍白球在发生上较古老,称为旧纹状体。基底神经节的新纹状体接受大脑皮质的纤维投射,经丘脑接替后再回到大脑皮质的运动前区和前额叶,参与对运动的调控。

(一)基底神经节与大脑皮层之间的纤维联系

基底神经节接受大脑皮层的兴奋性纤维投射,其递质是谷氨酸;基底神经节的传出纤

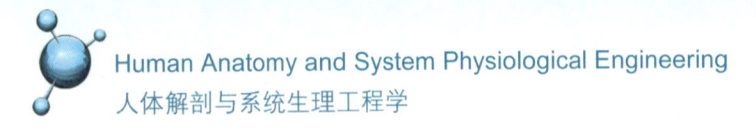

维经丘脑腹前核和腹外侧核接替后又回到大脑皮层（见图 12-46）。从丘脑腹前核和腹外侧核到大脑皮层的通路也是兴奋性的，但从基底神经节到丘脑腹前核和腹外侧核的通路则较为复杂。

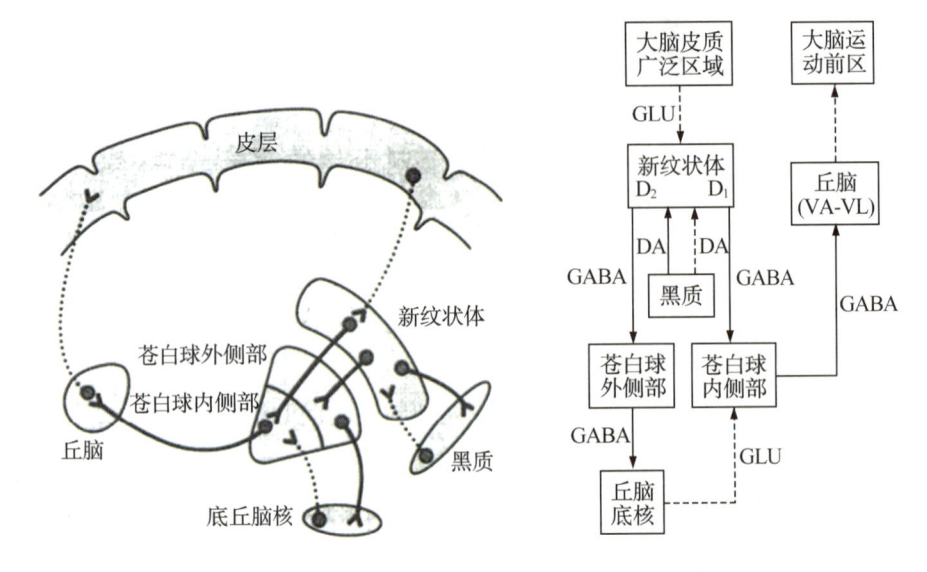

图 12-46　基底神经节与大脑皮层之间的神经通路

从新纹状体到苍白球内侧部的投射途径有两条，即直接通路和间接通路（见图 12-46）。直接通路是指新纹状体直接向苍白球内侧部投射的路径，其递质为 GABA。大脑皮质对新纹状体的作用是兴奋性的，从新纹状体经苍白球内侧部到丘脑的纤维是抑制性的。因此，大脑皮质的神经冲动激活直接通路时，苍白球内侧部的活动被抑制，其对丘脑的抑制作用减弱，丘脑活动加强，该现象称为去抑制（disinhibition）。直接通路活动的结果是易化大脑皮质发生运动。

间接通路则为先后经过苍白球外侧部和丘脑底核两次中继后到达苍白球内侧部的多突触路径。从新纹状体到苍白球外侧部，以及从苍白球外侧部再到丘脑底核的纤维递质也都是 GABA，而由丘脑底核到达苍白球内侧部的投射纤维则是兴奋性的，递质为谷氨酸。投射到苍白球外侧部以及丘脑底核的纤维都是抑制性的，而丘脑底核投射到苍白球内侧部的纤维则是兴奋性的。因此，在间接通路上，新纹状体活动增加的结果是丘脑和大脑皮质活动被抑制。间接通路的作用可部分抵消直接通路对丘脑和大脑皮质的兴奋作用。

（二）黑质-纹状体投射系统

纹状体还接受来自黑质致密体部的多巴胺能纤维投射，构成黑质-纹状体投射系统。黑质-纹状体多巴胺纤维末梢释放的多巴胺激活 D 受体时可增强直接通路的活动，而激活 D_2 受体时则可抑制间接通路的活动。多巴胺对这两条通路的传出效应都能使丘脑皮质投射系统的活动加强，从而易化大脑皮质的活动，使运动增多。

第十二章 神经系统

（三）基底神经节损伤有关的运动功能障碍

基底神经节与随意运动的稳定、肌紧张的调节、本体感觉传入冲动信息的处理等都有关系。临床上，基底神经节损伤的主要表现可分为两大类：一类是运动过少而肌紧张过强综合征，以帕金森病（震颤麻痹）为代表；另一类是运动过多而肌紧张降低综合征，以舞蹈病和手足徐动症为代表。

四、小脑对躯体运动的调节

小脑在调节肌紧张、维持姿势、协调和形成随意运动中均有重要作用。根据小脑的传入和传出纤维联系，通常将其分成前庭小脑、脊髓小脑和皮层小脑三个功能部分（见图12-47）。

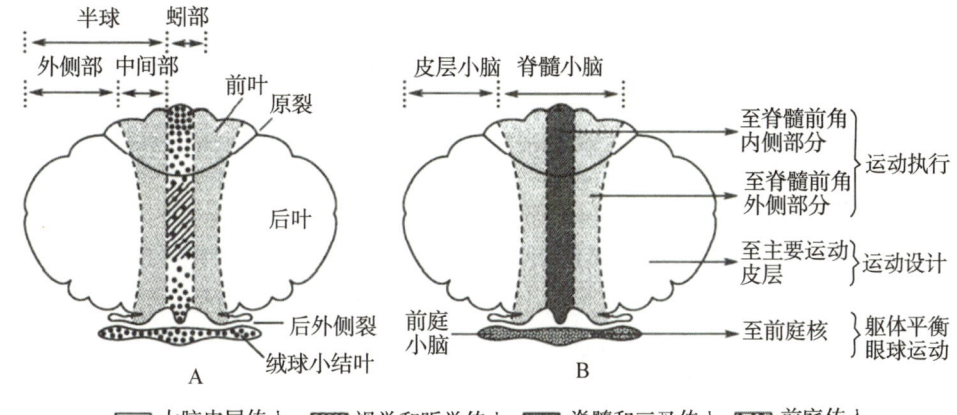

图 12-47 小脑的分区与传入、传出纤维的联系

（一）前庭小脑

前庭小脑主要由绒球小结叶构成，参与身体姿势平衡功能的调节。绒球小结叶调节身体平衡的功能与其对延髓前庭核的活动调节有关。前庭器官传入的冲动经前庭核传给绒球小结叶，绒球小结叶的传出冲动又回到前庭核，然后经前庭脊髓束抵达脊髓前角运动神经元，调节身体平衡。此外，前庭小脑还接受脑桥核中转的来自外侧膝状体、上丘和视皮层等处的视觉传入，并通过对眼外肌的调节而控制眼球的运动，从而协调头部运动时眼的凝视运动。

（二）脊髓小脑

脊髓小脑由小脑前叶和后叶的中间带构成。脊髓小脑的功能是调节肌紧张和协调随意运动。脊髓小脑对肌紧张的调节具有易化和抑制双重作用。小脑前叶蚓部有抑制肌紧张的作用，小脑前叶两侧部和后叶的中间带有加强肌紧张的作用，它们分别是通过加强脑干网状结构抑制区和易化区的活动来实现的。脊髓小脑后叶中间带除有加强肌紧张的作用外，在执行大脑皮质运动中枢发动的随意运动方面还起协调作用。当切除或损伤这部分小脑后，会出现小脑性共济失调（cerebellar ataxia），同时表现出肌张力减退、四肢无力。共济失调是小脑损害的主要症状，表现为随意运动的力量、速度、方向、限度及协调上出现

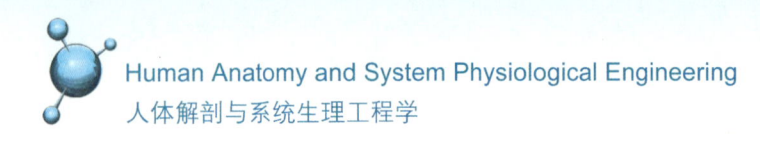

极大的障碍。例如,患者不能完成精巧的动作,肢体在完成动作时抖动而把握不住动作方向,且越接近目标时抖动越厉害,这种现象称为意向性震颤(intention tremor);行走时,摇晃呈酩酊蹒跚状;不能做拮抗肌轮替快速转换动作,如手掌不能反复交替地向上和向下转动。这些动作协调障碍统称为小脑性共济失调。

(三)皮层小脑

皮层小脑又称大脑小脑,是指小脑半球的外侧部,主要功能是参与随意运动的设计和程序的编制。皮层小脑不接受外周感觉的传入,而主要与大脑皮层感觉区、运动区和联络区构成回路。例如,在学习完成某项精巧的运动时,最初动作往往不协调;在此后的练习过程中,大脑皮质与小脑之间不断进行联合活动,同时脊髓小脑不断接受感觉传入信息,逐步纠正运动过程中发生的偏差,使运动逐步协调起来,皮层小脑也将运动成熟后的一整套程序储存起来。当大脑皮质再次发动这项运动时,就可通过大脑-小脑环路从皮层小脑提取存储的程序,回输到大脑皮质,再通过皮质脊髓束发动运动。这样的运动就表现得协调、准确和熟练。

五、大脑皮质对躯体运动的调节

大脑皮质是调节躯体运动的最高级中枢。大脑皮质中与躯体运动调控有密切关系的区域称为大脑皮质运动区。大脑皮质运动区的损伤将导致随意运动的障碍。

(一)大脑皮质运动区

人类的大脑皮质主要躯体运动区位于中央前回和运动前区,相当于 Brodmann 分区的 4 区和 6 区。此外,参与躯体运动调节的还有运动辅助区和第二运动区。运动辅助区位于大脑纵裂的内侧壁,刺激该区的反应一般是双侧性的;第二运动区分布在中央前回与岛叶之间,即第二感觉区的位置,用较强的电流刺激该区时,能引起双侧运动反应。

主要躯体运动区对机体随意运动的控制具有以下特征:①交叉支配,即一侧运动皮质支配对侧上、下肢的肌肉运动和对侧眼裂以下的表情肌及舌肌,以及躯干肌、眼裂以上的表情肌,但咀嚼肌、喉肌等头面部的肌肉是双侧支配。②功能定位精细,呈倒置安排,即运动皮质的一定区域支配躯体一定部位的肌肉,总的安排与感觉相似,呈倒立分布;下肢代表区在顶部,上肢代表区在中间部,头面部肌肉代表区在底部,但头面部的代表区内部安排仍是正立的。③皮质代表区的大小与运动的精细复杂程度有关,即运动愈精细、复杂的肌肉,其代表区面积愈大(见图12-48)。在大脑皮质运动区也可见

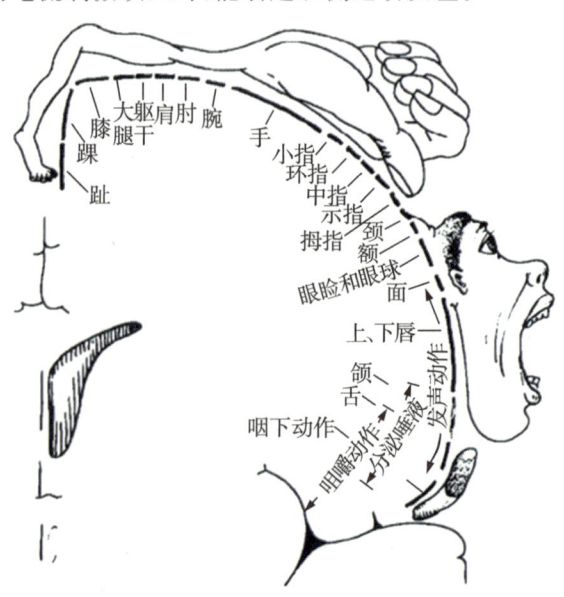

图 12-48 人体各部在主要躯体运动区的定位

到类似感觉区的纵向柱状排列,其组成运动皮层的基本功能单位,即运动柱(motor column)。

（二）运动传出通路的运动调节功能

大脑皮质运动区的运动指令可通过皮层脊髓束和皮质核束（又称皮质脑干束）下行,发动随意运动和调节紧张及姿势。皮质脊髓束又分皮质脊髓侧束和皮质脊髓前束（见图12-49）。皮质脊髓侧束支配四肢远端肌肉的活动,与精细的、技巧性的运动有关；皮质脊髓前束支配躯干和四肢近端肌肉,尤其是肌的活动,与姿势的维持和粗略运动有关。

此外,上述通路发出的侧支和一些直接起源于运动皮质的纤维,经脑干某些核团接替后形成顶盖脊髓束、网状脊髓束、前庭脊髓束和红核脊髓束。

（三）运动传出通路有关的运动功能障碍

运动传出通路损伤后,临床上常出现弛缓性麻痹（laccid paralysis,也称软瘫）和痉挛性麻痹（spastic paralysis,也称硬瘫）两种表现。两者都有随意运动的丧失,但软瘫表现为牵张反射减弱或消失,肌肉松弛,常见于脊髓运动神经元损伤,巴宾斯基征阴性,如脊髓灰质炎；而硬瘫表现为牵张反射亢进,巴宾斯基征阳性,常见于中枢性损伤,如内囊出血引起的脑卒中。

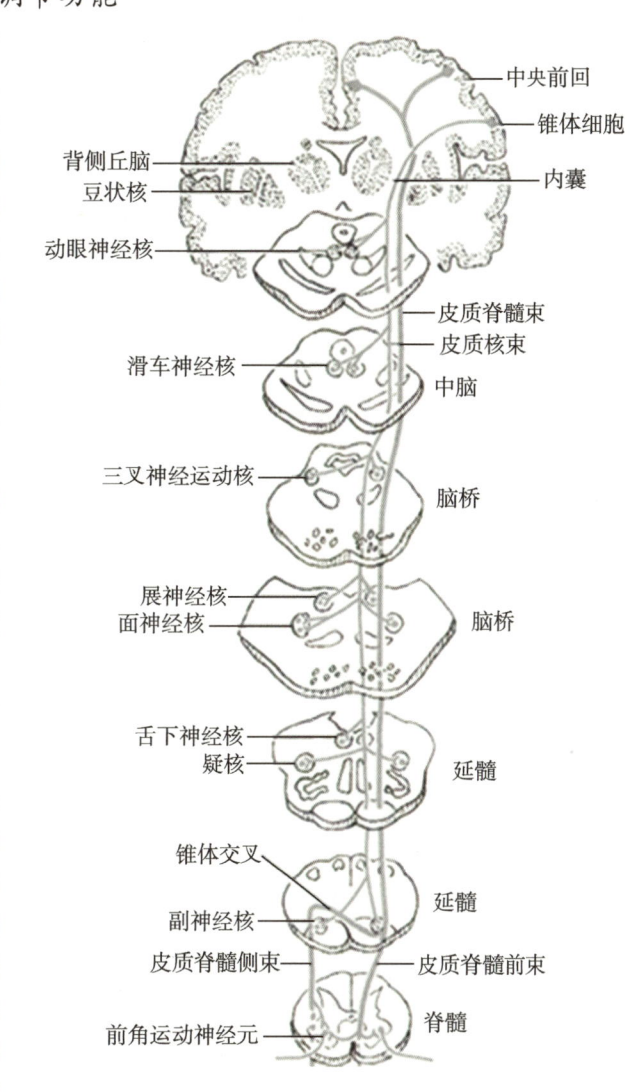

图 12-49　皮质脊髓束和皮质核束

第七节　神经系统对内脏运动机能的调节

一、内脏神经系统的结构和功能特点

内脏神经系统(visceral nervous system)是神经系统的一个组成部分,主要分布于内脏、心血管、平滑肌和腺体。内脏神经和躯体神经一样,按照纤维的性质,可分为感觉和运

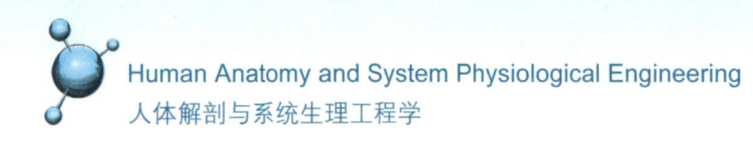

动两种纤维成分。内脏运动神经调节内脏、心血管的运动和腺体的分泌，通常不受人的意志控制，是不随意的，故称之为自主神经系统（autonomic nervous system）；又因它这种不受意志控制的属性和植物的内在神经是非常相似的，所以也称为植物神经系统（见图 12-50）。

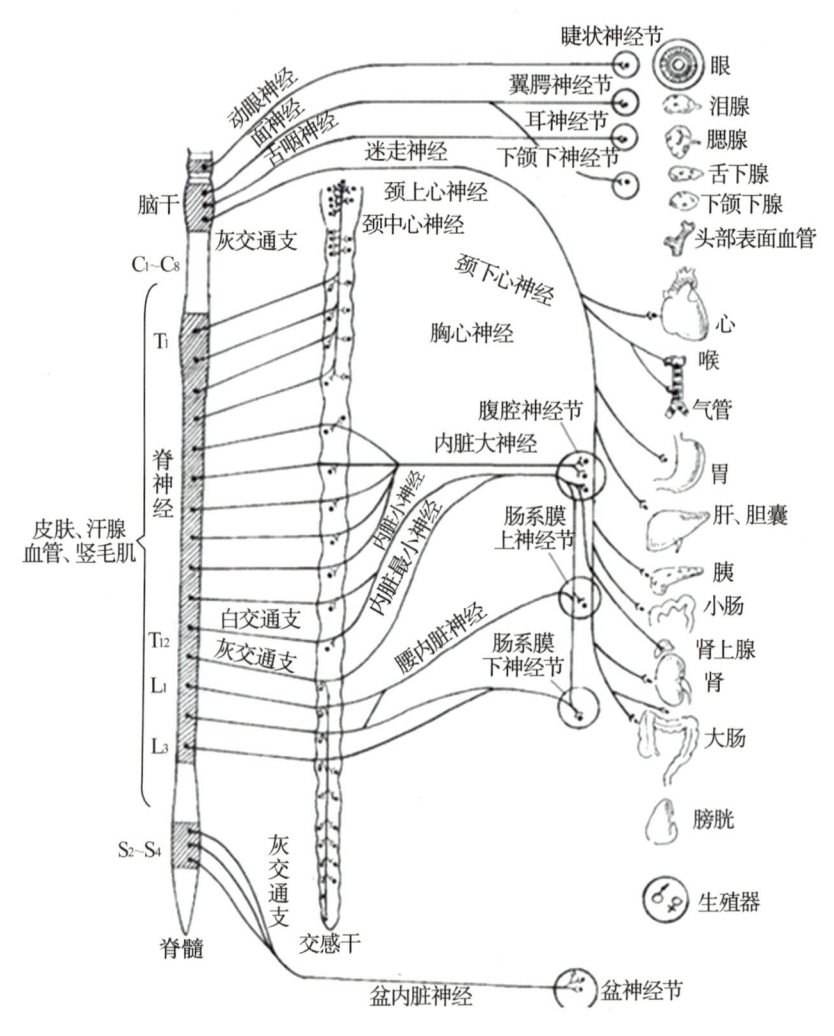

图 12-50　内脏运动神经

（一）内脏运动神经与躯体运动神经的区别

内脏运动神经主要分布于由心肌、平滑肌、腺细胞所组成的内脏器官，在中枢神经系统的控制下调节这些器官的活动。内脏运动神经（visceral motor nerve）与躯体运动神经在结构和功能上有较大差别，主要表现在以下几点。

（1）支配的器官不同：躯体运动神经支配骨骼肌，一般都受意志的控制；内脏运动神经则支配平滑肌、心肌和腺体，在一定程度上不受意志的控制。

（2）神经元数目不同：躯体运动神经自低级中枢至骨骼肌只有一个神经元；而内脏运动神经自低级中枢发出后，在周围部的内脏运动神经节（植物性神经节）交换神经元，由节内神经元再发出纤维到达效应器。因此,内脏运动神经从低级中枢到达所支配的器官须经过两个神经元(肾上腺髓质例外,只需一个神经元)。第一个神经元称节前神经元(preganglionic neuron),胞体位于脑干和脊髓内,其轴突称节前纤维(preganglionic fiber);第二个神经元称节后神经元(postganglionic neuron),胞体位于周围部的植物性神经节内,其轴突称节后纤维(postganglionic fiber)。节后神经元的数目较多,一个节前神经元可以和多个节后神经元构成突触。

(3)纤维成分不同:躯体运动神经只有一种纤维成分,而内脏运动神经则有交感和副交感两种纤维成分。

(4)纤维粗细不同:躯体运动神经纤维一般是比较粗的有髓纤维,而内脏运动神经纤维则是薄髓(节前纤维)和无髓(节后纤维)的细纤维。

(5)节后纤维分布形式不同:内脏运动神经节后纤维的分布形式和躯体运动神经亦有不同,躯体运动神经以神经干的形式分布,而内脏运动神经节后纤维常攀附于脏器或血管形成神经丛,由神经丛再分支至效应器。

(二)内脏神经系统的组成和分布

根据形态、机能和药理学特点,内脏运动神经分为交感神经和副交感神经两部分。

1.交感神经概述

交感神经(sympathetic nerve)的低级中枢位于脊髓 T1~L3 节段的灰质侧柱的中间外侧核。交感神经的周围部包括交感干、交感神经节,以及由节发出的分支和交感神经丛等。根据交感神经节所在位置的不同,又可分为椎旁神经节和椎前神经节。

椎旁神经节即交感干神经节,位于脊柱两旁,借节间支连成左右两条交感干。两侧交感干沿脊柱两侧走行,上至颅底,下至尾骨,于尾骨的前面两干合并。椎前神经节呈不规则的节状团块,位于脊柱前方、腹主动脉脏支根部,故称椎前节,主要包括腹腔神经节、肠系膜上神经节、肠系膜下神经节及主动脉肾神经节等。

每个交感干神经节与相应的脊神经之间都有交通支相连,分白交通支和灰交通支两种。白交通支主要由有髓鞘的节前纤维组成,呈白色,故称白交通支;节前神经元的细胞体仅存在于脊髓 T1~L3 节段的脊髓侧角,白交通支也只存在于 T1~L3 各脊神经的前支与相应的交感干神经节之间。灰交通支连于交感干与 31 对脊神经前支之间,由交感干神经节细胞发出的节后纤维组成,多无髓鞘,色灰暗,故称灰交通支。

交感神经节前纤维由脊髓中间外侧核发出,经脊神经前根、脊神经、白交通支进入交感干内,有三种去向:①终止于相应的椎旁神经节,并交换神经元。②在交感干内上行或下行后,终于上方或下方的椎旁神经节。③穿过椎旁节后,至椎前节换神经元(见图 12-51)。

交感神经节后纤维也有三种去向:①发自交感干神经节的节后纤维经灰交通支返回脊神经,随神经分布至头颈部、躯干和四肢的血管、汗腺和竖毛肌等。31 对脊神经与交感干之间都有灰交通支联系。②攀附动脉走行,在动脉外膜形成相应的神经丛(如颈内动脉丛、颈外动脉丛、腹腔丛、肠系膜上丛等),并随动脉分布到所支配的器官。③由交感神经节直接分布到所支配的脏器(见图 12-51)。

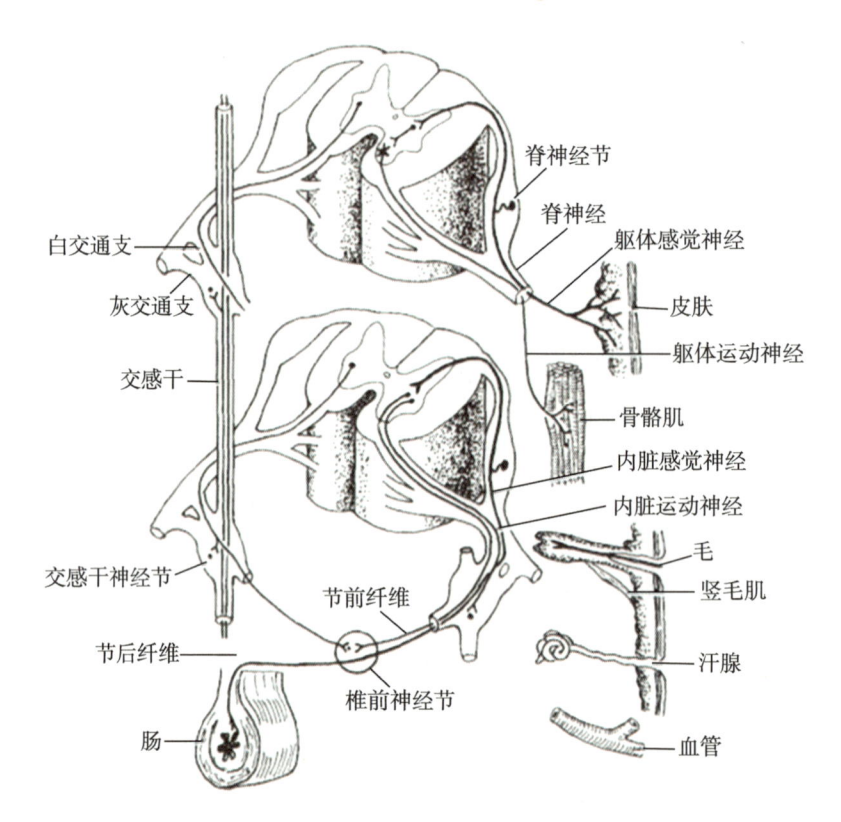

图 12-51　交感神经纤维的走行

2. 交感神经的分布

(1) 颈部：颈交感干位于颈血管鞘后方，颈椎横突前方，一般每侧有 3~4 个交感神经节，分别称颈上、中、下神经节。颈部交感干神经节发出的节后神经纤维可经灰交通支连于 8 对颈神经，并随颈神经分支分布至头颈和上肢的血管、汗腺、竖毛肌等；也可直接至邻近的动脉，形成颈内动脉丛、颈外动脉丛、锁骨下动脉丛和椎动脉丛等，伴随动脉的分支至头颈部的腺体、竖毛肌、血管、瞳孔开大肌；发出的咽支可直接进入咽壁，与迷走神经、舌咽神经的咽支共同组成咽丛；还可发出颈上、中、下心神经，下行进入胸腔，加入心丛。

(2) 胸部：胸交感干位于肋头前方，每侧有 10~12 个胸神经节。胸交感干发出的分支可经灰交通支连接 12 对胸神经，并随其分布。从上 5 对胸神经节发出许多分支，参加胸主动脉丛、食管丛、肺丛及心丛等。穿过第 5 或第 6~9 胸交感干神经节的节前纤维组成内脏大神经，沿椎体前面倾斜下降，穿过膈脚，主要终于腹腔神经节。穿过第 10~12 胸交感干神经节的节前纤维组成内脏小神经，主要终于主动脉肾神经节。由腹腔神经节、主动脉肾神经节等发出的节后纤维可分布至肝、脾、肾等实质性脏器和结肠左曲以上的消化管。

(3) 腰部：约有 4 对腰神经节，位于腰椎体前外侧与腰大肌内侧缘之间。腰交感干发出的分支可经灰交通支连接 5 对腰神经，并随腰神经分布。穿过腰神经节的节前纤维组成腰内脏神经,终于腹主动脉丛和肠系膜下丛内的椎前神经节,交换神经元后,节后纤维分布至结肠左曲以下的消化道及盆腔脏器,并有纤维伴随血管分布至下肢。

(4)盆部:盆交感干位于骶骨前面,骶前孔内侧,有2~3对骶神经节和一个奇神经节。节后纤维的分支可经灰交通支连接骶尾神经,分布于下肢及会阴部的血管、汗腺和竖毛肌。一些小支加入盆丛,分布于盆腔器官。

交感神经节前、节后纤维的分布均有一定规律,如来自脊髓T1~T5节段中间外侧核的节前纤维在更换神经元后,其节后纤维支配头、颈、胸腔脏器和上肢的血管、汗腺和竖毛肌;来自脊髓T5~T12节段中间外侧核的节前纤维在更换神经元后,其节后纤维支配肝、脾、肾等腹腔实质性器官和结肠左曲以上的消化管;来自脊髓上腰段中间外侧核的节前纤维在更换神经元后,其节后纤维支配结肠左曲以下的消化管,盆腔脏器和下肢的血管、汗腺和竖毛肌。由于多数交感神经离效应器较远,因此交感神经节前纤维短,节后纤维长。一根交感神经节前纤维往往和多个交感神经节内的几十个节后神经元发生接替,所以一根节前纤维兴奋时,可引起广泛的节后神经元兴奋。

3.副交感神经

副交感神经(parasympathetic nerve)的低级中枢位于脑干的一般内脏运动核和脊髓骶部第2~4节段灰质的骶副交感核,由这些核的细胞发出的纤维即节前纤维。周围部的副交感神经节位于器官周围或器官的壁内,称器官旁节和器官内节,节内的细胞即为节后神经元。位于颅部的副交感神经节较大,肉眼可见,有睫状神经节、下颌下神经节、翼腭神经节和耳神经节等。颅部副交感神经节前纤维即在这些神经节内交换神经元,然后发出节后纤维,随相应脑神经到达所支配的器官。此外,还有位于身体其他部位的很小的副交感神经节,只有在显微镜下才能看到。例如,位于心丛、肺丛、膀胱丛和子宫阴道丛内的神经节,以及位于支气管和消化管壁内的神经节等。由于副交感神经节都位于所支配器官的附近或器官壁内,因此节前纤维长,节后纤维短。一根副交感神经节前纤维常与副交感神经节内一个或几个神经元发生接替,所以一根节前纤维兴奋只引起较局限的节后纤维兴奋。

4.副交感神经的分布

(1)颅部副交感神经:其节前纤维在行于第Ⅲ、Ⅶ、Ⅸ、Ⅹ对脑神经内(见图12-52)。

①随动眼神经走行的副交感神经节前纤维由中脑的动眼神经副核发出,进入眶腔后到达睫状神经节内交换神经元,其节后纤维分布于瞳孔括约肌和睫状肌。

②随面神经走行的副交感神经节前纤维由脑桥的上泌涎核发出,一部分节前纤维经岩大神经至翼腭神经节交换神经元,节后纤维分布于泪腺、鼻腔、口腔以及腭黏膜的腺体;另一部分节前纤维经鼓索加入舌神经,至下颌下神经节交换神经元,节后纤维分布于下颌下腺和舌下腺。

③随舌咽神经走行的副交感节前纤维由延髓的下泌涎核发出,至卵圆孔下方的耳神经节交换神经元,节后纤维经耳颞神经分布于腮腺。

④随迷走神经走行的副交感节前纤维由延髓的迷走神经背核发出,随迷走神经的分支到达胸、腹腔脏器附近或壁内的副交感神经节交换神经元,节后纤维分布于胸、腹腔脏器(降结肠、乙状结肠和盆腔脏器等除外)。

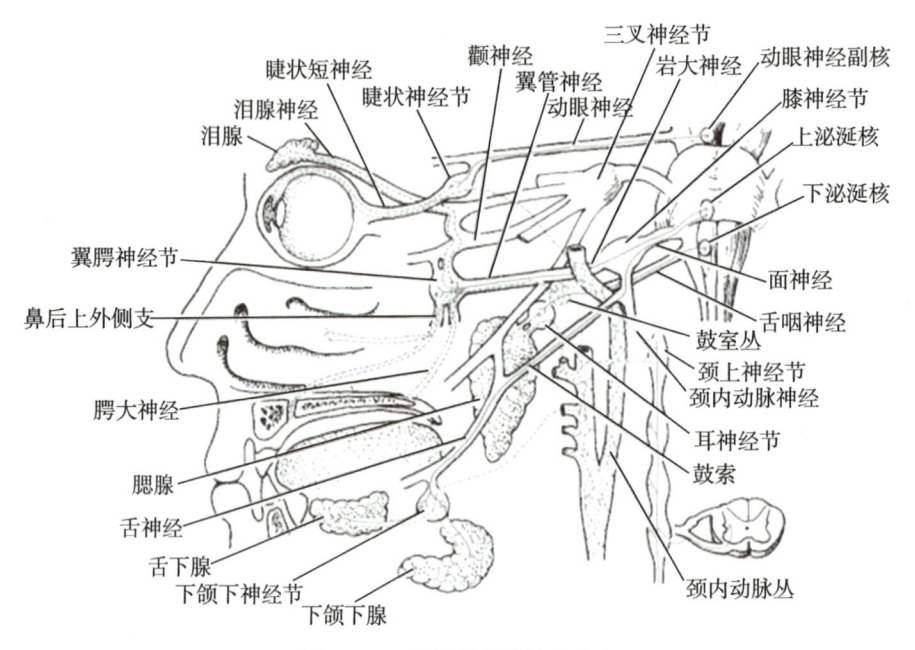

图 12-52 颅部的内脏神经分布

(2) 骶部副交感神经：节前纤维由脊髓骶部第 2~4 节段的骶副交感核发出，随骶神经出骶前孔，然后从骶神经分出组成盆内脏神经加入盆丛，随盆丛分支分布到盆腔脏器，在脏器附近或脏器壁内的副交感神经节交换神经元，节后纤维支配结肠左曲以下的消化管和盆腔脏器。

(三) 内脏运动神经的功能特点

1. 双重神经支配

多数内脏器官接受交感神经和副交感神经的双重神经支配。有些器官只有交感神经支配，如皮肤内的血管、骨骼肌内的血管、一般的汗腺、立毛肌、肾上腺髓质等。在具有双重神经支配的内脏器官中，交感神经和副交感神经的作用一般是拮抗的(见表 12-2)。例如，对于心脏而言，心交感神经兴奋使心率加快，心收缩力加强，而心副交感神经兴奋则使心率减慢，心收缩力减弱；对于胃肠道而言，支配胃肠道平滑肌的交感神经兴奋，平滑肌舒张，胃肠道运动减弱，而支配胃肠道的副交感神经兴奋，则平滑肌的收缩活动加强。交感神经和副交感神经系统对某些器官的功能作用也可表现为协同效应，如交感和副交感神经都具有促进唾液腺分泌的功能，前者使唾液分泌量少而黏稠，后者使唾液分泌量多而稀薄。交感神经和副交感神经作用的对立统一，是神经系统对内脏活动调节的特点。

表 12-2 自主神经系统中胆碱能受体和肾上腺素能受体的主要分布及其生理功能

效应器	胆碱能系统		肾上腺素能系统	
	受体	效应	受体	效应
自主神经节	N_1	神经节的兴奋传递		
心脏				

续表

效应器	胆碱能系统		肾上腺素能系统	
	受体	效应	受体	效应
窦房结	M	心率减慢	β_1	心率加快
房室传导系统	M	传导减慢	β_1	传导加快
心肌	M	收缩力减弱	β_1	收缩力加强
血管				
心脏和骨骼肌血管	M	舒张	α_1	收缩
			β_2	舒张（为主）
腹腔内脏血管			α_1	收缩（为主）
			β_2	舒张
皮肤黏膜、脑和唾液腺血管	M	舒张	α_1	收缩
支气管				
平滑肌	M	收缩	β_2	舒张
腺体	M	促进分泌	α_1	抑制分泌
			β_2	促进分泌
胃肠道				
平滑肌	M	收缩	β_2	舒张
括约肌	M	舒张	α_1	收缩
腺体	M	促进分泌	β_2	抑制分泌
胆囊和胆道	M	收缩	β_2	舒张
膀胱				
逼尿肌	M	收缩	β_2	舒张
括约肌	M	舒张	α_1	收缩
输尿管平滑肌	M	收缩（?）	α_1	收缩
子宫平滑肌	M	可变	α_1	收缩（有孕）
			β_2	舒张（无孕）
眼				
瞳孔括约肌	M	收缩		
瞳孔开大肌			α_1	收缩
睫状肌	M	收缩	β_2	舒张
唾液腺	M	分泌稀薄唾液	α_1	分泌黏稠唾液
皮肤				
汗腺	M	温热性发汗	α_1	精神性发汗

续表

效应器	胆碱能系统		肾上腺素能系统	
	受体	效应	受体	效应
竖毛肌			α_1	收缩
内分泌				
胰岛	M	促进胰岛素释放	α_1	抑制胰岛素释放
	M	抑制胰高血糖素释放	β_2	促进胰高血糖素释放
肾上腺髓质	N_2	促进肾上腺素和去甲肾上腺素释放		
甲状腺	M	抑制甲状腺激素释放	α_1,β_2	促进甲状腺激素释放
代谢				
糖酵解			β_2	加强糖酵解
脂肪分解			β_3	加强脂肪分解

2. 紧张性作用

安静时,自主神经经常发放低频神经冲动至效应器官,使效应器官处于一种微弱的持续活动状态,称为紧张性作用(tonic action),包括交感紧张和副交感紧张。自主神经紧张性作用来源于中枢的紧张性活动。例如,缩血管神经的紧张性作用由延髓缩血管中枢的紧张性活动所决定,当缩血管中枢紧张性活动增强时,其传出神经的紧张性作用也相应增强,放电频率增加,血管收缩程度加强;反之则血管舒张。

3. 自主神经外周作用与效应器的功能状态有关

交感和副交感神经对某一器官的兴奋和抑制作用与效应器官的功能状态有关。例如,交感神经兴奋可使无孕的子宫舒张,但可引起有孕的子宫收缩,因为无孕的子宫平滑肌上表达的是 β_2 受体,而受孕后的子宫平滑肌上表达的是 α_1 受体。

(四)内脏运动神经的功能意义

在应急反应中,交感神经系统兴奋常伴有肾上腺髓质分泌的增加,产生广泛的生理作用,表现为心率增快,皮肤和腹腔内脏血管收缩,血压升高,同时还可出现骨骼肌血管舒张、支气管扩张、肝糖原分解以及血糖浓度上升等,从而动员机体许多器官的潜在功能以适应环境的急剧变化。但机体处于安静状态时,副交感神经系统的活动增强,常伴有胰岛素分泌增加,表现为心率减慢,胃肠活动增强,消化液分泌增加,同时肝糖原合成增加、血糖浓度下降等,主要在于保护机体、休整恢复、促进消化、积蓄能量,以及加强排泄和生殖功能等。

内脏运动神经的外周作用有兴奋性和抑制性两种。内脏传出神经有兴奋性的,也有抑制性的,最早发现的抑制性神经效应是迷走神经对心脏的抑制,这种抑制发生在迷走神经节后纤维和心脏之间,称为神经效应器抑制(外周抑制)。

二、中枢神经系统对内脏运动机能的调节

(一)脊髓对内脏运动的调节

脊髓是某些内脏反射活动的初级中枢,如血管运动、排尿、排便、发汗和勃起反射等。动物在切断脊髓后的脊休克期内,横断面以下的脊髓所支配的内脏反射和躯体反射一并消失,外周血管舒张,血压下降,出现尿潴留和排便困难。在休克期过去后,血压可大体恢复到原有水平,上述内脏反射活动逐渐恢复。但由于失去了大脑皮质的意识控制,常会出现尿失禁和排便失禁现象。这些都说明脊髓通过反射活动可调节许多内脏器官的活动,但这种反射调节功能是初级的,不能很好地适应正常生理功能的需要。

(二)低位脑干对内脏运动的调节

支配心、胃、小肠、胰、肝、唾液腺的副交感节前纤维都由延髓发出。延髓中有调控对生命最为重要的呼吸运动、心血管运动的基本中枢,所以延髓有"生命中枢"之称。另外,唾液分泌、咳嗽、恶心、呕吐等内脏反射的中枢部位也在延髓。

(三)下丘脑对内脏运动的调节

下丘脑不仅是调节内脏运动的较高级中枢,而且能把机体内脏活动、内分泌活动和躯体活动联系起来,以实现对机体的摄食行为、水平衡、体温、内分泌、生物节律和情绪反应等许多重要生理功能的调节。

1. 调节体温

体温调节的基本中枢在下丘脑。视前区-下丘脑前部存在温度敏感神经元,既能感受所在区域的温度变化,又能将传入的温度信息进行整合,调节机体的产热与散热活动,维持体温的相对恒定。

2. 调节水平衡

毁损下丘脑可导致动物烦渴和多尿,说明下丘脑能调节对水的摄入与排出,从而维持机体的水平衡。下丘脑对肾排水的调节是通过控制视上核和室旁核合成和释放抗利尿激素而实现的。另外,下丘脑前部还有渗透压感受器,能根据血液中的渗透压变化来调节抗利尿激素的分泌,以控制肾脏对水的排出。

3. 调节腺垂体的内分泌功能

下丘脑内某些神经内分泌细胞能合成、分泌多种调节性多肽,经垂体门脉系统运至腺垂体,调节腺垂体激素的分泌。

4. 控制生物节律

机体内的许多生理活动常按一定的时间顺序发生周期性变化,称为生物节律(biorhythm)。机体内许多组织细胞的功能活动都表现为以 24 h 为周期的节律性波动,即为日节律或昼夜节律,如觉醒与睡眠、体温、血细胞计数、一些激素的分泌等都呈现明显的日节律变化。目前认为,下丘脑的视交叉上核可能是控制日周期节律的关键部位。人体的功能活动形成的生物节律并不是一成不变的,若人为改变每日的光照和黑暗时间,可使一些机体功能的日周期位相发生移动。

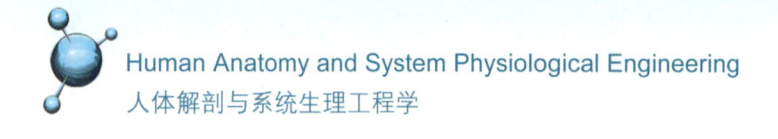

5.调节摄食活动

研究表明,下丘脑外侧区存在摄食中枢,而下丘脑腹内侧核为饱中枢,这两个中枢之间存在交互抑制作用。电刺激清醒动物的下丘脑外侧区,可引起动物的摄食活动;而刺激下丘脑的腹内侧核,则动物停止摄食活动,表现为拒食。

6.调节情绪反应

人们的喜、怒、哀、乐等情绪变化,实际上是由于事件、情景或观念所引起的心理反应,并伴有一系列生理变化,包括内脏功能变化和躯体运动变化,称为情绪反应。下丘脑对于情绪反应有重要的调节作用,如在间脑水平以上切除猫的大脑,只保留下丘脑以下结构完整,将会引起类似于人类发怒时的一系列反应,称为"假怒";若损伤整个下丘脑,则"假怒"不再出现。

(四)大脑皮质对内脏运动的调节

大脑皮质是调节内脏活动的高级中枢。电刺激新皮质除能引起躯体运动外,也能引起内脏活动的变化。例如,电刺激中央前回内侧面可引起膀胱和直肠的运动变化,刺激中央前回外侧面可导致呼吸和血管的活动变化,刺激中央前回(4区)底部会出现消化道运动及唾液分泌变化,刺激6区一定部位会引起出汗、竖毛以及上下肢血管的舒缩反应。

边缘系统是调节内脏活动的重要中枢,参与对血压、心率、呼吸、胃肠、瞳孔、竖毛、体温、汗腺、排尿、排便等活动的调节,故有人称其为"内脏脑"。此外,边缘系统还与情绪、食欲、生殖、防御、学习和记忆等活动有密切关系。

第八节　脑电活动及睡眠与觉醒

人类的大脑皮质高度发达,除了能产生感觉和对躯体运动、内脏活动进行精细、完善的调节外,还有更为复杂的高级功能,如完成复杂的条件反射、觉醒与睡眠、学习与记忆,以及实现意识、思维、语言等功能活动。

一、脑电活动

大脑皮质的神经元在无明显刺激的情况下经常自发地产生节律性的电位变化,这种电位变化称为自发脑电活动,头皮表面记录到的自发脑电活动称为脑电图(electroencephalogram,EEG)(见图12-53)。在颅骨打开时直接记录到的皮层表面电位变化称为皮层电图(electrocorticogram,ECoG)。

通过人工刺激外周感受器或传入神经在大脑皮质一定部位引导出来的电位变化,则称为皮层诱发电位(evoked cortical potential)。常见的皮层诱发电位有躯体感觉诱发电位、听觉诱发电位和视觉诱发电位等。

第十二章 神经系统

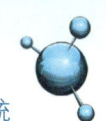

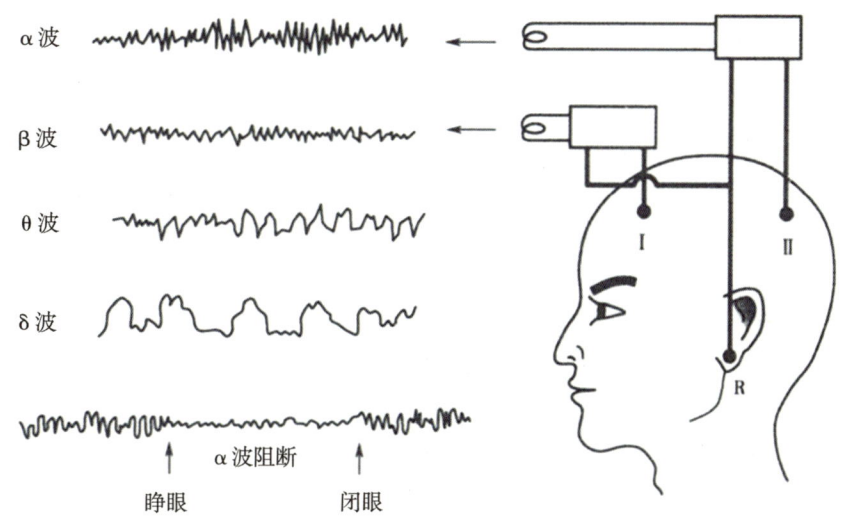

I、II：引导电极放置位置（分别为枕叶和额叶）；R：无关电极放置位置（耳郭）

图 12-53 脑电图记录方法和正常脑电图波形

（一）脑电图的正常波形

脑电图的波形在不同的条件下（如激动、困倦、睡眠等）表现不同。脑电图波形主要根据其频率的不同划分为 α、β、θ、δ 等（见表 12-3）。

表 12-3 正常脑电图的波形特征、常见部位和出现条件

波形	频率	波幅	常见部位	出现条件
α	8～13 Hz	20～100 μV	枕叶	成人安静、闭眼、清醒时
β	14～30 Hz	5～20 μV	额叶、顶叶	成人活动时
θ	4～7 Hz	100～150 μV	颞叶、顶叶	少年正常时，成人困倦时
δ	0.5～3 Hz	20～200 μV	颞叶、枕叶	婴幼儿正常时，成人熟睡时

（二）脑电波形成的机制

脑电波主要是由大量皮质神经元的电活动形成的。因为皮质的锥体细胞排列整齐，其顶树突相互平行并垂直于皮质表面，因此其同步产生的突触后电位易总和而形成较强的电场，从而改变皮质表面的电位。大量皮质神经元的同步电活动则依赖于皮层与丘脑之间的交互作用，一定的同步节律的非特异性投射系统的活动可促进皮质电活动的同步化。

脑电图的幅度反映了在一定时间内记录电极下相似类型的电活动数目的多寡，即高幅度脑电波表示许多神经元同步活动，低幅度脑电波则表示较少的神经元活动或神经元非同步化活动；脑电图的频率反映了脑电波形周期性变化的快慢。一般认为，低频代表了皮质的反应状态较低，如睡眠；而高频则代表了皮质警觉程度增高。

二、睡眠与觉醒

睡眠(sleep)与觉醒(wakefulness)都是人和动物的正常生理活动所必需的。机体只有在觉醒状态下,才能从事各种活动;同时,只有通过良好的睡眠才可使机体的体力和精力得到恢复。睡眠对于机体具有重要的保护意义,睡眠功能障碍将导致中枢神经系统活动失常。正常人需要的睡眠时间因年龄、工作及个体情况不同而不同。例如,新生儿需要 18~20 h,儿童需要 12~14 h,成年人一般需要 7~9 h,老年人可减少到 5~7 h。

(一)睡眠期间的一般生理功能变化

在睡眠状态下,机体的生理功能活动会发生一系列变化,表现为机体感觉与运动功能变化,如嗅、视、听、触等感觉功能暂时减退以及骨骼肌反射活动和肌紧张减弱;自主神经功能变化,如心率和呼吸频率减慢、血压下降、代谢率降低、体温下降、瞳孔缩小、尿量减少、发汗功能增强、胃液分泌增多但唾液分泌减少等。

(二)睡眠的时相及其特征

在睡眠过程中,除上述一般生理功能活动发生了一系列变化外,机体的脑电、肌电和眼动等活动也发生了特征性的变化。根据这些变化特征,将睡眠分为慢波睡眠(slow wave sleep,SWS)与快波睡眠(fast wave sleep,FWS)两个不同时相,后者又被称为异相睡眠(paradoxical sleep)或快速眼球运动睡眠(rapid eye movement sleep,REM sleep)。睡眠过程中,两个时相互相交替。成人进入睡眠后,首先是慢波睡眠,持续 80~120 min 后转入异相睡眠,维持 20~30 min 后又转入慢波睡眠。整个睡眠过程中有 4~5 次交替,越接近睡眠的后期,异相睡眠持续时间越长。两种睡眠时相状态均可直接转为觉醒状态,但在觉醒状态下,一般只能进入慢波睡眠,而不能直接进入异相睡眠。睡眠不同时相的特征及生理意义如表 12-4 所示。

表 12-4 两种不同睡眠时相的生理特征

生理特征	慢波睡眠	快波睡眠
脑电图	同步化慢波	去同步化快波
眼	无快速眼动	出现快速眼动
肌反射及肌紧张	减弱,仍有较多的肌紧张	肌肉几乎完全松弛,部分肢体抽动
心率、呼吸频率	减慢,但不显著	加快,变化不规则
血压	降低,但较稳定	升高或降低,变化不规则
做梦	偶尔	经常
唤醒阈值	低	高
生理意义	生长激素释放明显增多,有利于消除疲劳,恢复体力和促进儿童生长	脑组织的蛋白质合成增加,促进幼儿神经系统的发育、成熟,促进成人建立新的突触联系,增强记忆功能

慢波睡眠有利于促进生长和体力恢复,是正常人所必需的。一般成年人持续觉醒15~16 h便可称为睡眠剥夺。长期睡眠剥夺后,如果任其自然睡眠,则慢波睡眠尤其是深度睡眠将明显增加,以补偿前阶段的睡眠不足。同样,异相睡眠也为正常人所必需。如果受试者连续几夜在睡眠过程中一出现异相睡眠就被唤醒,则受试者将变得容易激动。异相睡眠有助于记忆的整合和巩固,如经常剥夺人的异相睡眠可以损害学习记忆能力。

(三)觉醒状态的维持

如前所述,觉醒状态的维持与脑干网状结构上行激动系统的"唤醒"作用有关。进一步的研究发现,觉醒状态可分为脑电觉醒和行为觉醒。脑电觉醒是指脑电波呈现去同步化快波(β波),而行为上不一定处于觉醒状态。脑电觉醒的维持与脑干网状结构上行激动系统(ACh递质系统)和蓝斑上部去甲肾上腺素递质系统的活动有关。行为觉醒是指机体出现了觉醒时的各种行为表现,它的维持可能与中脑黑质多巴胺递质系统的功能有关。

第九节 脑的高级机能

人类的大脑不仅在产生感觉、调节躯体运动和内脏活动中发挥重要作用,还具有学习和记忆、思维、语言等更为复杂的高级功能。

一、学习和记忆

学习和记忆是大脑最重要的高级功能之一。学习(learning)是机体通过神经系统不断接受环境刺激而获得新的经验和行为习惯的过程。记忆(memory)则是将所获取的信息加以保留和读出的神经过程。学习和记忆是两个相互紧密联系的神经过程,学习是记忆的前提和基础,而记忆是学习的结果,它是和学习的过程联系在一起的。

(一)学习的形式

学习可分为非联合型学习(nonassociative learning)和联合型学习(associative learning)两种形式。

1.非联合型学习

非联合型学习是对单一刺激做出行为反应的过程,不需要在刺激和反应之间形成某种明确的联系,是一种简单的学习形式,如习惯化和敏感化。习惯化是指机体对反复温和的刺激反应逐渐减弱的过程,习惯化使个体学会忽略无意义的重复性刺激。敏感化是指在受到较强的伤害性刺激之后,机体对原先的刺激引起的反应明显增强的过程。敏感化有助于让人们避开伤害性刺激。

2.联合型学习

联合型学习是时间上非常接近的两个事件重复地发生,最后在脑内逐渐形成联系。条件反射是联合型学习的典型例证,分为经典的条件反射(classical conditioning)和操作式条件反射(operant conditioning)两种类型。

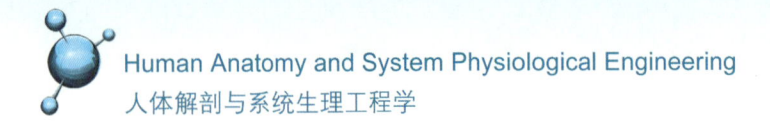

（1）经典的条件反射。巴甫洛夫把反射分为非条件反射（unconditioned reflex）和条件反射（conditioned reflex）两类。

非条件反射是指先天固有的反射活动，引起非条件反射的非条件刺激是特定和有限的，反射弧数量亦有限，如婴儿的吸吮反射、膝跳反射、角膜反射等。它是人和动物在长期的种系发展中形成的，于个体和种系的生存具有重要意义。

条件反射是在非条件反射的基础上，在大脑皮质的参与下建立起来的高级反射活动。条件反射建立的基本条件是条件刺激与非条件刺激有顺序地多次结合。例如，在巴甫洛夫的经典动物实验中，食物可引起狗分泌唾液，这是非条件反射，食物就是非条件刺激。单独给予狗铃声刺激不会引起唾液分泌，因为铃声是与食物无关的刺激。但是，如果先给予铃声再给予食物，在这种情况下铃声就成为引起唾液分泌的条件刺激。经过条件刺激与非条件刺激在时间上的结合即强化（reinforcement），由铃声引起唾液分泌这一条件反射就被建立起来。

引起条件反射的条件刺激是可变的，反射通路不固定，数量无限，可以建立，也可消退。经典条件反射建立后，如果反复给予条件刺激（铃声）而不用非条件刺激（喂食）强化，条件反射（唾液分泌）就会减弱，最后完全消失，这称为条件反射的消退（extinction）。条件反射的消退不是条件反射的简单丧失，而是从原先引起兴奋的条件反射（有唾液分泌）转变为产生抑制性的条件反射（无唾液分泌）。

（2）操作式条件反射。操作式条件反射可使受试动物学会将一种行为反应与一种有意义的刺激联系起来。例如，先训练动物学会踩动杠杆而得到食物的操作，然后以灯光或其他信号作为条件刺激建立条件反射，即在出现某种信号后，动物必须踩杠杆才能得到食物。在操作式条件反射中，动物学了将一种特定的行为与一特定的结果相联系。

条件反射扩大了机体对外界复杂环境的适应范围，使机体能预先做出不同的反应。因此，条件反射使机体具有更大的预见性、灵活性和适应性。

在人类，可由现实具体的感觉信号（如铃声）作为条件刺激，建立条件反射；也可由抽象的词语代替具体的信号形成条件反射。巴甫洛夫把现实具体的信号称为第一信号，而把相应的词语称为第二信号，并将人类大脑皮质对第一信号发生反应的功能系统称为第一信号系统，对第二信号发生反应的功能系统称为第二信号系统。因此，人脑有两个信号系统，而动物只有第一信号系统，第二信号系统是人类区别于动物的主要特征。

（二）记忆的形式和过程

1.记忆的形式

根据信息在脑中储存和回忆的方式，记忆被分为陈述性记忆（declarative memory）和非陈述性记忆（nondeclarative memory）两类。

陈述性记忆编码的信息主要包括亲历事件、客观事实等，它们可用语言文字清楚地表达出来，与觉知或意识有关。陈述性记忆依赖于记忆信息在海马、内侧颞叶及其他脑区内的滞留时间，分为情景式记忆和语义式记忆。前者是对一件具体事物或一个场面的记忆，后者是对文字和语言的记忆。

非陈述性记忆是一个需要反复尝试、缓慢积累的记忆过程，主要通过熟练的行为活动来表达，而不是文字。它与觉知或意识无关，也不涉及记忆信息在海马的滞留时间，如某些技巧性的动作、习惯性的行为和条件反射等。陈述性记忆可转化为非陈述性记忆,如学习骑自行车,最初是对某些情景的陈述性记忆,完全学会后的技巧性动作是非陈述性记忆。

记忆又可按记忆保留的时间分为短时程记忆(short-term memory)和长时程记忆(long-term memory)。短时程记忆即记忆保留数秒至几分钟,如打电话时的拨号,拨完后记忆随即消失,短时程记忆能转变为长时程记忆。长时程记忆即记忆保留数天至数年甚至一生,如与自己和最亲近的人密切有关的信息可终生保持记忆。

2.记忆的过程

人类的记忆过程可以细分为四个阶段,即感觉性记忆、第一级记忆、第二级记忆和第三级记忆(见图12-54)。感觉性记忆是指机体通过感觉系统获得外界信息后将其储存在脑的感觉区,这个阶段一般不超过1 s,如果信息没有被加工处理,就会很快消失。如果能在此阶段将那些先后传入的信息片段进行整合,形成新的连续印象,即可从感觉性记忆转入第一级记忆。信息在该阶段的停留时间约为数秒到数分钟。反复学习运用可使信息在第一级记忆中循环,信息停留时间延长,从而使信息容易转入第二级记忆(持续数分钟到几年)。第二级记忆是一个大而持久的储存系统,可受一些先前或后来的信息的干扰。有些记忆的痕迹(如自己的名字和每天都在操作的手艺等)通过长年累月的运用,是不易遗忘的,这一类记忆储存在第三级记忆中。前两个阶段相当于短时程记忆,后两个阶段相当于长时程记忆。

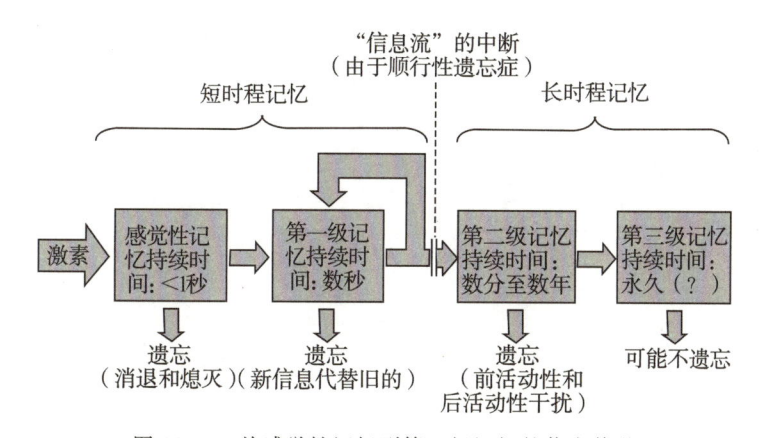

图12-54 从感觉性记忆到第三级记忆的信息传递

3.遗忘

遗忘(loss of memory)是指部分或完全失去回忆和再认的能力,是一种正常的生理现象。遗忘在学习后即已开始,最初遗忘的速率很快,以后逐渐减慢。但遗忘并不意味着记忆痕迹的消失,因为复习已经遗忘的内容总比学习新的内容容易。产生遗忘的原因与条件刺激久不强化所引起的消退抑制和后来信息的干扰等因素有关。

(三)学习和记忆的机制

1.学习和记忆的神经基础

学习和记忆在脑内有一定的定位,如陈述性记忆的形成与内侧颞叶有关,短时程记忆的形成与前额叶有关,长时程记忆的形成与海马有关,海马受损则短时程记忆不能转变为

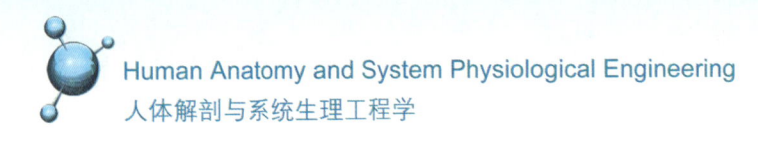

长时程记忆。有研究表明,短时程记忆只涉及原有突触联系的传递活动的增强,而长时程记忆则涉及脑内结构与神经生物化学的改变。如当发生昏迷、深度麻醉、电休克和脑缺血等情况时,可干扰神经元动作电位及突触后电位形成过程,影响短时程记忆的形成。再如,每次在动物学习训练后的 5 min 内,给予动物麻醉、电击、低温处理或给予阻断蛋白质合成的药物抗体等,干扰脑内蛋白质的合成过程,则长时程记忆不能建立。

2.影响学习和记忆的神经递质

在与学习和记忆有关的重要结构海马环路中,含有丰富的乙酰胆碱。通过实验观察到,注射抗胆碱药东莨菪碱可使动物记忆减退,拟胆碱药毒扁豆碱可加强动物的记忆活动;正常青年受试者长期服用阿托品可引起记忆减退。胆碱药还可改善老年人因中枢胆碱递质系统功能减退引起的健忘症。其他递质对学习记忆也可产生影响,如利舍平可耗竭脑内的儿茶酚胺,破坏学习记忆过程;一定量的脑啡肽可使动物学习过程遭受破坏,而纳洛酮则可增强记忆。

二、大脑的语言功能

(一)大脑皮质的语言中枢

语言是人类特有的一种非常复杂的高级神经活动。研究表明,人类大脑皮质一定区域的损伤,可导致听、说、读、写等一些特殊的语言活动障碍。大脑皮质中与听、说、读、写有关的区域称为语言中枢(见图 12-55)。

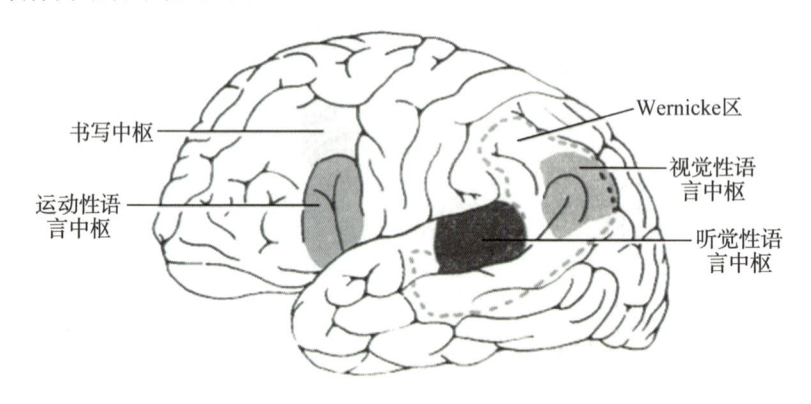

图 12-55 左侧大脑半球的语言中枢

临床上常见的语言活动障碍有:①运动失语症(motor aphasia):是由于中央前回底部前方的布罗卡(Broca)三角区受损所致,病者虽能发音,却不能说出具有意义的语言。②失写症(agraphia):损伤部位在额中回后部,接近中央前回的手部代表区,患者虽然手的运动机能仍然保存,但写字、绘图等精细动作发生障碍。③感觉失语症(sensory phasia):由颞上回后部的损伤所致,患者可以听到别人讲话,但不理解讲话的意思,自己讲的话也同样不能理解,故不能正确回答问题和正常说话。④失读症(alxia):受损部位在角回,患者虽视觉没有障碍,但不能理解文字符号的意义。

以上说明,语言功能与大脑皮质一定区域的活动有关。但大脑皮质各区域的语言功能也是密切相关的,人体语言的功能完整有赖于大脑皮质各区域活动的密切联系。临床上,重度失语症患者可同时出现上述多种语言活动障碍。

(二)大脑皮质功能的一侧优势现象

人类两侧大脑半球的功能是不对称的,脑的高级功能向一侧半球集中的现象称为一侧优势。对于大多数右利手的成人,语言活动功能主要集中在其左侧大脑半球;而右侧大脑半球则被认为在非词语性认识功能上占优势,如对空间的辨认、对深度的知觉和触觉以及音乐欣赏等。一般将语言活动功能占优势的半球称为优势半球或主要半球,这种优势现象仅为人类所特有,它的出现除与一定的遗传因素有关外,主要是在后天生活实践中逐渐形成的,这与人类习惯用右手进行劳动有密切关系。左利手的人,其优势半球可在右侧或左侧大脑半球。

一侧优势现象说明人类两侧大脑半球的功能是不对等的,但人类两侧大脑皮质的功能又是相关的,两半球之间通过联合纤维(胼胝体)进行功能的各种联系。如右手学会了一种技巧运动,左手虽然没有经过训练,但在一定程度上也会完成这种技巧运动,如果事先切断动物的胼胝体,则此现象就不会发生。

(刘　真)

第十三章 感觉器

人类通过感觉认识丰富多彩的世界,并使机体不断适应内、外环境的变化。内、外环境变化的刺激作用于感受器或感觉器官,转换为相应的神经冲动,然后沿着一定的神经传导通路到达中枢的特定区域,从而产生相应的感觉。本章主要讲述机体的主要感觉器官——眼、耳的结构和功能。

第一节 视觉器官

视觉器官(visual organ)简称视器,是引起视觉的外周感觉器官。视觉是人们从外部世界获得信息的最主要的途径,至少有70%的外界信息来自视觉。外界物体发出的光线经眼的折光系统,在视网膜上成像,并将感受到的视觉信息转换为生物电信号,由视神经传入视觉中枢,从而产生视觉。

一、视器的形态结构

视器由眼球及眼附属物两部分组成。

(一)眼球

眼球近似球体,由眼球壁和眼内容物组成。

1.眼球壁

眼球壁分为三层,由外向内依次为纤维膜(fibrous tunic)、血管膜(vascular tunic)和视网膜(retina),如图13-1所示。

(1)纤维膜。纤维膜主要成分为致密结缔组织,起支持、保护和屈光作用。纤维膜前1/6无色透明,称为角膜(cornea),呈透明的圆盘状,有屈光作用。角膜上没有血管和淋巴管分布,但有丰富的游离神经末梢,感觉非常敏锐。纤维膜后5/6为瓷白色的巩膜(sclera),质地坚

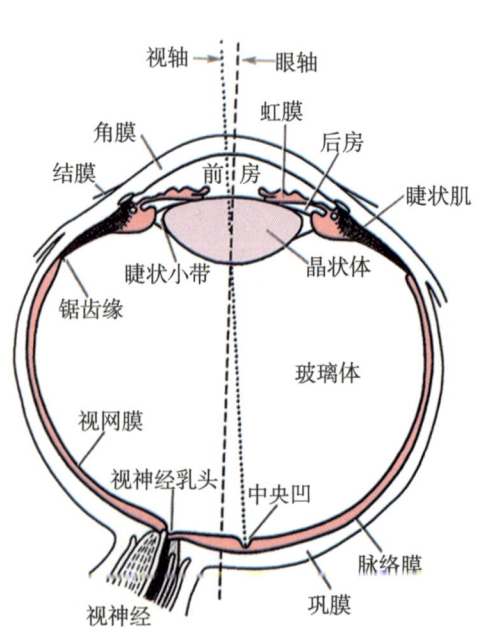

图13-1 眼的水平切面

硬,不透明,表面有眼外肌的肌腱附着,具有维持眼球形状和保护眼内容物的作用。巩膜和角膜的交界处称为角巩膜缘,位于角巩膜缘内侧的巩膜静脉窦是房水循环的重要结构。

(2)血管膜。血管膜含有大量血管和色素细胞,具有营养和遮光作用,从前至后分为虹膜(iris)、睫状体(ciliary body)和脉络膜(choroid)。

虹膜为一环状肌性薄膜,中央的圆形开口称为瞳孔(pupil),是光线进入眼球的通路。虹膜由虹膜基质和虹膜上皮两部分组成。虹膜基质为富含血管和色素细胞的疏松结缔组织。虹膜上皮由两层色素上皮细胞组成,前层的色素上皮细胞特化为肌上皮细胞,形成瞳孔括约肌和瞳孔开大肌。瞳孔括约肌位于近瞳孔缘,呈环形排列,受副交感神经支配,收缩时瞳孔缩小。瞳孔开大肌位于瞳孔括约肌外侧,呈放射状排列,受交感神经支配,收缩时瞳孔开大。后层的色素上皮细胞胞质内含有色素颗粒,所含色素的多少决定了虹膜的颜色,其颜色存在种族差异。

睫状体位于虹膜和脉络膜之间,其前部较厚,表面伸出放射状突起,称为睫状突,由睫状突发出细丝状的睫状小带与晶状体囊相连(见图13-2)。睫状体内的平滑肌为睫状肌,受副交感神经支配,收缩时可使睫状小带松弛,反之,则紧张,借此调节晶状体的曲度,对视力起调节作用。此外,睫状突上皮还具有产生房水的功能。

脉络膜占血管膜的大部分,位于巩膜与视网膜之间,由富含血管和色素细胞的疏松结缔组织组成,可为眼内结构提供营养和吸收眼内分散光线。

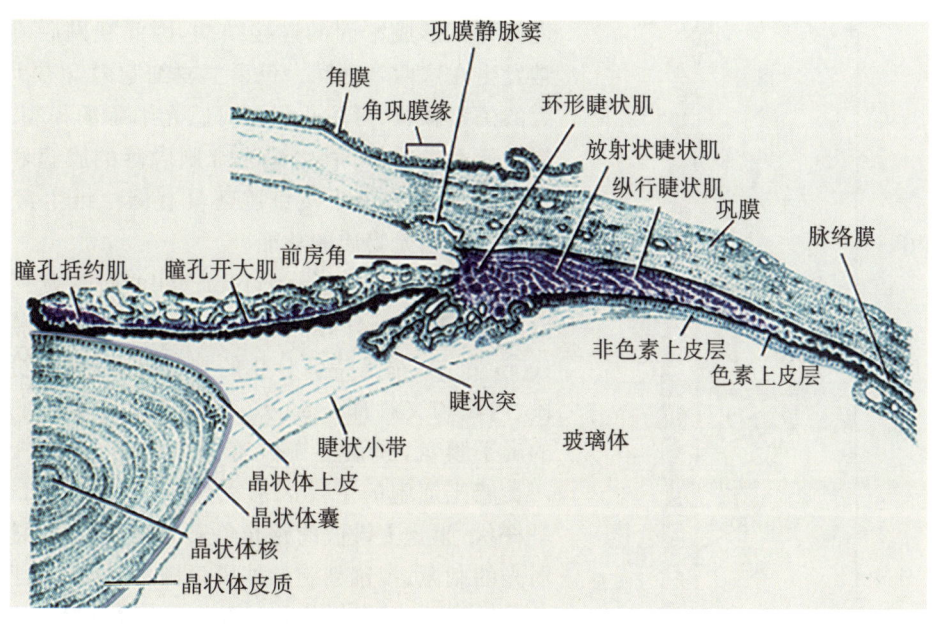

图13-2 眼前部结构

(3)视网膜。视网膜是眼球壁的最内层,通过视神经与脑相连。衬于虹膜、睫状体内表面的部分没有感光功能,称为视网膜盲部;衬于脉络膜内表面的部分具有感光功能,称为视网膜视部。通常所说的视网膜是视网膜视部。视网膜主要由四类细胞组成,包括色素上皮细胞、感光细胞、双极细胞和节细胞,此外还有水平细胞和无长突细胞,这些细胞的规律排布形成了光学显微镜下的视网膜十层结构(见图13-3)。

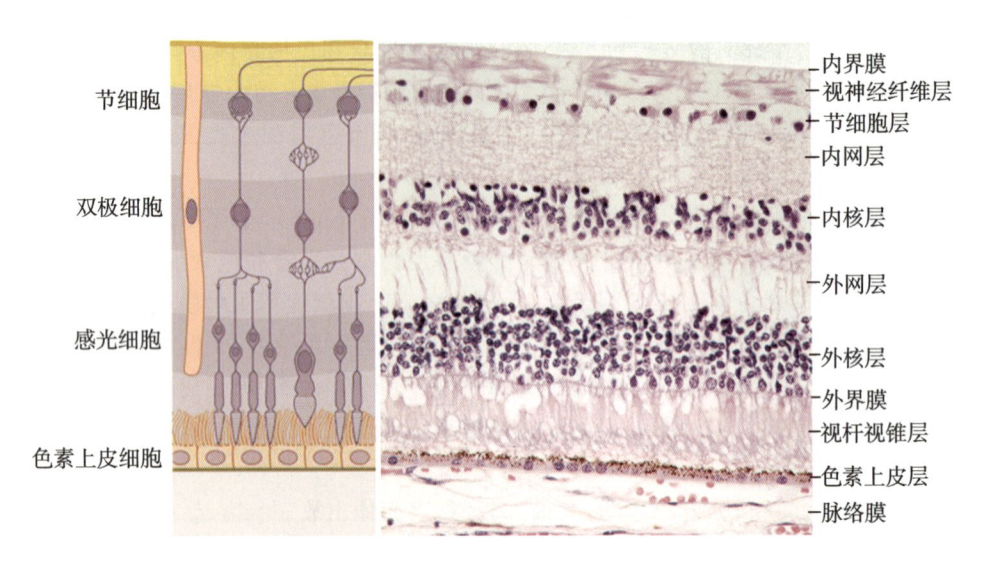

图 13-3　视网膜的主要细胞和组织结构

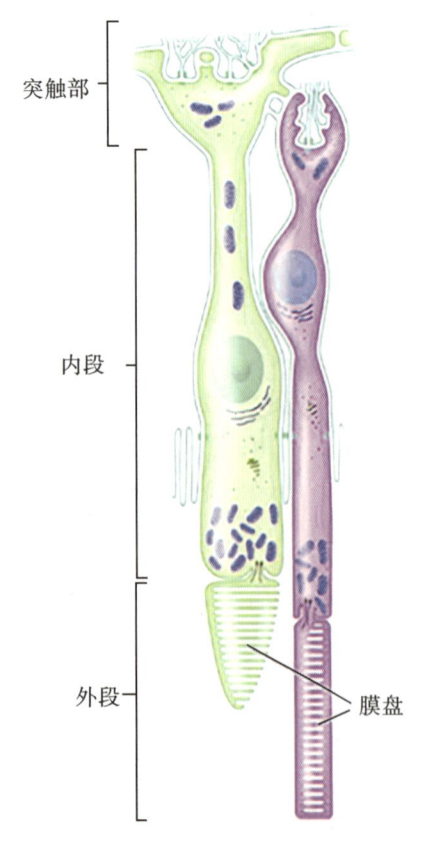

图 13-4　感光细胞超微结构

色素上皮层（pigment epithelium）位于视网膜的最外层，为单层矮柱状上皮，细胞顶部与感光细胞相接触，并有胞质突起伸入感光细胞之间，但是两者之间并不形成牢固的连接结构，因此视网膜剥离常常发生在这两者之间。色素上皮细胞内含有大量粗大的黑素颗粒，可防止强光对感光细胞的损害；还含有大量吞噬体，可吞噬感光细胞脱落的膜盘和代谢产物。此外，色素上皮细胞还具有储存维生素 A 和参与合成感光物质的功能。

感光细胞（photoreceptor cell）又称为视细胞（visual cell），可分为视杆细胞（rod cell）和视锥细胞（cone cell），都是特殊分化的神经上皮细胞，分为外段、内段和突触部三部分。外段充满大量平行排列的扁平膜盘，膜盘上镶嵌着感光色素（见图 13-4）。两类感光细胞的主要区别在外段，视杆细胞的外段呈杆状，膜盘上镶嵌的感光色素为视紫红质，能感受弱光的刺激；视锥细胞的外段呈圆锥状，膜盘上镶嵌着三种视色素，分别为红敏色素、蓝敏色素和绿敏色素，能感受强光和色觉。两种感光细胞都通过突触部与双极细胞的树突发生突触联系，双极细胞的轴突与节细胞的树突形成突触联系。节细胞的轴突向视网膜后部汇集，穿过脉络膜和巩膜，成为视神经。

视神经在视网膜后部汇集的部位为一白色圆盘状隆起，称为视神经乳头（papilla of optic nerve，图 13-1），是视神经穿出眼球的部位，视网膜中央动脉和静脉也由此进出眼球,该部位没有感光细胞,又称为盲点(blind spot)。在视神经乳头颞侧约 3.5 mm 处稍下方有一浅黄色区域,称为黄斑,其中央有一小凹,称为中央凹。中央凹处的视网膜最薄,除了色素上皮外,只有视锥细胞,且与双极细胞、节细胞形成一对一的神经传导通路,故中央凹是视觉最敏感的区域。

2.眼内容物

眼内容物包括晶状体(lens)、玻璃体(vitreous body)和房水(aqueous humor)。

(1)晶状体。晶状体位于虹膜与玻璃体之间,是一个具有弹性的双凸透明体,外包薄层均质的晶状体囊。晶状体囊借睫状小带与睫状突相连。晶状体内无血管和神经分布,营养由房水供给。老年人晶状体的弹性降低,透明度降低甚至浑浊,可发展成为老年性白内障。

(2)玻璃体。玻璃体位于晶状体与视网膜之间,为无色透明的胶状物,其主要成分为水,对视网膜起支撑作用。玻璃体流失后不能再生,由房水填充。

(3)房水。房水为无色透明的液体,充盈于眼房内。角膜与虹膜之间的间隙为眼前房,虹膜与晶状体之间的间隙为眼后房。房水是由睫状体血管内的血液渗透和内表面的上皮细胞分泌而成的。房水从眼后房经瞳孔进入眼前房,继而进入角巩膜缘内表面的巩膜静脉窦,最终从静脉导出。正常情况下,房水的产生和排出保持动态平衡,维持正常的眼压,并有营养晶状体和角膜的作用。若房水回流受阻,致使眼内压增高,就会导致青光眼。

(二)眼附属物

眼附属物包括眼睑(eyelid)、结膜(conjunctiva)、泪器(lacrimal apparatus)、眼外肌(ocular muscle)等结构,对眼球起支持、保护和运动作用。

1.眼睑

眼睑覆盖在眼球前方,分为上眼睑和下眼睑。上、下眼睑之间的裂隙称为睑裂,睑裂两侧上、下眼睑结合处,分别称为内眦和外眦。眼睑的游离缘有睫毛,睫毛根部有睫毛腺的开口。

2.结膜

结膜为薄层黏膜,覆盖于眼睑内表面的为睑结膜,覆盖于眼球前表面的为球结膜。球结膜在角膜缘移行为角膜上皮。睑结膜与球结膜反折形成的隐窝为结膜穹隆。睑结膜是沙眼的好发部位。

3.泪器

泪器由分泌泪液的泪腺和引流泪液的泪道组成。泪液有润滑和清洁角膜的作用。

4.眼外肌

眼外肌包括运动眼球的肌肉和运动眼睑的肌肉。运动眼球的肌肉有上直肌、下直肌、内直肌、外直肌和上斜肌、下斜肌(见图 13-5)。运动眼睑的肌肉有上睑提肌。眼球的正常运动是这些肌肉协同起作用的结果。

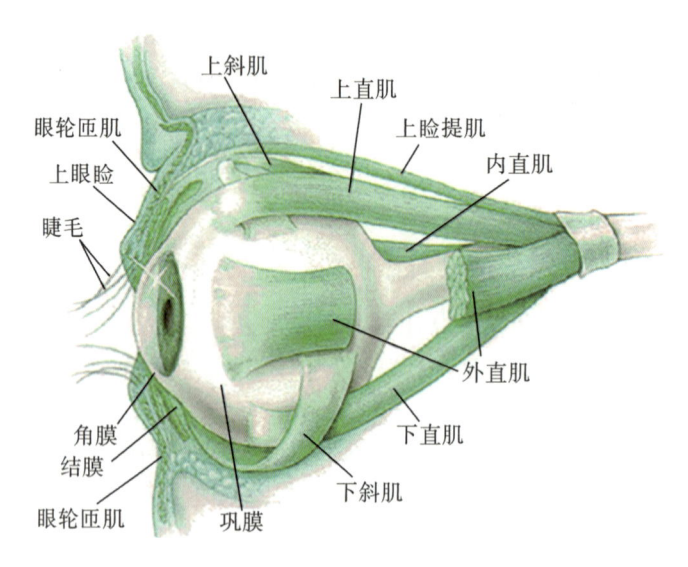

图 13-5 眼外肌的形态结构

二、眼的折光系统及其调节

(一)眼的折光系统

眼的折光系统是一个复杂的光学系统,包括角膜、房水、晶状体、玻璃体四种折射率不同的折光体,以及各折光体前、后表面形成的折射界面,包括空气-角膜界面、角膜-房水界面、房水-晶状体界面、晶状体-玻璃体界面。其中,空气-角膜界面对光的折射最强,故入眼光线的折射主要发生在角膜前表面。

应用几何光学原理,根据人眼各折光体的光学参数,可以画出光线在眼内的行进途径和成像情况,但是非常复杂。生理学上常把人眼进一步简化为一个与正常眼折光系统等效的前后径 20 mm 的单球面折光体,称为简化眼(reduced eye),用来分析眼的成像原理。入射光线仅在由空气进入球形界面时折射一次,折射率为 1.333,折射界面的曲率半径为 5 mm,即节点(N)在折射界面后 5 mm,后主焦点正好落在相当于视网膜的位置。简化眼和正常安静状态下不进行任何调节的人眼是一样的,正好能使平行光线聚焦于视网膜上(见图 13-6)。

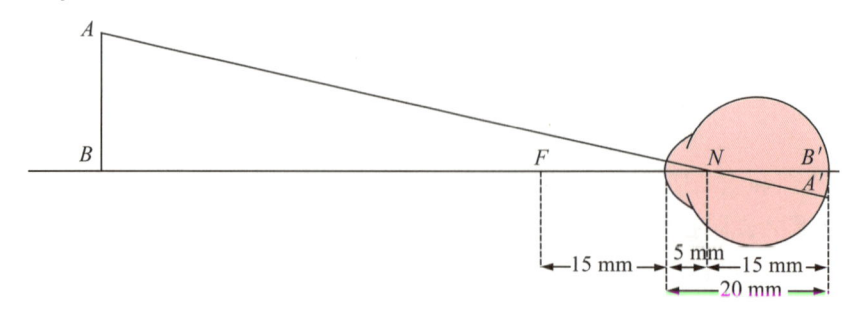

图 13-6 简化眼及其成像

利用简化眼模型可以计算出不同远近的物体在视网膜上成像的大小,如图 13-6 所示,△ANB 和△A′NB′为两个相似三角形(NB′固定不变,为 15 mm),由此可得:

$$\frac{AB(物体的大小)}{BN(物体至节点的距离)} = \frac{A'B'(物像的大小)}{NB'(节点至视网膜的距离)}$$

(二)眼的调节

当眼在看远处物体(6 m 以外)时,从物体上发出或反射到达眼内的光线被认为是平行光线,不需要进行任何调节即可在视网膜上形成清晰的图像。通常将人眼不做任何调节时所能看清物体的最远距离称为远点。正常眼看 6 m 内的物体时,随着物体的移近,物体发出的光线是辐射的,经过眼的折光系统后,将成像在视网膜之后,但是经过眼的一系列调节之后,光线仍可聚焦在视网膜上形成清晰物像。眼的一系列调节活动称为眼的调节,包括晶状体的调节、瞳孔的调节和视轴会聚。

1.晶状体的调节

当眼视远物时,睫状肌处于松弛状态,此时睫状小带紧张,晶状体受到牵拉变得扁平。当眼视近物时,可反射性地引起睫状肌收缩,此时睫状小带松弛,晶状体因自身弹性变凸,晶状体的曲率半径增大,折光能力增强,从而使物像前移而成像于视网膜上(见图 13-7)。物体距离眼球越近,晶状体凸度越大。但是人眼看近物的能力是有一定限度的,其最大调节能力可用眼能看清物体的最近距离来表示,这个距离称为近点。近点距离眼球越近,说明晶状体的弹性越好,即眼的调节能力越强。近点距离随年龄的增加而增加,这是由于晶状体的弹性随年龄的增加而逐渐减小,折光能力降低,不能看清近物,而出现花眼。

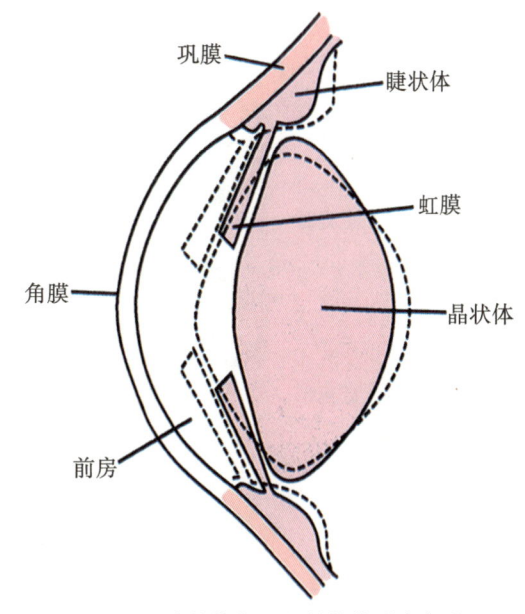

图 13-7 睫状体位置和晶状体形态在眼调节中的改变

眼视近物时,晶状体形态的改变是通过反射来实现的,过程如下:当模糊的物像信息到达视觉中枢时,该信息在视觉中枢进行分析整合,形成指令性信息,下行传导至中脑的正中核,然后至动眼神经缩瞳核,再经动眼神经中的副交感神经纤维传至睫状神经节,最后经睫状神经至睫状肌,使其收缩,睫状小带松弛,晶状体变凸。临床上进行眼科检查或验光配镜时,为避免睫状肌的调节影响晶状体的屈光度,常使用扩瞳药阿托品点眼,以阻断睫状肌收缩。

2.瞳孔的调节

正常人眼的瞳孔直径为 1.5~8.0 mm,当视近物时,可反射性地引起双侧瞳孔缩小,称为瞳孔近反射,以减少折光系统的球面像差和色像差,使视网膜成像更加清晰。瞳孔的大小还可以对光线强度变化做出反应,称为瞳孔对光反射,从而调节进入眼内的光量。瞳孔对光反射是双侧性的,光照一侧眼时,双侧瞳孔都缩小。瞳孔对光反射的神经传导通路和眼视近物时的神经传导通路是一样的。由于反射中枢在中脑,故临床上常将瞳孔对光反射用作判断麻醉深度和疾病危重程度的一个指标。

3.视轴会聚

当眼视近物时,双侧眼球内收,两眼视轴向鼻侧会聚,称为视轴会聚,是两眼球内直肌反射性收缩所致,使双眼看近物时,物体成像于两眼视网膜的对称点上,避免复视,产生单一的清晰视觉。

(三)眼的折光异常

经过眼的调节,既能看清距离不小于近点的物体,也能看清 6 m 以内的物体,这种眼称为正视眼(emmetropia)。如果眼球的形态和折光能力异常,使平行光线不能聚焦于视网膜上,则称为非正视眼(ametropia),也称为屈光不正(error of refraction),包括近视、远视和散光三种(见图 13-8)。

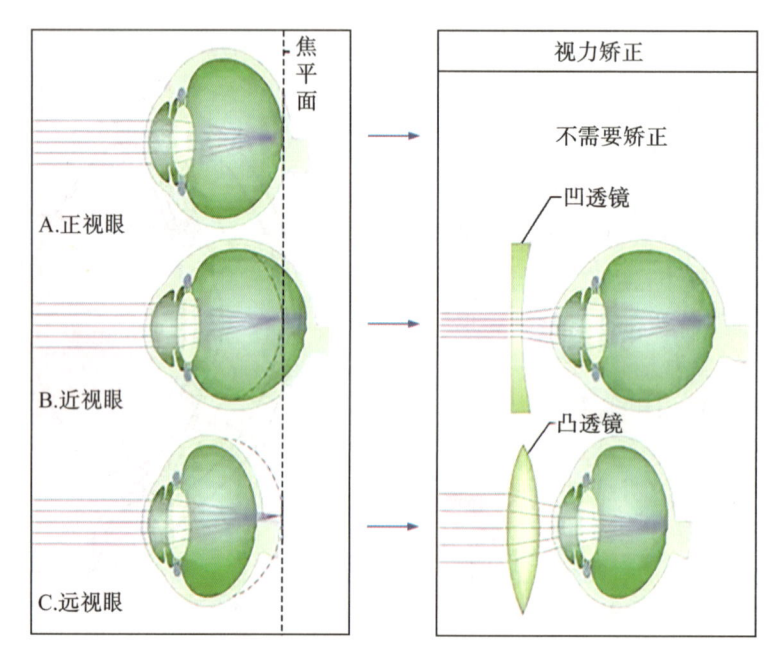

图 13-8 正视眼、近视眼和远视眼及其矫正

1.近视

近视多数是由于眼球前后径过长(轴性近视),也可由于眼球折光能力过强(屈光性近视),致使平行光线聚焦在视网膜前面,此后光线分散,到达视网膜时形成扩散光点,以致视远物模糊(见图 13-8)。但近视眼的近点移近,看近物时不需要或仅需轻微调节,就可在视网膜上聚焦成像。

少数高度近视与遗传有关,多数近视主要是不良用眼习惯造成的。纠正不良用眼习惯,劳逸结合,增强体质,注意营养,做眼保健操等,都是预防近视的有效办法。对确诊的真性近视,应戴合适的凹透镜,以能矫正视力的最低度数为宜。

2.远视

远视多数是由于眼球前后径过短(轴性远视),也可由于眼球折光能力过弱(屈光性远视),以致平行光线聚焦在视网膜之后,这样平行光线在到达视网膜时尚未聚焦,造成视物模糊(见图 13-8)。远视患者可佩戴合适的凸透镜矫正。

3.散光

正常眼内折光系统的各折光面都是正球面,而多数散光是由于角膜或晶状体各经线的曲率不等,致使经折射后的光线不能聚焦成单一的焦点,造成物像变形和视物不清。规则散光可用适当的柱面镜加以矫正。

三、眼的感光换能系统

外界物体通过眼的折光系统成像于视网膜上,视网膜内的感光细胞将其转换为视神经纤维上的神经冲动。视网膜在这一过程中的基本功能是感光换能。

(一)视网膜的感光换能系统

在人的视网膜中存在两种感光换能系统——视杆系统和视锥系统。视杆系统又称为暗视觉(scotopic vision)系统,对光的敏感度较高,能在昏暗的环境中感受弱光刺激,但无色觉,对物体细节的分辨能力较差;视锥系统又称为明视觉(photopic vision)系统,对光的敏感度较低,只有在强光条件下才能被激活,但视物时可以分辨颜色,对物体细节有较高的分辨能力。

(二)视杆细胞的感光换能作用

1.视紫红质的光化学反应

视杆细胞的膜盘上镶嵌的感光色素为视紫红质,视紫红质由一分子视蛋白和一分子11-顺视黄醛组成,其中视蛋白是 G 蛋白偶联受体,11-顺视黄醛是视紫红质的生色基团。在暗处,11-顺视黄醛连接在视蛋白的赖氨酸残基上。当视网膜受到光照时,视黄醛发生构型变化,转变为全反型视黄醛,与视蛋白分离。同时,视蛋白激活,通过与其耦联的 G 蛋白激活下游信号传递,诱发视杆细胞产生感受器电位。

在亮处分解的视紫红质在暗处又重新合成。在视紫红质的分解和再合成过程中,有一部分视黄醛被消耗。维生素 A 是合成 11-顺视黄醛的原料,当体内维生素 A 不足时,视紫红质合成减少,将影响暗视觉系统,引起夜盲症。

2.视杆细胞的感受器电位

视杆细胞未受到光照刺激时,静息电位为 $-40\sim-30$ mV。当视网膜受到光照刺激时,视紫红质发生光化学反应,分解为视蛋白和全反型视黄醛,由此引起视杆细胞膜盘上一种称为转导蛋白的 G 蛋白活化,激活磷酸二酯酶(PDE),使外段胞浆内的 cGMP 大量分解,外段膜上的 cGMP 门控通道关闭,Na^+ 内流减少,而内段膜上的非门控钾通道依然开放,K^+ 外流,由此诱发视杆细胞产生超极化的感受器电位(见图 13-9)。光刺激引起的外段膜上的超极化型感受器电位以电紧张的形式扩布至视杆细胞的突触部,影响突触部神经递质的释放,于是将光刺激信息传递给与其形成突触联系的双极细胞,继而将信息传递至神经节细胞,神经节细胞产生动作电位,实现光-电换能作用。

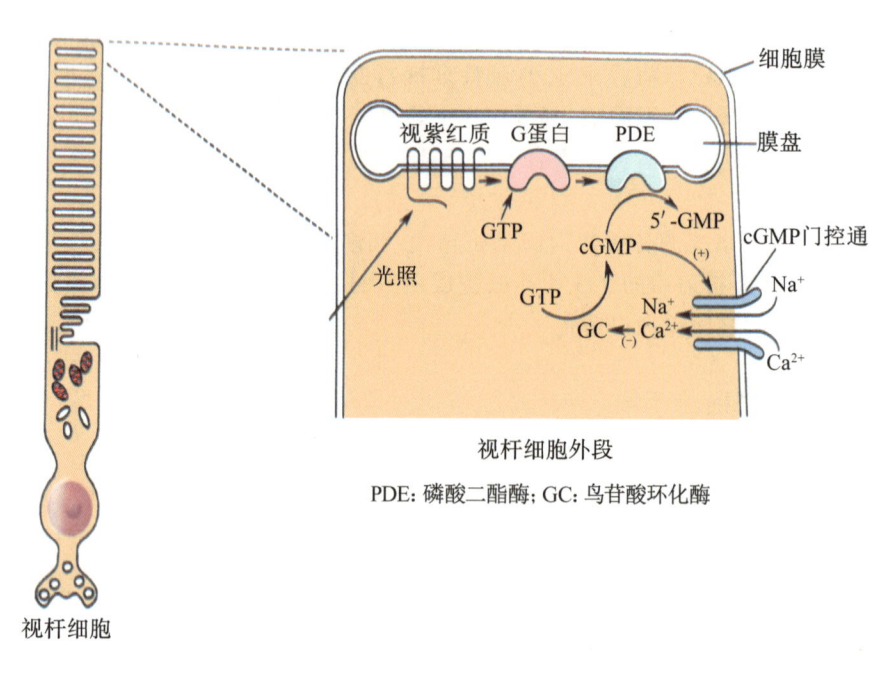

图 13-9　视杆细胞感受器电位的产生机制

（三）视锥细胞的感光换能作用

1. 视锥细胞的感光换能作用

视锥细胞的膜盘上镶嵌的感光物质为视色素，分别为红敏色素、蓝敏色素和绿敏色素，分别存在于不同视锥细胞的膜盘中。当视网膜受到光照时，视锥细胞的外段膜也产生同视杆细胞类似的超极化型感受器电位，最终在神经节细胞膜上产生动作电位。

2. 颜色视觉和三原色学说

视锥细胞的主要功能是感受强光和辨别颜色。颜色视觉（color vision）是一种复杂的物理-心理现象，是指不同波长的可见光刺激人眼后在脑内产生的一种主观感觉。正常人眼可分辨波长 380～760 nm 的约 150 种颜色，每种颜色都与一定波长的光线相对应。

关于颜色色觉的形成，在 19 世纪初提出了三原色学说（trichromatic theory）。该学说认为，在视网膜中存在三种视锥细胞，分别含有对红、绿、蓝三种光线敏感的视色素。当某一波长的光作用于视网膜时，三种视锥细胞受到不同程度的刺激，信息传至视觉中枢，就会产生不同的色觉。

3. 色觉障碍

常见的色觉障碍有色盲（color blindness）和色弱（color amblyopia）。色盲是一种对全部颜色或某些颜色缺乏分辨能力的色觉障碍，以红色盲和绿色盲最为多见。色盲属 X 染色体隐性遗传病，男性患者多于女性患者。色弱是由于某种视锥细胞的反应能力较弱，使患者对某种颜色的辨色能力不足所致。

四、与视觉有关的生理现象

(一) 视力

视力又称视敏度 (visual acuity),是指眼能分辨物体两点之间最小距离的能力,也就是眼对物体细微结构的分辨能力。视敏度与视锥细胞在视网膜中的分布密度及其在视网膜中的会聚程度有关。在视网膜中央凹部位,视锥细胞的密度最高,愈向外周,视锥细胞数量越少,而视杆细胞主要分布在视网膜的周边部,故视网膜中央凹与周边部的视敏度有明显差异。

(二) 暗适应和明适应

人从亮处进入暗处时,最初看不清楚东西,经过一定时间,视敏度才逐渐增高而看清暗处的物体,这种现象称为暗适应 (dark adaptation)。暗适应的时间较长,需 25~30 min,因为在亮处视紫红质大量分解,进入暗处后,需要一定的时间合成视紫红质,恢复暗处的视觉。

反之,人刚从暗处走到亮处时,最初的一瞬间会感到强光耀眼,看不清楚物体,稍待片刻后才能恢复正常,这种现象称为明适应 (light adaptation)。明适应所需时间很短,通常在几秒钟内即可完成,视紫红质在亮处迅速分解,视锥细胞的视色素在亮处感光,恢复视觉。

(三) 视野

眼球固定不动,单眼注视前方一点不动时,该眼所能看到的空间范围称为视野 (visual field)。视野的大小可受所视物体颜色的影响,白色视野最大,其次分别是黄色、蓝色、红色,绿色视野最小。

(四) 双眼视觉和立体视觉

人和其他灵长类动物的双眼都在头部前方,视物时两眼鼻侧视野大部分重叠,凡落在此范围内的物体可以被双眼所见,两眼同时看某一物体时产生的视觉称为双眼视觉。双眼视物时,由于眼外肌的协调运动,可使来自物体同一部分的光线成像在两眼视网膜的对称点上,主观上产生单一物体的视觉,称为单视。在眼外肌瘫痪时,物像可能落在两眼视网膜的非对称点上,主观上产生有一定重叠的两个物体的感觉,称为复视。

双眼视觉不仅使视野扩大,更重要的是有利于形成立体视觉,主观上产生被视物体的厚度以及空间的深度或距离等感觉。这是由两眼的视差所造成的,比如左眼看到物体的左侧面较多,右眼看到物体的右侧面较多,两眼在视网膜上形成的物像并不完全相同,来自两眼的信息经过视觉中枢处理后,就会产生一个有立体感的物体形象。

第二节 前庭蜗器——耳

耳又称为前庭蜗器,是听觉和位觉的外周感觉器官。人耳由外耳、中耳和内耳组成,外耳和中耳传导声波,内耳有位觉和听觉感受器。

一、外耳的形态结构与功能

外耳由耳郭（auricle）、外耳道（external acoustic meatus）和鼓膜（tympanic membrane）三部分组成，如图 13-10 所示。

耳郭以弹性软骨为支架，表面覆以皮肤，皮下组织中可见动静脉吻合。耳郭具有收集声波的作用。

外耳道是自外耳门至鼓膜的管道，成人外耳道长 2.1～2.5 cm。外耳道表面覆以皮肤，内有皮脂腺、顶泌汗腺等。顶泌汗腺的分泌物黏稠，称为耵聍，有阻止异物侵入外耳道的作用。外耳道上皮内还有丰富的游离感觉神经末梢，因此外耳道发炎肿胀可引起剧烈疼痛。外耳道具有共振放大声波的作用。

鼓膜为椭圆形半透明薄膜，位置倾斜，与头部矢状面及水平面各成 45°角，状如一浅漏斗，周缘附于颞骨上，中央略凸向鼓室。鼓膜外层与外耳道皮肤连续，为复层扁平上皮；内层与鼓室黏膜延续，为单层扁平上皮；中间为薄层结缔组织。鼓膜在声波传导中发挥重要作用。

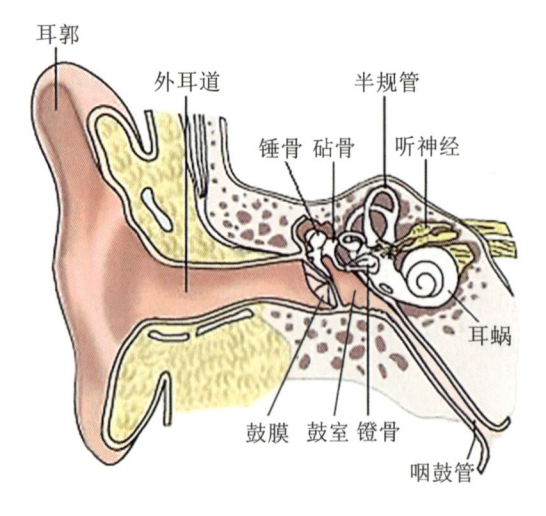

图 13-10 耳的结构

二、中耳的形态结构与功能

中耳包括鼓室、咽鼓管、听骨链等（见图 13-10），为传导声波的重要组成部分。鼓室为一不规则含有空气的小室，向前借咽鼓管与鼻咽部相通，向后借乳突窦入口与乳突小房相通，内侧借前庭窗和蜗窗与内耳相邻，外侧借鼓膜与外耳道相隔。鼓室内有听小骨及附于其上的肌肉、血管、神经等。听小骨有三块，即锤骨、砧骨、镫骨，锤骨借柄连于鼓膜，镫骨底封闭前庭窗，它们在鼓膜与前庭窗之间以关节和韧带连接构成听骨链。当声波冲击鼓膜时，听骨链相继运动，使镫骨底在前庭窗做向内或向外的运动，将声波的振动转换成机械能传入内耳。鼓室表面均覆以黏膜，黏膜与深部鼓膜连接紧密。

三、内耳的形态结构与功能

内耳位于颞骨岩部骨质内，其形状不规则，构造复杂，又称为迷路，由骨迷路（osseous labyrinth）和膜迷路（membranous labyrinth）两部分组成。骨迷路为弯曲如隧道的骨性管道，腔面覆以骨膜，分为骨半规管、前庭和耳蜗三部分（见图 13-11）。膜迷路悬吊在骨迷路之中，由一些相互连通的膜管和囊腔组成，包括骨半规管内的膜半规管、前庭内的膜性椭圆囊和球囊、耳蜗内的膜蜗管三部分。骨迷路和膜迷路之间充满外淋巴，膜迷路内充满内淋巴,内、外淋巴互不相通。

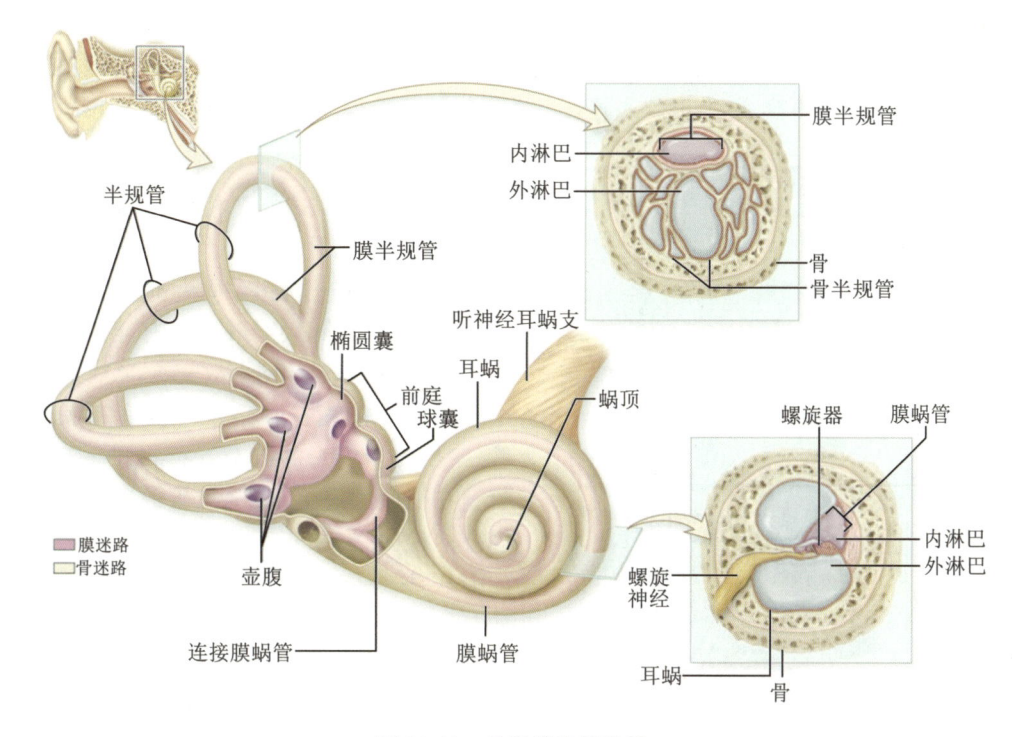

图 13-11　骨迷路和膜迷路

(一) 前庭和位觉斑

前庭(vestibule)位于骨迷路的中部,近似椭圆形腔隙,前方与耳蜗相通,后方与三个半规管相连,外侧壁为鼓室内壁的一部分,壁上有前庭窗和蜗窗。前庭的膜迷路包括椭圆囊和球囊,两囊之间由"Y"形小管相连。椭圆囊位于后上方,与三个膜性半规管相通;球囊位于前下方,有一小管与膜蜗管相连。

椭圆囊的外侧壁和球囊前壁的局部黏膜增厚隆起,突入腔内,形成位觉斑(macula acustica),分别称为椭圆囊斑(macula utriculi)和球囊斑(macula sacculi)。当人体处于直立位时,椭圆囊斑呈水平位,球囊斑呈垂直位,两斑相互垂直,感受头部位置的变化。位觉斑上皮由支持细胞和毛细胞组成(见图 13-12)。支持细胞呈高柱状,基部位于

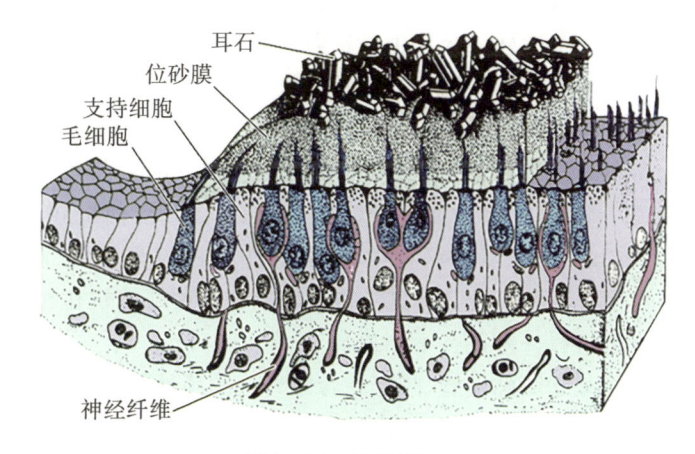

图 13-12　位觉斑

基膜上。毛细胞为感觉上皮细胞，位于支持细胞之间，呈长颈烧瓶状，顶部有许多静纤毛和一根较长的动纤毛。静纤毛为特殊分化的微绒毛，动纤毛内为"9+2"双联微管结构，基部与前庭神经末梢形成突触。上皮表面平坦，覆有胶质的位砂膜，膜表面存在由碳酸钙和蛋白质组成的晶体颗粒，称为位砂或耳石。毛细胞的纤毛伸入位砂膜中。

（二）半规管和壶腹嵴

骨半规管为三个互相垂直的半环形骨管，位于前庭后上方。每个半规管两端都与前庭相通，其中一端膨大称为壶腹（ampulla，图13-11）。因前、后半规管没有壶腹的一端合并，共同与前庭相通，故三个半规管有五个孔开口于前庭。骨半规管内套有膜半规管，三个膜半规管的五个管口均开口于椭圆囊。在壶腹的一侧，膜半规管的部分黏膜增厚凸向腔内，形成一个与半规管长轴相垂直的壶腹嵴（crista ampullaris）。壶腹嵴的结构与位觉斑的结构基本相似（见图13-13），也是由支持细胞和毛细胞组成。支持细胞分泌的胶状物形成一圆锥状的帽状结构，称为壶腹帽，毛细胞的纤毛伸入其中。毛细胞基部与前庭神经末梢形成突触。

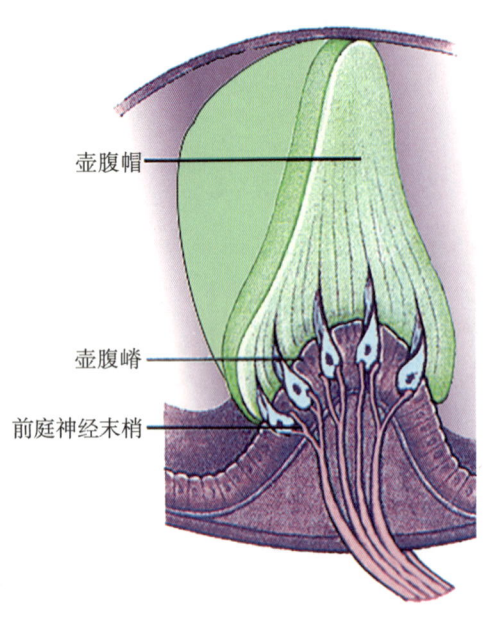

图13-13 壶腹帽

（三）耳蜗与螺旋器

1. 耳蜗和螺旋器的结构

耳蜗（cochlea）位于前庭的前方，形如蜗牛壳。耳蜗中轴的骨质呈圆锥形，称蜗轴，内有螺旋神经节和血管等。骨蜗管外侧壁的骨膜增厚形成螺旋韧带（见图13-14）。在蜗轴周围是一条呈螺旋盘曲的骨性管道，称为骨蜗管（osseous spiral lamina），人的骨蜗管以蜗轴为中心盘曲两圈半。由蜗轴向骨蜗管伸出的螺旋形薄骨片称为骨螺旋板，骨螺旋板与螺旋韧带之间的薄膜称为膜螺旋板，又称基底膜（basilar membrane）。基底膜的主要成分是从骨螺旋板向外放射状排列的胶原样细丝束，称为听弦。从骨螺旋板上斜向螺旋韧带上部的薄膜称为前庭膜（vestibular membrane）。因此，通过蜗轴切面观察，骨蜗管被分隔成三个管道：上方为前庭阶（scala vestibuli），借前庭窗与前庭相通；下方为鼓室阶（scala tympani），底端借蜗窗与中耳相隔；中间的三角形管道为膜蜗管（membranous cochlear duct），与球囊相通。前庭阶和鼓室阶在蜗顶处借蜗孔相通，内充满外淋巴，膜蜗管内充满内淋巴，内、外淋巴互不相通。

膜蜗管简称蜗管，是套在骨蜗管内的膜性管道，横切面呈三角形，上壁为前庭膜，外壁为螺旋韧带，下壁为骨螺旋板外侧部和基底膜（见图13-15）。基底膜表面的上皮增高特化为听觉感受器，称为螺旋器（spiral organ），又称为Corti器。骨螺旋板起始部表面上皮细胞分泌糖蛋白等，形成一螺旋形胶质薄膜，称为盖膜（tectorial membrane），覆盖在螺旋器的上方。螺旋器由支持细胞和毛细胞组成,近蜗轴侧纵向排列的 1 行毛细胞为内毛细胞,约有 3500 个;靠外侧纵向排列的 3~5 行毛细胞为外毛细胞,约 16000 个。毛细胞顶部有许多排列成"V"形或"W"形的静纤毛,称为听毛(trichobothrium),听毛伸入盖膜内。毛细胞的基部与蜗神经形成突触联系。

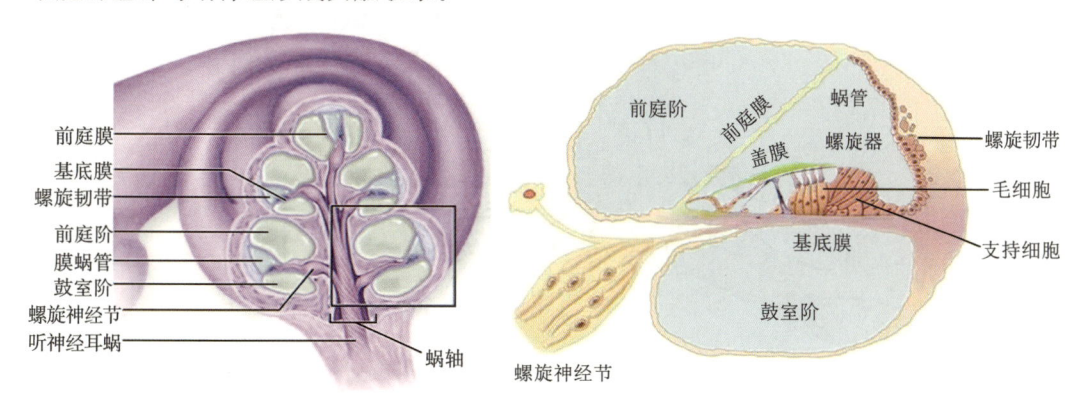

图 13-14　人耳蜗垂直切面　　　　图 13-15　骨蜗管的横断面

2.耳蜗的感音换能作用

耳蜗具有感音换能的功能,可以将传到耳蜗的机械振动转变为听神经的神经冲动。在这一转变过程中,耳蜗基底膜的振动使螺旋器中的毛细胞受到刺激,继而产生感受器电位,并最终形成听神经的动作电位。

(1)基底膜的振动和行波理论。当声波振动通过听骨链到达前庭窗时,由于液体的不可压缩性,压力变化立即传给耳蜗内的淋巴液和膜性结构。当前庭窗膜内移时,前庭膜和基底膜下移,最后鼓室阶的外淋巴压迫蜗窗膜,使蜗窗膜外移(见图 13-16)。当前庭窗膜外移时,耳蜗内的外淋巴和膜性结构又做相反方向的移动,如此反复,形成振动。振动从基底膜的底部(靠近前庭窗处)开始,按照物理学中的行波原理,沿基底膜向蜗顶方向传播。每一频率声波在基底膜上都有一个特定的行波传播范围和最大振幅区,位于该区的毛细胞受到的刺激最强,与这部分毛细胞相联系的听神经冲动传到听觉中枢的不同部位,就可产生不同音调的感觉。声波频率越高,行波传播越近,最大振幅出现的部位越靠近蜗底(前庭窗膜处);声波频率越低,行波传播越远,最大振幅出现的部位越靠近蜗顶。

(2)耳蜗的感音换能机制。如图 13-17 所示,外毛细胞顶部一些较长的纤毛伸入盖膜的胶质中,由于盖膜和基底膜的附着点不在同一轴上,当声波刺激引起基底膜振动时,盖膜与基底膜便沿着各自的轴上下移动,于是在盖膜和基底膜之间产生剪切运动,外毛细胞纤毛受到剪切力作用而发生弯曲或旋转。内毛细胞顶部的纤毛较短,不伸入盖膜中,内毛细胞的纤毛是随着内淋巴流动而发生弯曲或旋转的。当基底膜上移时,短纤毛向长纤毛侧弯曲,毛细胞顶部的机械门控通道开放,大量 K^+ 内流,引起膜的去极化,内毛细胞基底侧膜上的电压门控钙通道被激活开放,引起 Ca^{2+} 内流,毛细胞内 Ca^{2+} 浓度升高,触发递质释放,进而引起听神经纤维产生感受器电位;而当基底膜下移时,长纤毛向短纤毛侧弯曲,机械门控通道关闭,K^+ 内流终止,引起膜的超极化。

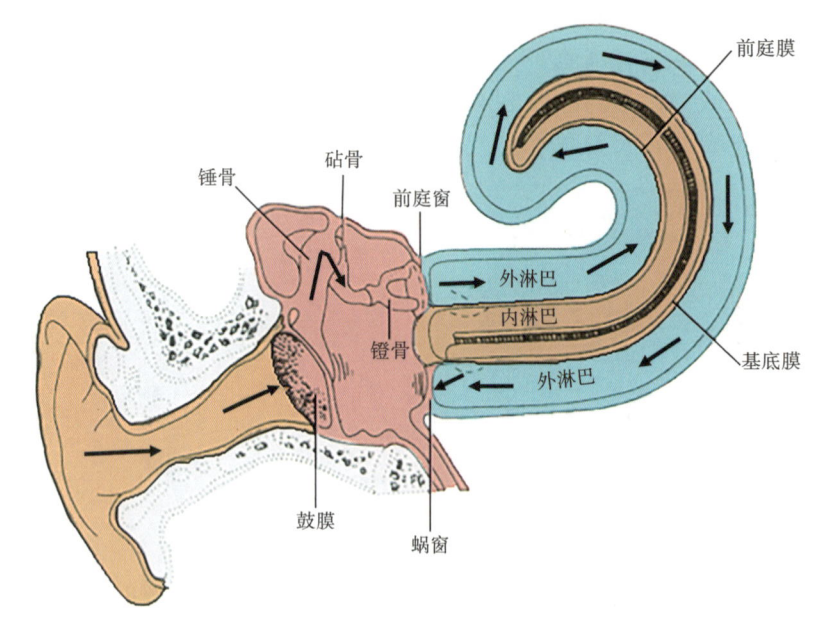

图 13-16 声传导

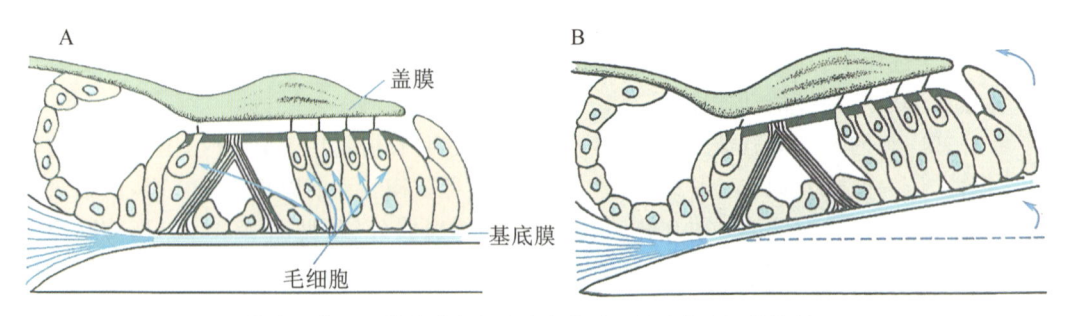

A. 静止状态；B. 基底膜在振动中上移时，纤毛弯向蜗管外侧

图 13-17 基底膜和盖膜移动时毛细胞纤毛受力情况

(3) 耳蜗的生物电现象。前庭阶和鼓室阶在蜗顶处借蜗孔相通，内充满外淋巴，膜蜗管内充满内淋巴。外淋巴中含有较高浓度的 Na^+ 和较低浓度的 K^+，而内淋巴正好相反。当耳蜗未受刺激时，如果以鼓室阶外淋巴的电位作为参考零电位，可测得蜗管中内淋巴的电位为 +80 mV 左右，这一电位称为耳蜗内电位(endocochlear potential)，或称为内淋巴电位(endolymphatic potential)，此时毛细胞的静息电位为 -80～-70 mV。由于毛细胞顶部是浸润在蜗管的内淋巴中的，而毛细胞周围和底部是浸润在鼓室阶的外淋巴中的，所以毛细胞顶部和基底部细胞内外的电位差是不同的，不同于一般的细胞。

当耳蜗受到声音刺激时，在耳蜗及其附近结构可以记录到一种与声波频率和幅度完全一致的电位变化，称为耳蜗微音器电位(cochlear microphonic potential)。这是多个毛细胞在受到声音刺激时所产生的感受器电位的复合表现，随着刺激强度的增加而增大。耳蜗微音器电位没有潜伏期和不应期，不易疲劳，不发生适应现象。

四、听觉传导通路

听觉传导通路较为复杂,其中需经多级神经元传递(见图13-18)。第一级神经元的胞体位于蜗轴内的螺旋神经节内(双极神经元),其周围突与基底膜上的毛细胞形成突触联系,中枢突形成蜗神经(和前庭神经一起组成第Ⅷ对脑神经,即听神经),然后在同侧脑干的蜗神经腹核和蜗神经背核换元。换元后的纤维大部分交叉到对侧,至上橄榄核的外侧折向上行,形成外侧丘系;少部分纤维不交叉,进入同侧的外侧丘系,外侧丘系的纤维直接或经下丘换元后抵达内侧膝状体。由内侧膝状体发出纤维形成听辐射,经内囊投射到大脑听皮质区(颞横回),在听皮质区形成听觉(见图13-19)。听觉传导通路中,除了将听觉信息由感受器传向大脑的上行通路外,还有与之平行的下行通路。

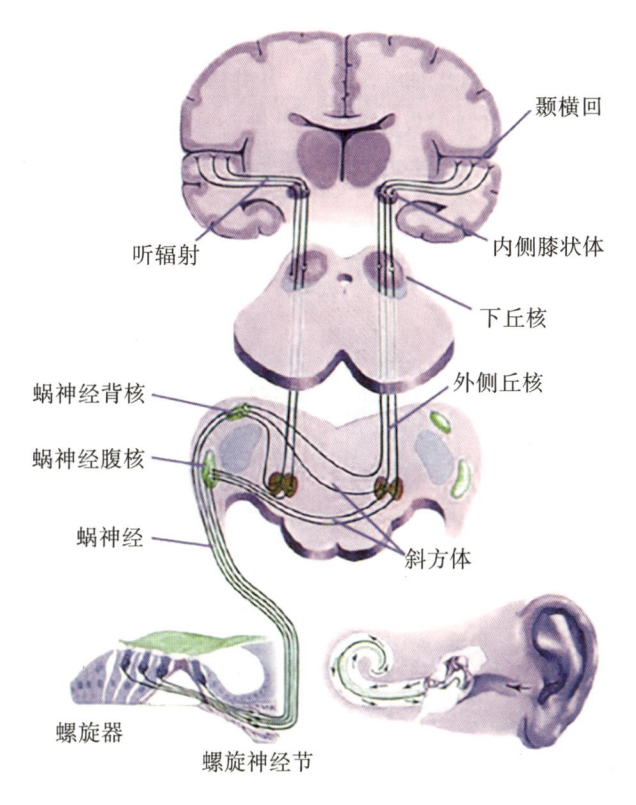

图 13-18 听觉传导通路相关结构

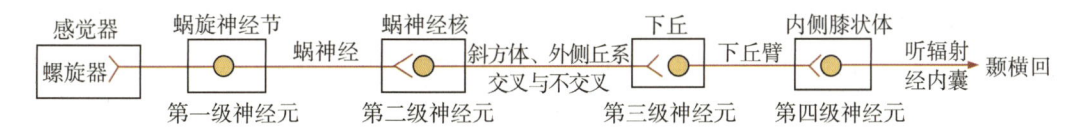

图 13-19 听觉传导通路过程

五、平衡觉

内耳的前庭器官由半规管、椭圆囊和球囊组成，主要功能是感受机体姿势和运动状态（运动觉）以及头部在空间的位置（位置觉），这些感觉合称为平衡觉（equilibrium）。

（一）前庭器官的感受细胞

前庭器官的感受细胞称为毛细胞，与耳蜗毛细胞具有类似的结构和功能。每个毛细胞顶部有多条纤毛，最长的一条为动纤毛，位于一侧边缘处，其余较短的纤毛为静纤毛。毛细胞底部与前庭神经末梢形成突触联系（见图13-20）。当纤毛都处于自然状态时，测得的毛细胞静息电位为－80 mV，毛细胞底部的传入神经纤维有一定频率的持续放电；当静纤毛向动纤毛一侧弯曲时，细胞膜发生去极化，当去极化达阈电位－60 mV 时，传入神经纤维放电频率增高，表现为兴奋效应；当动纤毛向静纤毛一侧弯曲时，细胞膜发生超极化，传入神经纤维放电频率降低，表现为抑制效应。当机体的运动状态和头部的空间位置发生改变时，都会使毛细胞纤毛的倒向发生改变，通过与耳蜗毛细胞相同的换能机制，产生感受器电位，将信息传到中枢后，引起特殊的运动觉和位置觉。

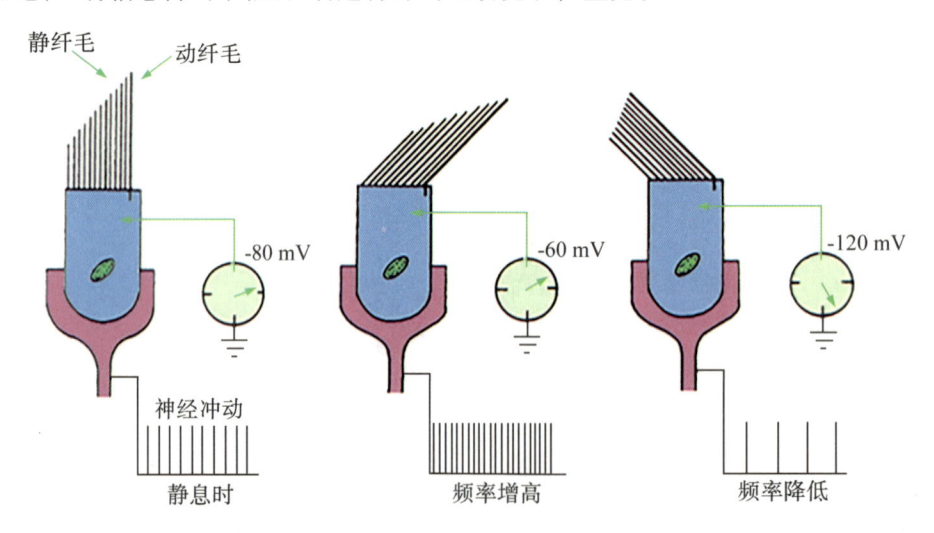

图13-20 前庭器官中毛细胞顶部纤毛受力情况与电位变化的关系

（二）椭圆囊和球囊的生理功能

位于前庭的位觉斑是感受头部位置变化和直线变速运动的感受器，其中椭圆囊斑呈水平位，球囊斑呈垂直位，两者互相垂直。位觉斑中毛细胞的纤毛伸入位砂膜中。当人体直立而静止不动时，椭圆囊斑的平面与地面平行，位砂膜位于毛细胞纤毛的上方，而球囊斑的平面与地面垂直，位砂膜悬于纤毛的外侧。而且，在位觉斑中每一个毛细胞的排列方向都不相同，因而能感受各个方向的直线变速运动，不同毛细胞综合活动的结果可反射性地引起躯干和四肢不同肌肉的紧张度发生改变，从而使机体在各种姿势和运动状态下保持身体平衡。

（三）半规管的生理功能

位于半规管的壶腹嵴是感受旋转变速运动的感受器，三个半规管所在的平面互相垂直，因此可以感受任何方向的旋转变速运动。当人体直立并绕身体纵轴向左旋转时，左侧水平半规管中的内淋巴将向壶腹方向流动，静纤毛向动纤毛一侧弯曲，左侧毛细胞兴奋而产生神经冲动；此时右侧半规管中的内淋巴将向远离壶腹的方向流动，右侧毛细胞抑制。当旋转进行到匀速时，两侧壶腹中的毛细胞都处于不受刺激的状态。当旋转突然停止时，由于内淋巴的惯性作用，两侧壶腹中毛细胞纤毛的弯曲情况和神经冲动产生情况与旋转开始时正好相反。

当人体围绕不同方向的轴做旋转运动时，相应半规管壶腹嵴中的毛细胞因管腔中内淋巴的惯性作用而受到冲击，导致毛细胞电活动发生改变，信息通过前庭神经传入中枢，引起旋转的感觉。

当前庭器官受到过强或过久的刺激时，会出现皮肤苍白、恶心、呕吐、出汗、心率加快、血压下降、呼吸加快以及唾液分泌增多等现象，称为前庭自主神经反应。晕船反应就是由于船身上下颠簸及左右摇摆，使上、后半规管的感受器受到过度刺激而造成的。

（郭雨霁）

第十四章 内分泌系统

第一节 内分泌概述

一、内分泌系统、内分泌和激素的概念

内分泌系统是由内分泌腺（如脑垂体、甲状腺、甲状旁腺、肾上腺等）和散在分布于某些组织和器官中的内分泌细胞（如胰腺内的胰岛、睾丸内的间质细胞、卵巢内的黄体等）组成的一个重要调节系统。内分泌系统与神经系统、免疫系统相互作用，共同调节机体的各种功能活动，维持内环境的相对稳定。

具有内分泌功能的细胞称为内分泌细胞，其构成的组织称为内分泌组织，由内分泌组织构成并主要行使内分泌功能的器官称为内分泌腺。内分泌腺没有排泄管，也称无管腺。内分泌细胞的分泌物称激素。现在认为，激素是一种高效能的有机化合物，它以体液为媒介在细胞间传递信息。大多数内分泌细胞分泌的激素通过血液循环作用于远处的特定细胞，这种经典方式称内分泌或远距分泌；少部分内分泌细胞分泌的激素可直接作用于临近的细胞，称旁分泌或近距分泌。此外，还有自分泌、内在分泌等多种作用方式。

每种激素作用的特定器官或特定细胞称这种激素的靶器官或靶细胞，靶细胞具有与相应激素结合的受体，激素与受体结合后产生效应。

二、激素作用的一般特征

激素能调节多种器官细胞的多种功能活动，虽然所产生的调节效应不尽相同，但它们在发挥调节作用过程中会表现出一些共同特征。

（一）信息传递作用

激素作为一种化学信使，介导细胞和细胞之间的信息传递，促进或抑制细胞的某些生理、生化过程，如甲状腺激素增强细胞的代谢机能，生长激素促进生长发育，胰岛素调控血糖等。在这些作用中，激素既不提供能量，也不增添细胞成分，更不产生新的作用，只是加强或减弱原有的生理功能。

(二)作用的相对特异性

激素选择性地作用于特定的靶器官、靶组织或靶细胞,此为激素作用的特异性。激素作用的特异性主要取决于靶细胞上的相应受体。有些激素作用的特异性很强,作用的靶细胞较局限,如促甲状腺激素只作用于甲状腺;而有些激素作用比较广泛,如生长激素几乎对全身组织细胞的代谢过程都有调节作用。

(三)作用的高效性

激素在血液中的浓度很低,一般在 $10^{-12} \sim 10^{-7}$ mol/L,但作用显著。在激素与受体结合后的信号转导过程中,会发生一列酶促反应并产生逐级放大效应,形成效能极高的生物放大系统。例如,1个促甲状腺激素释放激素分子可使腺垂体释放 10 万个促甲状腺素分子。激素之间也可形成一个放大系统,如 0.1 μg 促肾上腺皮质激素释放激素可使腺垂体释放 1 μg 的促肾上腺皮质激素,后者能引起肾上腺皮质分泌 40 μg 肾上腺皮质激素,生物学作用放大了 400 倍。若某内分泌腺分泌的激素稍有增多或不足,便会引起明显的功能增强或减弱,临床上称为该内分泌腺的功能亢进或减退。

(四)相互作用

当多种激素共同对某一生理活动进行调节时,激素之间往往存在协同作用、拮抗作用和允许作用,从而维持生理功能的相对稳定。

1.协同作用

协同作用是指两种或多种激素共同作用产生相加的互补效应,表现为效应的增强和叠加。如生长激素、肾上腺素、糖皮质激素和胰高血糖素均能升高血糖,虽然各自作用环节不同,但在升糖效应上有协同作用。

2.拮抗作用

拮抗作用是指一种激素的作用对抗另一种激素的作用,如胰岛素有降低血糖的作用,与上述激素的升血糖效应有拮抗作用。

3.允许作用

某些激素本身并不能直接对某些器官、组织或细胞产生生理效应,但只有这种激素存在时,另一种激素才能发挥作用,这种现象称为允许作用。如糖皮质激素本身对血管平滑肌并无收缩作用,但必须有糖皮质激素存在,去甲肾上腺素才能更好地发挥收缩血管的作用。其原因可能是糖皮质激素能增加血管平滑肌细胞表面的肾上腺素受体数量,促进受体介导的细胞内信号传递过程。

三、激素的化学本质及作用机理

(一)激素的分类

激素分类方法有多种,根据激素分子的化学结构,激素可分为胺类激素、肽与蛋白质类激素和脂类激素三大类。

胺类激素多为氨基酸的衍生物,包括肾上腺素、去甲肾上腺素、甲状腺激素和褪黑素等。肽和蛋白质类激素种类及数量繁多,包括下丘脑调节肽、神经垂体激素、腺垂体激素、

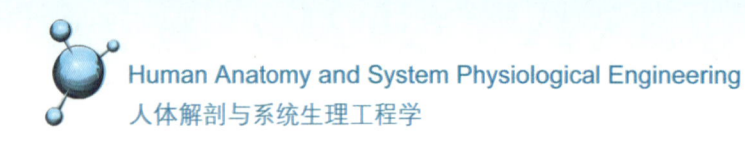

甲状旁腺激素、胰岛素以及胃肠激素等。因胺类激素、肽与蛋白质类激素这两类激素的分子结构中都含有氮原子,因此统称为含氮类激素。脂类激素包括类固醇激素和脂肪酸衍生物类激素。类固醇激素均由胆固醇合成,包括肾上腺皮质激素和性激素等,如孕酮、睾酮、醛固酮、雌二醇和皮质醇等。这些激素都含有17碳的环戊烷多氢菲结构,也称甾体激素。胆钙化醇(即1,25-二羟维生素D_3)是在皮肤、肝、肾等器官合成的胆固醇衍生物,因其环戊烷多氢菲四环结构中的B环被打开,也称固醇类激素,其作用特征和机制等都与类固醇激素相似。脂肪酸衍生物类激素主要指甘烷酸类,包括由花生四烯酸转化而来的前列腺素族、血栓素类和白细胞三烯等。

根据激素分子的水溶性,可将其分为亲水激素和亲脂激素。肽类激素、蛋白质类激素及儿茶酚胺类激素等为亲水激素,类固醇激素、甲状腺激素等为亲脂激素。

(二)激素的作用机理

激素作为细胞间的化学信使物质(信号分子),首先与靶细胞上的相应受体结合,然后启动细胞内的信号转导系统,进而使细胞的功能活动发生相应的改变。激素受体大多数存在于细胞膜上(膜受体),如多数含氮激素的受体;有的在细胞内(胞质受体或胞核受体),如类固醇激素和甲状腺激素的受体等。

1.含氮类激素的作用机制(第二信使学说)

多数含氮激素不能通过细胞膜直接进入细胞,需要先与细胞膜上的受体结合,然后通过信号跨膜转导途径产生细胞反应。膜受体是一类跨膜蛋白质分子,主要有离子通道偶联受体、G蛋白偶联受体、酪氨酸激酶受体、酪氨酸激酶结合型受体和鸟苷酸环化酶受体等。经G蛋白偶联受体介导的信号转导过程需经第二信使介导。起第二信使作用的有cAMP、cGMP、IP_3、DG及Ca^{2+}等。

第二信使学说的主要内容可表述为以下几点:①激素是第一信使,与靶细胞膜上的特异性受体结合;②激素受体复合物激活G蛋白,活化的G蛋白激活细胞内的腺苷酸环化酶;③在Mg^{2+}存在的条件下,腺苷酸环化酶使ATP转变为cAMP,细胞内cAMP浓度升高;④cAMP作为第二信使激活蛋白激酶,进而激活磷酸化酶,引起靶细胞与其功能相适应的生理生化反应(见图14-1)。不同的第二信使会有不同的传递信息的细胞因子,具体作用机制也会有所不同。含氮类激素大都是通过上述机制发挥作用。

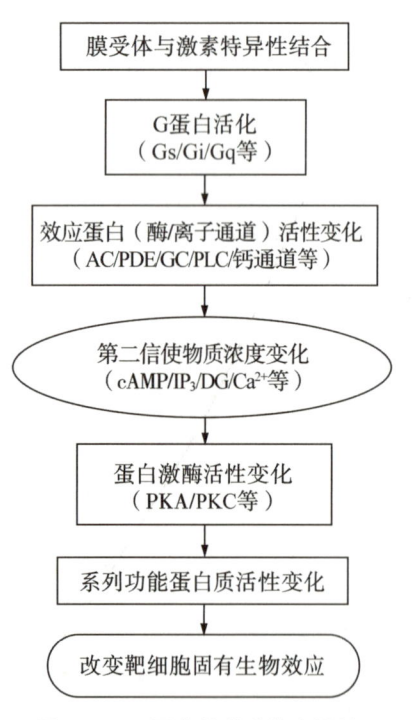

图14-1 G蛋白偶联受体介导的信号转导途径

激素经第二信使cAMP介导的途径不仅可产生核外效应,即激活或抑制一系列特定的酶而调节代谢过程;还可产生核内效应,即启动和调节基因转录,合成新的功能蛋白质。

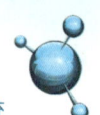

2.类固醇激素作用机制(基因表达学说)

许多亲脂激素具有分子量小、脂溶性高、能透过细胞膜进入细胞内的特点。该类激素进入细胞后,先与细胞内受体结合形成激素-受体复合物,受体构型改变,使激素-受体复合物转移到细胞核内,与靶基因上特定位置的激素反应元件结合,促进或抑制特定基因的转录,进而增加或减少特殊功能蛋白质的合成而引起细胞功能的相应改变。由于胞质受体与激素结合后也要进入核内发挥作用,因此通常也视胞质受体为核受体。核受体是一个超家族,包括类固醇激素受体、甲状腺激素受体、维生素 D_3 受体和维甲酸受体等。

甲状腺激素虽属含氮激素,但它可进入细胞,与核受体结合调节基因表达。近些年发现,细胞膜上也存在某些类固醇激素受体或结合位点,如在神经元上发现存在糖皮质激素的膜受体。

(三)激素作用的终止

激素产生的调节效应只有及时终止,才能保证靶细胞不断接受新信息,适时产生精确调节。激素作用的终止是许多环节综合作用的结果,包括:①激素分泌的调节系统使内分泌细胞能适时终止分泌激素,如激素与受体分离;②提高磷酸二酯酶活性,水解 cAMP,终止该途径的信号转导;③激素被靶细胞内处理,如被溶酶体酶灭活等;④激素在肝、肾等脏器和血液循环中被降解。此外,激素在信号转导过程中常生成一些中间物质,也能限制自身信号转导过程。

(四)激素分泌的调节

激素的分泌除了有本身的分泌规律,如基础分泌、昼夜节律、脉冲式分泌等外,不同激素之间还形成多级(层次)调节关系,发生相互影响。此外,激素分泌还受神经系统的调节。

1.生物节律性分泌

许多激素呈节律性分泌,即不是以恒定速率的连续性分泌,而是按一定时间间隔的波动式分泌。例如,促肾上腺皮质激素、生长激素、褪黑素、皮质醇等表现为昼夜节律性分泌;女性生殖周期中性激素呈月周期性分泌;甲状腺激素则存在季节性周期波动。激素分泌的这种节律性受机体的生物钟控制,下丘脑视交叉上核是生物钟的关键部位所在。

2.体液调节

体液调节的主要形式是反馈调节。内分泌细胞除了能合成与释放其自身的激素外,还有感受激素产生的生物学效应的能力,从而使内分泌细胞能调整分泌激素的速率,以适应机体功能的需要,维持稳态。

(1)直接反馈调节。当刺激引起内分泌细胞分泌激素时,该细胞即受到靶细胞及激素所造成的体液成分变化的调节,包括正反馈和负反馈,多为负反馈(见图 14-2A)。如餐后血糖水平升高可直接刺激胰岛 B 细胞分泌胰岛素,使血糖降低;血糖降低反过来使胰岛素分泌减少,从而维持血糖水平的相对稳定。

(2)轴系反馈调节。一些激素常可影响其他激素的分泌,如下丘脑-腺垂体-靶腺轴调

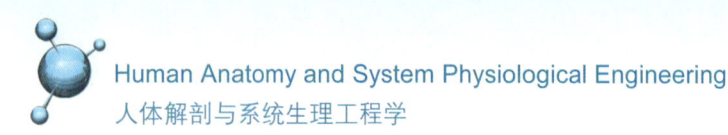

节系统就是控制激素分泌稳态的一个调节环路,下丘脑激素可调节腺垂体激素的分泌,腺垂体激素又调节其他靶腺的分泌活动。一般而言,在调节轴系中,高位激素对下位内分泌细胞活动有促进作用;而下位激素对高位内分泌细胞活动多起抑制性作用,从而形成具有自动控制能力的反馈环路(见图 14-2B),维持血中各级激素的相对稳定。人体内的轴系主要有下丘脑-腺垂体-甲状腺轴、下丘脑-腺垂体-肾上腺皮质轴和下丘脑-腺垂体-性腺轴等。临床上利用这种反馈调节模式,可人为干预激素的分泌。如用雌激素类似物可反馈抑制下丘脑-腺垂体-性腺轴上的垂体促性腺激素的分泌,阻碍卵泡发育成熟和抑制雌激素分泌,从而达到避孕的目的。

3.神经调节

体内的内分泌腺和散在的内分泌细胞都受神经系统的直接或间接控制。如紧张等应激状态下,交感神经系统活动兴奋,肾上腺髓质分泌儿茶酚胺类激素增加,以适应机体活动的需求;而在夜间睡眠期间,迷走-副交感神经活动占优势,又可促进胰岛 B 细胞分泌胰岛素,有助于机体的合成代谢和能量积蓄(见图 14-2C)。下丘脑是神经系统与内分泌系统相互联系的重要枢纽,下丘脑与中枢神经系统有着广泛的神经联系,体内和体外的许多刺激通过中枢神经系统来影响下丘脑神经内分泌细胞的分泌活动,从而影响靶腺激素的分泌。

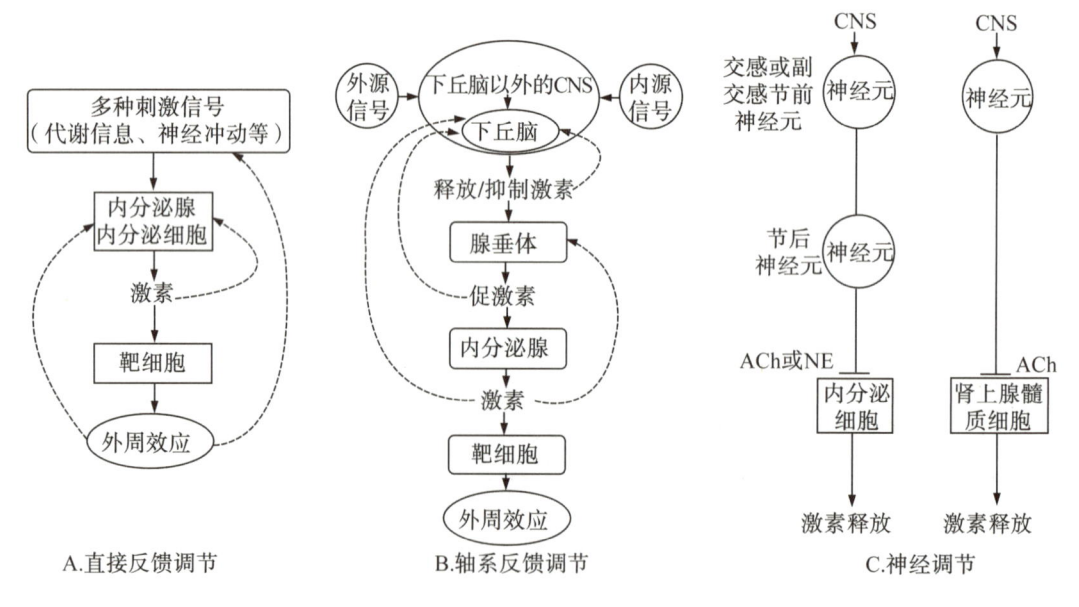

图 14-2 激素分泌的神经-体液调节途径

(王富武)

第二节 下丘脑和垂体

一、下丘脑的内分泌机能

下丘脑和垂体在形态和功能上联系极为密切,可以将它们看作一个功能单位,称下丘脑-垂体单位或下丘脑-垂体系统,包括下丘脑-神经垂体系统和下丘脑-腺垂体系统。

下丘脑神经核团密集,不仅是中枢神经系统的重要脑区,同时还是机体神经-体液调节机制的核心部位或高级枢纽。下丘脑中有一些能分泌肽类物质的神经元,通称肽能神经元(peptidergic neuron),它们分泌的肽类物质称为神经肽(neuropeptide)。神经肽可作为神经激素释放,并通过血液运输发挥作用,因此分泌神经肽的细胞被视为神经内分泌细胞。在下丘脑的内侧基底部,包括视前区、腹内侧核、视交叉上核、弓状核、室周核以及室旁核内侧等区域,该区域的肽能神经元分泌的肽类激素主要作用是调节腺垂体的活动,故该区域称为下丘脑促垂体区,该类激素又称下丘脑调节肽或下丘脑神经激素,包括促释放激素(releasing hormone)和释放抑制激素(release-inhibiting hormone)。下丘脑调节肽共有9种,其中促释放激素可促进垂体相应分泌细胞中激素的合成与分泌,而释放抑制激素的作用则相反(见表14-1)。

表14-1 下丘脑主要内分泌激素

主要激素	英文全称及缩写主要结构	主要功能
促甲状腺激素释放激素	thyrotropin releasing hormone,TRH	3肽,促进TSH、PRL释放
促性腺激素释放激素	gonadotropin releasing hormone,GnRH	10肽,促进LH、FSH释放
生长激素释放激素	growth hormone releasing hormone,GRH	44肽,促进GH释放
生长激素抑制激素(生长抑素)	somatostatin,SOM	14肽,抑制GH释放
促肾上腺皮质激素释放激素	corticotropin releasing hormone,CRH	41肽,促进ACTH释放
催乳激素释放激素	prolactin releasing hormone,PRH	促进PRL释放
催乳激素释放抑制激素	prolactin inhibiting hormone,IH	多巴胺,抑制PRL释放
黑素细胞刺激素释放激素	melanocyte stimulating hormone releasing hormone,MSRH	5肽,促进MSH释放
黑素细胞刺激素释放抑制激素	melanocyte stimulating hormone inhibiting hormone,MSIH	3肽,抑制MSH释放
抗利尿激素	antidiuretic hormone,ADH	促进肾脏重吸收水、血管升压
催产素	oxytocin,OXT	促进子宫收缩、乳腺发育

二、垂体的形态分部和组织结构特征

垂体位于颅骨蝶鞍垂体窝内,悬垂于脑的底面,通过垂体柄与下丘脑相连。垂体为一椭圆形小体,体积约 1 cm×1 cm×0.5 cm,重约 0.5 g,表面包以结缔组织被膜。垂体由腺垂体和神经垂体两部分组成。其中,腺垂体分为远侧部、中间部和结节部三部分,中间部位于远侧部和神经部之间,结节部围在漏斗部周围;神经垂体分为神经部和漏斗两部分,漏斗与下丘脑相连,包括漏斗柄和正中隆起,结节部和漏斗柄合称垂体柄。腺垂体远侧部又称垂体前叶,中间部和神经部合称垂体后叶。

(一)腺垂体

腺垂体的腺细胞排列成团索状或围成滤泡,其间有丰富的毛细血管和少量结缔组织。

1.远侧部

远侧部是腺垂体的主要部分。在 HE 染色标本中,根据对染料的亲和力不同,腺细胞被分为嗜色细胞和嫌色细胞两大类。嗜色细胞又分为嗜酸性细胞和嗜碱性细胞两种。

嗜酸性细胞约占远侧部腺细胞总数的 40%,细胞呈圆形或卵圆形,胞质内含嗜酸性颗粒。嗜酸性细胞有生长激素细胞和催乳激素细胞两种。

(1)生长激素细胞。生长激素细胞数量较多,胞质内含有大量电子密度高而均匀的分泌颗粒,分泌生长激素(GH)。生长激素是一种含 191 个氨基酸残基的蛋白质类激素,广泛影响机体多种器官和组织的代谢过程。生长激素的作用有以下方面。

①生长激素的促生长作用:生长激素可促进骨骼发育,刺激骺软骨生长,使骨增长。在未成年时期,生长激素分泌不足可导致垂体性侏儒症,分泌过多则引起巨人症,成年后生长激素分泌亢进会发生肢端肥大症。生长激素促进机体生长(特别是骨和软骨的生长)主要是通过生长素介质(又称胰岛素样生长因子,insulin-like growth factor,IGF)的间接作用来实现的。

②生长激素对代谢的作用:生长激素参与对物质代谢和能量代谢的调节,在蛋白质、脂类和糖代谢中起重要作用。生长激素能通过加速 DNA 和 RNA 合成,促进蛋白质的合成,同时降低蛋白质的分解;生长激素能使储存状态的脂肪进入细胞,促进脂肪分解氧化;生长激素还能通过对抗胰岛素的作用使外周组织对糖的摄取利用减少,减少葡萄糖的消耗,并抑制肝糖原生成,促进糖原分解,使血糖浓度升高;生长激素还能促进机体对钠、钾、钙、磷、硫等元素的摄取和利用。

多种下丘脑激素可对生长激素分泌起调节作用,如生长激素释放激素(GHRH)和生长抑素(GHRIH)可分别对腺垂体分泌生长激素起促进和抑制作用;促甲状腺激素释放激素(TRH)和血管加压素有促进生长激素分泌的作用。另外,甲状腺激素、胰高血糖素、雌激素和雄激素等多种激素都能促进生长激素的分泌。低血糖、血中游离脂肪酸降低和血液中某些氨基酸增加亦可促进生长激素的分泌,特别是低血糖对生长激素分泌的刺激作用最强。运动、应激刺激、创伤、饥饿(蛋白质缺乏)等均可促进生长激素分泌。睡眠亦可对生长激素分泌产生影响,夜间生长激素的分泌量约占全天分泌量的 70%,特别是慢波睡眠期生长激素分泌达到高峰。

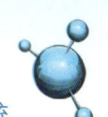

(2)催乳激素细胞。催乳激素细胞呈椭圆形或不规则形。男女两性的垂体前叶均有催乳激素细胞,在女性较多,尤其在妊娠期和哺乳期妇女的腺垂体,此细胞功能更旺盛。该细胞分泌的催乳激素(PRL)也属于蛋白质类激素,是一种含199个氨基酸残基的单链多肽。

催乳激素的主要功能是促进乳腺发育和乳汁分泌。此外,催乳激素对卵巢功能亦有调节作用:一方面,少量催乳激素通过刺激LH受体增加而促进黄体功能,从而维持分泌孕激素;另一方面,大剂量催乳激素又能降低黄体对LH的敏感性而导致黄体溶解。当垂体分泌催乳激素过多时,过量催乳激素会促进乳汁分泌,同时抑制卵巢功能,临床上患闭经溢乳综合征的女性表现为闭经、溢乳和不孕,患者一般存在无排卵与雌激素水平较低,而血中催乳激素浓度却异常增高。在应激状态下,血中催乳激素浓度升高,常与ACTH和GH浓度的升高相伴随。催乳激素还协同一些细胞因子促进淋巴细胞的增殖,促进B淋巴细胞分泌抗体。催乳激素和生长激素对胸腺T淋巴细胞正常分化是不可缺少的。

下丘脑分泌的催乳素释放激素(PRH)和催乳素释放抑制激素(PIH)分别对腺垂体释放催乳激素起着促进和抑制作用,但通常后者的作用占优势。促甲状腺激素释放激素、阿片样物质、雌激素和催产素等可刺激催乳激素的分泌。哺乳期间,婴儿对乳头的吸吮刺激可通过神经反射,促进PRH释放增加,进而使腺垂体增加催乳激素分泌。应激、紧张、剧烈运动、睡眠、性交等均可通过反射调节促进催乳激素分泌增加。生理状态时,催乳激素的分泌受神经递质多巴胺的抑制性调节。因此,某些药物(如多巴胺拮抗剂)可促进催乳激素的分泌;而多巴胺激动剂则抑制催乳激素的分泌。

嗜碱性细胞约占远侧部腺细胞总数的10%,细胞椭圆形或多边形,胞质内含嗜碱性颗粒,所分泌的激素属于糖蛋白类激素。远侧部有三种嗜碱性细胞:①促甲状腺激素细胞呈多角形,胞质内颗粒较小,多分布在细胞的边缘。此细胞分泌促甲状腺激素,能促进甲状腺发育,并作用于甲状腺滤泡上皮,促进甲状腺素的合成和释放。②促肾上腺皮质激素细胞体积较小,呈不规则形,胞质内的分泌颗粒较大,分布于胞质周边。这种细胞分泌促肾上腺皮质激素(ACTH)。ACTH能促进肾上腺皮质分泌肾上腺糖皮质激素,特别是促进糖皮质激素的分泌。③促性腺激素细胞体积大,圆形或椭圆形,胞质内颗粒大小中等。此细胞分泌卵泡刺激素和黄体生成素。卵泡刺激素在女性可促进卵泡发育,在男性可促进生精小管的支持细胞合成雄激素结合蛋白,以促进精子的发生。黄体生成素在女性可促进排卵和黄体形成,在男性可促进睾丸间质细胞分泌雄激素,故又称间质细胞刺激素。

嫌色细胞约占远侧部腺细胞总数的50%,细胞体积小,呈圆形或多角形。嫌色细胞胞质少,着色浅,外形不清楚,电镜下观察,部分嫌色细胞胞质内可见少量分泌颗粒,因此认为这些细胞可能是脱颗粒的嗜色细胞,或是处于形成嗜色细胞的初级阶段。

2.中间部

中间部是位于远侧部和神经部之间的狭窄区域。人垂体中间部退化,仅占垂体体积的2%左右。中间部有嫌色细胞、嗜碱性细胞和少量大小不等的滤泡,滤泡腔中含有胶质。中间部的嗜碱性细胞主要是黑素细胞刺激素细胞,分泌黑素细胞刺激素(MSH)。黑素细胞刺激素可促进两栖类黑色素的生成,使皮肤黑素细胞中的黑素颗粒扩散,皮肤颜色变深。MSH的分泌主要受下丘脑促黑激素释放激素(MRF)和促黑激素释放抑制激素

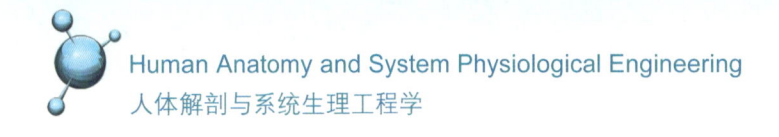

(MIF)的调控，但后者的抑制作用占优势。血中 MSH 浓度升高时，也可通过负反馈抑制腺垂体 MSH 的分泌。

3.结节部

结节部包围在神经垂体的漏斗柄周围。由于垂体门微静脉从结节部通过，所以此处的血管非常丰富。结节部的腺细胞呈索状排列于血管之间，细胞较小，主要为嫌色细胞。

（二）神经垂体

神经垂体位于脑垂体的后部，主要由无髓神经纤维和神经胶质细胞组成。神经垂体内没有腺细胞，但含有丰富的毛细血管。下丘脑前区的视上核和室旁核含有大型神经内分泌细胞，这些神经元轴突较长，经垂体漏斗柄终止于神经垂体的神经部，构成下丘脑 神经垂体束，也是神经部无髓神经纤维的主要来源。神经部的胶质细胞又称垂体细胞，其形状和大小不一，具有支持和营养神经纤维的作用。

视上核和室旁核的神经内分泌细胞合成血管升压素（vasopressin，也称抗利尿激素，antidiuretic hormone，ADH）和缩宫素（oxytocin，也称催产素）。这些激素在神经内分泌细胞胞体内合成，形成分泌颗粒，经轴突运输到位于神经垂体的神经部储存，并释放入毛细血管。在轴突沿途和终末，分泌颗粒常聚集成团，使轴突呈串珠状膨大，在光镜下表现为大小不一的嗜酸性团块，称赫令体。血管升压素可使小动脉平滑肌收缩，血压升高，还可促进肾远曲小管和集合管重吸收水，使尿液浓缩。若此激素分泌减少，可导致尿崩症。缩宫素可引起子宫平滑肌收缩，有助于孕妇分娩，并促进乳腺分泌。

三、下丘脑-腺垂体系统

腺垂体主要由大脑基底动脉环发出的垂体上动脉供应血液。垂体上动脉穿过结节部上端，进入神经垂体的漏斗，在该处分支并吻合形成有孔毛细血管网，称第一级毛细血管网。这些毛细血管网下行到结节部汇集形成数条垂体门微静脉，后者下行进入远侧部，再次分支并吻合形成第二级毛细血管网。垂体门微静脉及其两端的毛细血管网共同构成垂体门脉系统。

下丘脑内侧基底部（包括正中隆起、弓状核、腹内侧核、视交叉上核及室周核等，即促垂体区）的神经内分泌细胞的轴突末梢与垂体门脉系统的第一级毛细血管网接触，其分泌的肽类激素直接进入垂门脉系统，到达腺垂体，再从第二级毛细血管网透出，作用于腺垂体的内分泌细胞。因此，下丘脑通过产生的释放激素和释放抑制激素，经下丘脑腺垂体束和垂体门脉系统，调节腺垂体内各种细胞的分泌活动。它们形成一个功能整体，称为下丘脑-腺垂体系统（见图 14-3）。

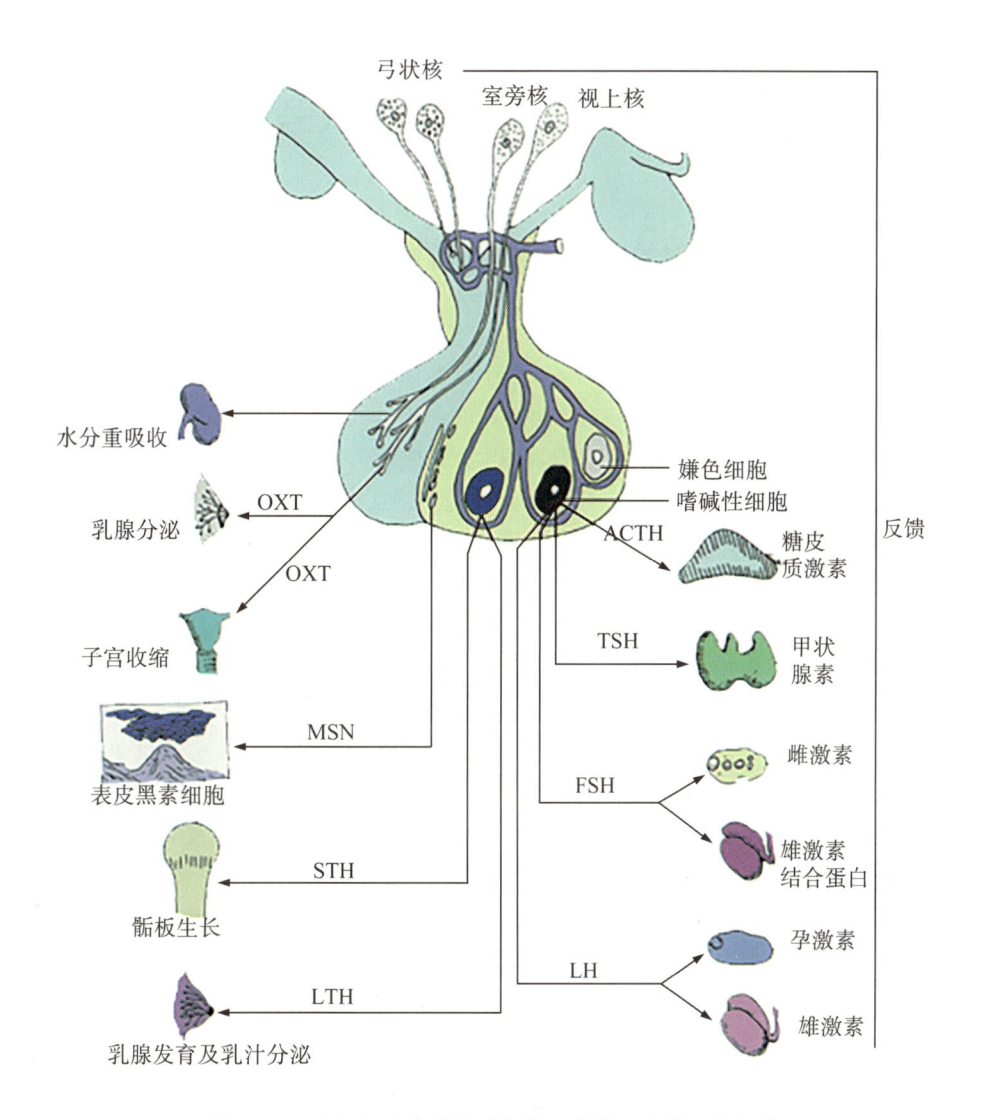

图 14-3　下丘脑、垂体激素对靶器官的作用及其反馈调节

四、下丘脑-神经垂体系统

下丘脑和神经垂体存在密切的关系，二者实为一个整体。下丘脑视上核和室旁核的神经内分泌细胞的轴突经垂体漏斗柄到达神经垂体的神经部，构成下丘脑-神经垂体束。神经内分泌细胞合成的抗利尿激素和缩宫素以分泌颗粒的形式，经轴突运输到位于神经垂体的神经部储存，并释放入毛细血管，再随血液循环到达靶器官和靶细胞发挥作用。因此，神经垂体是下丘脑激素的贮存和释放部位，与下丘脑在结构和功能上都是一个整体。

第三节　甲状腺和甲状旁腺

一、甲状腺和甲状旁腺的位置、形态和结构

(一) 甲状腺的位置、形态和结构

人的甲状腺(thyroid gland)重 20～30 g，是人体内最大的内分泌腺。甲状腺位于气管上端两侧，甲状软骨下方，分为左右两叶，中间由较窄的峡部相连，呈"H"形。

甲状腺表面包有薄层致密结缔组织，称甲状腺被囊。被囊结缔组织伸入甲状腺实质，将腺体分成大小不等的小叶。囊外有颈深筋膜包绕，且甲状腺侧叶与环状软骨之间常有韧带样结缔组织相连，故吞咽时，甲状腺随着喉上下移动。

甲状腺主要由许多大小不等的圆形或不规则形的滤泡组成，滤泡由滤泡上皮细胞围成，中央为滤泡腔。滤泡上皮细胞(follicular epithelial cell)为单层立方上皮，可合成与释放甲状腺激素。滤泡腔内充满均质、嗜酸性的胶质，胶质为上皮细胞的分泌物，主要由甲状腺球蛋白组成。滤泡上皮细胞的形态和滤泡中胶质的量随甲状腺功能状态的不同而发生相应的变化(见图 14-4)。滤泡上皮细胞通常为立方形，当甲状腺功能活跃时，细胞变高，胶质减少；反之，细胞变低呈扁平形，胶质增多。电镜下观察，滤泡上皮细胞胞质内有较丰富的粗面内质网和较多的线粒体，溶酶体散在于胞质内，高尔基复合体位于核上区。顶部胞质内有电子密度中等、体积较小的分泌颗粒，还有从滤泡腔摄入的低电子密度的胶质小泡。滤泡上皮基底面有完整的基膜。在甲状腺滤泡之间和滤泡上皮细胞之间，可见散在分布的滤泡旁细胞(parafollicular cell)，可分泌降钙素(calcitonin, CT)降低血钙。滤泡旁细胞体积稍大，在 HE 染色切片上胞质着色浅淡，在镀银染色切片上可见其胞质内有黑色的嗜银分泌颗粒。

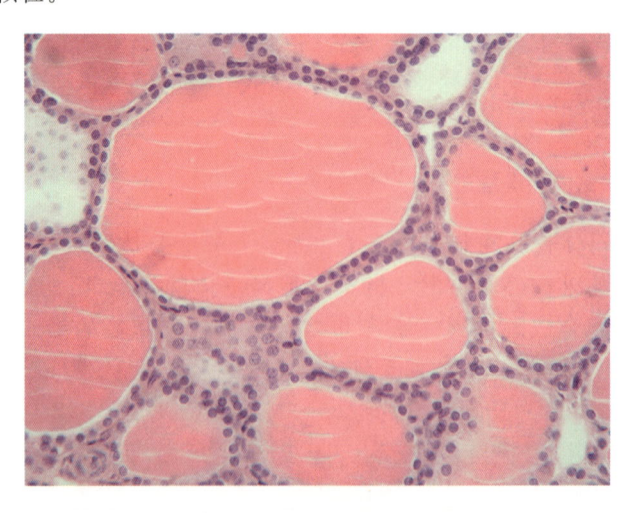

图 14-4　甲状腺光镜下的结构

（二）甲状旁腺的位置、形态和结构

甲状旁腺有上下两对，分别位于甲状腺左、右叶的背面。单个腺体呈扁椭圆形，腺表面包有薄层结缔组织被膜，实质内腺细胞排列成索团状，其间有丰富的毛细血管、散在的脂肪细胞及少量结缔组织。

甲状旁腺的腺细胞分主细胞和嗜酸性细胞两种。主细胞数量最多，呈多边形，核圆，居中，HE 染色胞质着色浅。主细胞分泌甲状旁腺激素（PTH），可升高血钙。从青春期开始，甲状旁腺内出现嗜酸性细胞，并随年龄增长而增多。嗜酸性细胞体积较主细胞大，核较小，染色深，胞质呈强嗜酸性，电镜下胞质内富含线粒体。嗜酸性细胞的功能不明。

二、甲状腺激素的合成、分泌与代谢

（一）甲状腺激素的合成

甲状腺激素合成的主要原料为碘和甲状腺球蛋白，甲状腺球蛋白由甲状腺上皮细胞合成后分泌到腺泡腔内贮存。甲状腺球蛋白的酪氨酸残基经碘化后形成甲状腺激素。甲状腺激素的合成过程包括四步：腺泡聚碘、I^- 的活化、酪氨酸的碘化与碘化酪氨酸的缩合（见图 14-5）。

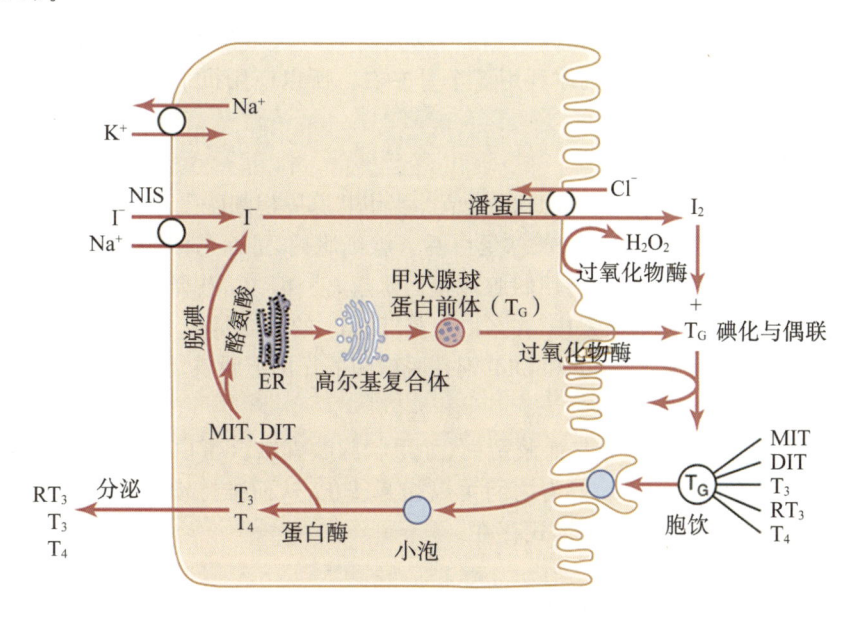

图 14-5　甲状腺激素的合成与代谢

1. 腺泡聚碘

甲状腺激素主要包括四碘甲状腺原氨酸（T_4，又称甲状腺素）和三碘甲状腺原氨酸（T_3）两种，二者都是酪氨酸碘化物。食物中的碘化物主要以 I^- 的形式被小肠吸收，甲状腺内 I^- 的浓度比血液中 I^- 的浓度高 20~25 倍。所以，甲状腺腺泡细胞摄取碘的过程是逆电化学梯度进行的主动转运过程，即由位于腺泡上皮细胞基底侧膜的钠-碘同向转运体介导，并依赖 Na^+-K^+-ATP 酶活动所提供的能量来完成主动转运。

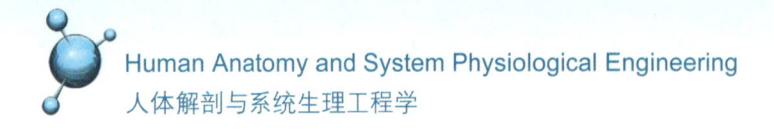

2. 碘的活化

进入腺泡上皮细胞的 I^-，在腺泡上皮细胞顶端膜与腺泡腔的交界处，经甲状腺过氧化酶（TPO）催化被氧化为活性形式，即活化碘。

3. 酪氨酸的碘化

活化碘取代酪氨酸残基苯环上的氢原子的过程称酪氨酸的碘化。在 TPO 催化下，被活化的碘与甲状腺球蛋白分子上的酪氨酸残基结合，取代其苯环 3、5 位上的氢，在酪氨酸苯环的 3 位加碘，生成一碘酪氨酸（monoiodotyrosine，MIT）；再在 5 位加碘，形成二碘酪氨酸（diiodotyrosine，DIT）。

4. 碘化酪氨酸的缩合或偶联

在甲状腺球蛋白分子上，两分子的 DIT 偶联缩合为 T_4，一分子 DIT 和一分子 MIT 偶联缩合为 T_3，缩合过程也是由 TPO 催化的。在一个甲状腺球蛋白分子上，T_3 与 T_4 的比值一般为 1∶20，但该比值受碘含量的影响。当甲状腺的碘化活动增强时，DIT 增多，T_4 含量相应增加；缺碘时，MIT 增多，T_3 含量相应增加。TPO 在甲状腺激素的合成过程中起关键作用，所以临床上能抑制 TPO 活性的药物（如硫脲嘧啶）可用于治疗甲状腺功能亢进。

（二）甲状腺激素的贮存、释放、运输和代谢

1. 甲状腺激素的储存

甲状腺球蛋白分子形成甲状腺激素后，以胶质的形式储存于滤泡腔内。滤泡腔内甲状腺激素的储存量很大，可供机体利用 3 个月左右。所以应用抗甲状腺药物时，需要用药较长时间才能奏效。

2. 甲状腺激素的释放

甲状腺激素的分泌、释放受 TSH 的调节。当甲状腺腺泡细胞受到 TSH 刺激后，细胞通过吞饮作用，将含有 T_3、T_4 的甲状腺球蛋白吞入腺细胞内，进而与溶酶体融合形成吞噬体。在溶酶体蛋白水解酶的作用下，将甲状腺球蛋白水解，使 T_4、T_3 被释放，游离的 T_4 和 T_3 迅速进入血液。甲状腺分泌的激素中，90% 以上是 T_4，T_3 的分泌量较少，但 T_3 的生物活性为 T_4 的 3~8 倍。水解下来的 MIT 和 DIT 则在脱碘酶的作用下脱碘，脱下的碘再重新利用。

3. 甲状腺激素的运输

T_4 释放入血后，绝大部分与血浆蛋白（如甲状腺激素结合蛋白）结合，没有生物活性；少部分以游离状态形式运输。二者之间可以相互转化，从而维持动态平衡。T_3 与载体蛋白的亲和力小得多，主要以游离形式存在。

4. 甲状腺激素的代谢

甲状腺激素有三种主要降解方式：一是脱碘降解，如大部分 T_4 在外周组织脱碘酶作用下转变为 T_3（约 50%），血液中的 T_3 有 75% 由 T_4 转化而来。T_3 可再经脱碘变成二碘、一碘及不含碘的甲状腺氨酸。二是在肝内与葡萄糖醛酸或硫酸结合，经胆汁排入肠腔，部分被吸收，部分随粪便排出。三是在肝和肾组织脱氨基和羧基后，分别形成四碘甲状腺醋酸与三碘甲状腺醋酸，随尿排出体外。

三、甲状腺激素的生物学作用

甲状腺激素可与全身大多数细胞的特异性受体结合，广泛作用于全身组织器官，促进

物质与能量代谢,促进生长和发育。

(一)对新陈代谢的影响

1.对能量代谢的影响

甲状腺激素能提高机体绝大多数组织的耗氧率,增加产热量,显著提高基础代谢率。产热效应可能与甲状腺激素能促进 Na^+-K^+-ATP 酶活性升高有关。甲状腺功能亢进时,产热量增加,基础代谢率可升高 50%～100%,患者喜凉怕热,容易出汗,消瘦,体重下降;而甲状腺功能低下时,产热量减少,基础代谢率可降低 30%～45%,患者喜热畏寒,食欲下降。甲状腺激素也能促进脂肪酸氧化,产生大量热能,提高基础代谢率。

2.对物质代谢的影响

(1)蛋白质代谢。正常剂量的甲状腺激素可加速蛋白质与各种酶的生成,特别是肌肉、肝与肾的蛋白质合成明显增加,引起正氮平衡,对儿童的生长发育具有重要意义。但当甲状腺激素分泌过多时,则促进蛋白质分解,特别是加速骨骼肌和骨的蛋白质分解,引起负氮平衡,出现肌肉消瘦无力、高血钙、高尿钙和骨质疏松。甲状腺激素分泌不足时,蛋白质合成减少,但组织间的黏蛋白增多,结合大量的正离子和水分子,使皮下组织细胞间液增加,引起黏液性水肿。

(2)糖代谢。甲状腺激素促进小肠黏膜对糖的吸收,促进肝糖原分解,抑制肝糖原合成,增强糖异生和糖酵解,并能增强肾上腺素、胰高血糖素、皮质醇和生长激素的糖原异生作用,使血糖升高。但同时,甲状腺激素又可加强外周组织对糖的摄取和利用,促进糖的分解代谢,有降低血糖的作用。所以,甲状腺功能亢进患者进食后血糖常迅速升高,甚至出现糖尿,但随后血糖又快速降低。

(3)脂类代谢。甲状腺激素能促进脂肪酸氧化,增强儿茶酚胺与胰高血糖素对脂肪的分解作用。甲状腺激素既促进胆固醇的合成,又可通过肝加速胆固醇的降解,且分解速度超过合成速度。所以,甲状腺功能亢进患者血中胆固醇含量低于正常值。

甲状腺功能亢进时,由于蛋白质、糖和脂肪的分解代谢增强,所以患者常感饥饿,食欲旺盛,且明显消瘦。

(二)对生长与发育的影响

甲状腺激素是机体正常生长发育必需的激素,在婴儿时期作用最明显。甲状腺激素主要是促进骨和脑组织的生长发育,与生长激素有协同效应。若甲状腺激素缺乏,垂体分泌的生长激素也减少。先天或幼年时缺乏甲状腺激素可导致长骨发育迟缓而身材矮小以及脑的发育障碍而智力低下,称呆小症(又称克汀病)。治疗呆小症应在婴儿出生后 3 个月左右及时补充甲状腺激素,否则将错过最佳治疗时机。

(三)对神经系统的影响

甲状腺激素不仅影响中枢神经系统的发育,对维持已分化成熟的神经系统的兴奋性亦有重要作用。若甲状腺功能亢进,会导致中枢神经系统的兴奋性过高,出现失眠、注意力不易集中、喜怒失常、肌肉震颤等。相反,若甲状腺功能低下,中枢神经系统兴奋性降低,患者会出现表情淡漠、记忆力下降、语言和行动迟缓等症状。

（四）对心血管系统的影响

甲状腺激素可使心率增快,促进心肌细胞肌质网释放钙离子,增加心肌肌动蛋白和肌球蛋白的数量以及 Na^+-K^+-ATP 酶的数量和活性,还能增加心肌细胞膜上 $β_1$ 肾上腺素受体的数量,提高心肌对儿茶酚胺的敏感性,从而增强心肌收缩力,增加心输出量与心做功量。甲状腺激素还能增加血管平滑肌细胞肾上腺素受体的数量,提高血管壁的张力。甲状腺功能亢进患者会出现心动过速,心肌细胞变性、肥大,心律失常乃至心力衰竭。

（五）对其他系统的影响

甲状腺激素可增加呼吸的频率和深度,加强呼吸功能;促进胃肠蠕动和消化腺的分泌,加强消化吸收功能;增加组织对内分泌激素的需要量,促进激素分泌,提高多种激素的代谢率;促进生殖系统发育,维持正常的性功能等。

四、甲状腺功能的调节

甲状腺功能活动主要受下丘脑-腺垂体-甲状腺轴的调节,此外,甲状腺还可进行一定程度的自身调节和神经调节(见图 14-6)。

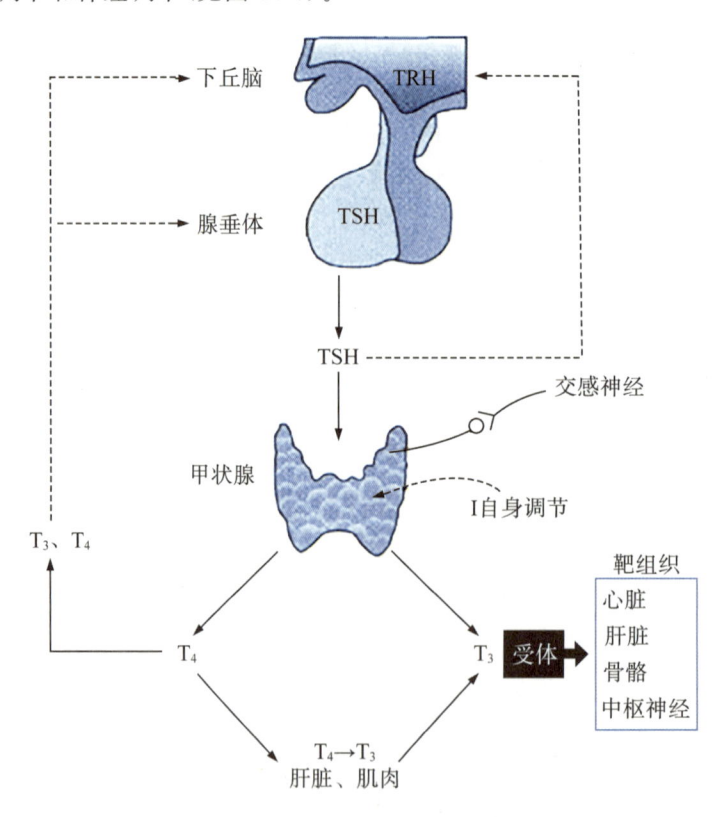

图 14-6 甲状腺激素分泌的调节

（一）下丘脑-腺垂体-甲状腺轴的调节作用

腺垂体分泌的促甲状腺激素(TSH)是调节甲状腺功能的主要激素。TSH 的分泌受下丘脑 TRH 控制,TSH 又控制 TH 的分泌。体内各种刺激(如寒冷)通过感受器可刺激下丘脑分泌 TRH,再通过 TSH 与甲状腺滤泡上的受体结合,增加 TH 的分泌。当血中游离 T_3、T_4 的浓度升高时,可通过负反馈调节分别抑制 TRH 和 TSH 分泌,从而调控甲状腺激素的水平。TRH、TSH 和 TH 三者之间构成一个完整的控制系统。

(二)甲状腺的自身调节

甲状腺能根据血中碘的水平,改变其自身摄取碘及合成 TH 的能力,称为甲状腺的自身调节。甲状腺的自身调节不受 TSH 的影响。当血碘浓度较低时,甲状腺的碘转运机制增强,加速 TH 的合成;当血碘水平升高时,TH 合成有所增加;当血碘超过一定限度,TH 的合成在维持一段高水平之后开始明显下降。当血碘水平超过 1 mmol/L 后,甲状腺的摄碘能力下降;当血碘浓度超过 10 mmol/L 后,甲状腺的聚碘能力完全消失,甲状腺激素的合成显著减少。过量的碘抑制甲状腺摄碘及合成甲状腺激素的效应称碘阻滞效应(Wolff-Chaikoff 效应)。

(三)自主神经对甲状腺的影响

甲状腺受交感神经和副交感神经双重支配,交感神经兴奋可使 TH 合成增加,副交感神经兴奋则抑制 TH 的分泌。

(四)其他因素的影响

多种激素和免疫活性物质均可影响甲状腺的功能,如雌激素可促进 TH 的分泌,而生长激素和糖皮质激素可抑制 TH 的分泌。此外,白细胞介素、干扰素、某些生长因子等都可影响甲状腺细胞的生长以及甲状腺激素的合成和分泌。

五、钙磷代谢的内分泌调节

钙和磷是保证机体功能活动正常进行的重要元素。血清钙的稳态在骨生长、膜电位的稳定、细胞分裂与分泌、神经元兴奋及其传递、腺细胞分泌、肌肉收缩、酶活性、信号转导等过程中,都发挥着重要的作用。磷是骨盐中的主要成分,亦广泛参与能量储备、酶的磷酸化、DNA 和 RNA 的生成以及第二信使(cAMP、IP_3)的组成等。甲状旁腺分泌的甲状旁腺激素(PTH)与甲状腺滤泡旁细胞分泌的降钙素(CT)以及 1,25-二羟维生素 D_3 [1,25-$(OH)_2$-D_3]是调节钙、磷代谢的三种主要激素。

(一)甲状旁腺激素具有升高血钙和降低血磷的作用

PTH 是调节血钙、血磷水平的主要激素,其主要作用是升高血钙、降低血磷。骨是体内最大的钙储存库,占体内钙总量的 99%。PTH 可刺激破骨细胞活动,增强其溶骨作用,动员骨钙入血,使血钙浓度升高。PTH 可促进肾远曲小管、集合管对钙的重吸收,使尿钙减少,血钙升高;同时还抑制近曲小管对磷的重吸收,增加尿磷酸盐的排出,使血磷降低。PTH 这一作用是通过调节 Ca^{2+}-ATP 酶和 Na^+-Ca^{2+} 逆向转运体的活动来实现的。PTH 还能激活肾内的 1α-羟化酶,使维生素 D 转化为 1,25-$(OH)_2$-D_3,间接促进小肠和肾小管对钙和磷的吸收。PTH 在靶器官的作用几乎都是通过第二信使 cAMP 实现的。

PTH 的分泌主要受血钙水平的负反馈调节。血浆钙浓度下降时,可刺激甲状旁腺细

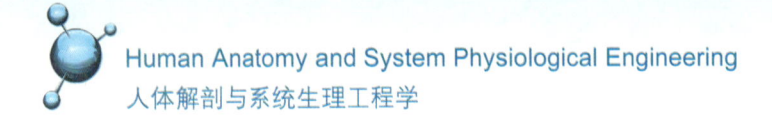

胞释放PTH，从而促进骨钙释放入血和增强肾小管对钙的重吸收，使血钙浓度迅速升高。反之，当血钙浓度升高时，PTH分泌减少，进而降低血钙浓度。长时间的高血钙可使甲状旁腺萎缩；而长时间的低血钙则可使甲状旁腺增生。除负反馈调节机制外，维生素D_3浓度升高时可降低表达PTH的基因的转录，从而减少PTH的分泌。另外，PTH的分泌还受其他一些因素影响，如血镁降低可刺激PTH的分泌，降钙素的大量释放可促进PTH的分泌，生长抑素能抑制PTH的分泌。

（二）降钙素是降低血中钙与磷水平的激素

降钙素（CT）是甲状腺滤泡旁细胞分泌的由32个氨基酸残基组成的多肽，其靶器官主要是骨和肾脏，主要是通过直接抑制破骨细胞的活性和增强肾脏对钙、磷的排泄而降低血钙和血磷水平。CT可抑制破骨细胞的活动，减弱溶骨过程，使骨组织释放钙、磷减少；CT可提高碱性磷酸酶的活性，增强成骨过程，促进骨的形成和钙、磷沉积的增加，从而使血钙与血磷水平降低。在某些破骨活动加速的疾病状态下，CT对骨质的溶解也有很强的抑制作用。在成人，CT对血钙水平影响不大，但由于儿童骨的更新速度很快，所以CT对儿童血钙的调节作用较明显。CT还能抑制肾小管对钙、磷、镁、钠、氯等离子的重吸收，增加它们在尿中的排出。

CT的分泌主要受血钙浓度的调节。当血钙浓度升高时，CT的分泌亦随之增加。进食后，一些胃肠激素，如促胃液素、缩胆囊素、胰高血糖素以及促胰液素等都有促进CT分泌的作用，其中以促胃液素的作用为最强。此外，血镁浓度升高也可刺激CT分泌。

（三）$1,25\text{-}(OH)_2\text{-}D_3$是调节钙、磷代谢的维生素D的主要活性形式

维生素D_3是胆固醇的衍生物，也是维持机体血钙稳态的重要激素。体内的维生素D_3主要由皮肤中的7-脱氢胆固醇经紫外线照射转化而成，也可从肝、乳、鱼肝油等食物中获取。维生素D_3再经过肝、肾内羟化酶作用，转变为具有活性的$1,25\text{-}(OH)_2\text{-}D_3$。$1,25\text{-}(OH)_2\text{-}D_3$也可由胎盘、巨噬细胞等组织及细胞合成。$1,25\text{-}(OH)_2\text{-}D_3$的主要作用是升高血钙和血磷。$1,25\text{-}(OH)_2\text{-}D_3$可促进小肠黏膜上皮细胞钙结合蛋白的生成，促进钙的转运、吸收，在增强钙吸收的同时，也促进磷的吸收。$1,25\text{-}(OH)_2\text{-}D_3$还可促进骨钙代谢，一方面，$1,25\text{-}(OH)_2\text{-}D_3$可通过提高破骨细胞活性，增加骨溶解，使骨钙、骨磷释放入血，升高血钙和血磷；另一方面，还能刺激成骨细胞的活性，促进骨钙、骨磷沉积和骨的形成。$1,25\text{-}(OH)_2\text{-}D_3$的净效应是动员骨钙和骨磷入血，使血钙和血磷浓度升高。$1,25\text{-}(OH)_2\text{-}D_3$还能促进肾小管上皮细胞对钙、磷的重新收，减少钙、磷的排泄，但此作用较弱。缺乏$1,25\text{-}(OH)_2\text{-}D_3$可导致儿童患佝偻病，成年人患骨软化症和骨质疏松症。

$1,25\text{-}(OH)_2\text{-}D_3$的生成主要受血钙水平的控制。当血钙和血磷水平降低时，$1,25\text{-}(OH)_2\text{-}D_3$的生成增加。肾内$1\alpha$-羟化酶活性的高低是维生素$D_3$活化的关键。PTH可促进肾小管$1\alpha$-羟化酶的表达，使$1,25\text{-}(OH)_2\text{-}D_3$生成增加。此外，雌激素、生长激素、催乳素和降钙素等亦能促进$1,25\text{-}(OH)_2\text{-}D_3$的生成，而糖皮质激素则抑制$1,25\text{-}(OH)_2\text{-}D_3$的生成。

在体内，PTH、CT与$1,25\text{-}(OH)_2\text{-}D_3$共同对钙磷代谢进行调节，维持体内钙、磷水平的稳态（见图14-7）。

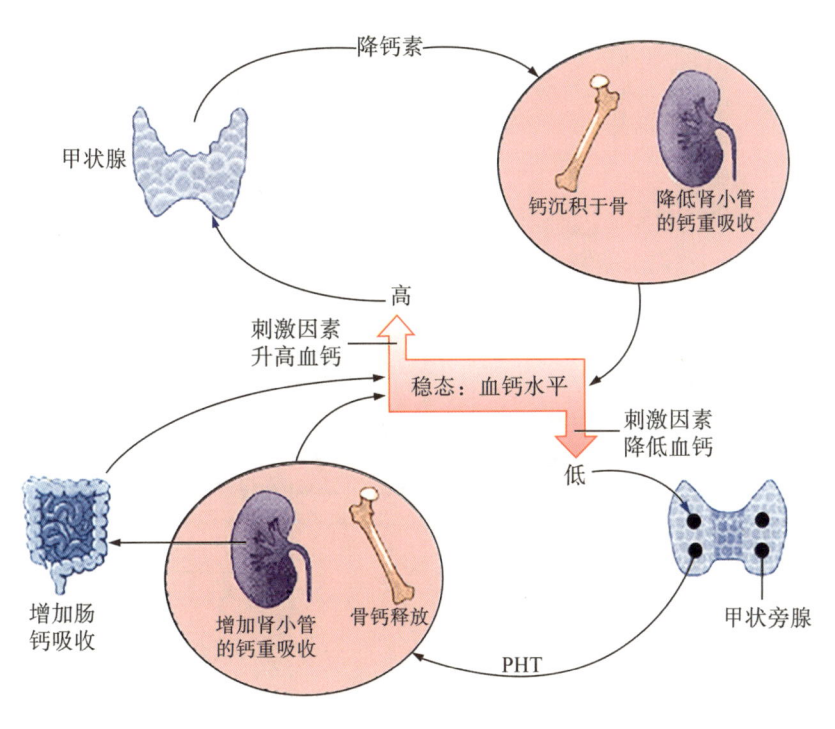

图 14-7 血钙稳态的调节

第四节 肾上腺

一、肾上腺的位置、形态和结构

肾上腺（adrenal gland）位于肾的上方，左肾上腺呈半月形，右肾上腺呈三角形，成人每侧肾上腺重 4~5 g。肾上腺表面包以结缔组织被膜，肾上腺实质由周边的皮质和中央的髓质两部分构成，二者在胚胎发生、组织结构和生理功能上均不相同。皮质来自中胚层，分泌类固醇激素，主要受促肾上腺皮质激素等的调节，构成下丘脑-腺垂体-肾上腺皮质轴。髓质来自外胚层，分泌儿茶酚胺类含氮激素，受交感神经节前神经直接支配，相当于一个交感神经节，构成交感神经-肾上腺髓质系统。

二、肾上腺皮质

（一）肾上腺皮质的结构

皮质占肾上腺体积的 80%~90%，由皮质细胞、血窦和少量结缔组织构成。根据皮质细胞的形态结构和排列等特征，可将皮质由外向内分为三个带：球状带、束状带和网状带（见图 14-8）。

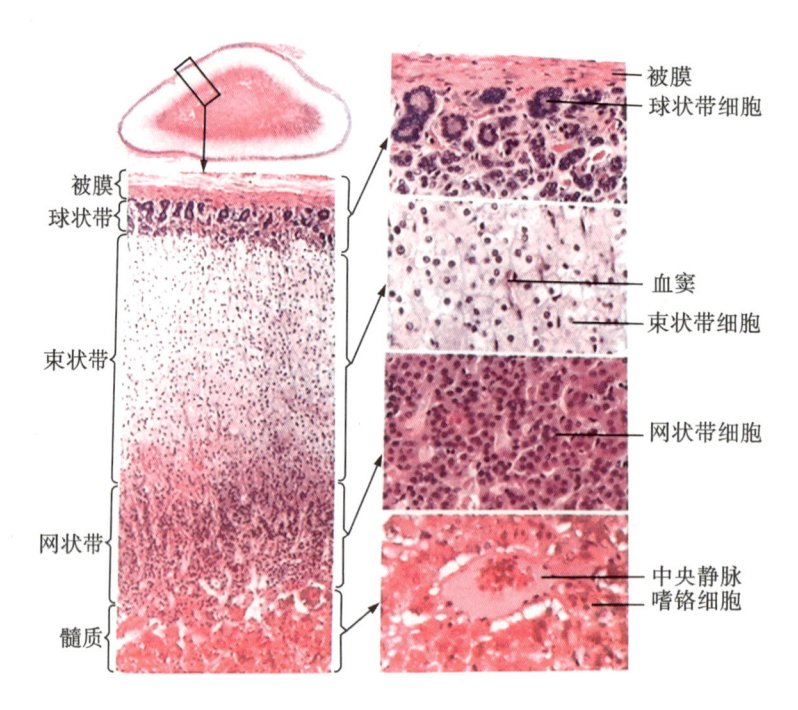

图 14-8　肾上腺光镜结构

球状带位于被膜下方，较薄，占皮质总体积的 15％。细胞排列呈球团状，细胞较小，呈锥形，核小染色深，胞质较少，含少量脂滴。球状带细胞分泌盐皮质激素。

束状带是皮质中最厚的部分，占皮质总体积的 78％。束状带细胞呈多边形，体积大，排列成单行或双行细胞索，细胞核圆，较大，着色浅。胞质内含有大量脂滴，在 HE 染色标本中，脂滴被溶解，故胞质染色浅而呈空泡状。束状带细胞分泌糖皮质激素。

网状带位于皮质的最内层，占皮质总体积的 7％，细胞索相互吻合成网。网状带细胞较小，核小，着色深，胞质内含较多脂褐素和少量脂滴，染色较束状带深。网状带细胞主要分泌雄激素，也分泌少量雌激素和糖皮质激素。

（二）肾上腺皮质的内分泌功能

1. 糖皮质激素的作用

血液中的糖皮质激素主要为皮质醇，其次为皮质酮。糖皮质激素为亲脂性激素，主要经胞质内受体介导而影响靶细胞基因的转录、表达而引起生物学效应。糖皮质激素还可能与细胞膜上的受体结合，通过第二信使产生快速效应（非基因效应）。体内大多数组织存在糖皮质激素的受体，因此糖皮质激素的作用非常广泛，在调节物质代谢、免疫、炎症反应和应激反应中起着非常重要的作用。

（1）对三大营养物质代谢的影响。

①对糖代谢的影响：糖皮质激素有显著的升血糖效应，主要是促进糖异生和糖原合成。糖皮质激素可增强与糖异生有关的酶的活性，促进糖原合成所需酶的 DNA 转录和蛋白质合成，并能促进外周组织蛋白质和脂肪的分解，其生成的氨基酸和甘油为糖异生提供底物。高浓度的糖皮质激素还可降低外周组织（特别是骨骼肌和脂肪组织）对胰岛素的

敏感性,减少外周组织对葡萄糖的摄取和利用。若肾上腺皮质功能亢进,糖皮质激素分泌过多,会出现血糖升高,甚至出现糖尿;而肾上腺皮质功能低下者则血糖下降,甚至出现低血糖性昏迷。

②对蛋白质代谢的影响:糖皮质激素可促进肝外组织(如肌肉组织、骨骼组织、皮肤、淋巴组织等)的蛋白质分解,促进氨基酸转运至肝脏,为糖异生提供原料;同时还可抑制蛋白质的合成。因此,肾上腺皮质功能亢进或大量应用糖皮质激素类药物,将导致组织蛋白质的广泛损失,发生负氮平衡,患者可出现肌肉消瘦无力、淋巴组织萎缩、骨质疏松、皮肤变薄、创口愈合延迟等情况。

③对脂肪代谢的影响:糖皮质激素促进脂肪分解,促进脂肪酸在肝内的氧化。肾上腺皮质功能亢进时,高糖皮质激素水平升高会引发高血糖,高血糖又会继发引起胰岛素分泌增加,高水平的胰岛素会导致机体脂肪沉积增加。糖皮质激素对身体不同部位脂肪细胞代谢的影响不同,如促进四肢的脂肪分解,而增强面部、腹部及肩背部的脂肪沉积,从而形成满月脸、水牛背、悬垂腹、四肢消瘦的"向心性肥胖"特殊体型。由于皮下脂肪增多、皮肤变薄,常导致腹部和大腿根部皮肤的弹性纤维断裂,出现紫纹。

(2)对水盐代谢的影响。糖皮质激素与醛固酮结构相似,与醛固酮受体能发生交叉结合,因此也具有一定的醛固酮样作用(保钠、保水和排钾)。肾上腺皮质功能亢进或大量应用糖皮质激素时,患者可出现血容量增加、血压升高。糖皮质激素能增加肾小球血浆流量而增加肾小球滤过率,并能抑制抗利尿激素的分泌和作用,从而促进水的排泄。当糖皮质激素分泌过少时,机体排水能力明显降低,导致低血钠和水肿。大量糖皮质激素还可减少小肠黏膜对钙的吸收,抑制肾小管对钙的重吸收,导致骨质脱钙。

(3)允许作用。有些激素只有在糖皮质激素存在的条件下才能发生作用,而糖皮质激素本身并不具有这些作用,糖皮质激素的这种作用称为允许作用。例如,胰高血糖素和儿茶酚胺只有当糖皮质激素存在时才能影响能量代谢。糖皮质激素还能增强儿茶酚胺的促脂肪水解、舒张支气管和收缩血管等作用。糖皮质激素能增加心肌和血管平滑肌上肾上腺素能受体的数量,调节受体介导的细胞内信号转导过程,抑制前列腺素的合成,降低毛细血管的通透性,对维持正常的动脉血压起重要作用。

(4)参与应激反应。当机体突然遭受内、外环境变化,如手术、创伤、大失血、寒冷、感染、恐惧、麻醉、精神紧张等刺激时,血液中 ACTH 浓度急剧增高,糖皮质激素的分泌显著增加,机体对这些伤害产生本能的抵抗性反应(非特异性的适应反应),称为应激反应(stress reaction)。在应激反应中,糖皮质激素对机体代谢、血液、循环等功能进行调节,使血压升高,保证心、脑、骨骼肌的供血,增加氧气和糖的供应,以增强机体对应激刺激的反应,缓解伤害性刺激对机体的损伤。

此外,糖皮质激素还具有稳定溶酶体膜的作用,防止溶酶体内的蛋白水解酶在细胞缺氧时逸出,延缓细胞死亡。因此,在机体发生血栓、休克等细胞缺氧的危急情况下,应用糖皮质激素具有重要意义。

(5)抑制炎症反应和免疫反应。糖皮质激素可抑制炎症反应的全过程:抑制炎症早期的水肿、渗出、炎细胞浸润等反应,促进已形成的炎症反应的消退,抑制成纤维细胞的增殖,减轻炎症晚期的增生性反应。糖皮质激素还可抑制 T 淋巴细胞的分化,减少细胞因子的产生以及抑制 B 细胞抗体的生成,减少组胺的生成和释放。

(6)对血液系统的作用。糖皮质激素能增强骨髓的造血功能,增加红细胞、血小板和中性粒细胞的数量,减少外周血液中嗜酸性粒细胞和嗜碱性粒细胞数。糖皮质激素还可抑制淋巴细胞的有丝分裂,促进淋巴细胞的凋亡,从而减少淋巴细胞的数量。

(7)对其他系统的作用。糖皮质激素可提高胃腺细胞对迷走神经与促胃液素的反应性,增加胃酸及胃蛋白酶原的分泌,增加食欲,长期大剂量应用糖皮质激素易诱发或加剧胃溃疡,故消化道溃疡患者应慎用糖皮质激素。糖皮质激素还可影响神经系统的兴奋性及个体的行为和情绪。肾上腺皮质功能亢进者可出现欣快、烦躁不安、失眠、思维不集中等精神症状。此外,糖皮质激素可抑制骨细胞增殖和蛋白质、胶原的合成,降低成骨细胞的活性,增加破骨细胞的数量和活性,从而促进骨溶解吸收,抑制骨形成。

2.糖皮质激素的分泌调节

糖皮质激素的分泌主要受下丘脑-腺垂体-肾上腺皮质轴的调节,并呈昼夜节律。

(1)糖皮质激素的分泌受腺垂体分泌的 ACTH 的调控,而 ACTH 的分泌又受下丘脑分泌的促肾上腺皮质激素释放激素(CRH)的控制。当机体血中糖皮质激素水平下降时,CRH 和 ACTH 的分泌增加,促使糖皮质激素分泌增加;当血液中的糖皮质激素水平升高时,能反馈性地抑制下丘脑 CRH 释放和腺垂体 ACTH 分泌,ACTH 分泌过多也能抑制 CRH 的分泌。正是由于下丘脑-腺垂体-肾上腺皮质轴的反馈调节,使血中糖皮质激素维持在相对稳定的水平上(闭环调节)(见图 14-9)。应激时,各种刺激传入中枢神经系统,最后信息汇集于下丘脑,使下丘脑-腺垂体-肾上腺皮质轴活动加强,血中 ACTH 和糖皮质激素水平明显升高,此时下丘脑-腺垂体-肾上腺皮质轴的负反馈调节暂时失效,称为开环调节。

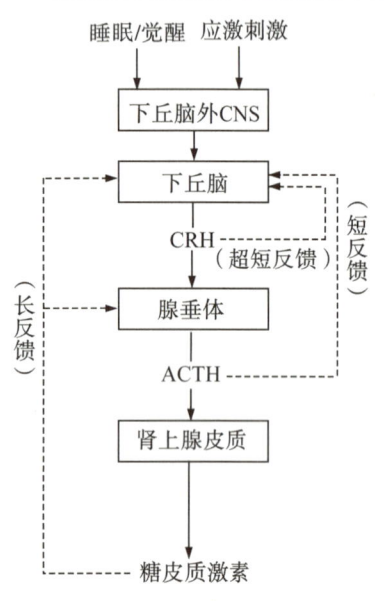

图 14-9 糖皮质激素的分泌调节

(2)糖皮质激素分泌呈昼夜节律性,即每日清晨分泌量达高峰,随后逐渐降低,午夜时分泌量最少,然后再逐渐增加。目前认为这种节律受下丘脑视交叉上核生物钟的控制,有研究证明,CRH 和 ACTH 的分泌也有这种节律。所以,临床上长期或大量应用糖皮质激素类药物时,在清晨一次给药,可明显减轻不良反应。

3.盐皮质激素

盐皮质激素包括醛固酮、11-脱氧皮质酮和 11-脱氧皮质醇等,其中醛固酮的生物活性最大。醛固酮的主要作用是调节水、盐代谢,能促进肾远曲小管和集合管对 Na^+、水的重吸收和对 K^+ 的排泄,即保 Na^+、保水和排 K^+。醛固酮对汗腺、唾液腺及胃肠道亦有保钠排钾作用。另外,醛固酮能增强血管平滑肌对儿茶酚胺的敏感性,这一作用比糖皮质激素的作用更强。醛固酮分泌过多时,可引起水钠潴留,引起高血钠、低血钾、碱中毒和顽固的高血压;醛固酮分泌不足时,钠、水排出过多,可出现低血钠、高血钾、低血压和酸中毒。

醛固酮的合成与分泌主要受肾素-血管紧张素系统(特别是血管紧张素Ⅱ)的调节,血K^+升高、血Na^+降低、ACTH和心房钠尿肽均可促进其分泌。

4.性激素

肾上腺皮质网状带可终生合成雄激素,主要有脱氢表雄酮和雄烯二酮,也可合成少量雌激素和糖皮质激素。肾上腺合成的雄激素是女性雄激素的主要来源,具有促进女性阴毛生长、维持性欲和性行为的作用;若雄激素分泌过量,可导致女性男性化(痤疮、多毛、出现喉结、音调变粗等)。肾上腺雌激素是绝经后女性重要的雌激素来源。

三、肾上腺髓质

(一)肾上腺髓质的结构

肾上腺髓质位于肾上腺中央,占整个肾上腺体积的10%～20%,主要由排列成索或团的髓质细胞组成。髓质细胞较大,呈多边形,在用含铬盐的固定液固定的标本中,胞质内呈现出黄褐色的嗜铬颗粒,故又称嗜铬细胞。另外,髓质内还有少量交感神经节细胞,胞体较大,散在地分布于髓质内。

电镜下,根据嗜铬颗粒的特点,髓质细胞可分为两种:一种为肾上腺素细胞,其膜包颗粒的致密核心电子密度低,颗粒内含肾上腺素;另一种为去甲肾上腺素细胞,颗粒的致密核心电子密度高,颗粒内含去甲肾上腺素。嗜铬细胞中存在大量的苯乙醇胺-N-甲基转移酶(PNMT),可使去甲肾上腺素甲基化而成为肾上腺素。肾上腺素和去甲肾上腺素均属于儿茶酚胺类化合物,都是以酪氨酸为原料,在一系列酶的作用下生成的。正常情况下,肾上腺素和去甲肾上腺素量的比例为4∶1。血液中的肾上腺素主要来自肾上腺髓质,而去甲肾上腺素主要来自肾上腺素能神经纤维。

(二)肾上腺髓质的内分泌功能

肾上腺髓质激素的生物学作用主要是参与应急反应。当机体遇到紧急情况时,如失血、缺氧、创伤、剧痛、恐惧、焦虑、暴冷、暴热等,交感神经活动加强,肾上腺髓质分泌激素急剧增加,结果导致心率加快,心肌收缩力加强,心输出量增加,血压升高,内脏血管收缩,肌肉血管舒张,支气管舒张,肺通气增加,供氧增多;肝糖原分解,血糖升高等反应。在一些紧急情况下,交感-肾上腺髓质系统发生的适应性反应称为应急反应,引起应急反应的刺激也引起应激反应。应急反应和应激反应常同时发生反应,相辅相成,使机体的适应能力更加完善。

肾上腺髓质激素属于促分解代谢的激素,可通过不同受体调节机体的物质代谢活动。例如,肾上腺髓质激素通过α_1受体可增强糖异生,α_2受体能抑制胰岛素的分泌,β_2受体能促进糖原分解,减少葡萄糖的利用,从而使血糖升高。通过β_1受体促进脂肪分解,酮体生成增加,β_3受体动员脂肪,增加机体耗氧量和产热量,提高基础代谢率。

(三)肾上腺髓质激素分泌的调节

肾上腺髓质受内脏大神经交感神经节前纤维支配,交感神经兴奋时,神经末梢释放乙酰胆碱,作用于肾上腺髓质嗜铬细胞膜上的N型胆碱能受体,使肾上腺素和去甲肾上腺素合成和分泌增加。

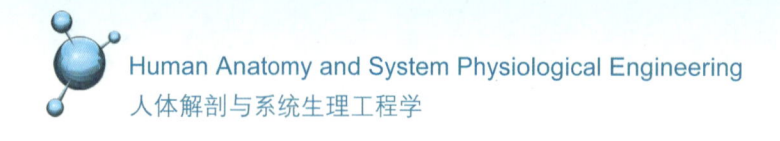

此外,ACTH 可通过糖皮质激素间接作用或直接诱导嗜铬细胞中多巴胺羟化酶和 PNMT 的表达,促进肾上腺髓质儿茶酚胺的合成。当肾上腺髓质细胞内儿茶酚胺浓度达到一定程度时,可以负反馈地抑制酪氨酸羟化酶和 PNMT 的活性,通过自身调节方式减少儿茶酚胺的合成,在一定程度上维持去甲肾上腺素和肾上腺素合成和分泌的稳态。

第五节 胰岛及其分泌的激素

一、胰岛的位置、形态和组织结构

胰岛是散在分布于胰腺腺泡之间的内分泌细胞团,人胰腺中有 100 万～200 万个胰岛,占胰腺总体积的 1%～2%,胰尾部较多。胰岛大小不一,主要由 A、B、D、PP 四种细胞构成(见图 14-10)。胰岛分泌的激素进入血液或淋巴,主要作用是调节三大营养物质的代谢,特别是调节糖代谢。A 细胞约占胰岛细胞总数的 20%,分布在胰岛周边部,分泌胰高血糖素;B 细胞约占胰岛细胞总数的 75%,位于胰岛中央部,分泌胰岛素;D 细胞约占胰岛细胞总数的 5%,分泌生长抑素;PP 细胞数量很少,主要存在于胰岛周边部,分泌胰多肽。

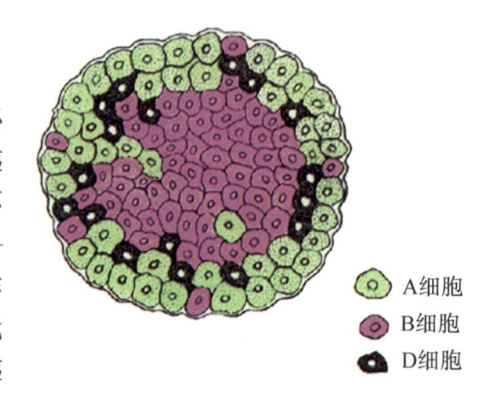

图 14-10 三种胰岛细胞

二、胰岛素

胰岛素是由 A(21 个氨基酸残基)、B(30 个氨基酸残基)两条多肽链以两个二硫键连接组成的含 51 个氨基酸残基的小分子蛋白质。胰岛 B 细胞首先合成前胰岛素原,然后水解为胰岛素原,再进一步分解为胰岛素及连接肽(也称 C 肽)。胰岛素主要经肝、肾及外周组织内的胰岛素酶灭活或通过受体内化终止效应停止发挥作用。因胰岛素与 C 肽合成、释放同步,故临床上或科研中可通过测定血中 C 肽的含量间接反映 B 细胞的分泌功能。

(一)胰岛素的生物学作用

胰岛素作用的靶组织主要是肝、肌肉和脂肪组织。胰岛素与靶细胞上的胰岛素受体结合后,发挥广泛的调节作用。

1.对糖代谢的影响

胰岛素可增加血糖的去路,减少血糖的来源,从而使血糖浓度降低,具体包括:①胰岛素可通过不同机制促进全身各组织,特别是肝细胞、肌细胞摄取葡萄糖,并促进它们对葡萄糖的储存和利用;②抑制糖原分解,促进肝糖原的合成;③通过抑制糖异生过程中某些酶的活性而抑制蛋白质和脂肪转化为糖(抑制糖异生);④促进肝内葡萄糖转化为脂肪酸,并储存于脂肪组织中。胰岛素是体内唯一能降低血糖的激素,因此当胰岛素的分泌发生

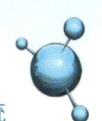

障碍或作用减弱时,糖代谢即发生紊乱。如果胰岛素完全缺乏,血糖水平超过肾糖阈,将出现尿糖,引起糖尿病。

2.对脂肪代谢的影响

脂肪组织属于胰岛素敏感组织,是体内最大的能源储备库。胰岛素可通过以下几条途径促进脂肪代谢:①促进肝脏脂肪酸的生成,并转运到脂肪组织贮存;②抑制脂肪酶的活性,减少体内脂肪的分解和动员;③促进葡萄糖进入脂肪细胞,部分用于合成脂肪酸外,大部分形成 α-磷酸甘油,脂肪酸与 α-磷酸甘油形成甘油三酯贮存于脂肪细胞中,另外还能增加脂肪组织对脂肪酸的摄取。当缺乏胰岛素时,可出现脂肪代谢紊乱,血脂升高,脂肪酸在肝内氧化加速,生成大量酮体,引起酮血症和酸中毒。

3.对蛋白质代谢的影响

胰岛素可促进蛋白质的合成,并抑制蛋白质的分解,主要作用于这样几个环节:①促进氨基酸跨膜转运入细胞内,直接作用于核糖体,增强细胞内复制、转录和翻译过程,促进蛋白质的合成;②抑制蛋白质的分解,减少氨基酸的氧化;③抑制肝糖异生,阻止氨基酸转化为糖。胰岛素缺乏时,蛋白质分解增强,导致负氮平衡,出现身体消瘦。

4.其他作用

胰岛素具有重要的促生长作用,其促生长作用分直接作用和间接作用。前者通过胰岛素受体实现,后者通过协同其他促生长因子(如生长激素等)实现,间接作用的促生长作用更明显。此外,胰岛素对神经元具有营养、支持和抗凋亡作用,而且对摄食行为、学习与记忆、认知活动以及生殖功能等方面也都有影响。

(二)胰岛素分泌的调节

1.血糖水平的影响

血糖浓度是调节胰岛素分泌最重要的因素。血糖浓度升高时,可直接刺激 B 细胞分泌胰岛素,可高达基础水平的 10~20 倍,使血糖浓度降低;当血糖浓度低于正常水平时,胰岛素分泌减少,胰高血糖素分泌增加,使血糖水平升高。

2.血液中氨基酸和脂肪酸水平的影响

血中多种氨基酸(如精氨酸和赖氨酸等)可促进胰岛素分泌。氨基酸与葡萄糖刺激胰岛素分泌有协同作用。在血糖浓度较低时,氨基酸的促分泌作用轻微;当血糖浓度升高时,二者共同作用可使胰岛素的分泌明显增加。血中游离脂肪酸和酮体大量增加时,也可促进胰岛素的分泌。

3.其他激素的影响

多种胃肠激素如促胃液素、促胰液素、缩胆囊素等均有促进胰岛素分泌的作用,这些物质的刺激作用有赖于细胞外葡萄糖的存在。其他如生长激素、糖皮质激素、甲状腺激素等可通过升高血糖间接刺激胰岛素分泌。而有些激素,如肾上腺素、去甲肾上腺素和生长抑素、瘦素等则对胰岛素的分泌起抑制作用。

4.神经调节

胰岛受迷走神经和交感神经支配。迷走神经既可通过乙酰胆碱作用于胰岛细胞的 M 胆碱能受体,直接促进胰岛素分泌,也可通过刺激胃肠激素的释放而间接引起胰岛素分泌。交感神经兴奋时,其末梢释放的去甲肾上腺素可通过 α_2 肾上腺素能受体抑制胰岛素

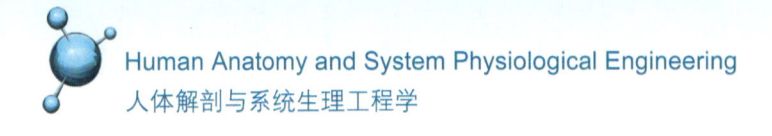

的分泌。

胰岛素的作用及各种因素对胰岛素分泌的调节如图 14-11 所示。

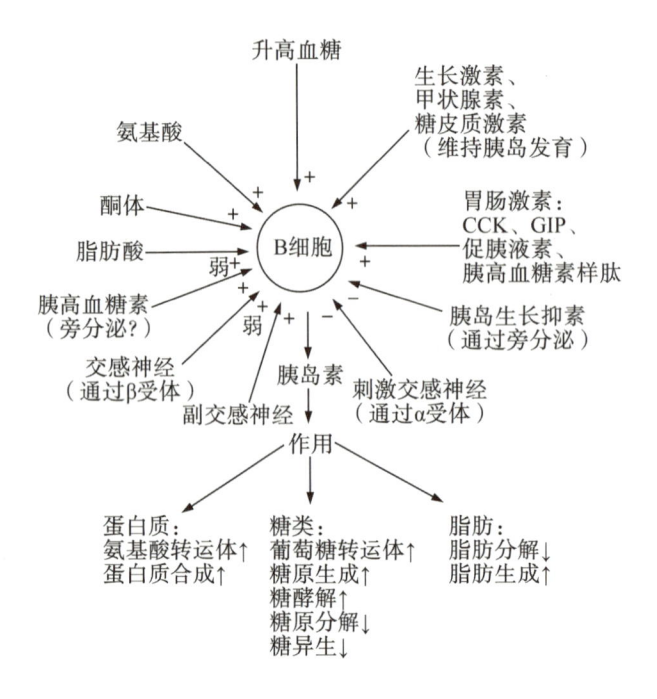

图 14-11　胰岛素的分泌调节及作用

三、胰高血糖素

胰高血糖素是由胰岛 A 细胞分泌的由 29 个氨基酸残基组成的直链多肽，其靶细胞主要为肝细胞。胰高血糖素与受体结合后，通过第二信使等多条途径调节肝细胞的生理活动，其主要作用为促进糖原分解和糖异生，促进脂肪分解，主要在肝内降解失活。

（一）胰高血糖素的生物学作用

1.胰高血糖素具有促进糖原分解和糖异生的作用

胰高血糖素是一种促进物质分解代谢的激素，具有很强的促糖原分解和糖异生的作用，使血糖浓度升高。胰高血糖素与肝细胞膜表面的胰高血糖素受体结合后，通过 cAMP-PKA 等途径激活肝细胞内的磷酸化酶和与糖异生有关的酶，加速肝糖原分解为葡萄糖，加速氨基酸进入细胞并转化为葡萄糖，从而升高血糖。

2.胰高血糖素具有促进脂肪分解的作用

胰高血糖素能激活脂肪酶，促进脂肪分解，减少肝内脂肪酸合成甘油三酯，同时促进脂肪酸氧化，使脂肪酸转化为酮体增多。此外，胰高血糖素可通过升高心肌细胞的 cAMP 水平，增强心肌收缩力，增加心输出量，升高血压，可用于治疗心源性休克。

(二)胰高血糖素分泌的调节

1. 血糖浓度

血糖水平是调节胰高血糖素分泌的重要因素。血糖浓度降低可使血浆胰高血糖素分泌增加,反之则分泌减少。饥饿亦可促进胰高血糖素的分泌。

2. 氨基酸和脂肪酸的作用

氨基酸也是刺激胰高血糖素分泌的重要物质,进食高蛋白质食物或静脉输注氨基酸均可刺激胰高血糖素分泌,然后胰高血糖素促进氨基酸转化为葡萄糖,供给机体更多的葡萄糖,同时可防止因胰岛素分泌增加导致低血糖的发生。血浆脂肪酸水平亦可影响胰高血糖素水平的变化,脂肪酸水平降低能刺激 A 细胞分泌胰高血糖素,反之则抑制其分泌。

3. 其他激素的调节

一方面胰岛素可通过降低血糖水平间接刺激胰高血糖素的分泌,另一方面胰岛素可通过旁分泌方式直接抑制 A 细胞分泌胰高血糖素。生长激素、糖皮质激素可通过升高血糖间接地影响胰高血糖素的分泌;而生长抑素、促胰液素、抑胃肽等胃肠激素能直接抑制胰高血糖素的分泌;其他激素,如肾上腺素、去甲肾上腺素等儿茶酚胺类激素亦可促进胰高血糖素的分泌。

4. 其他影响

自主神经对胰高血糖素的分泌亦有调节作用,交感神经兴奋可通过 β 受体促进胰高血糖素的分泌,而迷走神经兴奋可抑制胰高血糖素的分泌。体育锻炼、应激状态(如休克、感染、精神紧张等)均可使胰高血糖素分泌增多。

四、胰岛分泌的其他激素

(一)生长抑素

生长抑素(somatostatin,SS)是一种主要由胰岛 D 细胞分泌的,在体内具有广泛抑制性作用的激素,它不仅可以抑制胰岛其他细胞的分泌活动,而且可以抑制多种胃肠激素的分泌。

1. 对消化系统的作用

生长抑素可抑制消化过程的多个环节及多种营养成分的吸收,如抑制胃液分泌,抑制胰蛋白酶、淀粉酶、碳酸氢盐、胰液的合成和分泌,抑制胃排空和胆囊收缩,还能抑制小肠对糖和脂肪的吸收等。其抑制作用可能是通过影响 cAMP 水平或钙离子转移而实现的。生长抑素对促胃液素、抑胃肽及缩胆囊素等的分泌均有抑制作用。

2. 对胰岛的作用

生长抑素能抑制各种胰岛激素(包括胰岛素、胰高血糖素及胰多肽等)的分泌,并且能抑制所有刺激胰岛素及胰高血糖素分泌的反应。

3. 对垂体的作用

生长抑素对生长激素的基础分泌及其对多种刺激因子的分泌反应有显著的抑制作用,并能抑制 TSH 的分泌及 TRH 对 TSH 分泌的刺激作用,但对正常人 PRL、ACTH、LH 及 FSH 的分泌无明显影响。

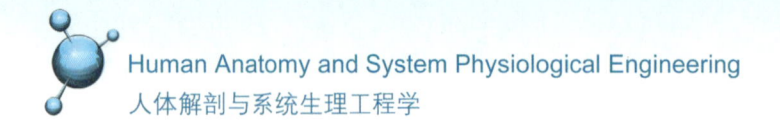

目前已知,几乎所有能刺激 B 细胞分泌胰岛素的因素,如血糖、血脂肪酸和血氨基酸水平升高等,都能刺激胰岛以及胃肠黏膜 D 细胞分泌生长抑素,其他如促胰液素、缩胆囊素等胃肠激素也能刺激生长抑素的释放。

(二)胰多肽

胰多肽(pancreatic polypeptide,PP)是由胰岛 PP 细胞分泌的含 36 个氨基酸残基的直链多肽,其主要作用是抑制胰蛋白酶和碳酸氢盐的分泌,也抑制胰腺的基础分泌和兴奋后分泌。此外,胰多肽还可抑制胆囊收缩,减少胆汁排出,抑制胃酸分泌和胃运动等,从而影响食物的消化和吸收。

高蛋白食物、饥饿、肌肉运动、迷走神经兴奋、脂肪饮食以及低血糖等都能使胰多肽分泌增加,生长抑素和高血糖则可抑制胰多肽的分泌。

第六节　其他内分泌激素

一、松果体及褪黑素

松果体(pineal body)位于胼胝体后下方,第三脑室后上方,中脑左、右上丘间的松果体窝内,以松果体柄与第三脑室后丘脑顶部相连,受交感神经节后纤维支配。松果体主要分泌褪黑素(melatonin,MT),由色氨酸经过羟化酶、脱羧酶、乙酰基转移酶和甲基转移酶催化生成,化学名称为 N-乙酰-5-甲氧基色胺,属于吲哚类化合物。

(一)褪黑素分泌的昼夜节律

褪黑素的合成和分泌受光线和交感神经活动的调节,呈显著的昼夜节律,白天分泌减少,夜晚分泌增加。视交叉上核是控制褪黑素合成和分泌昼夜节律的中枢。无光照刺激时,视交叉上核发出神经冲动到颈上交感神经节,该处节后神经元神经末梢释放去甲肾上腺素,刺激松果体细胞膜上的 β-肾上腺素能受体,通过第二信使 cAMP 提高乙酰基转移酶的活性,从而促进褪黑素的合成和分泌。持续光照可使松果体褪黑素合成酶系活性显著降低,使交感神经的冲动和去甲肾上腺素的释放减少,褪黑素合成和分泌减少。若褪黑素分泌的昼夜节律发生紊乱,机体将出现明显不适。

(二)褪黑素参与机体多种功能的调节

褪黑素广泛参与生物节律的形成及生殖、内分泌、神经、免疫等功能的调节。

(1)调节作用。褪黑素能调整机体生物节律,使其与环境物理周期同步,从而使机体能够更好地适应环境的变化。给予外源性褪黑素可使因"时差"导致的功能紊乱得以恢复或重建。

(2)内分泌抑制作用。褪黑素能抑制下丘脑-腺垂体-靶腺轴的活动,特别是对性腺轴抑制作用明显。褪黑素能降低血清中卵泡刺激素和黄体生成素的含量,并可能抑制生长激素的分泌和肾上腺皮质、甲状腺等的功能。褪黑素分泌障碍会导致儿童性早熟现象。

(3)中枢抑制作用。褪黑素对中枢神经系统的多种活动具有抑制性作用,能引起脑电变化,具有镇静、催眠、镇痛、抗惊厥等作用。

(4)抗衰老作用。褪黑素可通过清除机体内自由基,调节机体的免疫功能而延缓衰老,对阿尔茨海默病可能也有一定的预防作用。机体衰老伴有褪黑素水平的下降。

(5)细胞保护功能。褪黑素对脑组织、心肌、肾脏、肠黏膜以及血管内皮细胞等的功能具有保护作用。褪黑素还有抗炎、抗肿瘤的作用,可提高机体免疫系统的功能,并促进肿瘤细胞凋亡。

二、胸腺激素

胸腺位于胸腔内前纵隔上部,胸骨柄后部,分左、右两叶,呈长条状,上端可达胸腔上口。胸腺在幼儿期生长很快,青春期达高峰,20岁后逐渐退化,45岁起逐渐萎缩,被脂肪组织所代替。胸腺既是免疫器官,又是内分泌器官,能分泌多种肽类激素,如胸腺素、胸腺生成素等。

胸腺激素可诱导造血干细胞发育为T细胞,具有增强细胞免疫功能和调节免疫平衡的作用。胸腺激素可增强细胞因子的活性,通过快速活化和增殖免疫细胞来抵御病毒入侵。胸腺激素还可减少自身免疫性应答,对一些自身免疫病(如类风湿性关节炎)有治疗作用。可见,胸腺激素是胸腺发挥免疫作用的一个重要条件。胸腺激素常用于治疗免疫缺损性疾病,如胸腺发育不全、重症混合性免疫缺乏症、重症感染等。

生长激素和甲状腺激素能刺激胸腺生长,而性激素则促使胸腺退化。人到成年后,胸腺逐渐萎缩,胸腺激素分泌急剧减少或缺失。

三、前列腺素

前列腺素(prostaglandin,PG)因其首先从前列腺组织中被提取而得名,现已证明,前列腺素广泛存在于体内多种组织中。前列腺素为一类含二十碳多不饱和脂肪酸的活性物质,又称为二十烷类激素(eicosanoids),分子结构中含有一个五碳环和两条侧链,根据环上取代基的不同,前列腺素有A、B、C、D、E、F、G、H、I之分。其中,PGA_2和PGI_2以经典的内分泌方式发挥作用,其余的PG以旁分泌和自分泌的方式在组织局部发挥作用。

前列腺素及相关的前列环素、血栓烷、白细胞三烯和脂氧素都来源于花生四烯酸。花生四烯酸在环加氧酶的作用下,首先转化为环内过氧化物,后者再在不同异构酶的作用下分别转化为不同的前列腺素、血栓烷A_2(TXA_2)和前列环素(PGI_2)。花生四烯酸还可以在5-脂氧酶或15-脂氧酶的作用下转化为白细胞三烯或脂氧素。

前列腺素既可与细胞膜上的G蛋白偶联受体结合,通过PKA、PKC或Ca^{2+}等信号转导途径发挥生物活性作用,也可通过核受体影响基因转录而调节靶细胞的功能。前列腺素作用广泛而复杂,几乎对机体各个系统的功能活动都有影响,如PGE和PGF能使血管平滑肌舒张,降低血压;PGE_2可促进胃运动,抑制胃酸分泌,对胃黏膜细胞有保护作用;肾合成的PGI_2和PGE_2可使肾血管扩张,增加肾血流量和肾小球滤过率,促进水、钠排出而利尿。不同PG因结构上的微小差异及受体不同,对不同组织的作用可能完全不同。例如,血小板产生的TXA_2能使血小板聚集,使血管收缩;而血管内膜生成的PGI_2则抑制血小板聚集,使血管舒张。PGE_2 可使支气管平滑肌舒张;而 PGF 却使支气管平滑肌收缩。对非孕子宫,PGE 抑制其收缩,而 $PGF_{2α}$ 促进其收缩;对妊娠子宫,二者都促进其收缩。此外,PG 对神经系统、内分泌系统及脂肪组织等均有影响(见表 14-2)。

表 14-2　前列腺素的主要生物学作用

系统组织	主要作用
神经系统	调节体温、行为和自主神经活动,参与睡眠过程,调节神经递质的释放
循环系统	促进/抑制血小板聚集,影响血栓形成,收缩/舒张血管,影响毛细血管通透性
呼吸系统	收缩/舒张支气管平滑肌
消化系统	抑制胃酸分泌,舒张黏膜血管,保护胃黏膜,刺激小肠运动,调节胰腺、肠道黏膜的分泌
内分泌系统	影响甲状腺、肾上腺、卵巢、睾丸的分泌功能
生殖系统	促进精子运行,收缩/舒张子宫平滑肌,参与月经、排卵的调节以及分娩
脂肪组织	抑制脂肪分解

前列腺素还是主要的致痛介质、致炎介质和致过敏介质。临床上应用环加氧酶抑制剂抑制前列腺素的合成,有良好的退热、抑制血栓形成、镇痛和减轻炎症反应等作用。

四、心脏和血管的内分泌

心脏和血管不仅具有运输血液的功能,同时还具有内分泌功能。心血管系统内的各种细胞能分泌多种生物活性物质,参与维持循环系统功能的稳态,如心脏和血管的收缩和舒张、细胞增殖和凋亡以及循环血量稳态的调节等。

(一)心房钠尿肽

心房钠尿肽(atrial natriuretic peptide,ANP)是心脏心房肌细胞分泌的由 28 个氨基酸残基组成的一种肽类激素,可调节水、钠代谢。ANP 既可抑制血管紧张素Ⅱ对醛固酮合成和分泌的促进作用,增加肾小球滤过率,抑制肾小管的重吸收;又可使血管舒张,外周阻力降低。因此,ANP 可增加钠和水的排出,具有明显的利尿、排钠、扩张血管和降压作用。ANP 还参与中枢神经系统功能的调节(如抑制下丘脑神经元释放血管升压素),具有抑制细胞增殖以及影响精子活力的功能。

心肌还能合成、分泌多种其他生物活性物质,如脑钠素、抗心律失常肽和内源性洋地黄素等,在维持循环系统稳态中发挥重要的调控作用。

(二)内皮素和一氧化氮

1.内皮素(endothelin,ET)

内皮素是血管内皮细胞合成的含 21 个氨基酸残基的一种生物活性多肽,具有强烈的缩血管作用。ET 与受体结合后,可激活血管平滑肌细胞的磷脂酶 C,后者可促进二酰甘油和三磷酸肌醇的生成。三磷酸肌醇可促进细胞内钙离子的释放,导致血管平滑肌收缩。

内皮素在多种心血管疾病(如高血压、心力衰竭、心源性休克、肺动脉高压和急性冠脉综合征等)的发病机制中起重要作用,目前临床上已开始将内皮素受体拮抗剂用于高血压、心力衰竭、肺动脉高压等疾病的治疗。

2.一氧化氮(nitric oxide,NO)

当血管内皮细胞受到乙酰胆碱、缓激肽等物质的刺激时,细胞内 L-精氨酸在一氧化氮合酶(nitric oxide synthase,NOS)的催化下生成一氧化氮。NO 作为体内作用最广泛的体液物质,除了具有强烈的舒张血管平滑肌的作用外,对心血管系统亦具有重要的保护作用。NO 可扩散进入血管平滑肌细胞内,激活鸟苷酸环化酶,促进 cGMP 的生成,升高的 cGMP 可通过多条途径降低细胞内钙浓度,导致血管舒张。临床应用硝酸甘油缓解心绞痛,就是利用 NO 是硝酸甘油和其他硝酸盐类药物的活性产物,从而起到舒张血管、增加心肌血液供应的作用。NO 还具有保护血管,抑制血小板黏附,抑制血管平滑肌细胞和内皮细胞增殖、迁移的作用,防止动脉粥样硬化的发生。但过量的 NO 亦可引起心肌细胞损伤,促进心肌细胞凋亡。NO 可作为神经递质参与神经系统的活动,但 NO 过多亦可导致神经细胞损伤。此外,NO 还具有杀菌及杀伤肿瘤细胞的作用。

心脏的各种细胞(如心肌细胞、成纤维细胞、心内膜及心包膜细胞)、血管内皮细胞、血管平滑肌细胞、血管外膜成纤维细胞和脂肪细胞,以及各种血细胞,均能合成和分泌多种生物活性物质,参与维持循系统功能的稳态,如心脏和血管的收缩和舒张、细胞增殖和凋亡以及循环血量稳态的调节等。

五、脂肪组织的内分泌

脂肪组织不仅是机体储存能量的主要载体,而且具有内分泌功能,可分泌多种激素,如瘦素、脂联素、抵抗素及肿瘤坏死因子等。这些激素能随着血液循环作用于远距离靶器官,参与摄食调节、物质代谢及影响胰岛素敏感性等过程,并与肥胖、Ⅱ型糖尿病、心血管疾病及免疫反应密切相关。

(一)瘦素(leptin)

瘦素是由白色脂肪组织分泌的含 167 个氨基酸残基的蛋白质类激素,是肥胖基因的编码产物,其通过瘦素受体调节脂肪代谢。瘦素合成的多少取决于体内脂肪存储量的多少,其在血浆中的水平与肥胖及营养状态直接相关。禁食时,血清瘦素浓度降低,进食时增加。

瘦素的主要作用是调节体内脂肪的储存量和能量平衡,参与摄食的长期调节。瘦素作用于脂肪细胞可抑制脂肪的合成,降低体内脂肪的贮存量,并动员脂肪,增加能量消耗,使体脂减少、体重减轻。瘦素进入中枢神经系统后,作用于下丘脑与摄食有关的神经核(室旁核、下丘脑腹内侧核、背内侧核和弓状核等),抑制下丘脑中与摄食有关的神经肽 Y 的合成和释放,从而抑制食欲(使摄食量减少)。体内能量储存减少时,瘦素水平降低,作用于下丘脑,促进摄食行为,降低能量消耗。大多数肥胖者血中瘦素水平很高,这是由于"瘦素抵抗"导致的。"瘦素抵抗"的发生可能是由于瘦素第二信使或效应器下游机制的生成有缺陷所致。瘦素可能对激发青春期发育,并对维持女性正常的生殖状态是必需的。

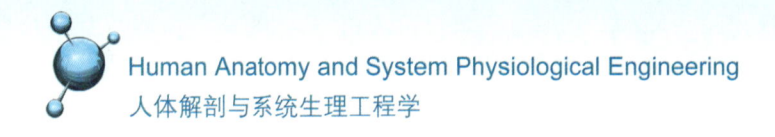

（二）脂联素（adiponectin）

脂联素又称为 Acrp30、adipoQ、apM$_1$ 等，是脂肪细胞分泌的含 244 个氨基酸残基的蛋白质类激素。脂联素可增加细胞胰岛素依赖的葡萄糖摄取，刺激肝脏游离脂肪酸氧化，减少肝葡萄糖的输出，降低肌细胞内三酰甘油含量。通过这些作用，脂联素可增加细胞对胰岛素的敏感性，有抗糖尿病的作用。与瘦素不同的是，体内脂肪储存增多时脂联素分泌减少，体重减轻后分泌增多。肥胖及Ⅱ型糖尿病患者脂联素水平降低。脂联素还具有防止和改善动脉粥样硬化的作用。

（王富武）

第十五章 生殖系统

生殖系统(reproductive system)包括男性生殖系统和女性生殖系统，由内生殖器和外生殖器组成，具有繁衍后代和形成并维持第二性征的作用。

第一节 男性生殖系统

男性生殖系统由生殖腺(睾丸)、生殖管道(附睾、输精管、射精管和男性尿道)、附属腺(精囊、前列腺和尿道球腺)及外生殖器组成。睾丸是产生男性生殖细胞及分泌雄性激素的场所。附睾具有储存精子和使精子最终完全成熟的功能。输精管是附睾管的延续，承担着运输精子的作用。射精时，精子通过上述管道后，再经尿道最终排出体外。精囊、前列腺和尿道球腺可分泌液体参与组成精液，给精子提供营养。外生殖器包括阴囊和阴茎，阴囊的主要功能是保护睾丸和附睾。阴茎内有尿道穿过，具有排尿及排精的双重功能(见图 15-1)。

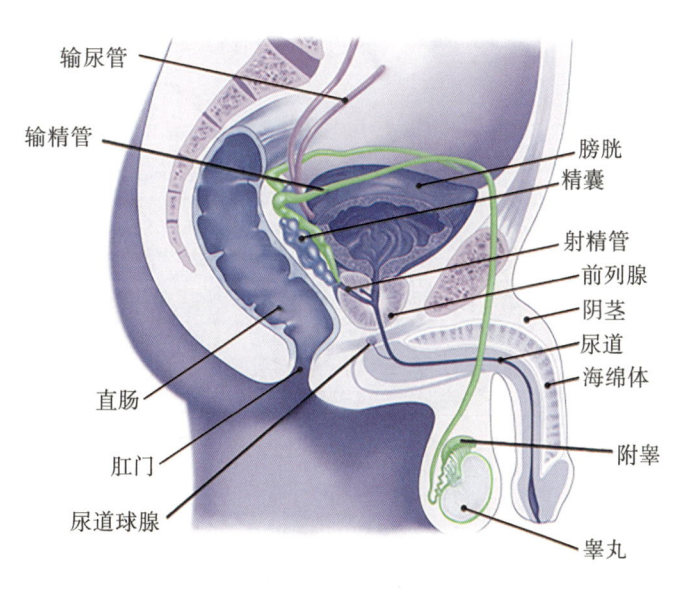

图 15-1 男性生殖系统

一、睾丸

睾丸是男性生殖腺,位于阴囊内,左右各一,呈微扁的卵圆形,表面光滑。一般成人的睾丸长约 4 cm,宽约 2.5 cm,厚约 3 cm,重 15 g 左右。睾丸表面覆以睾丸被膜,由浆膜和白膜构成。浆膜为鞘膜脏层,白膜位于浆膜下面,为致密结缔组织。在睾丸后缘白膜增厚,形成睾丸纵隔。纵隔中的结缔组织呈放射状向睾丸实质伸入,将睾丸实质分隔成约 250 个锥体形小叶,称睾丸小叶。每个小叶内有 1~4 条弯曲细长的管道,称生精小管。生精小管之间的少量疏松结缔组织为睾丸间质,内有散在或成群分布的间质细胞。生精小管在近睾丸纵隔处与直精小管相延续,直精小管进入睾丸纵隔后相互吻合形成睾丸网(见图 15-2)。

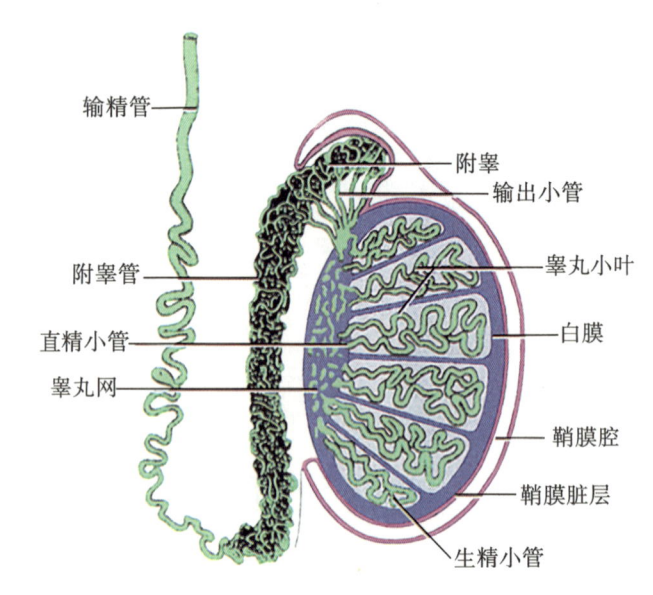

图 15-2 睾丸及附睾结构

(一)生精小管

生精小管(seminiferous tubule)位于睾丸小叶内,管腔较小,管壁较厚,由生精上皮构成。构成生精上皮的细胞包括支持细胞和生精细胞(见图 15-3)。

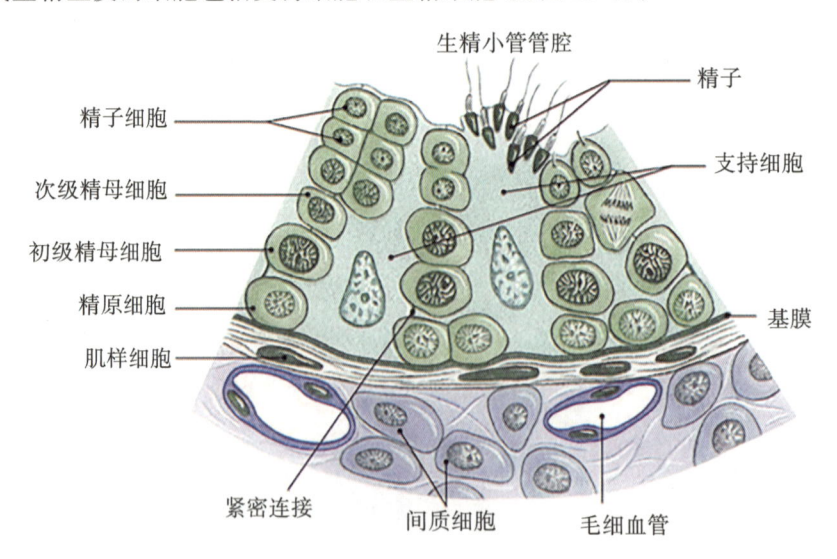

图 15-3 生精小管及睾丸间质

1. 生精细胞及精子发生

生精细胞是发生精子的一类细胞,按发育阶段分为精原细胞、初级精母细胞、次级精母细胞、精子细胞和精子,自生精小管基底部至管腔面依次排列。精原细胞是生精上皮中的干细胞,紧贴于基膜,呈圆形或椭圆形,直径 12 μm 左右。精原细胞经过多次分裂后,分化为初级精母细胞。初级精母细胞位于精原细胞的近管腔侧,细胞呈圆形,体积较大,直径可达 18 μm,核大而圆。初级精母细胞经过第一次成熟分裂,位置进一步靠近管腔,形成两个次级精母细胞。次级精母细胞体积较初级精母细胞小,核圆形,染色较深。次级精母细胞形成后迅速进入第二次成熟分裂,形成两个精子细胞。精子细胞靠近管腔,体积小,直径约 8 μm,核圆,染色深。

精子细胞为单倍体,不再进行分裂,经过复杂的形态、结构变化,由球形细胞演变成蝌蚪形的精子。该过程称为精子形成,整个过程包括:①细胞核变大,向细胞的一侧移动,染色质逐渐浓缩,构成精子头部的主要结构。②高尔基复合体增大形成顶体泡,逐渐凹陷成顶体,覆盖于核的头部前面。③中心粒迁移至细胞核尾端,形成轴丝,轴丝逐渐增长,形成精子尾部。④胞质中的线粒体向轴丝近端聚集,形成线粒体鞘。⑤多余的细胞质脱落,形成残余体,被支持细胞所吞噬(见图 15-4)。

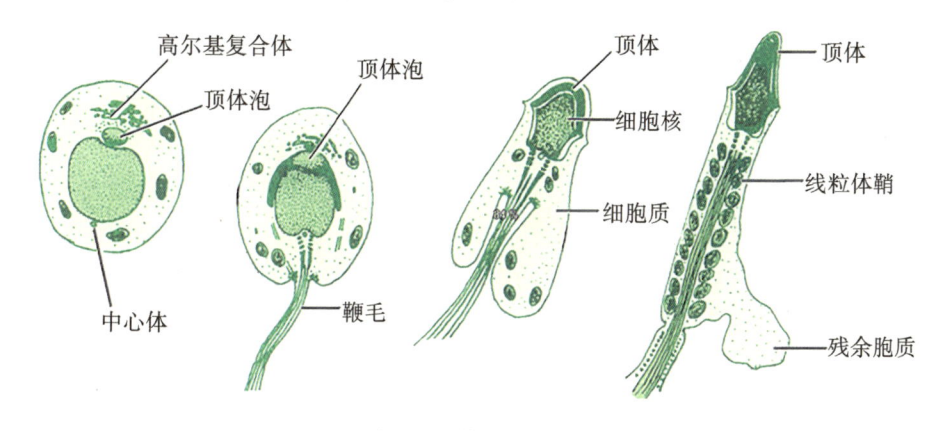

图 15-4 精子形成过程

精子呈蝌蚪状,长约 60 μm,可分为头、尾两部分。头部前 2/3 被顶体覆盖。精子的尾部又称鞭毛,具有运动功能,可分为颈段、中段、主段和末段四部分。颈段是头部和尾部的结合部位,内含中心粒。由中心粒发出的微管纵行贯通精子尾部全长,形成鞭毛中心的轴丝。中段有大量线粒体存在,形成线粒体鞘,为精子活动提供能量。主段逐渐变细,与末段相连接(见图 15-5)。

青春期前,生精小管没有管腔,只有精原细胞和支持细胞。进入青春期后,在垂体促性腺激素的作用下,精原细胞不断增殖、分化,最终形成精子。从精原细胞至形成精子的过程称精子发生,在人类这一过程需 64 天左右。

精子生成的影响因素有温度、年龄和环境因素。

(1)温度:正常阴囊内的温度比腹腔温度约低 2 ℃,是精子生成的最适温度。隐睾者睾丸周围温度升高,精子生成发生障碍。

(2)年龄:正常男性到 15 岁左右时,睾丸的生精功能和内分泌功能已达到成人水平;

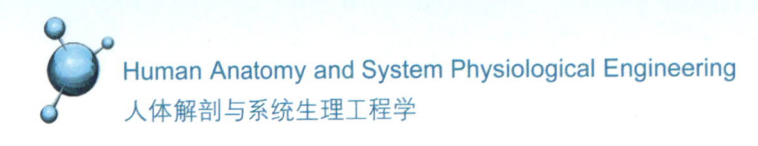

45岁以后,睾丸雄激素的分泌逐渐减少,生精能力也逐渐减退。

(3)环境因素:环境污染、辐射、某些药物、吸烟、酗酒等可致少精、无精、精子活力下降或精子畸形率增高。

2.支持细胞及其功能

支持细胞又称塞尔托利(Sertoli)细胞。在光镜下,支持细胞轮廓不清楚,一般有一个细胞核,核常呈不规则形,位于基底部,染色浅,核仁明显。在电镜下,支持细胞呈高度不规则状,其基底部紧贴于生精小管的基膜上,顶部伸达生精小管的管腔,侧面和管腔面镶嵌有各级生精细胞(见图15-3)。

支持细胞的功能包括:①对生精细胞起支持和营养作用,并促进精子释放进入管腔。②吞噬精子形成过程中脱落的残余胞质。③相邻支持细胞基底部之间有紧密连接,这是构成血-睾丸屏障的重要结构,为生精细胞的发育与成熟创造了稳定的微环境。④支持细胞还具有重要的分泌功能,可合成和分泌抑制素和雄激素结合蛋白(androgen binding protein,ABP)。抑制素是一种多肽类激素,能反馈性地抑制垂体分泌卵泡刺激素。ABP则通过与雄激素特异性结合,作用于生精小管,能维持生精小管中较高的雄激素浓度,促进精子的发生。

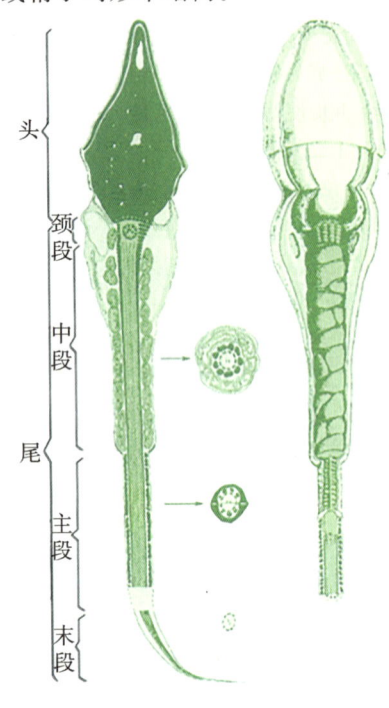

图15-5 精子超微结构

(二)睾丸间质

1.睾丸间质细胞

生精小管之间的疏松结缔组织称为睾丸间质,内含丰富的毛细血管及淋巴管。睾丸间质细胞又称莱迪希(Leydig)细胞,呈圆形或多边形,胞质嗜酸性,核圆形(见图15-3),单个或成群分布于睾丸间质中。

2.睾丸间质的功能

睾丸间质细胞能合成及分泌雄激素。人体内大约95%的雄激素都是由睾丸间质细胞合成。间质细胞合成的雄激素绝大部分进入周围的毛细血管,一小部分透过生精小管基膜进入生精小管。间质细胞分泌产生的雄激素主要是睾酮。在间质细胞的线粒体内,胆固醇经羟化、侧链裂解,形成孕烯醇酮,再经羟化和去侧链生成睾酮。睾酮可在靶器官被 $5-\alpha$ 还原酶转变成作用更强的双氢睾酮。睾酮也可在芳香化酶作用下转变为雌二醇。正常男性每日分泌睾酮 $4\sim 9$ mg。

雄激素的生理作用主要有这几方面:①影响胚胎的分化。含有Y染色体的胚胎在第7周时分化出睾丸,并能分泌雄激素,可诱导男性内、外生殖器的分化。如果胚胎时期睾酮含量过低,则可能导致男性假两性畸形。②维持生精作用。间质细胞分泌的睾酮经生精小管的基膜进入生精小管,部分睾酮与雄激素结合蛋白结合。结合型的睾酮是暂时的储存形式,有利于局部组织中睾酮浓度的稳定;游离型的睾酮可直接与生精细胞内的睾酮受体结合,促进精子的生成。③激发男性第二性征的出现。从青春期开始,在雄激素的作用下,男性出现喉结和外生殖器增大,出现胡须、阴毛生长、肌肉强壮等变化,并开始出现性欲。④影响机体的代谢活动。睾酮主要能促进蛋白质合成,尤其是促进肌肉、骨骼和生殖器官的蛋白质合成;此外,还能促进骨骼的生长和钙、磷在骨中沉积,并刺激红细胞生成。

(三)直精小管和睾丸网

生精小管近睾丸纵隔处变成短而直的管道,称为直精小管。直精小管进入睾丸纵隔后分支吻合成网状的管道,称为睾丸网。睾丸网发出 10～15 条睾丸输出小管,由睾丸后缘上部进入附睾。

(四)睾丸功能的内分泌调节

下丘脑的神经内分泌细胞分泌促性腺激素释放激素(GnRH),可促进腺垂体远侧部的促性腺激素细胞分泌卵泡刺激素(FSH)和黄体生成素(LH)。在男性,FSH 促进支持细胞合成 ABP;LH 又称间质细胞刺激素(ICSH),可刺激间质细胞合成和分泌雄激素。雄激素可与靶细胞受体结合,调节靶细胞的功能活动。ABP 可与雄激素结合,从而保持生精小管含有高浓度的雄激素,促进精子发生。支持细胞分泌的抑制素和间质细胞分泌的雄激素又可反馈抑制下丘脑 GnRH 和腺垂体 FSH 及 LH 的分泌(见图15-6)。在正常情况下,各种激素的分泌量是相对恒定的,其中某一种激素分泌量升高或下降,或某一种激素的相应受体改变,将影响精子发生,并致第二性征改变及性功能障碍。

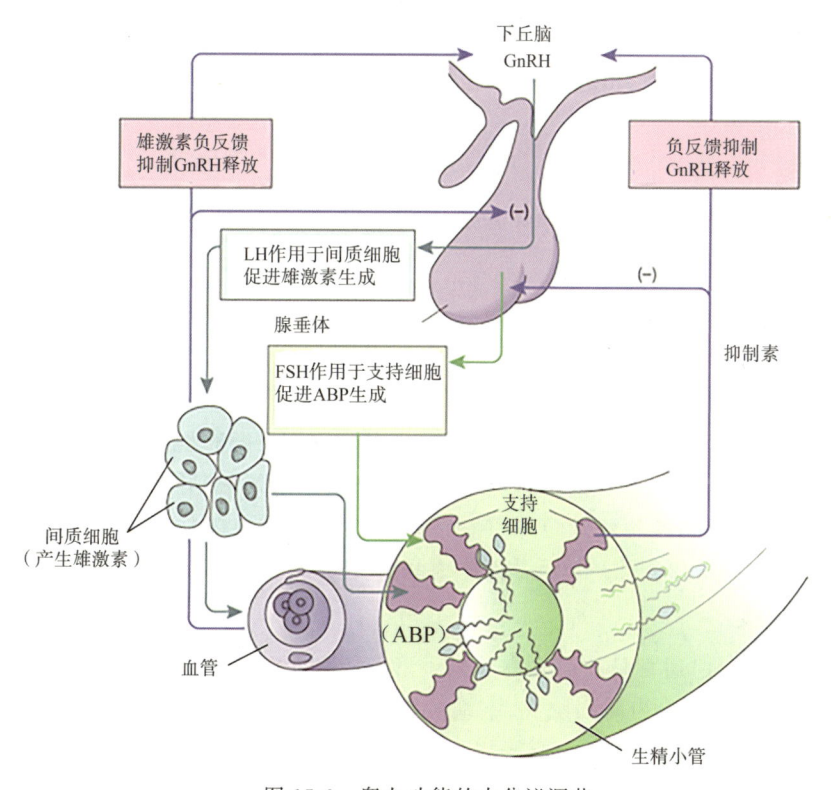

图 15-6 睾丸功能的内分泌调节

二、生殖管道

生殖管道包括附睾(epididymis)、输精管(ductus deferens)、射精管和男性尿道,是输送和排出精子的管道。附睾还有储存和使精子进行成熟发育的功能。

(一)附睾

附睾呈新月形,分为头、体、尾三部分,紧贴于睾丸的上端和后缘,并略偏外侧。附睾头部膨大,由弯曲盘绕的睾丸输出小管形成,输出小管末端汇合,形成附睾管,构成附睾的体部和尾部。附睾管高度盘曲,管壁为假复层柱状上皮,腔面整齐、规则,腔内充满精子和分泌物。上皮基膜外有薄层平滑肌围绕,肌层收缩有助于精子向输精管方向移动。

(二)输精管

输精管长约 50 cm,管径约 3 mm,由附睾管弯曲向上延续形成,管壁厚,管腔小,活体检查时可摸到硬的条索状结构。按其行程,输精管全长分四部:①睾丸部,在睾丸后缘沿附睾内侧上行至睾丸上端;②精索部,是睾丸上端至腹股沟管浅环之间的一段,位于皮下,易于触及,为输精管结扎部位;③腹股沟部,是位于腹股沟管内的一段;④盆部,是最长的一段,位于盆腔内,由腹股沟管深环开始,沿盆腔侧壁向后下走行,经输尿管末端前方至膀胱底的后面,在此处膨大形成输精管壶腹。输精管管壁由黏膜、肌层和外膜三层组成。黏膜上皮为假复层柱状上皮,肌层较厚。射精时,肌层强有力收缩,促使精液快速排放。

精索(spermatic cord)是从睾丸上端至腹股沟管腹环之间的圆索状结构,系悬睾丸和附睾,左右各一,全长约 14 cm。精索内包含有输精管、睾丸血管、输精管血管、神经、淋巴管等。

(三)射精管

输精管末端与精囊腺的排泄管合并形成射精管,穿过前列腺实质,开口于尿道前列腺部。

三、附属腺

附属腺包括前列腺、精囊及尿道球腺。附属腺和生殖管道的分泌物及精子共同组成精液,其中精囊的分泌物占 60%,前列腺分泌物占 30%,附睾、尿道球腺等产生的分泌物仅占 5%~10%。正常成年男性每次射精时可射出 3~6 mL 精液,每毫升精液含 0.2 亿~2 亿个精子。成熟的精子在男性生殖管道中可存活数周。精子排出体外后,在接近正常体温条件下,活动能力可持续 24~72 h,而受精能力只有 48 h。

(一)前列腺

前列腺(prostate)通常呈前后略扁的栗子形,环绕于尿道起始部。前列腺位于膀胱与尿生殖膈之间,上端宽大为前列腺底,下端尖细为前列腺尖,中间为前列腺体。前列腺前方为耻骨联合,后方为直肠壶腹。直肠指诊时可触及前列腺后面。前列腺为实质性器官,被膜结缔组织中富含弹性纤维和平滑肌纤维。前列腺实质由上皮和间质构成。腺上皮形成复管泡状腺,围绕尿道呈同心圆形分布。腺实质可分三个带:①尿道周带,又称黏膜腺,位于尿道黏膜内。②内带，又称黏膜下腺，位于黏膜下层，尿道周带和内带都比较小。③外带，又称主腺，包绕着尿道周带和内带，构成前列腺的大部分(见图15-7)。前列腺的分泌部由单层立方上皮、单层柱状上皮及假复层柱状上皮构成，腺腔很不规则。腔内可见圆形嗜酸性板层状小体，称前列腺凝固体，它由前列腺分泌物凝固后形成，随年龄增长而增多，钙化后成为前列腺结石。

前列腺的分泌功能受激素调控，其分泌活动自青春期开始，在雄激素的刺激下，分泌活动增强。分泌物为稀薄的液体，富含锌、柠檬酸盐、酸性磷酸酶、精胺和多种蛋白，后者含有纤维酶原及其激活因子，可参与精液液化。老年人雄激素分泌减少，腺组织逐渐萎缩。有些老年人的前列腺可增生肥大，当前列腺增生肥大时，经肛门指诊检查可触及增生肥大的前列腺，前列腺增生肥大严重时可压迫尿道，导致排尿困难。

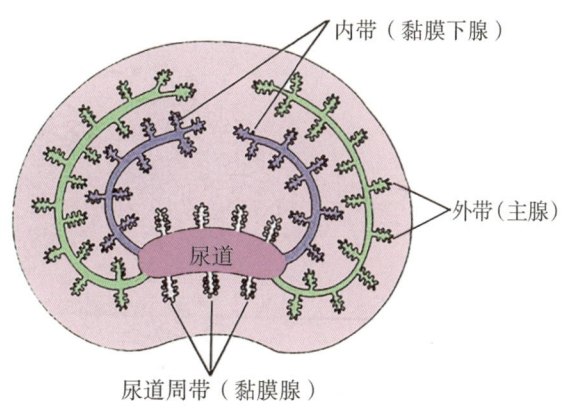

图 15-7　前列腺结构

(二)精囊

精囊(seminal vesicle)是一对盘曲的长椭圆形囊状器官，左右各一，表面凹凸不平呈结节状。精囊的排泄管与输精管壶腹的末端汇合成射精管，在尿道前列腺部开口于尿道。精囊腺分泌物是组成精液的重要成分。

(三)尿道球腺

尿道球腺(bulbourethral gland)是一对黄豆粒大小的卵圆小体，左右各一，位于尿生殖膈上下筋膜之间的会阴深隙内，排泄管开口于尿道球部近端。尿道球腺可分泌少量液体，为精液的成分之一。

四、外生殖器官

(一)阴囊

阴囊(scrotum)位于阴茎后下方，是包在睾丸、附睾和精索游离段外面的皮肤囊。阴囊的皮肤薄而柔软，皮下为肉膜，内有平滑肌纤维；肉膜在正中面向深部发出突起形成阴囊中隔，将阴囊分为左右两个腔，各容纳一侧的睾丸、附睾及精索等。阴囊肉膜收缩时，使阴囊皮肤形成许多皱褶，借以调节阴囊内温度，有利于睾丸的生精作用。

(二)阴茎

阴茎(penis)可分为头、体、根三部分。后端为阴茎根，藏于阴囊和会阴部皮肤的深面，固定于耻骨下支和坐骨支，为固定部。中部为阴茎体，呈圆柱形，以深筋膜形成的阴茎悬韧带悬于耻骨联合前下方，为可移动部。阴茎前端的膨大部分为阴茎头。断面上，阴茎主要由两条阴茎海绵体和一条尿道海绵体组成。海绵体的外面都包有一层厚而致密的纤

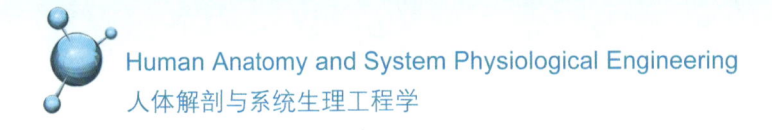

维膜,分别称为阴茎海绵体白膜和尿道海绵体白膜。海绵体内部由许多海绵体小梁和腔隙构成,腔隙是与血管相通的窦隙。当腔隙充血时,阴茎即变粗变硬而勃起(见图15-8)。阴茎的皮肤薄而柔软,在阴茎颈前方形成阴茎包皮,包绕阴茎头。在阴茎头腹侧中线和阴茎包皮之间连有一皮肤皱襞,为包皮系带。

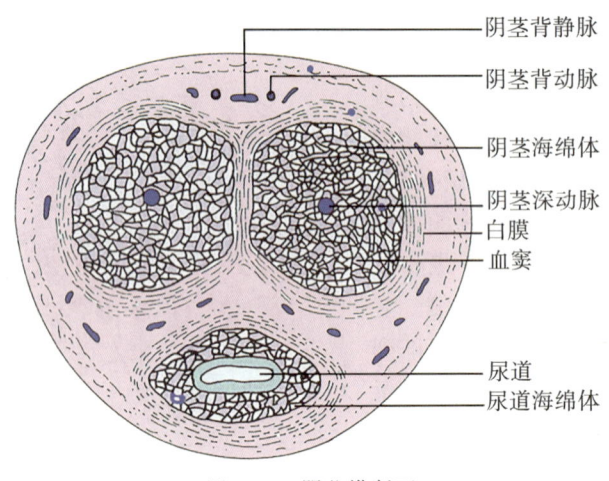

图 15-8　阴茎横断面

第二节　女性生殖系统

女性生殖系统包括内生殖器和外生殖器。内生殖器由生殖腺(卵巢)、生殖管道(输卵管、子宫、阴道)以及附属腺(前庭大腺)组成。卵巢可产生女性生殖细胞并分泌女性激素;输卵管是输送卵细胞的管道,又是受精的部位;子宫是孕育胎儿的场所,也是产生月经的部位;阴道则是胎儿娩出和月经排出的器官(见图15-9)。外生殖器总称女阴。女性乳房可分泌乳汁,哺育婴儿,也列入女性生殖系统。女性生殖器官具有明显的年龄性变化。青春期前各生殖器官生长缓慢,青春期后迅速生长,卵巢开始排卵并分泌性激素,月经来潮,出现第二性征,具有生育能力。女性生育期一般持续约30年,45～55岁进入绝经期,生殖器官逐渐萎缩。

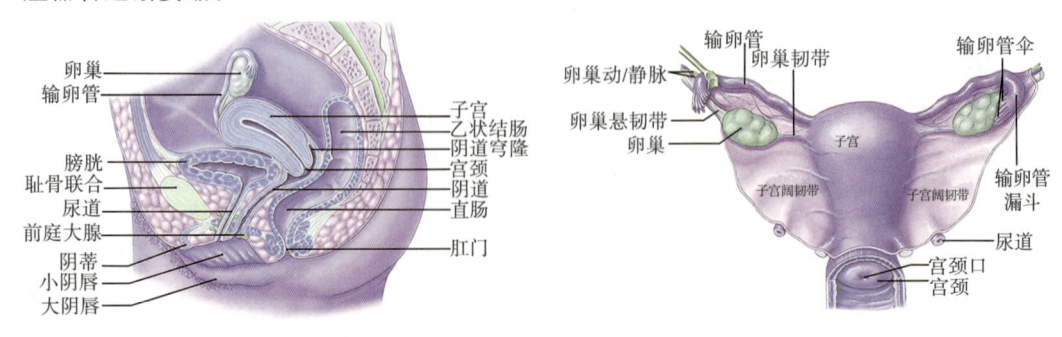

图 15-9　女性内生殖器侧面观(左)和背面观(右)

一、女性内生殖器

(一)卵巢

1.卵巢的位置形态

卵巢呈扁圆形,左右各一,位于盆腔髂内、髂外动脉夹角处的卵巢窝内。性成熟前,由于卵巢无排卵功能,其表面光滑。性成熟期,卵巢体积最大,以后由于多次排卵,在卵巢表面呈现凹凸不平的结缔组织瘢痕。排卵期的卵巢约 4 cm×3 cm×1 cm 大小,重 5~6 g。无论经产妇还是未产妇,35~40 岁时卵巢均开始缩小,40~50 岁时随着月经停止而逐渐萎缩。

2.卵巢的一般结构

卵巢表面覆以单层扁平或立方上皮,称表面上皮,与腹膜间皮连续。上皮下为薄层致密结缔组织,称白膜。卵巢实质分周围的皮质和中央的髓质,二者之间无明显分界。青春期后,卵巢皮质较厚,主要由不同发育阶段的卵泡、黄体、白体及结缔组织构成。髓质范围较小,由疏松结缔组织构成,内含丰富的血管(见图 15-10)。近卵巢门处的髓质中有少量上皮样细胞,称门细胞,可分泌少量雄激素。卵巢的血管、淋巴管及神经纤维由卵巢门出入。

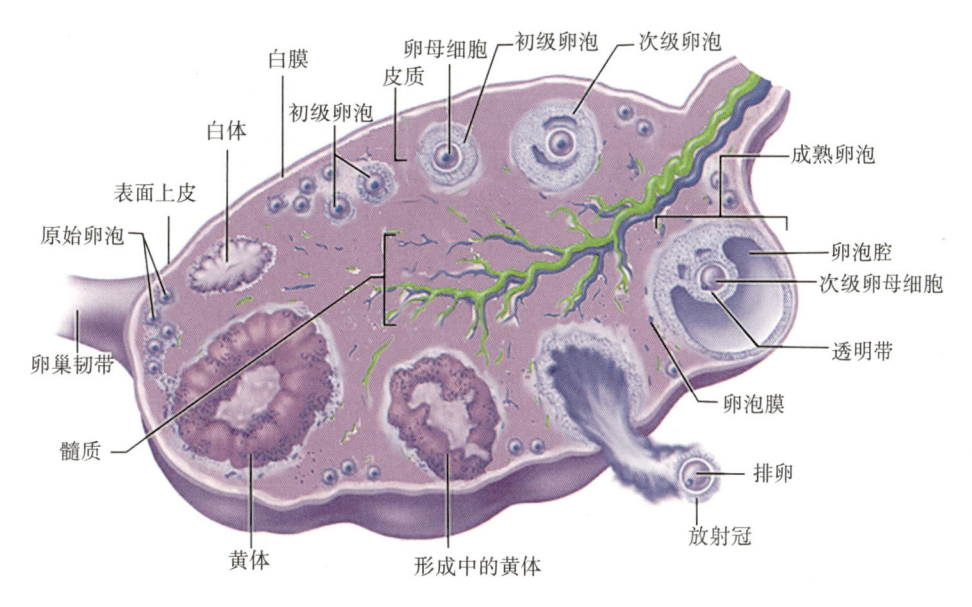

图 15-10 卵巢结构

3.卵泡的发育与成熟

卵泡主要由中央的卵母细胞和周围的卵泡细胞构成,自青春期开始发育,一般将卵泡的发育过程分为四个阶段,即原始卵泡、初级卵泡、次级卵泡和成熟卵泡。

(1)原始卵泡。原始卵泡位于皮质浅层,数量多,体积小,由中央的一个初级卵母细胞和周围一层扁平的卵泡细胞构成(见图 15-11)。出生时,两侧卵巢中有 100 万~200 万个原始卵泡,以后逐渐退化,至青春期时仅剩约 4 万个。在脑垂体分泌的促性腺激素作用

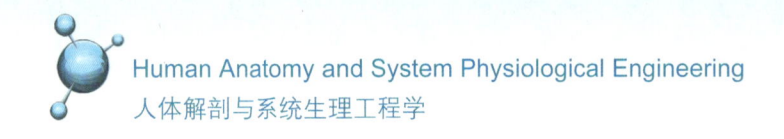

下,原始卵泡开始生长、发育并排卵。

(2) 初级卵泡。初级卵泡由原始卵泡生长发育而来。初级卵母细胞的体积增大,靠近质膜的胞质中出现溶酶体,称皮质颗粒。卵泡细胞由扁平状变为立方或柱状,由一层变为多层。卵母细胞与卵泡细胞间出现一层均质的蛋白多糖膜,嗜酸性,称透明带,由初级卵母细胞和卵泡细胞共同分泌而成(见图 15-11)。透明带上有精子受体,对精子与卵细胞之间的相互识别和特异性结合起着重要作用。环绕在卵泡周围的基质细胞增生,构成卵泡膜。

(3) 次级卵泡。次级卵泡由初级卵泡发育而来,其结构特点为:卵泡细胞增至 6~12 层,细胞间出现一些大小不等的腔隙,这些腔隙逐渐汇合成一个大腔,称卵泡腔。卵泡腔内充满液体,称卵泡液。随着卵泡液增多,卵泡腔扩大,初级卵母细胞、透明带及其周围的卵泡细胞被挤到卵泡腔的一侧,形成圆形隆起,突入卵泡腔,称卵丘。紧靠透明带的一层高柱状卵泡细胞呈放射状排列,称放射冠(见图 15-11)。卵泡腔周围的卵泡细胞构成卵泡壁,称颗粒层,此时的卵泡细胞又称颗粒细胞。卵泡膜进一步分化为内、外两层,内层含膜细胞,毛细血管丰富;外层含纤维成分较多,并有少量平滑肌细胞。

(4) 成熟卵泡。次级卵泡进一步发育,成为成熟卵泡。此时卵泡液急剧增多,卵泡体积显著增大,直径可达 2 cm,占据皮质全层并突向卵巢表面(见图 15-11)。由于颗粒细胞不再增殖,卵泡壁变薄。在排卵前 36~48 h,初级卵母细胞完成第一次成熟分裂,产生一个大的次级卵母细胞和一个很小的第一极体。次级卵母细胞很快进行第二次成熟分裂,并休止在分裂中期。

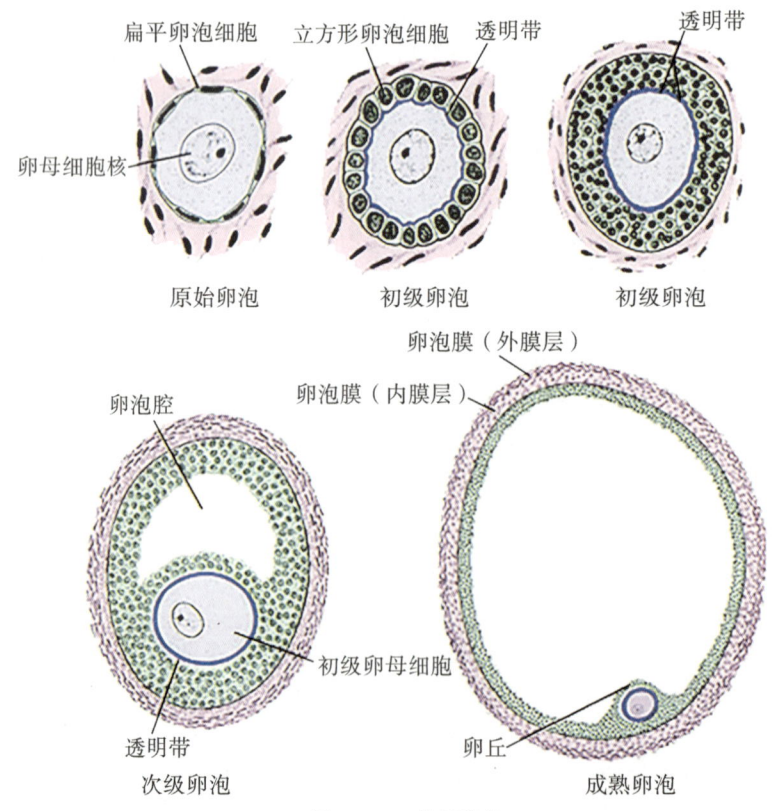

图 15-11 各级卵泡

4.排卵

成熟卵泡破裂,次级卵母细胞及其周围的透明带、放射冠从卵巢表面排出至腹膜腔的过程称排卵(ovulation)。次级卵母细胞于排卵后 24 h 内若未受精,即退化消失;若受精,则继续完成第二次成熟分裂,产生一个成熟的卵细胞和一个第二极体。生育期妇女每隔 28 天左右排卵一次,一般一次只排一个卵细胞,偶见排两个或多个者。左右卵巢交替排卵,排卵一般发生在下次月经来潮前 14 天左右。

5.黄体的形成与演变

排卵后,卵泡壁塌陷,在 LH 的作用下,逐渐发育成一个富含血管的内分泌细胞团,新鲜时呈黄色,称黄体(corpus luteum)。黄体主要分泌雌激素和孕激素。若排出的卵细胞未受精,则黄体仅维持两周左右即退化,称月经黄体;若排出的卵细胞受精,则黄体继续发育增大,直径达 4~5 cm,称妊娠黄体,可维持 6 个月左右。黄体退化后,由结缔组织取代,形成白色瘢痕,称白体。

6.闭锁卵泡

从青春期开始,每个月经周期中,卵巢内都有许多原始卵泡开始生长发育,但通常只有一个卵泡能发育成熟并排卵,其余的均在发育的不同阶段退化形成闭锁卵泡。

(二)输卵管

输卵管(uterine tube)是一对弯曲的肌性管道,左右各一条,长 10~14 cm。其内侧端由输卵管子宫口通向子宫腔,外侧端经输卵管腹腔口通向腹膜腔。输卵管由内侧向外侧可分四部分:①输卵管子宫部位于子宫壁内,直径最细;②输卵管峡位于子宫两侧,为细而短直的一段,壁较厚,血管分布较少,故女性输卵管结扎在此进行;③输卵管壶腹是管径粗而较弯曲的部分,约占输卵管全长的 2/3,此处是受精部位;④最外端呈漏斗状膨大,称输卵管漏斗,其周缘不齐,有许多指状突起,称输卵管伞。

输卵管管壁由内向外依次分为黏膜、肌层和浆膜。黏膜向管腔内突出,形成许多纵行有分支的皱襞。黏膜上皮为单层柱状上皮,由分泌细胞和纤毛细胞构成。分泌细胞胞质顶部含分泌颗粒,其分泌物构成输卵管液,可营养卵细胞并辅助卵细胞的运行。纤毛细胞表面的纤毛向子宫方向摆动,可促进受精卵运行到子宫腔。输卵管上皮在卵巢激素的作用下呈现周期性变化。排卵前后,上皮变高,纤毛细胞的纤毛增多,摆动增强,分泌细胞分泌功能旺盛。

(三)子宫

子宫(uterus)是肌性器官,壁厚,腔小,为胎儿生长发育的场所。

1.子宫的位置和形态

子宫位于盆腔中部,在膀胱与直肠之间,呈前倾前屈位。成年生育期女性子宫一般长 7~9 cm,左右径 4~5 cm,前后径 2~3 cm。子宫呈倒梨形,前后略扁,可分为子宫底、子宫体、子宫颈三部分。子宫颈的下 1/3 伸入阴道,称子宫颈阴道部;上 2/3 为阴道以上的部分,称子宫颈阴道上部。子宫体下部与子宫颈阴道上部延续处较狭细,称子宫峡,妊娠期可逐渐变长,形成"子宫下段",为剖宫产常用部位。子宫内有狭窄的腔隙,可分为两部:上部称子宫腔,位于子宫体内,为呈三角形的扁腔,两侧角通输卵管,一般受精卵在此植

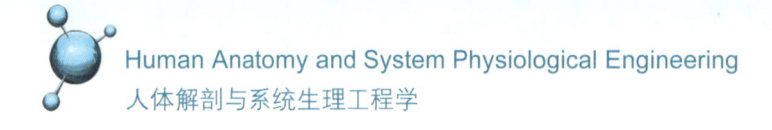

入；下部位于子宫颈内，称子宫颈管，其下口称子宫口，开口于阴道。未产妇的子宫口为圆形，边缘光滑整齐；经产妇的子宫口为横裂状。

2.子宫壁的组织结构

子宫壁由外向内分为外膜、肌层和内膜三层结构（见图15-12）。子宫底和子宫体的外膜为浆膜，子宫颈为纤维膜。肌层很厚，由成束的平滑肌纤维构成，肌束间有结缔组织，肌纤维交错排列。成年女性子宫平滑肌纤维长约 $50~\mu m$，妊娠时，在卵巢激素的作用下，肌纤维体积增大，可长达 $500~\mu m$。内膜又称黏膜，由单层柱状上皮和固有层组成。单层柱状上皮由分泌细胞和散在的纤毛细胞构成；固有层为结缔组织，内有大量管状子宫腺，开口于子宫腔，近肌层处常有分支。子宫动脉进入肌层的中间层，由此发出与子宫腔面垂直走行的小动脉，进入内膜后呈螺旋状走行，称螺旋动脉。

根据结构和功能的不同，可将子宫内膜分为功能层和基底层（见图15-12）。功能层较厚，位于内膜浅层，自青春期开始在卵巢激素的作用下发生周期性的剥脱、出血，形成月经。功能层也是孕育胎儿的场所。基底层较薄，位于内膜深层，靠近肌层。基底层不脱落，有较强的增生和修复功能，可以产生新的功能层。

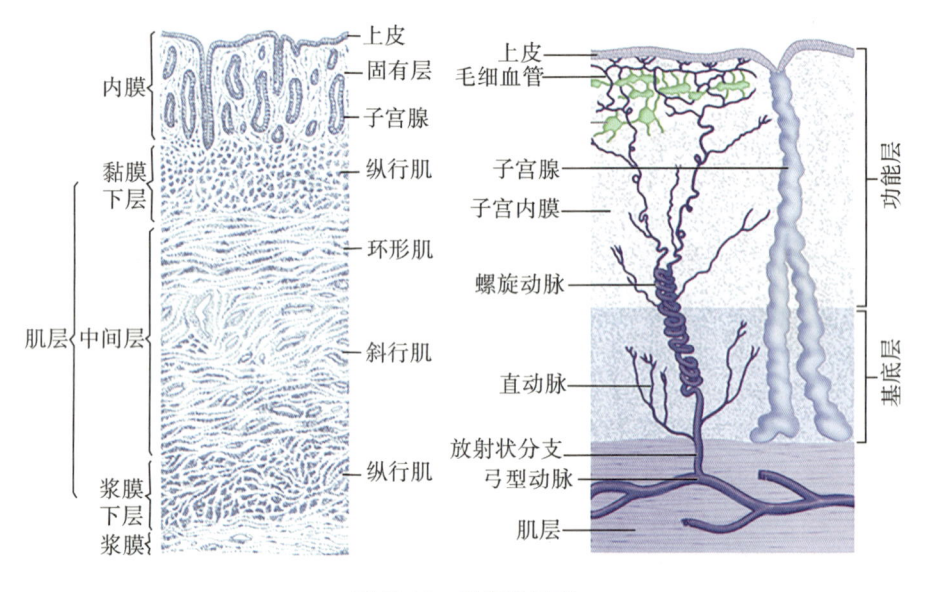

图15-12　子宫壁切面

3.子宫内膜的周期性变化

自青春期至绝经期，在卵巢分泌的雌激素和孕激素作用下，子宫内膜功能层发生周期性变化，称月经周期。每个周期从月经来潮的第一天起至下次月经来潮的前一天止，一般为28天左右，可分为月经期、增生期和分泌期三个时期（见图15-13）。

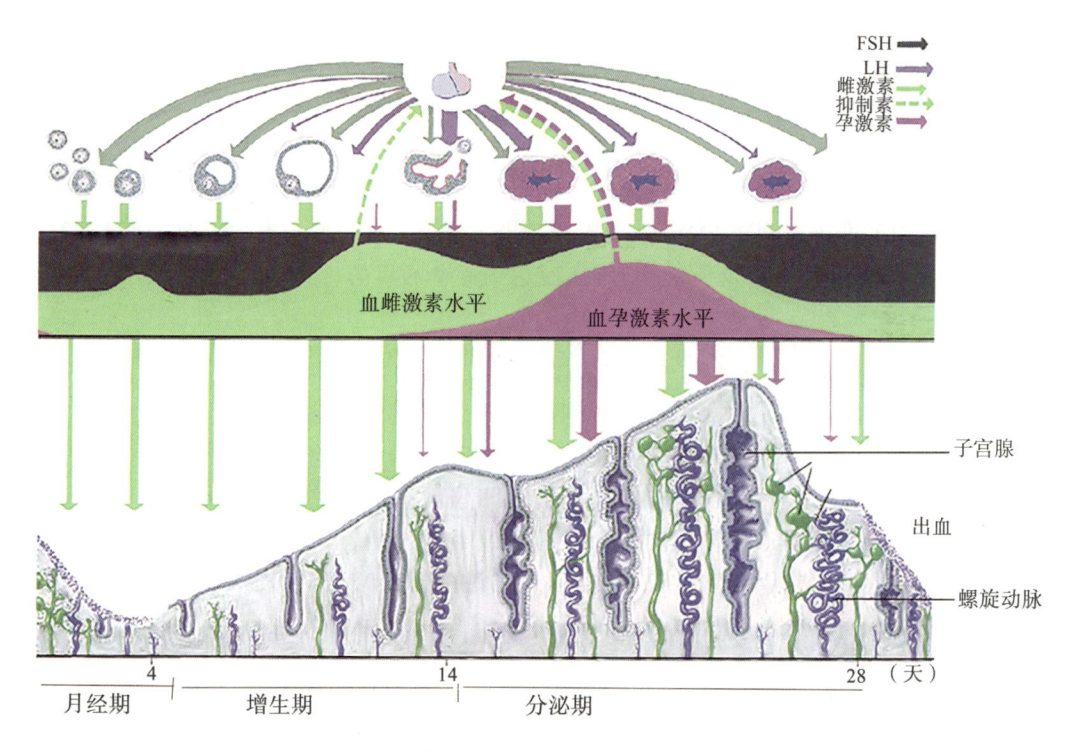

图 15-13　子宫内膜及周期性变化的内分泌调节

(1)月经期。月经期为月经周期的第 1～4 天。由于排出的卵未受精,黄体退化,雌激素和孕激素水平急剧下降,螺旋动脉持续性收缩,从而使内膜的功能层缺血缺氧,组织变性坏死。此时,螺旋动脉突然扩张,致使毛细血管破裂,大量血液涌入内膜功能层。最后,血液与坏死脱落的内膜组织一起经阴道排出,形成月经。月经期末,基底层残存的子宫腺细胞分裂增生,修复内膜上皮,进入增生期。

(2)增生期。增生期为月经周期的第 5～14 天。此期卵巢内有若干卵泡生长发育,故又称卵泡期。在卵泡分泌的雌激素作用下,内膜逐渐增厚,子宫腺增多、增长并弯曲,螺旋动脉也增长并更加螺旋。增生期末,有一个卵泡发育成熟并排卵,子宫内膜随之进入分泌期。

(3)分泌期。分泌期为月经周期的第 15～28 天。此时卵巢内黄体形成,故又称黄体期。在黄体分泌的雌激素和孕激素的作用下,子宫内膜继续增厚;子宫腺进一步增长并变得弯曲,腺腔扩张并充满分泌物;螺旋动脉继续增长,更加弯曲并充血。固有层内组织液增多,基质细胞肥大,为受精卵的植入和发育做好准备。

4.子宫内膜周期性变化的内分泌调节

子宫内膜的周期性变化受下丘脑、垂体和卵巢激素的调节。下丘脑弓状核等处的神经内分泌细胞分泌促性腺激素释放激素(GnRH),GnRH 作用于腺垂体,使其分泌卵泡刺激素(FSH)和黄体生成素(LH)。FSH 作用于卵巢,促进卵泡生长、成熟并分泌大量雌激素,使子宫内膜进入增生期。当血中雌激素达到一定浓度时,高水平的雌激素和 GnRH 共同作用,促使腺垂体分泌大量 LH,在 FSH 和 LH 的协同作用下,卵巢排卵并形成黄

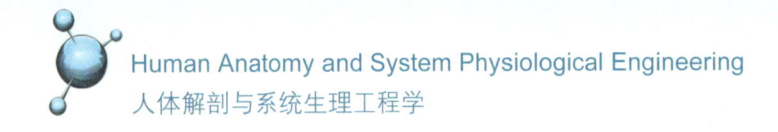

体。黄体分泌孕激素和雌激素,促使子宫内膜进入分泌期。血液中高水平的孕激素和雌激素可负反馈地作用于下丘脑和垂体,抑制 GnRH、FSH 和 LH 的分泌,致使黄体退化,血中雌激素和孕激素减少,子宫内膜进入月经期。血中低浓度的孕激素和雌激素又可反馈作用于下丘脑和垂体,使其释放 FSH,促进卵泡生长发育,使子宫内膜进入下一周期的增生期。如此反馈性地调节,使卵巢和子宫内膜维持正常的周期性变化(见图 15-13)。目前临床上使用的女用避孕药(多为雌激素和孕激素衍生物)即基于上述原理,通过抑制下丘脑和脑垂体的活动,使卵泡不能发育,从而达到避孕的目的。

(四)阴道

阴道(vagina)为连接子宫与外生殖器的肌性管道,是性交器官,也是分娩胎儿和排出月经的通路。阴道上连子宫,向下移行以阴道口开口于阴道前庭。阴道上端较宽阔,包绕子宫颈阴道部,阴道壁与子宫颈之间形成的环形间隙称为阴道穹。阴道穹可分为前穹、后穹和侧穹,其中以阴道后穹最深,与直肠子宫陷凹仅隔阴道后壁和腹膜,临床上常经阴道后穹穿刺引流盆腔积液进行诊断治疗。阴道前邻膀胱和尿道,后面紧贴直肠。

阴道壁由黏膜、肌层和外膜组成。黏膜形成许多横行皱襞,上皮很厚,为未角化的复层扁平上皮。固有膜很厚,富含弹性纤维。阴道黏膜靠子宫颈黏膜分泌黏液润滑。肌层为平滑肌,肌束排列不规则,互相交错,肌间有较多结缔组织和弹性纤维。在阴道外口有环行的骨骼肌,称阴道括约肌。外膜由疏松结缔组织构成。在卵巢雌激素的作用下,上皮细胞内合成和聚集大量糖原,浅层细胞脱落后,糖原在阴道杆菌的作用下转变为乳酸,使阴道保持酸性,防止病菌侵入子宫。老年时雌激素含量下降,阴道上皮细胞内糖原减少,阴道黏液变为碱性,细菌易于生长繁殖,导致阴道感染。

(五)前庭大腺

前庭大腺(greater vestibular gland)又称巴氏腺,豌豆粒大小,位于前庭球后端深面,被球海绵体肌所覆盖。腺体导管开口于阴道前庭,阴道口的两侧。性兴奋时,前庭大腺分泌黄白色黏液,起滑润阴道口作用。

二、外生殖器官

女性外生殖器指女性生殖器官的外露部分,也称女阴(vulva),包括阴阜、大阴唇、小阴唇、阴蒂、阴道前庭、尿道口、阴道口等。

阴阜为耻骨联合前面的皮肤隆起,皮下脂肪丰富,青春期阴阜皮肤上开始生长阴毛。大阴唇为外阴两侧靠近两股内侧的一对纵行长圆形隆起的皮肤皱襞,前连阴阜,后连会阴。小阴唇是一对黏膜皱襞,在大阴唇的内侧,表面湿润。小阴唇左右两侧的前端分叉相互联合,延伸为阴蒂包皮和阴蒂系带,阴蒂位于两者中间。小阴唇黏膜下有丰富的神经分布,故感觉敏锐。阴蒂位于两侧小阴唇之间的前端,由一对阴蒂海绵体组成,阴蒂海绵体由阴蒂脚、阴蒂体、阴蒂头三部分组成。阴蒂头富含感觉神经末梢,感觉敏锐。阴道前庭为两侧小阴唇之间的区域,表面有黏膜遮盖,近似三角形,尖端是阴蒂,底边是阴唇系带,两边是小阴唇。尿道外口位于阴道前庭前部,阴道口位于其后部。

三、乳房

乳房(breast)的结构随年龄及生理状况不同而异：青春期，在卵巢激素的作用下，乳房开始发育；妊娠期和哺乳期，乳腺开始分泌乳汁，称活动期乳腺；无分泌功能的乳腺称静止期乳腺。

（一）位置及组织结构

成年女性未授乳的乳房呈半球形，紧张而富有弹性。乳房位于胸前壁浅筋膜内，胸大肌和胸肌筋膜的表面，第2～6肋之间，内侧达胸骨旁线，外侧达腋中线。乳房中央有乳头，通常位于第4肋间隙或第5肋平面。乳头表面有许多凹陷的裂隙状陷窝，窝内有输乳管开口。乳头周围的环形区皮肤色泽较深，称乳晕。

乳腺被脂肪组织和致密结缔组织分为15～20个小叶，称为乳腺叶。每个乳腺叶又被分为若干个乳腺小叶，乳腺小叶由复管泡状腺构成。腺泡由单层立方或柱状上皮组成，上皮和基膜之间有肌上皮细胞，其收缩有利于腺泡分泌。各小叶的排泄管在腺内汇成一条总排泄管，称为输乳管，它们均以乳头为中心呈辐射状排列。乳房内的脂肪组织包裹乳腺小叶周围，呈囊状，称为脂肪囊。脂肪囊中有不同走向的结缔组织纤维束，于腺体基底部连于乳房皮肤或胸部浅筋膜，形成分隔乳腺小叶的隔障和支柱，此纤维束被称为乳房悬韧带，对乳房的位置有固定作用(见图15-14)。乳腺癌患者由于该韧带相对缩短，牵引皮肤向内凹陷，致使皮肤表面出现许多小凹，呈类似橘皮样，临床上称为橘皮样变，为乳腺癌病变过程中的一种特殊体征。

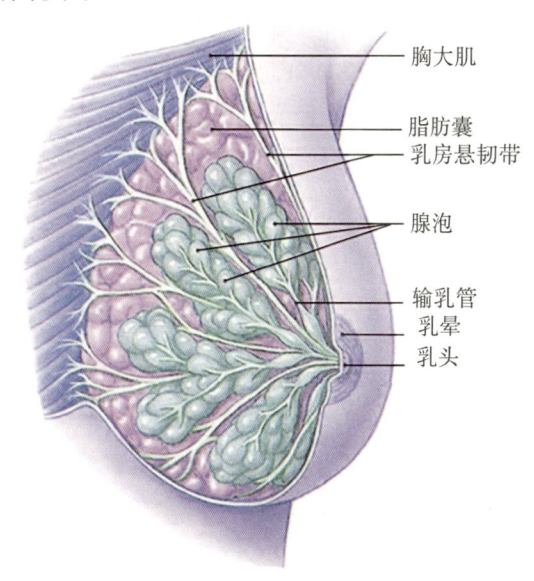

图15-14　乳房结构

（二）静止期乳腺和活动期乳腺

1.静止期乳腺

静止期乳腺是指性成熟后未孕女性的乳腺。该期乳腺特点是腺泡稀少，导管不发达，脂肪组织和结缔组织丰富。排卵后，腺泡和导管略有增生，乳腺稍微胀大。

2.活动期乳腺

妊娠期女性在雌激素和孕激素的作用下，乳腺的腺泡和导管迅速增生，腺泡增大，结缔组织和脂肪组织相对减少。妊娠后期，在催乳素的作用下，腺细胞开始分泌，分泌物称初乳，内含脂滴、乳蛋白、乳糖和抗体等。哺乳期乳腺与妊娠期乳腺结构相似，但腺体更发达，腺泡腔扩大，腺泡处于不同分泌时期，脂肪组织和结缔组织更少。断乳后，催乳素水平下降，乳腺停止分泌，腺组织逐渐萎缩，结缔组织和脂肪组织增多，乳腺又恢复静止期的结构。

四、女性激素的分泌及功能

女性激素(雌激素和孕激素)主要由卵巢分泌。卵巢合成的雌激素主要为雌二醇、雌酮和雌三醇,雌二醇的生物活性最强,雌三醇的生物活性最弱。卵巢合成的孕激素主要为孕酮。雌激素、孕激素均属于类固醇激素,两者的受体都属于细胞内受体。激素与其相应的细胞内受体结合后可调节靶基因的转录,产生生物效应。

(一)雌激素和孕激素的合成

雌激素是卵泡内膜细胞和颗粒细胞在脑垂体分泌的 FSH 和 LH 的作用下协同合成的。内膜细胞上存在许多 LH 受体,LH 与其受体结合后,通过第二信使 cAMP 促进胆固醇向雄烯二酮转化。雄烯二酮由内膜细胞透过基膜进入颗粒细胞。颗粒细胞表面存在大量 FSH 受体,FSH 通过第二信使 cAMP 促进颗粒细胞表达芳香化酶,从而使雄烯二酮转化为雌二醇,这是合成雌激素的主要方式,称为双重细胞和双重促性腺激素学说(见图 15-15)。孕激素的主要合成场所为黄体细胞,黄体细胞表达大量 LH 受体,LH 与其受体结合后,通过第二信使 cAMP 促进孕酮的合成。

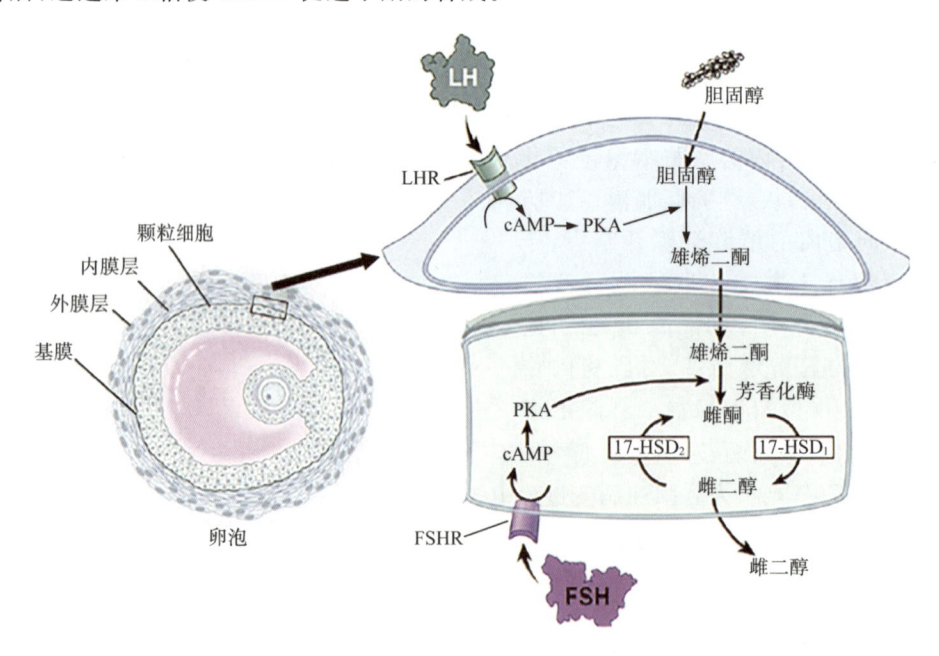

图 15-15 协同合成雌激素

(二)雌激素的作用

雌激素是女性完成生殖功能必不可少的激素,贯穿于女性生殖器官的发育、第二性征的出现、促进卵泡发育排卵及妊娠、分娩乃至哺乳各个环节。此外,雌激素对物质代谢也有明显的影响。

1.对生殖器官的作用

青春发育期,雌激素与卵巢、输卵管、子宫及阴道黏膜细胞内的受体结合,促进这些靶器官的生长发育,并维持其正常功能。如在青春期前雌激素分泌过少,则生殖器官不能正常发育;若雌激素分泌过多,则可出现早熟现象。雌激素与 FSH 协同促进卵泡的生长发育,并通过对腺垂体分泌 LH 的正反馈作用,触发 LH 高峰的形成并导致排卵。雌激素还能促进输卵管运动,有利于精子和卵细胞活动。雌激素使子宫内膜、宫颈和阴道伴随卵巢周期而出现周期性变化,使子宫内膜增生、宫颈分泌,并使阴道上皮细胞增生,表浅细胞角质化,细胞内糖原含量增加,糖原分解产酸,有利于阴道的自净等。在妊娠早期,雌激素与孕激素共同维持妊娠;在妊娠晚期,雌激素能降低子宫平滑肌的收缩阈值,有利于催产素发挥收缩子宫平滑肌的作用。

2.对乳腺的作用

雌激素可促进乳腺导管和结缔组织增生,是青春期促进乳腺发育的主要激素。常见的乳腺增生与雌激素水平高有一定关系。

3.对第二性征的影响

女性于青春期开始出现音调变高、骨盆宽大、脂肪在乳房和臀部堆积等女性副性征,这主要是雌激素作用的结果。

4.对代谢的影响

雌激素对代谢的影响比较广泛,主要包括:①促进骨骼生长和钙盐沉积,促进骨盆发育及促进长骨骨骺闭合。青春期后,女孩的骨骺很快闭合,长骨不再增长,身高增长速度显著减慢。女性在绝经后由于雌激素水平下降易患骨质疏松。②降低血液胆固醇水平。③促进体液向组织间隙转移,导致血容量减少,继而引起醛固酮分泌,这与女性月经前的钠、水潴留和体重增加密切相关。④雌激素作用于下丘脑的体温调节中枢,可降低基础体温。

(三)孕激素的作用

1.对子宫的影响

孕激素主要作用于子宫内膜,促使在雌激素作用下增生的子宫内膜进一步增厚,并发生分泌期的变化,为受精卵植入做好准备。植入后,孕激素促进子宫内膜蜕膜化。在妊娠期,孕激素使子宫平滑肌细胞发生超极化,降低对催产素的敏感性,抑制子宫平滑肌的收缩,为胎儿生长提供适宜的生长环境。在妊娠早期,如果孕激素不足,可能导致流产。

2.抑制排卵

孕酮可抑制 LH 高峰的形成,从而抑制排卵。该作用可保证妊娠期间不会发生再次受孕。

3.对乳腺的影响

在雌激素作用的基础上,孕激素进一步促进乳腺导管增生,促进乳腺小叶和腺泡的发育,为分娩后泌乳做好准备。

4.对体温的影响

孕酮的受体存在于大脑皮层、下丘脑等脑区,通过作用于下丘脑体温调节中枢,可发挥产热作用。女性的基础体温在排卵前短暂降低,在排卵后升高 0.5 ℃左右,并在黄体期

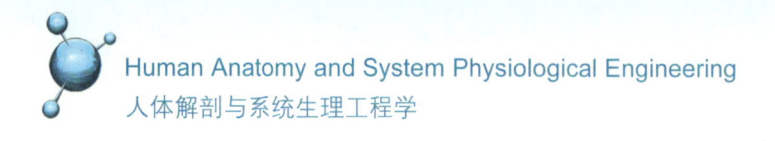

一直维持在此水平。这一基础体温的双相变化常作为判断排卵的标志之一,也是实行安全期避孕的参考。妇女在绝经或摘除卵巢后,这种双相体温变化消失。如果注射孕酮,则可以引起基础体温升高,提示月经周期中基础体温的升高与孕酮有关。

第三节 生殖过程

生殖是生物延续后代的活动。在人类,生殖是通过两性生殖细胞结合来实现的。整个生殖过程包括精子和卵子相遇并受精、受精卵植入并在子宫内生长发育、胎儿娩出及授乳等。

一、受精

受精(fertilization)是精子和卵子结合形成受精卵的过程,受精的部位是输卵管的壶腹部。

(一)精子的运行及获能

进入阴道的精子在女性生殖道内运行的过较为复杂,需要穿过子宫颈管和子宫腔,并沿输卵管运行相当长的一段距离,才到达受精部位。精液射入阴道后穹后,很快(约 1 min)就变成胶冻样物质,使精液不易流出体外。精子运行的动力一方面依靠其自身尾部鞭毛的摆动,另一方面需借助于女性生殖道平滑肌的运动和输卵管纤毛的摆动。一次射精虽能排出数以亿计的精子,但进入阴道的精子绝大部分被阴道内的酶杀伤失去活力,存活的精子随后又遇到宫颈黏液的拦截,故最后能到达受精部位的只有数百个精子。精子在女性生殖道内的受精能力大约只能保持 48 h。

精子必须在女性生殖管道停留一段时间,方能获得使卵子受精的能力,称为获能。精子获能的主要部位是输卵管。此时,精子表面附着的一些糖蛋白和精浆蛋白从精子头部脱落,暴露顶体表面的细胞膜。

(二)受精过程

当获能后的精子遇到卵细胞周围的放射冠时,便释放顶体酶,解离放射冠颗粒细胞,穿越放射冠,进而穿越透明带与卵细胞膜接触并融合,这一过程称为顶体反应(见图 15-16)。精子进入卵细胞后,引发卵浆内皮质颗粒与卵细胞膜融合破裂,内容物进入透明带,改变了透明带的性质,从而阻止其他精子的穿越,这一过程称透明带反应。透明带反应使一个精子进入卵浆后,其他精子不能进入,从而保证了单精受精。

精子的进入使卵细胞很快完成第二次减数分裂,生成一个成熟的卵子和一个几乎不含细胞质的极体细胞。卵子的细胞核呈泡状,称雌原核。精子的细胞核紧靠卵原核并胀大呈泡状,称雄原核。两个原核中均含有 23 条染色体,进而通过合成 DNA 复制染色单体,每个染色体均由两个姊妹染色单体构成。两原核进一步贴近,核膜消失,来自两个原核的染色体相互混合,形成一个由精子与卵子融合而成的、含有 46 条染色体的二倍体细胞——受精卵,又称合子。至此,受精过程完成。

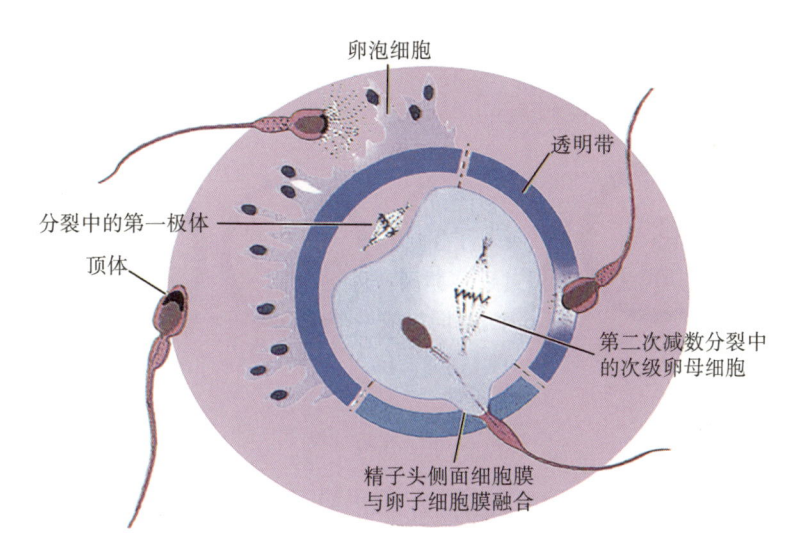

图 15-16　受精过程

(三) 受精的条件

发育正常并已获能的精子与发育正常的卵细胞在限定的时间相遇是受精的基本条件。排卵后 24 h,卵细胞便失去受精能力。精液中精子的数量越少,受精的可能性也越小(如果每毫升精液所含精子少于 400 万个,则受精的可能性几乎为零)。精子和卵细胞的质量与受精密切相关：如果小头、双头、双尾等畸形精子的数量超过 30%,或者精子的活动力太弱,或者卵子发育不正常,则受精成功的可能性会很小。如果女性或男性生殖管道不通畅,那么即使精子数量和质量俱佳,受精也不可能实现,避孕套、子宫帽、输精管结扎、输卵管粘堵等就是根据这一原理而设计的避孕或绝育方法。雌激素和孕激素是维持和调节生殖细胞发生、发育及其在生殖管道中正常活动的重要条件,如果这两种激素的水平太低,也会影响受精过程。

(四) 受精的意义

受精是生殖过程中的一个关键环节,受精卵是精子和卵子相互融合、相互激活的产物,是新个体的开端。受精过程是双亲的遗传基因随机组合的过程,并使受精卵恢复二倍体核型,因而由受精卵发育来的新个体既保持了双亲的遗传特征,又具有与亲代不完全相同的性状。受精决定了新个体的遗传性别：如果性染色体为 X 的精子与卵子受精,新个体的遗传性别就会是女性(46,XX)；如果性染色体为 Y 的精子与卵子受精,新个体的遗传性别就会是男性(46,XY)。

二、卵裂和胚泡形成

受精卵形成后便开始了连续的细胞分裂,称为卵裂,分裂后的子细胞称卵裂球。卵裂形式上虽然属于有丝分裂,但与通常的有丝分裂相比有若干特点：卵裂始终在透明带内进行,因而随着卵裂球数目的增加,每个卵裂球的体积越来越小；随着卵裂的进行,卵裂球之间出现了越来越明显的差异,即细胞分化。受精后 30 h 第一次卵裂完成,进入两细胞期；

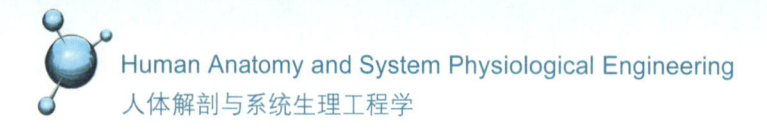

约40 h后,进入四细胞期。受精后第3天,卵裂球达到16个左右,细胞排列紧密,外观似桑葚,故称桑葚胚(见图15-17)。

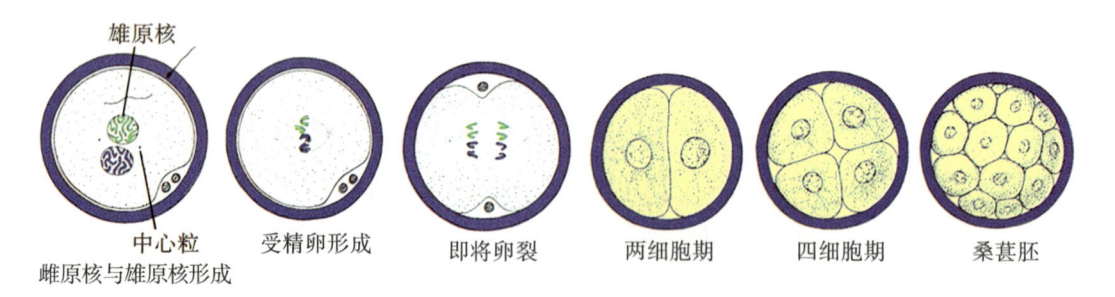

图15-17 卵裂过程

受精后第4天,桑葚胚进入子宫腔后,卵裂球很快增至100个左右。细胞间先是出现了一些小间隙,后融合为一个大腔,使整个胚呈泡状,故称胚泡,又称囊胚(见图15-17)。胚泡中央的腔为胚泡腔,包绕胚泡腔的一层扁平细胞与吸收营养有关,称滋养层。胚泡腔一端有一团细胞,称内细胞群,这群细胞是多能干细胞,未来将分化为胚胎的各种组织结构和器官系统,故又称成胚细胞(见图15-18A)。位于内细胞群一侧的滋养层称胚端滋养层,与胚泡植入密切相关。

三、植入

胚泡进入子宫内膜的过程称植入(implantation),又称着床,开始于受精后第5天末或第6天初,完成于受精后第12天左右。

受精后第4天末,胚泡逐渐从透明带中孵出。第5天末,覆盖内细胞群的胚端滋养层细胞首先与子宫内膜的表面上皮黏附,分泌蛋白水解酶并溶蚀子宫内膜。胚泡沿缺口进入子宫内膜功能层。进入子宫内膜的滋养层细胞迅速增殖并分化为两层,即内面的细胞滋养层和外面的合体滋养层。细胞滋养层的细胞略呈立方形,细胞界限清楚,细胞不断分裂增殖并补充融入合体滋养层;合体滋养层无细胞界限,呈合胞体样。受精后第9天,胚泡已深入子宫内膜,表面上皮的植入口由纤维蛋白凝栓封堵。与此同时,合体滋养层增厚并形成若干陷窝,称滋养层陷窝。受精后第12天左右,胚泡已完全进入子宫内膜,内膜表面的植入口已被表面上皮完全覆盖。此时,合体滋养层内的陷窝增多并相互吻合成网。合体滋养层侵蚀子宫内膜中的小血管,血液进入陷窝网(见图15-18)。

A. 胚泡

B. 胚泡接触子宫内膜

C. 胚泡部分进入子宫内膜

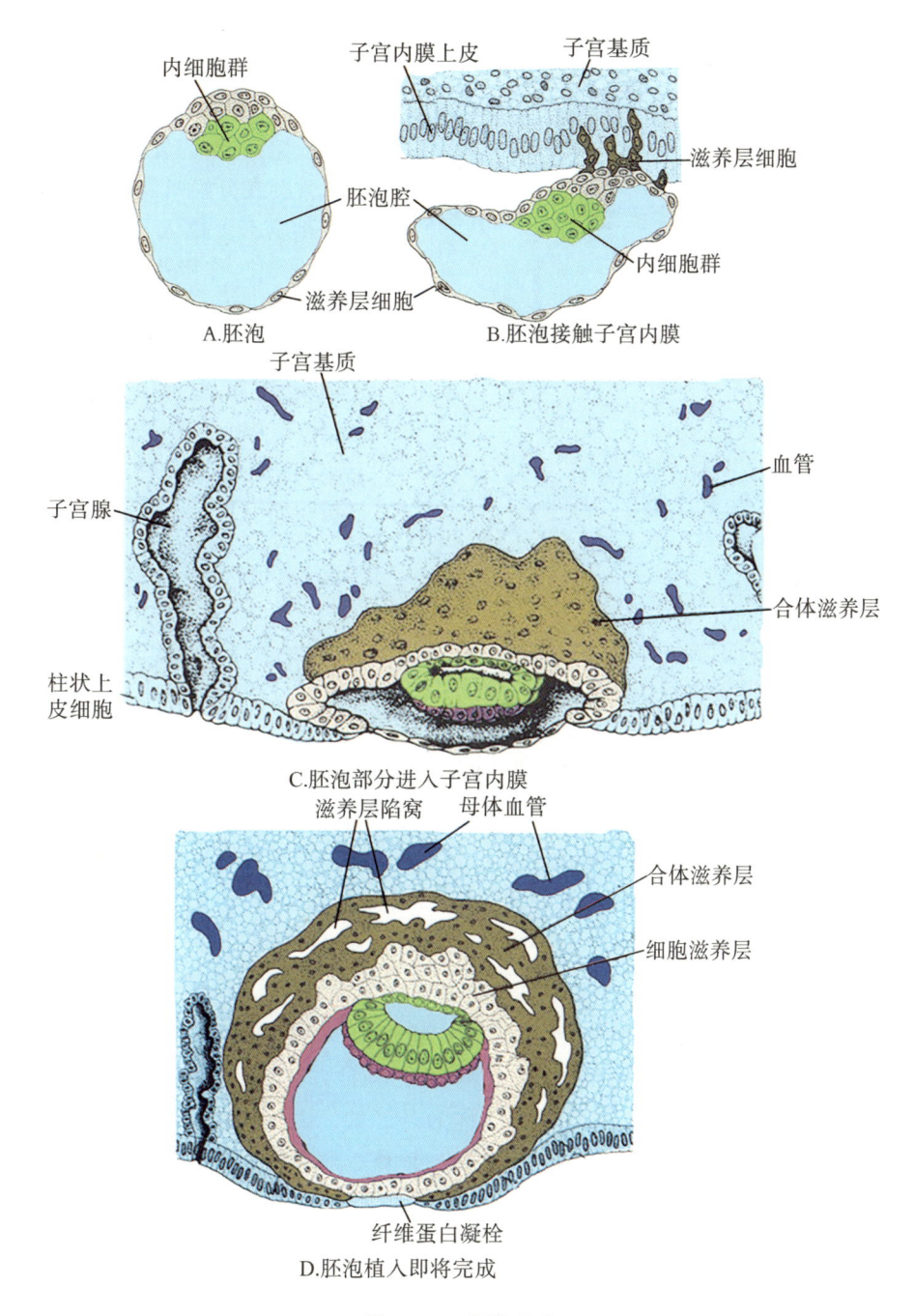

D. 胚泡植入即将完成

图 15-18　胚泡植入

植入是遗传构成不同的两种组织——胚泡和子宫内膜相互识别、相互黏附、相互容纳的过程,是生殖过程中继受精之后的又一个关键环节。这一复杂的生物学过程受雌激素、孕激素的调控和多种细胞因子的介导,同时还受到宫腔内环境的影响。这些因素中的任何一个环节出现异常,都会引起植入不能性不孕。人为干扰其中某一个环节,就会达到避

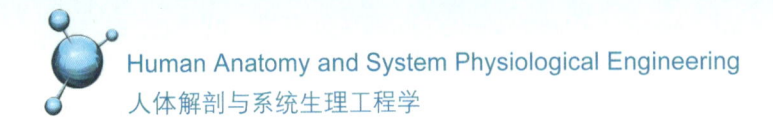

孕的效果。

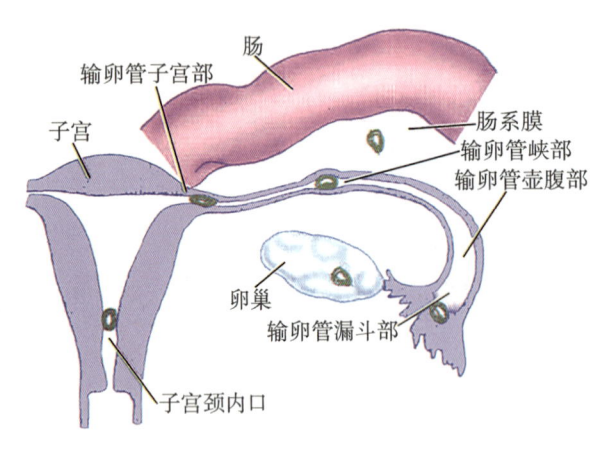

图 15-19　宫外孕的不同部位

植入通常发生于子宫体部后壁，偶尔也会植入子宫颈内口附近，并在此形成胎盘，称前置胎盘。后一种情况常常会在分娩时发生大出血，因而多行剖宫产。植入也会发生在子宫以外的部位，称宫外孕。有大约 95% 的宫外孕发生于输卵管，其中大部分在输卵管壶腹部。宫外孕也可发生于卵巢、腹膜，特别是子宫直肠窝处（见图 15-19）。在宫外孕中，多数胚胎早期死亡并被吸收，少数发育较大后破裂而引起大出血。

四、妊娠的维持

受精卵着床后，胚胎与母体之间逐渐形成胎盘和脐带，实现母体与胎儿之间的实质性联系，为胎儿发育提供必要的物质和能量。同时，胎盘还通过分泌大量激素，维持正常的妊娠。在妊娠早期，胎盘分泌绒毛膜促性腺激素（HCG），维持并延长黄体的功能。受精后第二周即可从尿液中检测出 HCG，可作为早孕的诊断依据。妊娠晚期，胎盘代替卵巢分泌雌激素和孕激素，维持胚胎发育。此外，胎盘还分泌人绒毛膜生长素（HCS），促进胎儿的生长和发育。妊娠期间，在雌激素和孕激素的作用下，子宫明显增大，适应胎儿的生长。乳腺也明显发育增大，为哺乳做好准备。

五、分娩

胚胎龄的表示方法有两种：一种方法是从受精那一刻开始计算，直至胎儿娩出，共 266 天左右，如此计算出来的胚胎龄称为受精龄；另一种方法是从末次月经第一天开始计算，共 280 天左右，如此计算出来的胚胎龄称为月经龄。因为末次月经时间比较容易掌握，所以常用此时间点来计数妊娠期。预产期的计算一般是从末次月经的第一天算起，计算方法为：年数加 1，月数减 3，日数加 7。例如，某孕妇末次月经的时间是 9 月 12 日，那么她的预产期是下一年的 6 月 19 日。由于每位女性月经周期长短不一，所以推算的预产期与实际预产期有 1~2 周的误差是正常的。

分娩是成熟胎儿从母体子宫自然产出的过程，可分为三个阶段：①宫颈扩张期，子宫肌节律收缩，推动胎头紧抵子宫颈；②胎儿娩出期，胎儿由宫腔经宫颈、阴道排出母体；③胎盘娩出期，胎盘与子宫分离并排出母体。胎儿从母体子宫自然娩出的主要动力来源于子宫的节律性收缩。妊娠末期，子宫肌兴奋性提高，开始出现不规则的收缩，逐渐成为节律性收缩，促使宫颈开大并推动胎头紧抵宫颈。由此正反馈性引起子宫收缩进一步加强，继续将胎儿推向宫颈口。胎儿对宫颈的压迫正反馈性引起催产素释放，子宫收缩进一步加强。在子宫收缩及腹肌和膈肌的协助下,胎儿顺利娩出。随后胎盘娩出,完成分娩过程。

六、授乳

婴儿娩出后 6～12 h,母体即可开始授乳。最初产生的是富含蛋白质的初乳,以后逐渐变为常乳。母乳营养丰富,利于婴儿消化吸收,同时母乳中有免疫球蛋白,可增强婴儿的免疫力,因此母乳喂养对婴儿的正常发育非常重要。

乳腺的分泌受神经-体液机制调节。婴儿吮吸乳头的刺激信号经传入神经传到中枢神经系统,引起母体下丘脑分泌催产素,经神经垂体释放入血。同时,下丘脑分泌催乳素释放激素,促使腺垂体分泌并释放催乳素。在催乳素和催产素的作用下,乳腺肌样上皮细胞和导管平滑肌细胞收缩,引起乳汁分泌,此为泌乳反射。

(刘尚明)

参考文献

[1] 周华,杨向群.人体解剖生理学[M].8版.北京:人民卫生出版社,2022.

[2] 王庭槐.生理学[M].9版.北京:人民卫生出版社,2018.

[3] 吴襄.近代生理学发展简史[M].北京:高等教育出版社,1996.

[4] 王庭槐.生理学[M].3版.北京:人民卫生出版社,2015.

[5] 丁文龙,刘学政.系统解剖学[M].9版.北京:人民卫生出版社,2018.

[6] 邵水金,朱大诚.解剖生理学[M].3版.北京:人民卫生出版社,2021.

[7] 杨宝峰,陈建国.药理学[M].9版.北京:人民卫生出版社,2018.

[8] 李继承,曾园山.组织学与胚胎学[M].9版.北京:人民卫生出版社,2018.

[9] 肖献忠.病理生理学[M].4版.北京:高等教育出版社,2018.

[10] 俞小瑞.基础医学导论[M].北京:人民卫生出版社,2015.

[11] OVALLE W K,NAHIRNEY P C.Netter's essential histology[M].3rd Edition.Amsterdam:Elsevier Inc.,2020.

[12] MESCHER A L.Basic histology[M].16th Edition.New York:McGraw-Hill Companies Inc.,2021.

[13] SADLER T W.Langman's medical embryology[M].14th Edition.Philadelphia:Lippincott Williams & Wilkins,2019.